U0308913

常见感染性疾病

■ 主编 历见伟 赵珍珍 刘艳文 刘媛媛
赵法东 林毅 梁章窍

黑龙江科学技术出版社
HEILONGJIANG SCIENCE AND TECHNOLOGY PRESS

图书在版编目（CIP）数据

常见感染性疾病 / 历见伟等主编. -- 哈尔滨：黑龙江科学技术出版社，2023.12

ISBN 978-7-5719-2215-3

Ⅰ．①常… Ⅱ．①历… Ⅲ．①感染—疾病—诊疗 Ⅳ．①R4

中国国家版本馆CIP数据核字（2023）第248037号

常见感染性疾病
CHANGJIAN GANRANXING JIBING

主　　编	历见伟　赵珍珍　刘艳文　刘媛媛　赵法东　林　毅　梁章窍
责任编辑	陈兆红
封面设计	宗　宁
出　　版	黑龙江科学技术出版社
	地址：哈尔滨市南岗区公安街70-2号　邮编：150007
	电话：（0451）53642106　传真：（0451）53642143
	网址：www.lkcbs.cn
发　　行	全国新华书店
印　　刷	黑龙江龙江传媒有限责任公司
开　　本	787 mm×1092 mm　1/16
印　　张	23.75
字　　数	598千字
版　　次	2023年12月第1版
印　　次	2023年12月第1次印刷
书　　号	ISBN 978-7-5719-2215-3
定　　价	198.00元

【版权所有，请勿翻印、转载】

编委会

主 编

历见伟　赵珍珍　刘艳文　刘媛媛
赵法东　林　毅　梁章窍

副主编

郭　楠　刘书娜　陈　翠　魏兆霞
孙长寿　孙　涛　王文洁　王　芬
刘　琪　刘相成

编 委（按姓氏笔画排序）

王　芬（湖北省黄冈市疾病预防控制中心）

王文洁（中国人民解放军32298部队）

王芳娟（菏泽市定陶区人民医院）

历见伟（日照市中医医院）

刘　琪（孝昌县第一人民医院）

刘书娜（广东医科大学附属医院）

刘相成（中国人民解放军32298部队）

刘艳文（滕州市工人医院）

刘媛媛（枣庄市妇幼保健院）

孙　涛（中国人民解放军32298部队）

孙长寿（无棣县疾病预防控制中心）

陈　翠（四川省阿坝藏族羌族自治州人民医院）

林　毅（中国人民解放军32298部队）

赵法东（中国人民解放军32298部队）

赵珍珍（招远市人民医院）

袁　睿（云南大学附属医院）

郭　楠（济宁市第一人民医院）

梁章窍（广东台山市人民医院）

魏兆霞（乳山市人民医院）

感染性疾病是指由病原生物侵入人体导致其健康受到损害的各种疾病,包括传染病和非传染性感染性疾病。其中传染病是指由病原微生物和寄生虫,如病毒、衣原体、支原体、细菌、真菌、原虫、蠕虫等感染人体后产生的有传染性、在一定条件下可造成流行的疾病。而在漫长的历史长河中,就有众多传染病的暴发流行给人类造成过巨大的灾难,甚至改写过人类历史。微生物的不断发现,推动了感染病学乃至整个医学的发展,抗生素的发现和应用在一定程度上将医学成就推上更高的台阶。但是,近年来传染病的全球大流行,尤其最近几年蔓延到全球的新型冠状病毒再一次敲响警钟,引起世界各国重视。我国非常重视开展关于重大感染性疾病的诊治研究。基于当前形式,我们特组织相关专家编写了这本《常见感染性疾病》,希望能与医务工作者进行深入交流、学习。

本书围绕各类引发感染性疾病的病原微生物和寄生虫进行阐述,不仅介绍了疾病病因、临床表现、辅助检查、诊断要点,而且对并发症的处理、治疗要点、注意事项、防控措施均进行了全面详细介绍,以期将相关知识呈现给读者,进行深层次交流;另外,考虑到感染性疾病特点,对感染性疾病的管理、预防监督以及处置也进行了完善补充,以期通过预防、治疗、防控全流程将感染性疾病的影响范围缩小,保证人类健康。本书内容丰富、结构合理、重点突出,可提供行之有效的诊疗方案,可供各级医院临床医务工作者和公共卫生工作者参考使用。

尽管本书在编写过程中,几经修改和反复斟酌,但由于编写时间紧张、编者水平有限,医学发展日新月异,书中难免有不足之处,希望广大读者能提出宝贵意见,以期进一步完善。

《常见感染性疾病》编委会

2023 年 5 月

目录

CONTENTS

第一章 不明原因发热 …………………………………………………… (1)

第二章 肺部感染性疾病 ………………………………………………… (6)

    第一节 慢性支气管炎 ………………………………………………… (6)

    第二节 弥漫性泛细支气管炎 ………………………………………… (10)

    第三节 闭塞性细支气管炎伴机化性肺炎 …………………………… (14)

    第四节 肺炎球菌肺炎 ………………………………………………… (16)

    第五节 葡萄球菌肺炎 ………………………………………………… (20)

    第六节 铜绿假单胞菌肺炎 …………………………………………… (23)

    第七节 肺结核 ………………………………………………………… (26)

第三章 骨与关节感染性疾病 …………………………………………… (38)

    第一节 化脓性关节炎 ………………………………………………… (38)

    第二节 风湿性关节炎 ………………………………………………… (41)

    第三节 银屑病关节炎 ………………………………………………… (42)

第四章 其他细菌感染性疾病 …………………………………………… (47)

    第一节 流行性脑脊髓膜炎 …………………………………………… (47)

    第二节 白喉 …………………………………………………………… (48)

    第三节 百日咳 ………………………………………………………… (52)

    第四节 破伤风 ………………………………………………………… (55)

    第五节 淋球菌病 ……………………………………………………… (57)

    第六节 布鲁菌病 ……………………………………………………… (60)

    第七节 猩红热 ………………………………………………………… (66)

    第八节 伤寒 …………………………………………………………… (70)

    第九节 细菌性食物中毒 ……………………………………………… (79)

第十节　霍乱 ……………………………………………………………（86）

第五章　肝脏感染性疾病 ……………………………………………………（95）

第一节　甲型病毒性肝炎 ………………………………………………（95）

第二节　乙型病毒性肝炎 ………………………………………………（112）

第三节　丙型病毒性肝炎 ………………………………………………（135）

第四节　丁型病毒性肝炎 ………………………………………………（158）

第五节　戊型病毒性肝炎 ………………………………………………（169）

第六节　其他病毒所致肝炎 ……………………………………………（172）

第七节　特殊人群病毒性肝炎 …………………………………………（177）

第八节　病毒性肝炎的免疫预防 ………………………………………（187）

第九节　肝硬化 …………………………………………………………（192）

第六章　其他病毒感染性疾病 ………………………………………………（217）

第一节　流行性感冒 ……………………………………………………（217）

第二节　流行性腮腺炎 …………………………………………………（218）

第三节　幼儿急疹 ………………………………………………………（221）

第四节　水痘 ……………………………………………………………（223）

第五节　麻疹 ……………………………………………………………（226）

第六节　风疹 ……………………………………………………………（229）

第七节　脊髓灰质炎 ……………………………………………………（231）

第八节　登革热和登革出血热 …………………………………………（234）

第九节　肾综合征出血热 ………………………………………………（237）

第十节　传染性单核细胞增多症 ………………………………………（241）

第十一节　巨细胞病毒感染性疾病 ……………………………………（244）

第十二节　新型冠状病毒肺炎 …………………………………………（247）

第七章　透析患者的免疫缺陷和感染 ………………………………………（252）

第八章　艾滋病高危行为人群干预技术 ……………………………………（261）

第一节　性工作者人群行为干预技术 …………………………………（261）

第二节　吸毒高危行为人群干预技术 …………………………………（264）

第九章　医院感染管理 ………………………………………………………（272）

第一节　医务人员职业暴露与防护 ……………………………………（272）

第二节　医院环境管理 …………………………………………………（277）

第三节　普通病房的医院感染管理 ································ (281)

第四节　门急诊的医院感染管理 ································· (287)

第五节　重症监护病房的医院感染管理 ························· (292)

第六节　消毒供应中心的医院感染管理 ························· (296)

第十章　传染病的预防控制与监督 ······························ (311)

第一节　结核病的预防与控制 ·································· (311)

第二节　旅行者传染病的预防与控制 ···························· (332)

第三节　传染病预防控制的监督 ································· (336)

第十一章　公共卫生 ··· (340)

第一节　医疗服务与公共卫生服务 ······························ (340)

第二节　医疗机构公共卫生基本职能 ···························· (342)

第三节　突发公共卫生事件应急准备 ···························· (346)

第四节　传染病突发事件报告与处置 ···························· (350)

第五节　食物中毒报告与处置 ·································· (355)

第六节　职业中毒报告与处置 ·································· (360)

第七节　医院放射事故应急处置 ································· (363)

参考文献 ··· (366)

第一章

不明原因发热

发热是最常见的一种临床表现,它不是一种疾病,是许多种疾病的一个临床表征。无论是何种原因引起的发热,若在一定时间内经常规诊查仍未明确病因者,一般称为不明原因的发热或原因未明热(fever of unknown origin,FUO),习惯上又称为"发热待诊"。

FUO 的经典定义是持续或间断性发热≥3 周,体温≥38.3 ℃,经门诊就诊 2 次以上或住院检查 1 周仍未确诊者。一般人群中 FUO 的病因主要包括感染性疾病、肿瘤性疾病、血管-结缔组织病(自身免疫性疾病)、其他疾病及病因仍未明者。

FUO 是一组疑难病征,尽管其中多数病例最终可获得明确诊断,但无论过去和现在仍有相当一部分病例(10%～20%)始终难以明确病因。

及时发现发热的原因并给予正确的处理,对内科医师来说非常重要,但有时也非常困难,具有挑战性。即使在欧美发达国家,仍有 25% 左右的发热患者经过住院检查的难以明确病因。

一、分类

近年来随着器官移植、免疫抑制治疗及 HIV 感染病例的增多,FUO 的病例也随之有所增多,有学者在经典 FUO 的基础上相应增加了医院内感染 FUO、免疫缺陷者 FUO 及 HIV 感染者 FUO 的分类。

(一)医院内感染 FUO

定义为住院≥48 小时后持续发热≥3 天,体温≥38.3℃,而入院时不发热或不处在感染潜伏期。其常见病因为各种医院内感染(如耐药菌感染、导管相关性感染、难辨梭菌肠炎)、手术后感染并发症、药物热等。

(二)免疫缺陷者 FUO

主要见于中性粒细胞缺乏($<500/\mu L$)者中,发热≥3 天,体温≥38.3 ℃,而血培养 48 小时后仍为阴性结果。其常见的病因为感染性,病原体主要有细菌、真菌及疱疹病毒等。

(三)HIV 感染者 FUO

见于 HIV 阳性者,发热>4 周,体温≥38 ℃,或住院中发热>3 天。其常见病因为感染性,病原体主要有巨细胞病毒、鸟型分枝杆菌、耶氏肺孢菌、沙门氏菌、结核分枝杆菌、弓形虫、新型隐球菌等;其发热原因也可以是淋巴瘤。

二、主要病因

引起发热待查的病因超过 200 种,不同时期、不同地区其疾病谱有所不同。特殊人群的 FUO 病因构成也有其特殊性,如 HIV 感染者多为感染性疾病,结缔组织性疾病罕见。FUO 的病因主要包括感染性疾病、肿瘤性疾病、结缔组织病(自身免疫病)、其他疾病及病因未明者。

(一)感染性疾病

长期以来一直是引起 FUO 最主要的病因,以细菌引起的占多数,病毒次之。近年来此类疾病有所下降,尤其在北美及西北欧的经济发达地区,其所占比例已降 30% 左右。但是包括我国在内的发展中国家有 40%～50% 的 FUO 由感染性疾病引起,故仍是最常见的病因。

(二)结缔组织病

该组疾病在发热待查中所占的比例近年来有所上升,占 20%～30%,常见的病因有类风湿性关节炎、系统性红斑狼疮、成人 Still 病、血管炎、多发性肌炎、药物热、混合性结缔组织病等。由于生活水平的提高以及实验室诊断技术的发展,风湿热及系统性红斑狼疮(SLE),尤其是风湿热的比例有所下降,但社会老年化的趋势使风湿性多发性肌痛、颞动脉炎等既往较少诊断的疾病发病率增多。

(三)肿瘤性疾病

随着 CT、MRI 等影像学技术的发展,肿瘤性疾病的诊断取得显著进步,其在发热待查疾病中所占比例呈下降趋势,约占 20%,其中以血液淋巴系统增殖性疾病(如淋巴瘤)最多。

(四)其他

约占 10%,包括肉芽肿性疾病、栓塞性静脉炎、溶血发作、隐匿性血肿、周期热、伪装热等。

三、鉴别诊断

由于 FUO 病因复杂,在诊断上并无统一的标准。对于每一个具体的病例均需要通过详尽的病史询问(包括传染病的流行病学资料)和细致的体格检查,以及利于获得正确的临床判断和采取病因相关的各种检查方法(图 1-1)。随着对发热病因的诊断明确,有利于临床制订进一步的诊疗措施。尤其对于其中的各种传染病,应尽可能做到早发现、早报告、早隔离和早诊疗。

(一)病史询问

1.一般询问

仔细询问发热的急缓形式、诱发因素、热型特点与持续时间及有无单一或多个系统的伴随症状,如头痛、咳嗽、腹泻、腹痛、尿痛、关节痛、贫血及消瘦等。

2.了解既往宿主因素与基础疾病

包括吸烟史、饮酒史、创伤史、使用抗菌药物或肾上腺皮质激素或化疗药物治疗史、糖尿病、静脉药瘾者、HIV 感染、脏器基础疾病或恶性疾病患病史、妇女月经情况等。

3.流行病学史的询问

在许多感染性疾病主要是其中患传染性疾病的患者中,有的可能是直接来自或近期到过相关疾病的疫源地;另外还应了解有无不洁饮食史、昆虫叮咬史、与患病动物接触史、与传染病患者接触史及生活习俗等。

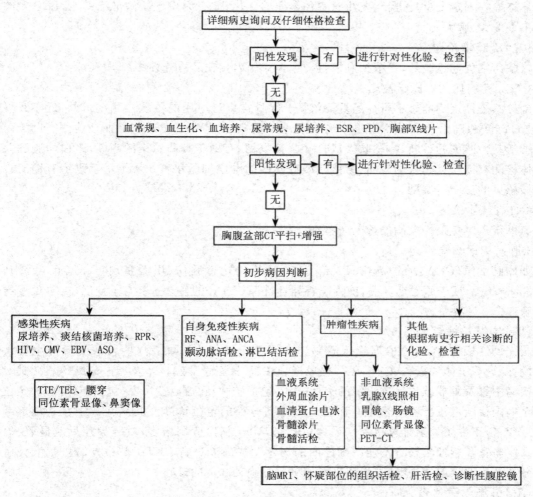

图 1-1 不明原因发热的诊断步骤

ESR-红细胞沉降率;PPD-结核菌素纯蛋白衍生物试验;CT-电子计算机断层扫描;RPR-快速血浆反应素试验;HIV-人类免疫缺陷病毒;CMV-巨细胞病毒;EBV-EB 病毒;ASO-抗链球菌溶血素"O";TTE-经胸壁超声心动图;TEE-经食管超声心动图;RF-类风湿因子;ANA-抗核抗体;ANCA-抗中性粒细胞胞质抗体;PET-CT-正电子发射计算机断层显像;MRI-磁共振成像

上图是 FUO 鉴别诊断的参考流程。临床医师在诊治 FUO 患者时并不需刻板按照上述流程进行鉴别诊断。其中,详细病史询问及仔细体格检查是所有 FUO 病例进行鉴别诊断的基础。通过病史线索、体检的阳性发现,通常临床医师可以得出倾向性的诊断思路,立即进行相应的化验、检查即可明确诊断,开始病因治疗,而无需进行冗长、繁琐的反复化验及检查。

(二)体格检查

无论是急性发热还是长期不明原因的发热者,均应反复全面体格检查,包括常规的视诊、触诊、叩诊、听诊及神经系统检查。一些体征的发现和检出,如黄疸、皮疹、淋巴结肿大、肝大、脾大、心脏杂音等,有助于对发热病因的分析和进一步的鉴别诊断。

很重要的一点是,由于疾病的发展有其自身的时间规律,有些症状、体征是逐步显现出来的,所以体格检查一定要反复进行,要注意各种体征的变化,如有无出现新的淋巴结、心脏杂音的改变或出现肝大、脾大等。

(三)实验室检验

除临床常规的检验外,可依据病情特征选择与病因相关的检查方法。

1.感染性疾病的病原学检测

确诊感染性疾病的必不可少的重要依据。除日常广泛应用的传统检测技术外,近年开展的血清 PCT(降钙素原)浓度检测有助于细菌性感染的判断,CMV PP65 抗原血症检测有助于巨细胞病毒活动性感染的诊断,G 试验[(1,3)-β-D-葡聚糖]有助于真菌感染的判断,蛋白印迹法莱姆病抗体检测有助于莱姆病的诊断,结核感染特异性的淋巴细胞培养+γ-干扰素测定有助于潜伏性结核感染的诊断与鉴别。

2.自身抗体检测

有助于自身免疫性疾病的诊断与鉴别。

3.肿瘤标记物检测

如癌胚抗原(CEA)的增高(>20 ng/mL)见于消化道肿瘤,甲胎蛋白(AFP)的持续升高(>500 ng/mL)见于原发性肝癌,前列腺特异性抗原(PSA)的显著升高(>10 ng/mL)见于男性前列腺癌。

(四)影像学检查

属无创性检查方法,可根据临床需要与病情特点做相应选择。这些影像学检查主要包括 X 线检查、计算机体层摄影(CT)、磁共振成像(MRI)、核医学显影技术及超声诊断等。尤其对发热性疾病中累及脏器或皮下软组织的炎性病变(包括脓肿)和占位性病变(包括实体瘤)的定位诊断乃至病因诊断有重要参考价值。血管造影对动脉炎的定位诊断及其病变范围有一定参考价值。近年来,正电子发射计算机断层显像(PET-CT)在临床应用增多,对于炎症反应显著、但较全面的实验室及影像学检查不能明确诊断的老年发热患者进行 PET-CT 检查,根据"沿大血管线性分布的代谢摄取增高"特异性表现可明确巨细胞动脉炎的诊断。

(五)纤维内镜检查

已广泛用于对消化道、气管支气管、泌尿道、关节腔、腹腔及女性子宫腔等体腔内部位的检查窥视,通过内镜可以对相应部位的疑似病变取活组织检查或经毛刷、穿刺、灌洗等方式获得体腔液标本进行微生物检验/细胞学检查。

(六)体腔液或骨髓穿刺

在发热的相应病例中,尤其有助于感染性病因与肿瘤性疾病的诊断与鉴别。体腔液包括胸腔积液、腹水、心包积液、脑脊液及关节腔积液等。疑诊为脑膜炎或脑炎者需行腰椎穿刺及时送检脑脊液。

(七)活组织检查

如淋巴结或人体内其他病变部位的活组织检查,有助于在诊断疑难的发热病例中主要进行感染性疾病、肿瘤性疾病、血管-结缔组织病的诊断与鉴别。有 30% 左右的 FUO 患者是通过活组织检查确定的。需要强调的是,活组织检查如淋巴结活检经常需要反复进行,北京协和医院曾诊治的 1 例患者经过 9 次淋巴结活检才最后确诊为淋巴瘤。

(八)剖腹探查术

适合于经上述检查仍长期发热原因未明而又有腹腔淋巴结肿大或脾大者;合并有显著脾大

与脾功能亢进或脾内多发性占位性病变者则同时有切脾和进行肝组织活检的适应证。

（九）诊断性治疗

在致病菌不明的感染性疾病或长期发热原因不明的部分病例中，在权衡利弊的前提下，诊断性（亦称经验性）治疗有可能改善病情，而依据治疗反应可有助于进行初步的与发热病因相关的临床判断乃至有可能获得倾向性的临床诊断。诊断性治疗的适应证范围有赖于对临床疾病及其病情的判断，如对重症感染性病例的抗感染药物治疗、对临床疑似结核病的病例抗结核治疗。

四、不明原因发热的处理原则

（一）注重病原学检查的重要性

每一例FUO的鉴别，都需要仔细寻找可能的感染性病因，而基本的血培养、尿培养及体液培养、涂片及病原学检查非常重要，尤其是在经验性抗生素使用之前。对于临床结核感染不除外的病例病原学检查还应包括结核相关的检查。

（二）在病因未明确之前的患者处理同样重要

病因的明确需要一定的时间，在进行各种检查明确病因的同时，需要关注患者的整体状态，补液支持治疗、退热对症治疗、脏器功能的维护非常重要。

（三）老年患者的有创检查需要非常慎重

任何用于明确病因为目的的有创检查手段实施前必须充分权衡利弊，考虑老年患者的耐受性及可能的风险，保证老年患者的生活质量比病因诊断有时更加重要。

（四）在病因未明之前，慎用激素

许多诊所对FUO病例的常规处理是抗菌药、抗病毒药、类固醇激素的联合应用，其后果非常危险。可能经过这样处理后患者的症状得到暂时缓解，但许多FUO病例因此感染加重、贻误诊治。

（五）重视病史及体格检查

尽管医学诊断手段日新月异，但不能替代临床医师的基本功，详细的病史询问和体格检查对于FUO病例的诊治尤其重要。病史中对抗菌药物的反应、牛羊接触史或是体格检查中的心脏杂音等任何微小的信息都可能为病因的迅速查找提供重要的依据。病史询问及体格检查不仅在患者新入院时需要认真完成，在鉴别诊断过程中需要重复进行。

（六）警惕药物诱发的发热

在其他病因引起的发热中，药物热不少见。在FUO病例使用抗生素无效，临床未发现明确感染病灶，同时患者生命体征平稳的情况下，停用所有抗生素及其他不必要药物，以除外药物因素诱发发热的可能。

（七）重视病理检查

许多慢性疾病临床表现缺乏特异性，病理检查对于疾病诊断非常重要。如颞动脉炎，可以自身抗体检测阴性，确诊需要做颞动脉活检的病理证据。部分淋巴瘤的确诊需要重复淋巴结活检，个别病例甚至需要剖腹探查脾脏切除等。

（八）其他

对部分症状轻微，经过详细检查仍不能明确病因的发热待查患者，也可在专科门诊进行长期随访而不作特殊处理，确有不少患者自愈。

（赵法东）

第二章

肺部感染性疾病

第一节　慢性支气管炎

慢性支气管炎是由于感染或非感染因素引起气管、支气管黏膜及其周围组织的慢性非特异性炎症。临床上以慢性咳嗽、咳痰或气喘为主要症状。疾病不断进展,可并发阻塞性肺气肿、肺源性心脏病,严重影响劳动和健康。

一、病因和发病机制

病因尚未完全清楚,一般认为是多种因素长期相互作用的结果,这些因素可分为外因和内因两个方面。

(一)吸烟

大量研究证明吸烟与慢性支气管炎的发生有密切关系。吸烟时间越长,量越多,患病率也越高。戒烟可使症状减轻或消失,病情缓解,甚至痊愈。

(二)理化因素

理化因素包括刺激性烟雾、粉尘及大气污染(如二氧化硫、二氧化氮、氯气和臭氧等)的慢性刺激。这些有害气体的接触者慢性支气管炎患病率远较不接触者为高。

(三)感染因素

感染是慢性支气管炎发生、发展的重要因素,病毒感染以鼻病毒、黏液病毒、腺病毒和呼吸道合胞病毒为多见。细菌感染常继发于病毒感染之后,如肺炎链球菌、流感嗜血杆菌等。这些感染因素造成气管、支气管黏膜的损伤和慢性炎症。感染虽与慢性支气管炎的发病有密切关系,但目前尚无足够证据说明为首发病因,只认为是慢性支气管炎的继发感染和加剧病变发展的重要因素。

(四)气候

慢性支气管炎发病及急性加重常见于冬天寒冷季节,尤其是在气候突然变化时。寒冷空气可以刺激腺体,增加黏液分泌,使纤毛运动减弱,黏膜血管收缩,有利于继发感染。

(五)过敏因素

过敏因素主要与喘息性支气管炎的发生有关。在患者痰液中嗜酸性粒细胞数量与组胺含量都有增高倾向,说明部分患者与过敏因素有关。尘埃、尘螨、细菌、真菌、寄生虫、花粉及化学气体等,都可以成为过敏因素而致病。

(六)呼吸道局部免疫功能减低及自主神经功能失调

该症状为慢性支气管炎发病提供内在的条件。老年人常因呼吸道的免疫功能减退,免疫球蛋白的减少,呼吸道防御功能退化等导致患病率较高。副交感神经反应增高时,微弱刺激即可引起支气管收缩痉挛,分泌物增多,而产生咳嗽、咳痰和气喘等症状。

综上所述,当机体抵抗力减弱时,呼吸道在不同程度易感性的基础上,有一种或多种外因的存在,长期反复作用,可发展成为慢性支气管炎。如长期吸烟损害呼吸道黏膜,加上微生物的反复感染,可发生慢性支气管炎。

二、病理

由于炎症反复发作,引起上皮细胞变性、坏死和鳞状上皮化生,纤毛变短,参差不齐或稀疏脱落。黏液腺泡明显增多,腺管扩张,杯状细胞也明显增生。支气管壁有各种炎性细胞浸润、充血、水肿和纤维增生。支气管黏膜发生溃疡,肉芽组织增生,严重者支气管平滑肌和弹性纤维也遭破坏以致机化,引起管腔狭窄。

三、临床表现

(一)症状

慢性支气管炎起病缓慢,病程长,常反复急性发作而逐渐加重,主要表现为慢性咳嗽、咳痰和喘息。开始症状轻微,气候变冷或感冒时,则引起急性发作,这时患者咳嗽、咳痰、喘息等症状加重。

1.咳嗽

主要由支气管黏膜充血、水肿或分泌物积聚于支气管腔内而引起咳嗽。咳嗽严重程度视病情而定,一般晨间和晚间睡前咳嗽较重,有阵咳或排痰,白天则较轻。

2.咳痰

痰液一般为白色黏液或浆液泡沫性,偶可带血。起床后或体位变动可刺激排痰,因此,常以清晨排痰较多。急性发作伴有细菌感染时,则变为黏液脓性,咳嗽和痰量也随之增加。

3.喘息或气急

喘息性慢性支气管炎可有喘息,常伴有哮鸣音。早期无气急。反复发作数年,并发阻塞性肺气肿时,可伴有轻重程度不等的气急,严重时生活难以自理。

(二)体征

早期可无任何异常体征。急性发作期可有散在的干、湿性啰音,多在背部及肺底部,咳嗽后可减少或消失。喘息型可听到哮鸣音及呼气延长,而且不易完全消失。并发肺气肿时有肺气肿体征。

四、实验室和其他检查

(一)X线检查

早期可无异常。病变反复发作,可见两肺纹理增粗、紊乱,呈网状或条索状、斑点状阴影,以下肺野较明显。

7

（二）呼吸功能检查

早期常无异常。如有小呼吸道阻塞时，最大呼气流速-容积曲线在 75% 和 50% 肺容量时，流量明显降低，它比第 1 秒用力呼气容积更为敏感。发展到呼吸道狭窄或有阻塞时，常有阻塞性通气功能障碍的肺功能表现，如第 1 秒用力呼气量占用力肺活量的比值减少（<70%），最大通气量减少（低于预计值的 80%）；流速-容量曲线减低更为明显。

（三）血液检查

慢支急性发作期或并发肺部感染时，可见白细胞计数及中性粒细胞增多。喘息型者嗜酸性粒细胞可增多。缓解期多无变化。

（四）痰液检查

涂片或培养可见致病菌。涂片中可见大量中性粒细胞，已破坏的杯状细胞，喘息型者常见较多的嗜酸性粒细胞。

五、诊断和鉴别诊断

（一）诊断标准

根据咳嗽、咳痰或伴喘息，每年发病持续 3 个月，连续 2 年或以上，并排除其他引起慢性咳嗽的心、肺疾病，可做出诊断。如每年发病持续不足 3 个月，而有明确的客观检查依据（如 X 线片、呼吸功能等）也可诊断。

（二）分型、分期

1.分型

分型可分为单纯型和喘息型两型。单纯型的主要表现为咳嗽、咳痰；喘息型者除有咳嗽、咳痰外尚有喘息，伴有哮鸣音，喘鸣在阵咳时加剧，睡眠时明显。

2.分期

按病情进展可分为 3 期。急性发作期是指"咳""痰""喘"等症状任何一项明显加剧，痰量明显增加并出现脓性或黏液脓性痰，或伴有发热等炎症表现 1 周之内。慢性迁延期是指有不同程度的"咳""痰""喘"症状迁延 1 个月以上者。临床缓解期是指经治疗或临床缓解，症状基本消失或偶有轻微咳嗽少量痰液，保持 2 个月以上者。

（三）鉴别诊断

慢性支气管炎需与下列疾病相鉴别。

1.支气管哮喘

支气管哮喘常于幼年或青年突然起病，一般无慢性咳嗽、咳痰史，以发作性、呼气性呼吸困难为特征。发作时两肺布满哮鸣音，缓解后可无症状。常有个人或家族过敏性疾病史。喘息型慢性支气管炎多见于中、老年，一般以咳嗽、咳痰伴发喘息及哮鸣音为主要症状，感染控制后症状多可缓解，但肺部可听到哮鸣音。典型病例不难区别，但哮喘并发慢性支气管炎和/或肺气肿则难以区别。

2.咳嗽变异性哮喘

咳嗽变异性哮喘以刺激性咳嗽为特征，常由受到灰尘、油烟和冷空气等刺激而诱发，多有家族史或过敏史。抗生素治疗无效，支气管激发试验阳性。

3.支气管扩张

支气管扩张具有咳嗽、咳痰反复发作的特点，并发感染时有大量脓痰，或反复咯血。肺部以湿啰音为主,可有杵状指(趾)。X线检查常见下肺纹理粗乱或呈卷发状。支气管造影或CT检查可以鉴别。

4.肺结核

多有发热、乏力、盗汗、消瘦等结核中毒症状,咳嗽、咯血等,以及局部症状。经X线检查和痰结核菌检查可以明确诊断。

5.肺癌

患者年龄常在40岁以上,特别是有多年吸烟史,发生刺激性咳嗽,常有反复发生或持续的血痰,或者慢性咳嗽性质发生改变。X线检查可发现有块状阴影或结节状影或阻塞性肺炎。用抗生素治疗,未能完全消散,应考虑肺癌的可能,痰脱落细胞检查或经纤维支镜活检一般可明确诊断。

6.肺尘埃沉着病(尘肺)

有粉尘等职业接触史。X线检查肺部可见硅结节,肺门阴影扩大及网状纹理增多,可做出诊断。

六、治疗

在急性发作期和慢性迁延期应以控制感染和祛痰、镇咳为主。伴发喘息时,应予解痉平喘治疗。对临床缓解期宜加强锻炼,增强体质,提高机体抵抗力,预防复发为主。

(一)急性发作期的治疗

1.控制感染

根据致病菌和感染严重程度或药敏试验选择抗生素。轻者可口服,较重患者用肌内注射或静脉滴注抗生素。常用的有喹诺酮类、头孢菌素类、大环内酯类、β内酰胺类或磺胺类口服,如左氧氟沙星0.4 g,1次/天;罗红霉素0.3 g,2次/天;阿莫西林2~4 g/d,分2~4次口服;头孢呋辛1.0 g/d,分2次口服;复方磺胺甲噁唑2片,2次/天。能单独应用窄谱抗生素应尽量避免使用广谱抗生素,以免二重感染或产生耐药菌株。

2.祛痰、镇咳

可改善患者症状,迁延期仍应坚持用药。可选用氯化铵合剂10 mL,3次/天;也可加用溴己新8~16 mg,3次/天;盐酸氨溴索30 mg,3次/天。干咳则可选用镇咳药,如右美沙芬、那可丁等。中成药镇咳也有一定效果。对年老体弱无力咳痰者或痰量较多者,更应以祛痰为主,协助排痰,畅通呼吸道。应避免应用强的镇咳药,如可待因等,以免抑制中枢,加重呼吸道阻塞和炎症,导致病情恶化。

3.解痉、平喘

主要用于喘息明显的患者,常选用氨茶碱0.1 g,3次/天,或用茶碱控释药;也可用特布他林、沙丁胺醇等β_2激动药加糖皮质激素吸入。

4.气雾疗法

对于痰液黏稠不易咳出的患者,雾化吸入可稀释气管内的分泌物,有利排痰。目前主要用超声雾化吸入,吸入液中可加入抗生素及痰液稀释药。

(二)缓解期治疗

(1)加强锻炼,增强体质,提高免疫功能,加强个人卫生,注意预防呼吸道感染,如感冒流行季节避免到拥挤的公共场所,出门戴口罩等。

（2）避免各种诱发因素的接触和吸入，如戒烟、脱离接触有害气体的工作岗位等。

（3）反复呼吸道感染者可试用免疫调节药或中医中药治疗，如卡介苗、多糖核酸、胸腺肽等。

（孙　涛）

第二节　弥漫性泛细支气管炎

弥漫性泛细支气管炎（diffuse panbronchiolitis，DPB）是以两肺弥漫性呼吸性细支气管及其周围慢性炎症为特征的独立性疾病。目前认为，DPB 是东亚地区所特有的人种特异性疾病。DPB 的病理学特点为以呼吸性细支气管为中心的细支气管炎及细支气管周围炎，因炎症累及呼吸性细支气管壁的全层，故称之为弥漫泛细支气管炎。临床表现主要为慢性咳嗽、咳痰及活动后呼吸困难。胸部听诊可闻及间断性啰音。80％以上的 DPB 患者合并或既往有慢性鼻旁窦炎。胸部 X 线片可见两肺弥漫性颗粒样结节状阴影，尤其胸部 CT 扫描显示两肺弥漫性小叶中心性颗粒样结节状阴影对协助诊断具有重要意义。肺功能检查主要为阻塞性通气功能障碍，但早期出现低氧血症，而弥散功能通常在正常范围内。实验室检查血清冷凝集试验效价升高，多在1∶64以上。本病是一种可治性疾病，治疗首选红霉素等大环内酯类，疗效显著。

一、病因

DPB 的病因至今不明，但可能与以下因素有关。

（一）遗传因素

研究表明 DPB 发病有明显的人种差别，且部分患者有家族发病。此外，84.8％的 DPB 患者合并有慢性鼻旁窦炎或家族内鼻旁窦炎支气管综合征（sino bronchial syndrome，SBS），因此有学者推测，遗传因素可能是 DPB 及其与慢性鼻旁窦炎相关性的发病基础。目前认为，DPB 可能是一种具有多基因遗传倾向的呼吸系统疾病。最近研究结果表明，DPB 与人体白细胞抗原（HLA）基因密切相关，日本 DPB 患者与 HLA-B54（尤其是 HLA-B54）基因有高度的相关性；而在韩国 DPB 患者与 HLA-A11，有高度的相关性。有报道我国 DPB 患者可能与 HLA-B_{54} 及 HLA-A11 有一定相关性。2000 年，Keicho 等认为，DPB 的易感基因存在于第 6 染色体短臂上的 HLA-B 位点和 A 位点之间，距离 B 位点 300 kb 为中心的范围内。最近研究推测，DPB 发病可能与 TAP（transporter associated with antIgen processing）基因、白细胞介素-8（IL-8）基因、CETR 基因，以及与黏蛋白基因（MUC5B）有关。

（二）慢性气道炎症与免疫系统异常

部分 DPB 患者支气管肺泡灌洗液（BALF）中中性粒细胞、IL-8 及白三烯 B4 等均明显升高提示本病存在慢性气道炎症病变。此外，以下因素提示本病可能与免疫系统功能障碍有关：①血冷凝集试验效价升高以及部分患者 IgA 增高；②病理检查显示呼吸性细支气管区域主要为淋巴细胞、浆细胞浸润和聚集；③DPB 患者 BALF 中 CD8 T 细胞总数增高；④部分 DPB 患者与类风湿关节炎、成人 T 细胞白血病和非霍奇金淋巴瘤等并存。

（三）感染

DPB 患者常合并铜绿假单胞菌感染，但铜绿假单胞菌是 DPB 的病因还是继发感染尚不清楚。有报道,应用铜绿假单胞菌接种到动物气道内可成功建立 DPB 动物模型。也有人认为,由于细菌停滞于气道黏膜上,引起由铜绿假单胞菌产生的弹性硬蛋白酶和一些炎症介质的生成,可能是造成 DPB 气道上皮细胞的损伤和气道炎症的原因。

二、病理

DPB 的病理学特征为以两肺呼吸性细支气管为中心的细支气管炎及细支气管周围炎。因炎症病变累及两肺呼吸性细支气管的全层,故称之为弥漫性泛细支气管炎。

大体标本肉眼观察肺表面及切面均可见弥漫性分布的浅黄色或灰白色 2~3 mm 的小结节,结节大小较均匀,位于呼吸性细支气管区域,以两肺下叶多见。通常显示肺过度充气。镜下可见在呼吸性细支气管区域有淋巴细胞、浆细胞和组织细胞等圆形细胞的浸润,导致管壁增厚,常伴有淋巴滤泡增生。由于息肉样肉芽组织充填于呼吸性细支气管腔内,导致管壁狭窄或闭塞;呼吸性细支气管壁及周围的肺间质、肺泡隔和肺泡腔内可见吞噬脂肪的泡沫细胞聚集。病情进展部分患者可见支气管及细支气管扩张和末梢气腔的过度膨胀。有日本学者提出以下 DPB 病理诊断标准:①病变为累及两肺的弥漫性慢性气道炎症;②慢性炎症以细支气管及肺小叶中心部为主;③呼吸性细支气管壁、肺泡壁及肺泡间质泡沫细胞聚集和淋巴细胞浸润。

三、临床表现

本病常隐匿缓慢发病。发病可见于任何年龄,但多见于 40~50 岁的成年人。发病无性别差异。临床表现如下。

(一)症状

症状主要为慢性咳嗽、咳痰和活动后呼吸困难。首发症状常为咳嗽、咳痰,逐渐出现活动后呼吸困难。患者常在疾病早期反复并发有下呼吸道感染,咳大量脓性痰,而且痰量异常增多,每天咳痰量可达数百毫升。如不能及时治疗,病情呈进行性进展,可发展为继发性支气管扩张,呼吸衰竭,肺动脉高压和肺源性心脏病。

(二)体征

胸部听诊可闻及间断性湿啰音或粗糙的捻发音,有时可闻及干啰音或哮鸣音,尤以两下肺明显。啰音的多少主要决定于支气管扩张及气道感染等病变的程度。祛痰药物或抗生素治疗后,啰音均可减少。部分患者因存在支气管扩张可有杵状指。

(三)并发慢性鼻窦炎

80% 以上 DPB 患者都并发有或既往有慢性鼻旁窦炎,部分患者有鼻塞、流脓涕或嗅觉减退等,但有些患者无症状,仅在进行影像学检查时被发现。如疑诊为 DPB 患者,应常规拍摄鼻窦 X 线或鼻窦 CT。

四、辅助检查

(一)胸部 X 线片/肺部 CT 检查

胸部 X 线片可见两肺野弥漫性散在分布的边缘不清的颗粒样结节状阴影,直径在 2~5 mm,多在 2 mm 以下,以两下肺野显著,常伴有肺过度膨胀。随病情进展,常可见肺过度膨胀及支气管扩张的双轨征。

肺部 CT 或胸部高分辨 CT(HRCT)特征:①两肺弥漫性小叶中心性颗粒状结节影;②结节

与近端支气管血管束的细线相连形成"Y"字形树芽征;③病情进展细小支气管扩张呈小环状或管状影,伴有管壁增厚。HRCT 的这种特征性改变是诊断 DPB 非常重要的影像学依据。影像学显示的颗粒样小结节状阴影为呼吸性细支气管区域的炎性病变所致,随着病情加重或经大环内酯类抗生素治疗后,小结节状阴影可扩大或缩小乃至消失。

(二)肺功能检查及血气分析

肺功能主要为阻塞性通气功能障碍,病情进展可伴有肺活量下降,残气量(率)增加,但通常弥散功能在正常范围内。部分患者可伴有轻、中度的限制性通气功能障碍或混合性通气功能障碍。1 秒用力呼气容积与用力肺活量比值(FEV_1/FVC)$<70\%$,肺活量占预计值的百分比($VC\%$)$<80\%$。残气量占预计值的百分比($RV\%$)$>150\%$ 或残气量占肺总量的百分比($RV/TLC\%$)$>45\%$。在日本早期的 DPB 诊断指标中,曾要求在以上肺功能检查中至少应具备三项,但弥散功能和肺顺应性通常在正常范围内,这对于我国临床诊断 DPB 患者有一定的参考价值。动脉血氧分压(PaO_2)<10.7 kPa(80 mmHg),发病初期就可以发生低氧血症,进展期可有高碳酸血症。

(三)实验室检查

日本 DPB 患者 90% 血清冷凝集试验效价升高,多在 $1:64$ 以上,但支原体抗体多为阴性。我国患者冷凝集试验阳性率较低。部分患者可有血清 IgA、IgM 和血 CD4/CD8 比值增高,γ-球蛋白增高,血沉增快,类风湿因子阳性,但非特异性。部分患者可有血清 $HLA-B_{54}$ 或 $HLA-A_{11}$ 阳性。痰细菌学检查可发现起病初期痰中多为流感嗜血杆菌及肺炎链球菌,晚期多为铜绿假单胞菌感染。

(四)慢性鼻旁窦炎的检查

慢性鼻旁窦炎可选择鼻窦 X 线或鼻窦 CT 检查,以确定有无鼻旁窦炎。受累部位可为单侧或双侧上颌窦、筛窦、额窦等。

(五)病理检查

病理检查是确诊 DPB 的"金标准"。如果肺活检能发现典型的 DPB 病理学改变即可确诊。经支气管镜肺活检(TBLB)方法简便且安全,但常因标本取材少,而且不一定能取到呼吸性细支气管肺组织,有一定的局限性。如欲提高检出率,应在 TBLB 检查时,取 $3\sim5$ 块肺组织,如仍不能确诊,应行胸腔镜下肺活检或开胸肺活检,可提高本病的确诊率。

五、诊断标准

(一)临床诊断标准

(1)必要条件:①持续咳嗽、咳痰、活动后呼吸困难;②影像学确定的慢性鼻旁窦炎或有明确的既往史;③胸部 X 线可见弥漫性分布的两肺颗粒样结节状阴影或胸部 CT 见两肺弥漫性小叶中心性颗粒样结节状阴影。

(2)参考条件:①胸部间断性湿啰音;②第 1 秒用力呼气容积与用力肺活量比值($FEV_1/FVC\%$)$<70\%$ 以及动脉血氧分压(PaO_2)<10.7 kPa(80 mmHg);③血清冷凝集试验效价 $>1:64$。

(3)临床诊断:①临床确诊:符合必要条件①+②+③加参考条件中的 2 项以上;②临床拟诊:符合必要条件①+②+③;③临床疑似诊断:符合必要条件①+②。

(二)病理确诊

肺组织病理学检查是诊断 DPB 的"金标准"。肺活检如能发现前述典型的 DPB 病理学改变即可确诊。

（三）鉴别诊断

本病应与慢性支气管炎和慢性阻塞性肺气肿、支气管扩张症、阻塞性细支气管炎（BO）、肺间质纤维化、支气管哮喘、囊性纤维化、尘肺、粟粒肺结核和支气管肺泡癌等相鉴别。

1.慢性阻塞性肺疾病

本病主要临床特点为长期咳嗽、咳痰或伴有喘息，晚期有呼吸困难，在冬季症状加重。患者多有长期较大量吸烟史。多见于老年男性。胸部 X 线片可出现肺纹理增多、紊乱，呈条索状、斑点状阴影，以双下肺野明显。晚期肺充气过度，肺容积扩大，肋骨平举，肋间隙增宽，横膈低平下移，心影呈垂滴形，部分患者有肺大疱。胸部 CT 检查可确定小叶中心型或全小叶型肺气肿。肺功能检查为阻塞性通气功能障碍，$FEV_1/FVC\%$ 下降和残气量（RV）增加更为显著，弥散功能可有降低。COPD 的病理改变为终末细支气管远端气腔持续性不均、扩大及肺泡壁的破坏，而 DPB 病理为局灶性肺充气过度，极少有肺泡破坏。DPB80％以上患者存在慢性副鼻旁窦炎，大部分患者血清冷凝集试验效价增高，而且 DPB 患者的肺弥散功能和顺应性通常在正常范围；此外，DPB 影像学胸部 X 线片可见弥漫性分布两肺的颗粒样结节状阴影或胸部 CT 可见两肺弥漫性小叶中心性颗粒样结节状阴影也与 COPD 不同，可资鉴别。

2.支气管扩张症

本病主要症状为慢性咳嗽、咳痰和反复咯血。肺部可闻及固定性持续不变的湿性啰音。本病胸部 HRCT 可见多发囊状阴影及明确均匀的壁，然而支气管扩张的囊状阴影一般按支气管树分布，位于肺周围者较少，囊壁较厚，同时可见呈轨道征或纡曲扩张的支气管阴影。DPB 患者一般无咯血，晚期患者胸部 X 线片可有细支气管扩张改变，但 DPB 影像学主要表现为两肺弥漫性分布的颗粒样结节状阴影。对可疑患者应进一步检查有无慢性副鼻旁窦炎和血清冷凝集试验效价等，以除外在 DPB 的基础上并发继发性支气管扩张症。

3.阻塞性细支气管炎（BO）

本病是一种小气道疾病。临床表现为急速进行性呼吸困难，肺部可闻及高调的吸气中期干鸣音；胸部 X 线检查提示肺过度通气，但无浸润影，也很少有支气管扩张；肺功能显示阻塞性通气功能障碍，而弥散功能正常；肺组织活检显示直径为 1～6 mm 的小支气管和细支气管的瘢痕狭窄和闭塞，管腔内无肉芽组织息肉，而且肺泡管和肺泡正常。DPB 患者起病缓慢，先有慢性咳嗽、咳痰史，活动时呼吸困难逐渐发生。胸部听诊多为间断性湿啰音。胸部 X 线片检查可见弥漫性分布的两肺颗粒样结节状阴影，HRCT 可见两肺弥漫性小叶中心性颗粒样结节阴影，与 BO 不同。此外，病理改变也与阻塞性细支气管炎不同，故可以鉴别。

4.肺间质纤维化

本病最主要的症状是进行性加重的呼吸困难，其次为干咳。体征上本病有半数以上的患者双肺可闻及 Velcro 啰音。胸部 X 线片主要为间质性改变，早期可有磨玻璃样阴影，此后可出现细结节样或网状结节影，易与 DPB 混淆，但肺间质纤维化有肺容积的缩小和网状、蜂窝状阴影。此外，肺间质纤维化有明显的肺弥散功能降低，而且病理可以与 DPB 不同，可资鉴别。

六、治疗

目前，红霉素、克拉霉素及罗红霉素等大环内酯类药物已成为 DPB 的基本疗法。大环内酯类药物阿奇霉素可能也有效，但尚需更多病例观察来证实。本病一旦确诊后应尽早开始治疗。

（一）治疗方案

1.一线治疗

红霉素250 mg,每天口服 2 次。用药期间应注意复查肝功能等。如果存在以下情况可选用二线治疗药物:①存在红霉素的不良反应;②药物相互拮抗作用;③使用红霉素治疗 1～3 个月无效者。

2.二线治疗

克拉霉素 250～500 mg/d,每天口服 1～2 次;罗红霉素 150～300 mg/d,每天口服 1～2 次。用药期间应监测肝功能等不良反应。

（二）疗效评估及疗程

在用药后 1～3 个月,评估临床症状并行肺功能、动脉血气分析及胸部影像学检查,以确定是否有效。如有效(临床症状、肺功能、血气分析及胸部影像学改善),可继续使用红霉素或克拉霉素或罗红霉素,用药至少需要 6 个月。服药 6 个月后如果仍有临床症状应继续服用以上药物 2 年。如应用以上药物治疗 3 个月以上仍无效者应考虑是否为 DPB 患者,应谨慎排除其他疾病的可能。

（三）停药时间

(1)早期 DPB 患者,经 6 个月治疗后病情恢复正常者可考虑停药。

(2)进展期 DPB 患者,经 2 年治疗后病情稳定者可以停药。停药后复发者再用药仍有效。

(3)DPB 伴有严重肺功能障碍或广泛支气管扩张或伴有呼吸衰竭的患者,需长期给药,疗程不少于 2 年。

（四）DPB 急性发作期治疗

如果 DPB 患者出现发热、咳脓痰和痰量增加等急性加重情况时,多为铜绿假单胞菌等细菌导致支气管扩张并发感染,此时应加用其他抗生素,如 β 内酰胺类/酶抑制药或头孢三代或氟喹诺酮类抗生素等,或根据痰培养结果选择抗生素。

（五）其他辅助治疗

其他辅助治疗包括使用祛痰药和支气管扩张药,有低氧血症时进行氧疗。

（孙　涛）

第三节　闭塞性细支气管炎伴机化性肺炎

闭塞性细支气管炎伴机化性肺炎(bronchiolitis obliterans with organizing pneumonia,BOOP)是以小气道内肉芽组织机化闭塞为突出表现,包括结缔组织增生形成腔内息肉,纤维渗出,肺泡内巨噬细胞聚集,肺泡壁炎症,但肺组织结构完整。现认为,称隐源性机化性肺炎(COP)更合适。多见于 50～60 岁,但也可发生于 21～80 岁患者,男女性别无差异,与吸烟关系不大。临床表现差异较大,大多数发病呈亚急性,通常病程在 1～6 个月。对糖皮质激素疗效好,约 2/3 患者经治疗后临床和病理生理异常可完全恢复正常,因病情进展而死亡者少。

一、病因及分类

(1)特发性 BOOP 最多见。

（2）与已知病因的疾病有关的 BOOP：如感染（细菌、病毒、寄生虫和真菌），药物（金制剂、甲氨蝶呤、先锋霉素、胺碘酮和博来霉素等）及胸部放疗后。

（3）与未知病因的疾病有关的 BOOP：结缔组织疾病（如类风湿关节炎，干燥综合征常见，SLE 和系统性硬化较少），骨髓移植或肺移植（10％的患者可发生），淋巴瘤、白血病、慢性甲状腺炎和酒精性肝硬化等。

二、诊断

（一）临床表现

1.流感样前驱症状

流感样前驱症状如发热、咽痛、干咳、浑身不适和呼吸困难（以活动后明显）。

2.体征

约 1/4 的患者查体无阳性发现，多数患者可闻吸气 Velero 啰音（2/3），发绀及杵状指少见。

（二）实验室检查

1.胸部 X 线片及 HRCT

（1）双侧多发性片状实变影最常见、且最具特征性，阴影可游走，也可见到磨玻璃样改变，但较 NSIP 少。

（2）双侧弥漫性不对称网格样间质渗出，伴斑片状肺泡浸润或网格结节样改变，但无蜂窝样改变。很少导致肺结构畸形。

（3）孤立的局灶性肺炎型病灶多位于上肺，阴影内常显示"空气-支气管造影"征，偶有空洞。常需手术探查方可确诊。

2.常规实验室检查

血沉显著增快，可达 100 mm/h，其中大于 60 mm/h 的约占 30％；C 反应蛋白增加；白细胞及中性粒细胞计数轻度到中度增加；自身抗体阴性或轻度阳性，与典型自身免疫性疾病不一样。

3.肺功能

轻或中度限制性通气功能障碍和 CO 弥散量降低，偶可正常。虽有"闭塞性"细支气管炎之称，但并无阻塞性通气功能改变。

4.BALF

淋巴细胞（20％～40％）、中性粒细胞（10％）及嗜酸性粒细胞（5％）混合性增加，在多发性肺泡渗出型具有相当的特殊性。巨噬细胞减少且常有"空泡"状改变（泡沫状巨噬细胞），CD4/CD8 下降。

5.肺活检

病理特点为细支气管、肺泡管和肺泡腔内肉芽组织增生形成肉芽或栓子（Masson 小体），肉芽可从一个肺泡通过 Kohn 孔扩展到邻近肺泡，形成"蝴蝶"。肺泡腔内空泡样巨噬细胞聚集、肺泡壁炎症、纤维蛋白渗出和黏液样结缔组织形成圆球。

6.其他

肾上腺皮质激素治疗效果明显。临床上不支持肺结核、支原体和真菌等肺部感染，抗生素治疗无效。

三、鉴别诊断

(一)特发性肺间质纤维化(IPF)

IPF 与 BOOP 临床表现极为相似。但 UIP 全身症状相对较重,有较多、较密的细湿啰音,杵状指多见,血沉较低;BALF 中淋巴细胞不多;X 线及 CT 主要表现为间质性改变,常有肺容积降低及蜂窝肺;对皮质激素治疗反应欠佳。

(二)慢性嗜酸性细胞肺炎(CEP)

两者都有嗜酸粒细胞增加,但 BOOP 很少超过 10%;病理特点:肺泡腔内和基质内有较多的嗜酸性粒细胞浸润。

(三)外源性过敏性肺泡炎

农民,种植蘑菇、养鸟和饲养家禽人员;安装湿化器或空调器的办公人员;吸入诱发试验;抗体补体血清学检查大多可查出抗致病抗原的沉淀抗体。

(四)闭塞性细支气管炎(BO)

闭塞性细支气管炎(BO)是一种真正的小气道疾病,与 BOOP 在临床上和病理学上完全不同,常有因狭窄、瘢痕收缩所致的气道阻塞,但管腔内无息肉。其特点如下:快速进行性呼吸困难,肺部闻及高调吸气中期干鸣音;胸部 X 线片显示过度充气,无浸润阴影;肺功能显示阻塞性通气功能障碍,CO 弥散功能正常;病理:可见直径 1~6 mm 的小支气管和细支气管的瘢痕狭窄及闭塞腔内无肉芽组织,肺泡管及肺泡正常。

四、治疗

(一)糖皮质激素

糖皮质激素为首选的药物,疗效甚好,用后临床表现可在 48 小时内好转,大部分在治疗 1 周后出现明显的临床症状的改善,但影像学完全正常则需数周。其剂量差异较大,泼尼松 0.75~1.50 mg/(kg·d),因减量可出现复发,疗程因人而异,对反复复发者应相应延长治疗时间,常需 6~12 个月。

(二)免疫抑制药

免疫抑制药常与糖皮质激素联合使用,如环磷酰胺(CTX)或甲氨蝶呤(MTX)。

(三)大环内酯类

大环内酯类如红霉素、罗红霉素及阿奇霉素。长期小剂量治疗,病情可逐渐好转。

(孙 涛)

第四节 肺炎球菌肺炎

一、定义

肺炎球菌肺炎是由肺炎链球菌感染引起的急性肺部炎症,为社区获得性肺炎中最常见的细菌性肺炎。起病急骤,临床以高热、寒战、咳嗽、血痰及胸痛为特征,病理为肺叶或肺段的急性表现。近年来,因抗生素的广泛应用,典型临床和病理表现已不多见。

二、病因

致病菌为肺炎球菌,革兰阳性,有荚膜,复合多聚糖荚膜共有 86 个血清型。成人致病菌多为 1 型、5 型。为口咽部定植菌,不产生毒素(除Ⅲ型),主要靠荚膜对组织的侵袭作用而引起组织的炎性反应,通常在机体免疫功能低下时致病。冬春季因带菌率较高(40%~70%)为本病多发季节。青壮年男性或老幼多见。长期卧床、心力衰竭、昏迷和手术后等易发生肺炎球菌性肺炎。常间诱因有病毒性上呼吸道感染史或受寒、酗酒和疲劳等。

三、诊断

(一)临床表现

因患者年龄、基础疾病及有无并发症,就诊是否使用过抗生素等影响因素,临床表现差别较大。

(1)起病:多急骤,短时寒战继之出现高热,呈稽留热型,肌肉酸痛及全身不适,部分患者体温低于正常。

(2)呼吸道症状:起病数小时即可出现,初起为干咳,继之咳嗽,咳黏性痰,典型者痰呈铁锈色,累及胸膜可有针刺样胸痛,下叶肺炎累及膈胸膜时疼痛可放射至上腹部。

(3)其他系统症状:食欲缺乏、恶心、呕吐,以及急腹症消化道状。老年人精神萎靡、头痛,意识蒙眬等。部分严重感染的患者可发生周围循环衰竭,甚至早期出现休克。

(4)体检:急性病容,呼吸急促,体温达 39~40 ℃,口唇单纯疱疹,可有发绀及巩膜黄染,肺部听诊为实变体征或可听到啰音,累及胸膜时可有胸膜摩擦音甚至胸腔积液体征。

(5)合并症及肺外感染表现:①脓胸(5%~10%)。治疗过程中又出现体温升高、白细胞计数增高时,要警惕并发脓胸和肺脓肿的可能。②脑膜炎:可出现神经症状或神志改变。③心肌炎或心内膜炎。心率快,出现各种心律失常或心脏杂音,脾大,心力衰竭。

(6)败血症或毒血症(15%~75%):可出现皮肤、黏膜出血点,巩膜黄染。

(7)感染性休克:表现为周围循环衰竭,如血压降低、四肢厥冷和心动过速等,个别患者起病既表现为休克而呼吸道症状并不明显。

(8)麻痹性肠梗阻。

(9)罕见 DIC、ARDS。

(二)实验室检查

(1)血常规:白细胞(10~30)×10^9/L,中型粒细胞增多 80% 以上,分类核左移并可见中毒颗粒。酒精中毒、免疫力低下及年老体弱者白细胞总数可正常或减少,提示预后较差。

(2)病原体检查:①痰涂片及荚膜染色镜检,可见革兰染色阳性双球菌,2~3 次痰检为同一细菌有意义;②痰培养加药敏可助确定菌属并指导有效抗生素的使用,干咳无痰者可做高渗盐水雾化吸入导痰;③血培养致病菌阳性者可做药敏试验;④脓胸者应做胸腔积液菌培养;⑤对重症或疑难病例,有条件时可采用下呼吸道直接采样法做病原学诊断,如防污染毛刷采样(PSB)、防污染支气管-肺泡灌洗(PBAL)、经胸壁穿刺肺吸引(LA)和环甲膜穿刺经气管引(TTA)。

(三)胸部 X 线片

(1)早期病变肺段纹理增粗、稍模糊。

（2）典型表现为大叶性、肺段或亚肺段分布的浸润、实变阴影，可见支气管气道征及肋膈角变钝。

（3）病变吸收较快时可出现浓淡不均假空洞征。

（4）吸收较慢时可出现机化性肺炎。

（5）老年人、婴儿多表现为支气管肺炎。

四、鉴别诊断

（一）干酪样肺炎

干酪样肺炎常有结核中毒症状，胸部 X 线片表现肺实变、消散慢，病灶多在肺尖或锁骨下、下叶后段或下叶背段，新旧不一、有钙化点、易形成空洞并肺内播散。痰抗酸菌染色可发现结核菌，PPD 试验常阳性，青霉素 G 治疗无效。

（二）其他病原体所致肺炎

（1）多为院内感染，金黄色葡萄球菌肺炎和克雷伯杆菌肺炎的病情通常较重。

（2）多有基础疾病。

（3）痰或血的细菌培养阳性可鉴别。

（三）急性肺脓肿

早期临床症状相似，病情进展可出现可大量脓臭痰，查痰菌多为金黄色葡萄球菌、克雷伯杆菌、革兰阴性杆菌和厌氧菌等。胸部 X 线片可见空洞及液平。

（四）肺癌伴阻塞性肺炎

肺癌伴阻塞性肺炎常有长期吸烟史、刺激性干咳和痰中带血史，无明显急性感染中毒症状；痰脱落细胞可阳性；症状反复出现；可发现肺肿块、肺不张或肿大的肺门淋巴结；胸部 CT 及支气管镜检查可帮助鉴别。

（五）其他

ARDS、肺梗死、放射性肺炎和胸膜炎等。

五、治疗

（一）抗菌药物治疗

首先应给予经验性抗生素治疗，然后根据细菌培养结果进行调整。经治疗不好转者，应再次复查病原学及药物敏感试验进一步调整治疗方案。

1.轻症患者

（1）首选青霉素：青霉素每天 240 万 U，分 3 次肌内注射。或普鲁卡因青霉素每天 120 万 U，分 2 次肌内注射，疗程 5～7 天。

（2）青霉素过敏者：可选用大环内酯类如：红霉素每天 2 g，分 4 次口服，或红霉素每天 1.5 g分次静脉滴注；或罗红霉素每天 0.3 g，分 2 次口服或林可霉素每天 2 g，肌内注射或静脉滴注；或克林霉素每天0.6～1.8 g，分 2 次肌内注射，或氯林可霉素每天 1.8～2.4 g分次静脉滴注。

2.较重症患者

青霉素每天 120 万 U，分 2 次肌内注射，加用丁胺卡那每天 0.4 g 分次肌内注射；或红霉素每天1.0～2.0 g，分 2～3 次静脉滴注；或克林霉素每天 0.6～1.8 g，分 3～4 次静脉滴注；或头孢塞吩钠（先锋霉素Ⅰ）每天 2～4 g，分 3 次静脉注射。

疗程 2 周或体温下降 3 天后改口服。老人、有基础疾病者可适当延长。8％～15％青霉素过敏者对头孢菌素类有交叉过敏应慎用。如为青霉素速发性变态反应则禁用头孢菌素。如青霉素皮试阳性而头孢菌素皮试阴性者可用。

3.重症或有并发症患者(如胸膜炎)

青霉素每天 1 000 万 U～3 000 万 U,分 4 次静脉滴注;头孢唑啉钠(先锋霉素Ⅴ),每天 2～4 g,2 次静脉滴注。

4.极重症者如并发脑膜炎

头孢曲松每天 1～2 g,分次静脉滴注;碳青霉素烯类,如亚胺培南-西司他丁(泰能)每天 2 g,分次静脉滴注;或万古霉素每天 1～2 g,分次静脉滴注并加用第 3 代头孢菌素;亚胺培南加第 3 代头孢菌素。

5.耐青霉素肺炎链球菌感染者

近年来,耐青霉素肺炎链球菌感染不断增多,通常最小抑制浓度(MIC)≥0.1,≤1.0 mg/L 为中度耐药;MIC≥2.0 mg/L 为高度耐药。临床上可选用以下抗生素:

克林霉素每天 0.6～1.8 g,分次静脉滴注;或万古霉素每天 1～2 g,分次静脉滴注;或头孢曲松每天 1～2 g,分次静脉滴注;或头孢噻肟每天 2～6 g,分次静脉滴注;或氨苄西林/舒巴坦、替卡西林/棒酸和阿莫西林/棒酸。

(二)支持疗法

支持疗法包括卧床休息、维持液体和电解质平衡等。应根据病情及检查结果决定补液种类。给予足够热量、蛋白和维生素。

(三)对症治疗

胸痛者止痛;刺激性咳嗽可给予可待因,止咳祛痰可用氯化铵或棕色合剂,痰多者禁用止咳剂;发热物理降温,不用解热药;呼吸困难者鼻导管吸氧。烦躁、谵妄者服用地西泮 5 mg 或水合氯醛 1.0～1.5 g 灌肠,慎用巴比妥类。鼓肠者给予缸管排气,胃扩张给予胃肠减压。

(四)并发症的处理

(1)呼吸衰竭:机械通气、支持治疗(面罩、气管插管和气管切开)。

(2)脓胸:穿刺抽液必要时肋间引流。

(五)感染性休克的治疗

(1)补充血容量:右旋糖酐-40 和平衡盐液静脉滴注,以维持收缩压 12.0～13.3 kPa(90～100 mmHg)。脉压＞4.0 kPa(30 mmHg),尿量＞30 mL/h,中心静脉压 0.58～0.98 kPa(4.4～7.4 mmHg)。

(2)血管活性药物的应用:输液中加入血管活性药物以维持收缩压 12.0～13.3 kPa(90～100 mmHg)以上。为升高血压的同时保证和调节组织血流灌注,近年来主张血管活性药物为主,配合收缩性药物,常用的有多巴胺、间羟胺、去甲肾上腺素和山莨菪碱等。

(3)控制感染:及时、有效地控制感染是治疗中的关键。要及时选择足量、有效的抗生素静脉并联合给药。

(4)糖皮质激素的应用:病情或中毒症状重及上述治疗血压不恢复者,在使用足量抗生素的基础上可给予氢化可的松 100～200 mg 或地塞米松 5～10 mg 静脉滴注,病情好转立即停药。

(5)纠正水、电解质和酸碱平衡紊乱:严密监测血压、心率、中心静脉压、血气、水和电解质变化,及时纠正。

（6）纠正心力衰竭：严密监测血压、心率、中心静脉压、意识及末梢循环状态，及时给予利尿及强心药物，并改善冠状动脉供血。

（孙　涛）

第五节　葡萄球菌肺炎

一、定义

葡萄球菌肺炎（staphylococcus pneumonia）是致病性葡萄球菌引起的急性化脓性肺部炎症，主要为原发性（吸入性）金黄色葡萄球菌肺炎和继发性（血源性）金黄色葡萄球菌肺炎。临床上化脓坏死倾向明显，病情严重，细菌耐药率高，预后多较凶险。

二、易感人群和传播途径

本病多见于儿童和年老体弱者，尤其是长期应用皮质激素、抗肿瘤药物及其他免疫抑制剂者，慢性消耗性疾病患者，如糖尿病、恶性肿瘤、再生障碍性贫血、严重肝病、急性呼吸道感染和长期应用抗生素的患者。金黄色葡萄球菌肺炎的传染源主要有葡萄球菌感染病灶，特别是感染医院内耐药菌株的患者，其次为带菌者。主要通过接触和空气传播，医务人员的手、诊疗器械、患者的生物用品及铺床、换被褥都可能是院内交叉感染的主要途径。细菌可以通过呼吸道吸入或血源播散导致肺炎。目前，因介入治疗的广泛开展和各种导管的应用，为表皮葡萄球菌的入侵提供了更多的机会，其在院内感染性肺炎中的比例也在提高。

三、病因

葡萄球菌为革兰阳性球菌，兼性厌氧，分为金黄色葡萄球菌、表皮葡萄球菌、腐生葡萄球菌，其中金黄色葡萄球菌致病性最强。血浆凝固酶可以使纤维蛋白原转变成纤维蛋白，后者包绕于菌体表面，从而逃避白细胞的吞噬，与细菌的致病性密切相关。凝固酶阳性的细菌，如金黄色葡萄球菌，凝固酶阴性的细菌，如表皮葡萄球菌、腐生葡萄球菌。但抗甲氧西林金黄色葡萄球菌（MRSA）和抗甲氧西林凝固酶阴性葡萄球菌（MRSCN）的感染日益增多，同时对多种抗生素耐药，包括喹诺酮类、大环内酯类、四环素类和氨基糖苷类等。近年来，国外还出现了耐万古霉素金黄色葡萄球菌（VRSA）的报道。目前，MRSA 分为两类，分别是医院获得性 MRSA（HA-MRSA）和社区获得性 MRSA（CA-MRSA）。

四、诊断

（一）临床表现

（1）多数急性起病，血行播散者常有皮肤疖痈史，皮肤黏膜烧伤、裂伤和破损，一些患者有金黄色葡萄球菌败血症病史，部分患者找不到原发灶。

（2）通常全身中毒症状突出，衰弱、乏力、大汗、全身关节肌肉酸痛、急起高热、寒战、咳嗽、由咳黄脓痰演变为脓血痰或粉红色乳样痰、无臭味、胸痛和呼吸困难进行性加重及发绀，重者甚至出现呼吸窘迫及血压下降、少尿等末梢循环衰竭的表现。少部分患者肺炎症状不典型,可亚急性起病。

（3）血行播散引起者早期以中毒性表现为主,呼吸道症状不明显。有时,虽无严重的呼吸系统症状和高热,而患者已发生中毒性休克,出现少尿、血压下降。

（4）早期呼吸道体征轻微与其严重的全身中毒症状不相称是其特点之一,不同病情及病期体征不同,典型大片实变少见,如有则病侧呼吸运动减弱,局部叩诊浊音,可闻及管样呼吸音。有时可闻及湿啰音,双侧或单侧。合并脓胸、脓气胸时,视程度不同可有相应的体征。部分患者可有肺外感染灶、皮疹等。

（5）社区获得性肺炎中,若出现以下情况需要高度怀疑 CA-MRSA 的可能:流感样前驱症状;严重的呼吸道症状伴迅速进展的肺炎,并发展为 ARDS;体温超过 39 ℃;咯血;低血压;白细胞计数降低;X 线显示多叶浸润阴影伴空洞;近期接触 CA-MRSA 的患者;属于 CA-MRSA 寄殖群体;近 6 个月来家庭成员中有皮肤脓肿或疖肿的病史。

（二）实验室及辅助检查

外周血白细胞数在 $20\times10^9/L$ 左右,可高达 $50\times10^9/L$,重症者白细胞数可低于正常。中性粒细胞数增高,有中毒颗粒、核左移现象。血行播散者血培养阳性率可达 50%。原发吸入者阳性率低。痰涂片革兰染色可见大量成堆的葡萄球菌和脓细胞,白细胞内见到球菌有诊断价值。普通痰培养阳性有助于诊断,但有假阳性,通过保护性毛刷采样定量培养,细菌数量＞10^3 cfu/mL 时几乎没有假阳性。

血清胞壁酸抗体测定对早期诊断有帮助,血清滴度≥1:4 为阳性,特异性较高。

（三）影像学检查

肺浸润、肺脓肿、肺气囊肿和脓胸、脓气胸是金黄色葡萄球菌感染的四大 X 线征象,在不同类型和不同病期以不同的组合表现。早期病变发展,金黄色葡萄球菌最常见的胸部 X 线片异常是支气管肺炎伴或不伴脓肿形成或胸腔积液。原发性感染者早期胸部 X 线片表现为大片絮状、密度不均的阴影,可呈节段或大叶分布,也呈小叶样浸润,病变短期内变化大,可出现空洞或蜂窝状透亮区,或在阴影周围出现大小不等的气肿大泡。血源性感染者的胸部 X 线片表现呈两肺多发斑片状或团块状阴影或多发性小液平空洞。

五、鉴别诊断

（一）其他细菌性肺炎

其他细菌性肺炎如流感嗜血杆菌、克雷伯杆菌、肺炎链球菌引起的肺炎,典型者可通过发病年龄、起病急缓、痰的颜色、痰涂片和胸部 X 线片等检查加以初步鉴别。各型不典型肺炎的临床鉴别较困难,最终的鉴别均需病原学检查。

（二）肺结核

肺上叶金黄色葡萄球菌肺炎易与肺结核混淆,尤其是干酪性肺炎,也有高热、畏寒、大汗、咳嗽、胸痛,X 线胸部 X 线片也有相似之处,还应与发生在下叶的不典型肺结核鉴别,通过仔细询问病史及相关的实验室检查大多可以区别,还可以观察治疗反应帮助诊断。

六、治疗

（一）对症治疗

休息、祛痰、吸氧、物理或化学降温、合理饮食、防止脱水和电解质紊乱,保护重要脏器功能。

（二）抗菌治疗

1.经验性治疗

治疗的关键是尽早选用敏感有效的抗生素,防止并发症。可根据金黄色葡萄球菌感染的来源(社区还是医院)和本地区近期药敏资料选择抗生素。社区获得性感染考虑为金黄色葡萄球菌感染,不宜选用青霉素,应选用苯唑西林和头孢唑林等第一代头孢菌素,若效果欠佳,进一步病原学检查时可换用糖肽类抗生素治疗。怀疑医院获得性金黄色葡萄球菌肺炎,则首选糖肽类抗生素。经验性治疗中,尽可能获得病原学结果,根据药敏结果修改治疗方案。

2.针对病原菌治疗

治疗应依据痰培养及药物敏感试验结果选择抗生素。对青霉素敏感株,首选大剂量青霉素治疗,过敏者,可选大环内酯类、克林霉素、半合成四环素类、SMZco 或第一代头孢菌素。甲氧西林敏感的产青霉素酶菌仍以耐酶半合成青霉素治疗为主,如甲氧西林、苯唑西林和氯唑西林,也可选头孢菌素(第一代或第二代头孢菌素)。对 MRSA 和 MRSCN 首选糖肽类抗生素。①万古霉素:$1\sim 2$ g/d,(或去甲万古霉素 1.6 g/d),但要将其血药浓度控制在 20 μg/mL 以下,防止其耳、肾毒性的发生。②替考拉宁:0.4 g,首 3 剂每 12 小时 1 次,以后维持剂量为 0.4 g/d,肾功能不全者应调整剂量。疗程不少于 3 周。MRSA、MRSCN 还可选择利奈唑胺,(静脉或口服)1 次 600 mg,每 12 小时 1 次,疗程 $10\sim 14$ 天。

（三）治疗并发症

如并发脓胸或脓气胸时可行闭式引流,抗感染时间可延至 $8\sim 12$ 周。合并脑膜炎时,最好选用脂溶性强的抗生素,如头孢他啶、头孢哌酮、万古霉素及阿米卡星等,疗程要长。

（四）其它治疗

避免应用可导致白细胞计数减少的药物和糖皮质激素。

七、临床路径

(1)详细询问近期有无皮肤感染、中耳炎、进行介入性检查或治疗,有无慢性肝肾疾病、糖尿病病史,是否接受放化疗或免疫抑制剂治疗。了解起病急缓、痰的性状及演变,有无胸痛、呼吸困难、程度及全身中毒症状,尤应注意高热、全身中毒症状明显与呼吸系统症状不匹配者。

(2)体检要注意生命体征,皮肤黏膜有无感染灶和皮疹,肺部是否有实变体征,还要仔细检查心脏有无新的杂音。

(3)进行必要的辅助检查,包括血常规、血培养(发热时)、痰的涂片和培养(用抗生素之前)和胸部 X 线片检查,并动态观察胸部影像学变化,必要时可行支气管镜检查及局部灌洗。

(4)处理:应用有效的抗感染治疗,加强对症支持,防止并积极治疗并发症。

(5)预防:增强体质,防止流感,可进行疫苗注射。彻底治疗皮肤及深部组织的感染,加强年老体弱者的营养支持,隔离患者和易感者,严格抗生素的使用规则,规范院内各项操作及消毒制度,减少交叉感染。

（孙　涛）

第六节　铜绿假单胞菌肺炎

铜绿假单胞菌是自然界普遍存在的革兰阴性需氧菌,分布广泛,几乎在任何有水的环境中均可生长,包括土壤、水的表面、植物和食物等。铜绿假单胞菌无芽孢,菌体一端单毛或多毛,有动力,能产生蓝绿色水溶性色素而形成绿色脓液。通过黏附和定植于宿主细胞,局部侵入及全身扩散而感染机体。其感染途径为皮肤、消化道、呼吸道、泌尿生殖道、骨关节和各种检查等。

一、易感因素

由于铜绿假单胞菌是人体的正常菌群之一,很少引起健康人的感染,而多发生于有基础疾病的患儿,包括严重心肺疾病、早产儿、烧伤、中性粒细胞缺乏、原发性免疫缺陷病、支气管扩张症和恶性肿瘤等。接受免疫抑制和长期(至少 7 天以上)广谱抗生素治疗、外科手术和机械通气后的儿童患铜绿假单胞杆菌肺炎(pseudomonas aeruginosa pneumonia)的概率增加。故铜绿假单胞菌是院内获得性感染的重要病原菌。最近的研究表明,在院内获得性肺炎中铜绿假单胞菌占21%,是继金黄色葡萄球菌之后的第 2 位常见病原菌。沙特阿拉伯在 PICU 的一项研究表明,呼吸机相关肺炎中铜绿假单胞菌感染占56.8%。虽然铜绿假单胞菌是院内获得性感染的常见病原菌,但 1.5%～5.0%社区获得性肺炎是铜绿假单胞菌感染引起的。

二、发病机制

铜绿假单胞菌的主要致病物质为铜绿假单胞菌外毒素 A(pseudomonas exotoxin A,PEA)及内毒素,后者包括脂多糖及原内毒素蛋白(original endotoxin protein,OEP),OEP 具有神经毒作用。PEA 对巨噬细胞吞噬功能有抑制作用。铜绿假单胞菌肺炎的发病机制较复杂,引起感染的原因包括微生物及宿主两方面。而宿主的局部和全身免疫功能低下为主要因素。当人体细胞损伤或出现病毒感染时有利于铜绿假单胞菌的黏附。感染的严重程度依赖于细菌致病因子和宿主的反应。铜绿假单胞菌可以仅仅是定植,存在于碳水化合物的生物被膜中,偶尔有少数具有免疫刺激作用的基因表达。但也可以出现侵袭性感染,附着并损害上皮细胞,注射毒素,快速触发编程性细胞死亡和上皮细胞的完整性。上皮细胞在防御铜绿假单胞菌感染中起重要作用,中性粒细胞是清除细菌的主要吞噬细胞,肺泡巨噬细胞通过激活细胞表面受体产生细胞因子而参与宿主的炎症应答。许多细胞因子在铜绿假单胞菌感染宿主的免疫应答中起重要作用,包括TNF-α、IL-4 和 IL-10。

由于抗生素的广泛应用可以引起铜绿假单胞菌定植,由于机械通气、肿瘤和前驱病毒感染,使患者气道受损,引起定植在气道的铜绿假单胞菌感染,出现肺炎、脓毒症甚至死亡。囊性纤维化(cystic fibrosis,CF)患者存在气道上皮和黏液下腺跨膜传导调节蛋白功能缺陷,因此 CF 患者对铜绿假单胞菌易感,而且可以引起逐渐加重的肺部疾病。美国对 CF 患者的研究数据表明58.7%患者存在铜绿假单胞菌感染。反复铜绿假单胞菌感染引起的慢性气道炎症是 CF 患者死亡的主要原因。在一项对儿童 CF 患者的纵列研究中表明,到 3 岁时 97% CF 儿童气道存在铜绿假单胞菌定植。接受免疫抑制剂治疗、中性粒细胞缺乏和 HIV 患者,由于丧失黏膜屏障、减少细菌的清除而感染。

当健康人暴露于严重污染的烟雾、水源时也可以感染,引起重症社区获得性肺炎。

三、病理

一些动物实验的研究表明,铜绿假单胞菌感染的家兔肺部早期病理改变为出血、渗出、中性粒细胞浸润和肺小脓肿形成等急性炎症反应。随着细菌反复吸入,逐渐出现较多的慢性炎症及在慢性炎症基础上急性发作的病理改变,如细支气管纤毛倒伏、部分脱落,管腔有脓栓形成,肺泡间隔增宽,炎细胞浸润以淋巴细胞为主。当停止吸入菌液后,这种慢性炎症改变持续存在,长时间不消失。

四、临床表现

铜绿假单胞杆菌肺炎是一种坏死性支气管肺炎。表现为寒战、中等度发热,早晨比下午高,感染中毒症状重、咳嗽、胸痛、呼吸困难和发绀;咳出大量绿色脓痰,可有咯血;脉搏与体温相对缓慢;肺部无明显大片实变的体征,有弥漫性细湿啰音及喘鸣音;如合并胸腔积液可出现病变侧肺部叩浊音,呼吸音减低或出现胸膜摩擦音;可有低血压、意识障碍和多系统损害表现,出现坏疽性深脓疱病、败血症、感染中毒性休克和DIC。一半患者有吸入病史。

五、实验室检查

多数患者白细胞轻-中度增高,但1/3患者白细胞计数可减少,并可见贫血、血小板计数减少及黄疸。根据北京某医院临床观察铜绿假单胞菌感染患儿外周血白细胞最高可达 $71.9×10^9$/L,最低 $1.0×10^9$/L,血小板最低 $24×10^9$/L。CRP 显著增高,大部分患儿＞100 mg/L;痰或胸腔积液中可找到大量革兰阴性杆菌,培养阳性。部分患儿血培养阳性。

六、影像学表现

胸部 X 线片和 CT 检查:可见结节状浸润阴影及许多细小脓肿,后可融合成大脓肿;一侧或双侧出现,但以双侧或多叶病变为多,多伴有胸腔积液或脓胸。

Winer-Muram 等对呼吸机相关铜绿假单胞菌肺炎的影像学研究显示:83%有肺内局限性透光度降低,多为多部位或双侧弥漫性病变;89.7%有胸腔积液,其中约 1/4 为脓胸;10.3%出现肺气肿;23%患者出现空洞,可单发或多发,可以是薄壁空洞或厚壁空洞,以大空洞(直径＞3 cm)多见。Shah 等对铜绿假单胞菌肺炎的胸部 CT 研究显示:肺内实变见于所有患者,82%为多叶病变或上叶病变;50%为结节状病变,32%呈小叶中心芽孢状分布,18%为随机分布的大结节;31%可见毛玻璃样改变,57%为支气管周围渗出病变,46%双侧、18%单侧胸腔积液,29%为坏死病变(图 2-1、图 2-2 和图 2-3)。

七、鉴别诊断

(1)其他细菌性肺炎:临床和影像学表现与其他细菌性肺炎相似。但如果在高危人群中出现上述表现,应考虑到铜绿假单胞菌肺炎,确诊需要依靠痰、胸腔积液或血培养。

(2)小叶性干酪性肺炎,检查显示大小不一,边缘模糊阴影,必要时做血培养,痰试验。

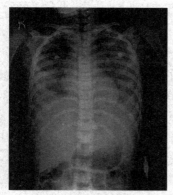

图 2-1　铜绿假单胞菌肺炎胸部 X 线片

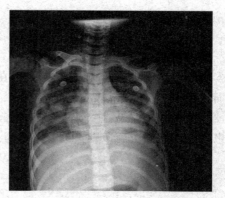

图 2-2　铜绿假单胞菌肺炎胸部 X 线片

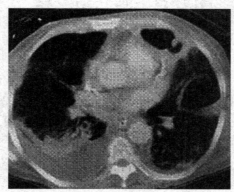

图 2-3　胸部 CT
肺内实变,毛玻璃样改变,左舌、下叶空洞,右侧胸腔积液和右下叶肺不张

八、治疗

提倡早期、及时应用敏感抗生素联合治疗,保护重要脏器功能和加强支持治疗。

美国胸科学会(ATS)于 2005 年发表的关于《成人医院获得性肺炎经验性治疗指南》,推荐对于有铜绿假单胞菌感染可能的患者使用:氨基糖苷类(阿米卡星、庆大霉素或妥布霉素)或氟喹诺酮类(环丙沙星或左氧氟沙星),联合以下药物中的一种:抗假单胞菌的头孢菌素(头孢吡肟或头孢他啶)或抗假单胞菌的碳青霉烯类(亚胺培南或美罗培南)或 β-内酰胺类加酶抑制剂(哌拉西林/他唑巴坦),作为经验性治疗的抗生素选择。但由于喹诺酮类和氨基糖苷类抗生素不良反应严重或可以引起未成熟动物的软骨发育不良,在儿童患者中慎用或禁用。

由于铜绿假单胞菌在自然界普遍存在,具有天然和获得性耐药性,目前耐药菌株有随抗生素使用频率的增加而逐年增多的趋势,存在较严重的交叉耐药现象,因此常给治疗带来困难。有研究表明静脉使用多黏菌素 E 治疗多重耐药铜绿假单胞菌感染效果良好(有效率 61%)。对铜绿假单胞菌无抗菌活性的罗红霉素与 β-内酰胺类药物联合治疗后疗效明显增强。阿奇霉素也可以在治疗铜绿假单胞菌生物被膜感染中对亚胺培南起到协同作用。

在成人患者中有雾化吸入妥布霉素和多黏菌素 E 预防和治疗多重耐药铜绿假单胞菌感染的研究,但缺乏儿童中安全性和有效性的研究。

对铜绿假单胞菌感染的免疫治疗越来越被重视,静脉注射丙种球蛋白可提高重症患者的治愈率。

九、预后

本病的预后与机体的免疫状态、是否存在基础疾病、细菌的接种量、对抗生素的敏感性及是否早期使用有效抗生素治疗有关。社区获得性铜绿假单胞菌肺炎病死率相对较低,约 8%,院内获得性感染死亡率较高,铜绿假单胞菌引起的呼吸机相关肺炎的病死率高达 50%~70%。免疫缺陷患者中铜绿假单胞菌肺炎的死亡率高达 40%。

(孙 涛)

第七节 肺 结 核

一、病原学

结核菌在分类学上属于放线菌目、分枝杆菌科、分枝杆菌属,分人型、牛型、非洲型和鼠型4型。对人类致病的主要为人型结核菌,牛型菌很少,非洲分枝杆菌见于赤道非洲,是一种过度类型,西非国家分离菌株倾向于牛型分枝杆菌,而东非国家分离株更类似于人型分枝杆菌。田鼠分枝杆菌对人无致病力。结核菌细长而稍弯,约 $0.4\ \mu m \times 4.0\ \mu m$,两端微钝,不能运动,无荚膜、鞭毛或芽孢;严格需氧;不易染色,但经品红加热染色后不能被酸性乙醇脱色,故称抗酸杆菌。结核菌对不利环境和某些理化因子有抵抗力。在阴湿处能生存 5 个月以上,干燥痰标本内可存活6~8 个月,-8~-6 ℃下能存活 4~5 个月。结核菌不耐热,对紫外线亦甚敏感,故常采用加热或紫外线进行消毒,而高压蒸汽(120 ℃)持续 30 分钟是最佳的灭菌方法。结核菌培养的营养要求较高、生长缓慢,人型菌的增殖周期 15~20 小时,至少需要 2~4 周才有可见菌落。菌落多呈粗糙型,光滑型菌落大多表示毒力减低。结核菌细胞壁富含脂质,约占细胞壁的 60%,是抗酸着色反应的主要物质基础,具有介导肉芽肿形成和促进细菌在吞噬细胞内存活的作用。细胞壁中尚含脂多糖,其中脂阿拉伯甘露聚糖(lipoarabanmannan,LAM)具有广泛的免疫原性,生长中的结核菌能大量产生,是血清学诊断中应用较多的一类抗原物质。结核菌的菌体主要是蛋白质,占菌体干重的 50%。依据蛋白抗原定位结核蛋白可区分为分泌蛋白、胞壁蛋白和热休克蛋白。结核蛋白被认为是变态反应的反应原,已鉴定出数十个蛋白抗原,部分已用于免疫血清学诊断,但迄今尚缺少特异性很高的蛋白抗原。目前结核菌标准菌株 H37RV 全染色体测序已经完成,全基因组约由 4 411 532 个碱基对组成,鸟嘌呤/胞嘧啶(G+C)高达 65.6%,约含 4 000 个基因,但病原性的分子基础即病原性基因及其编码的致病因子(蛋白质表型)尚不清楚。

二、流行病学

(一)流行环节

1.传染源

传染性肺结核患者排菌是结核传播的主要来源。带菌牛乳曾是重要传染源,现已很少见。但我国牧区仍需重视牛乳的卫生消毒和管理。

2.传播途径

主要为患者与健康人之间经飞沫传播。排菌量愈多,接触时间愈长,危害愈大;直径$1\sim5\mu m$的飞沫最易在肺泡沉积,情绪激昂的讲话、用力咳嗽,特别是打喷嚏所产生的飞沫直径小、影响大。患者随地吐痰,痰液干燥后结核菌随尘埃飞扬,亦可造成吸入感染。经消化道、胎盘、皮肤伤口感染均属罕见。

3.易感人群

生活贫困、居住拥挤、营养不良等是经济不发达社会中人群结核病高发的原因。婴幼儿、青春后期和成人早期尤其是该年龄期的女性,以及老年人结核病发病率较高,可能与免疫功能不全或改变有关。某些疾病如糖尿病、矽肺、胃大部分切除后、麻疹和百日咳等常易诱发结核病;免疫抑制者,尤其好发结核病。

(二)流行现状和控制目标

2021年,中国肺结核发病数为639548例,比2020年减少30990例,同比下降4.6%;占法定传染病人数比例的10.20%,同比减少1.3个百分点。2021年,中国肺结核死亡人数为1763人,较2020年减少156人,同比下降8.1%;占法定传染病总死亡人数比例7.94%,同比减少0.6个百分点。

三、发病机制

(一)结核菌感染的宿主反应及其生物学过程

结核菌入侵宿主体内,从感染、发病到转归均与多数细菌性疾病有显著不同,宿主反应具有特殊意义。结核菌感染引起的宿主反应分为4期。①起始期:入侵呼吸道的结核菌被肺泡巨噬细胞吞噬,因菌量、毒力和巨噬细胞非特异性杀菌能力的不同,被吞噬结核菌的命运各异,若在出现有意义的细菌增殖和宿主细胞反应之前结核菌即被非特异性防御机制清除或杀灭,则不留任何痕迹或感染证据,如果细菌在肺泡巨噬细胞内存活和复制,便扩散至邻近非活化的肺泡巨噬细胞,形成早期感染灶。②T细胞反应期:由T细胞介导的细胞免疫(cell mediated immunity,CMI)和迟发型变态反应(delay type hypersensitivity,DTH)在此期形成,从而对结核病发病、演变及转归产生决定性影响。③共生期:生活在流行区的多数感染者发展至T细胞反应期,仅少数发生原发性结核病,大部分感染者结核菌可以持续存活,细菌与宿主处于共生状态,纤维包裹的坏死灶干酪样中央部位被认为是结核杆菌持续存在的主要场所,低氧、低pH和抑制性脂肪酸的存在使细菌不能增殖。宿主的免疫机制亦是抑制细菌增殖的重要因素,倘若免疫受到损害便可引起受抑制结核菌的重新活动和增殖。④细胞外增殖和传播期:固体干酪灶中包含具有生长能力但不繁殖的结核菌,干酪灶一旦液化便给细菌增殖提供了理想环境,即使免疫功能健全的宿主,从液化干酪灶释放的大量结核杆菌亦足以突破局部免疫防御机制,引起播散。

(二)CMI和DTH

CMI是宿主获得性抗结核保护作用的最主要机制。结核杆菌经C_3调理作用而被巨噬细胞吞噬,在细胞内酸性环境下其抗原大部分被降解,一部分则与胞体内的Ⅰa分子耦联成复合物而被溶酶体酶消化,并被转移至细胞膜和递呈给Th细胞,作为第一信号。在这一过程中伴随产生的淋巴细胞激活因子(LAF)即IL-1成为第二信号,两者共同启动T细胞应答反应。CMI以CD4+细胞最重要,它产生和释放多种细胞因子放大免疫反应。CD8+参与Th1/Th2调节。与CMI相伴的DTH是结核病免疫反应另一种形式,长期以来认为两者密不可分,只是表现形式不同。近年来大量的研究表明,DTH 和 CMI 虽然有些过程和现象相似,但两者本质不同:①刺激两种反应的抗原不同,结核菌核糖体 RNA 能激发 CMI,但无 DTH;结核蛋白及脂质 D 仅引起 DTH,而不产生 CMI;②介导两种反应的 T 细胞亚群不同,DTH 是由 TDTH 细胞介导的,而介导 CMI 的主要是 Th 细胞,Tc 在两种反应都可以参与作用;③菌量或抗原负荷差异和 Th1/Th2 偏移,感染结核菌后机体同时产生 Th1＋Th2 介导的免疫反应,在菌量少、毒力低或感染早期 Th1 型反应起主导作用,表现为 CMI 为主;而菌量大、毒力强或感染后期,则向 Th2 型反应方向偏移,出现以 DTH 为主的反应;④起调节作用的细胞因子(cytokines,CKs)不同,调节 CMI 效应的 CKs 很多,而 DTH 引起组织坏死的主要是 TNF;⑤对结核菌的作用方式不同,CMI 通过激活巨噬细胞来杀灭细胞内吞噬的结核菌,而 DTH 则通过杀死含菌而未被激活的巨噬细胞及其邻近的细胞组织,以消除十分有利于细菌生长的细胞内环境。关于 DTH 是否对抗结核保护反应负责或参与作用,在很大程度上取决于 DTH 反应的程度。轻度 DTH 可以动员和活化免疫活性细胞,并能直接杀伤靶细胞,使感染有结核菌的宿主细胞死亡而达到杀菌功效。比较剧烈的 DTH 则造成组织溃烂、坏死液化和空洞形成,已被吞噬的结核菌释放至细胞外,取得养料,从而进行复制和增殖,并引起播散。总体上 DTH 的免疫损伤超过免疫保护作用。

四、病理

(一)渗出型病变

渗出型病变表现为组织充血、水肿,随之有中性粒细胞、淋巴细胞、单核细胞浸润和纤维蛋白渗出,可有少量类上皮细胞和多核巨细胞,抗酸染色可见到结核菌。其发展演变取决于 DTH 和 CMI,剧烈 DTH 可导致病变坏死,进而液化,若 CMI 强或经有效治疗,病变可完全吸收,不留痕迹或残留纤维化,或演变为增生型病变。

(二)增生型病变

增生型病变典型表现为结核结节,其中央为巨噬细胞衍生而来的朗罕巨细胞,周围由巨噬细胞转化来的类上皮细胞成层排列包绕。在类上皮细胞外围还有淋巴细胞和浆细胞散在分布与覆盖。增生型病变另一种表现是结核性肉芽肿,多见于空洞壁、窦道及其周围,以及干酪坏死灶周围,由类上皮细胞和新生毛细血管构成,其中散布有朗罕巨细胞、淋巴细胞及少量中性粒细胞。

(三)干酪样坏死

干酪样坏死为病变恶化的表现。干酪样坏死灶可以多年不变,坏死病变中结核菌很少。倘若局部组织变态反应剧烈,干酪样坏死组织发生液化,经支气管排出即形成空洞,其内壁含有大量代谢活跃、生长旺盛的细胞外结核菌,成为支气管播散的来源。在有效化疗作用下,空洞内结核菌的消灭和病灶的吸收使空洞壁变薄并逐渐缩小,最后空洞完全闭合。有些空洞不能完全关闭,但结核的特异性病变均告消失,支气管上皮细胞向洞壁内伸展,成为净化空洞,亦是空洞愈合的良好形式。有时空洞引流支气管阻塞,其中坏死物浓缩,空气被吸收,周围逐渐为纤维组织所包绕,形成结核球,病灶较前缩小并可以保持稳定,但一旦支气管再通,空洞出现,病灶重新活动。

由于机体反应性、免疫状态和局部组织抵抗力的不同,入侵菌量、毒力、类型和感染方式的差别,以及治疗措施的影响,上述 3 种基本病理改变可以互相转化、交错存在,很少单一病变独立存在,而以某一种改变为主。

五、临床表现

(一)发病过程和临床类型

1.原发型肺结核

原发型肺结核指初次感染即发病的肺结核,又称初染结核。典型病变包括肺部原发灶、引流淋巴管和肺门或纵隔淋巴结的结核性炎症,三者联合称为原发综合征。有时 X 线上仅显示肺门或纵隔淋巴结肿大,也称支气管淋巴结结核。多见于儿童,偶尔见于未受感染的成年人。原发性病灶多好发于胸膜下通气良好的肺区如上叶下部和下叶上部。其时机体尚未形成特异性免疫力,病菌沿所属淋巴管到肺门淋巴结,进而可出现早期菌血症。4~6 周后免疫力形成,原发灶和肺门淋巴结炎消退,90%以上不治自愈。倘若原发感染机体不能建立足够免疫力或变态反应强烈,则发展为临床原发性肺结核。少数严重者肺内原发灶可成为干酪性肺炎;淋巴结干酪样坏死破入支气管引起支气管结核和沿支气管的播散;肿大淋巴结压迫或大量坏死物破入和阻塞支气管可出现肺不张;早期菌血症或干酪性病变蚀及血管可演进为血行播散性结核病。

2.血行播散型肺结核

大多伴随于原发性肺结核,儿童较多见。在成人,原发感染后隐潜性病灶中的结核菌破溃进入血行,偶尔由于肺或其他脏器继发性活动性结核病灶侵蚀邻近淋巴血道而引起。本型肺结核发生于免疫力极度低下者。急性血行播散型肺结核常伴有结核性脑膜炎和其他脏器结核。

3.继发型肺结核

由于初染后体内潜伏病灶中的结核菌重新活动和释放而发病,少数可以为外源性再感染,特别是 HIV/AIDS 时。本型是成人肺结核的最常见类型。常呈慢性起病和经过,但也有呈急性发病和急性临床过程者。由于免疫和变态反应的相互关系及治疗措施等因素影响,继发型肺结核在病理和 X 线形态上又有渗出浸润型肺结核、增生型肺结核、纤维干酪型肺结核、干酪型肺炎、空洞型肺结核、结核球(瘤)和慢性纤维空洞型肺结核等区分。继发型肺结核好发于两肺上叶尖后段或下叶尖段,肺门淋巴结很少肿大,病灶趋于局限,但易有干酪坏死和空洞形成,排菌较多,在流行病学上更具重要性。

(二)症状和体征

1.全身症状

发热为肺结核最常见的全身性毒性症状,多数为长期低热,每于午后或傍晚开始,次晨降至正常,可伴有倦怠、乏力和夜间盗汗。当病灶急剧进展扩散时则出现高热,呈稽留热或弛张热热型,可以有畏寒,但很少寒战。其他全身症状有食欲减退、体重减轻、妇女月经不调、易激惹、心悸和面颊潮红等轻度毒性和自主神经功能紊乱症状。

2.呼吸系统症状

(1)咳嗽、咳痰:浸润性病灶咳嗽轻微,干咳或仅有少量黏液痰。有空洞形成时痰量增加,若伴继发感染,痰呈脓性。合并支气管结核时则咳嗽加剧,可出现刺激性呛咳,伴局限性哮鸣或喘鸣。

(2)咯血:1/3~1/2 患者在不同病期有咯血。结核性炎症使毛细血管通透性增高,常表现血痰;病变损伤小血管则血量增加;若空洞壁的动脉瘤破裂则引起大咯血,出血可以源自肺动脉,亦可来自支气管动脉。凡合并慢性气道疾病、心肺功能损害、年迈、咳嗽反射抑制和全身衰竭等,使气道清除能力减弱,咯血容易导致窒息。咯血易引起结核播散,特别是中、大量咯血时,咯血后的持续高热常是有力提示。

(3)胸痛:部位不定的隐痛为神经反射引起。固定性针刺样痛随呼吸和咳嗽加重,而患侧卧位症状减轻,常是胸膜受累的缘故。

(4)气急:重度毒血症状和高热可引起呼吸频率增加。真正气急仅见于广泛肺组织破坏、胸膜增厚和肺气肿,特别是并发肺心病和心肺功能不全时。

3.体征

体征取决于病变性质、部位、范围或程度。病灶以渗出型病变为主的肺实变且范围较广或干酪性肺炎时,叩诊浊音,听诊闻及支气管呼吸音和细湿音。继发型肺结核好发于上叶尖后段,于肩胛间区闻及细湿啰音,极大提示有诊断价值。空洞性病变位置浅表而引流支气管通畅时,有支气管呼吸音或伴湿啰音;巨大空洞可出现带金属调的空瓮音,现已很少见。慢性纤维空洞性肺结核的体征有患侧胸廓塌陷、气管和纵隔间向患侧移位、叩诊音浊、听诊呼吸音降低或闻及湿啰音,以及肺气肿征象。支气管结核有局限性哮鸣音,特别是于呼气或咳嗽末。

4.特殊表现

(1)变态反应:多见于青少年女性。临床表现类似风湿热,故有人称其为结核性风湿症。多发性关节痛或关节炎,以四肢大关节较常受累。皮肤损害表现为结节性红斑及环形红斑,前者多见,好发于四肢尤其是四肢伸侧面及踝关节附近,此起彼伏,间歇性地出现。常伴有长期低热。水杨酸制剂治疗无效。其他变态反应表现有类白塞病、滤泡性结膜角膜炎等。

(2)无反应性结核:一种严重的单核-吞噬细胞系统结核病,亦称结核性败血症。肝、脾、淋巴结或骨髓,以及肺、肾等呈严重干酪样坏死,其中有大量成簇结核菌,而缺乏类上皮细胞和巨细胞反应,渗出性反应亦极轻微,见于极度免疫抑制的患者。临床表现为持续高热、骨髓抑制或见类白血病反应。呼吸道症状和胸部 X 线片表现往往很不明显或者缺如。无反应性结核病易误诊为败血症、白血病、伤寒和结缔组织疾病等。

六、实验室和辅助检查

(一)病原学检查

1.痰涂片显微镜检查

痰标本涂片萋-尼染色找抗酸杆菌具有快速、简便等优点。厚涂片可提高检测阳性率。荧光染色检查不需油镜,视野范围广、敏感性高,但容易有假阳性。抗酸染色直接镜检不能区分结核和非结核分枝杆菌(nontuberculous mycobacteria,NTM),但在我国非结核分枝杆菌病相对较少,涂片找到抗酸杆菌绝大多数为结核杆菌,可以提示诊断。

2.结核菌培养

敏感性和特异性高。培养后可进行药敏测试,随着耐多药结核菌增多,药敏愈显重要。结核菌培养传统方法至少 1 个月,近来应用 BactecTB 系统进行培养和早期鉴定,可以缩短至两周左右,药敏通常在培养阳性后的 4～6 天即可完成。

3.分子生物学检测

聚合酶链反应(PCR)技术可以将标本中微量的结核菌 DNA 加以扩增。一般镜检仅能检测每毫升 104～105 条菌,而 PCR 可检出 1～100 fg 结核菌 DNA(相当于每毫升 1～20 条菌)。但 DNA 提取过程遭遇污染等技术原因可以出现假阳性,而且 PCR 无法区别活菌和死菌,故不能用于结核病的治疗效果评估、流行病学调查等。目前,PCR检测仅推荐在非结核分枝杆菌病高发地区涂片抗酸杆菌阳性病例,用来快速区分结核与非结核分枝杆菌。

4.结核菌抗原和抗体检测

采用ELISA方法检测痰标本中结核菌抗原的结果差异甚大,可能与痰标本中结核菌抗原分布不甚均匀有关。采用不同的抗原(如A60、LAM等)检测肺结核患者血标本中结核菌IgG的诊断价值尚不肯定。

5.γ-干扰素释放试验(interferon-gamma release assays,IGRA)

采用结核杆菌比较特异性抗原(卡介苗和绝大多数非结核分枝杆菌所不具有),包括早期分泌性抗原靶6(ESAT-6)和培养滤过蛋白-10(CFP-10),在体外刺激血液单核细胞释放干扰素-γ,对后者加以测定。操作过程很少受干扰,报告结果快(24小时)。IGRA敏感性70%左右,虽然尚欠理想,但特异性大多在95%以上。

(二)影像学检查

后前位普通胸部X线片是诊断肺结核十分有用的辅助方法。它对了解病变部位、范围、性质及其演变有帮助,典型X线改变有重要诊断参考价值。胸部X线片诊断肺结核缺乏特异性,尤其病变在非好发部位及形态不典型时更是如此。胸部CT检查有助于微小或隐蔽性肺结核病灶的发现和结节性病灶的鉴别诊断。耐多药肺结核病考虑外科手术治疗时,需要比较精确地了解病变累及范围,可考虑胸部CT检查。

(三)结核菌素(简称结素)皮肤试验(tuberculin skin test,TST)

结素是结核菌的代谢产物,从长出结核菌的液体培养基提炼而成,主要成分为结核蛋白,目前国内均采用国产结素纯蛋白衍生物(purified protein derivative,PPD)。我国推广的试验方法是国际通用的皮内注射法(Mantoux法)。将PPD 5 IU(0.1 mL)注入左前臂内侧上中1/3交界处皮内,使局部形成皮丘。48~96小时(一般为72小时)观察局部硬结大小。判断标准为:硬结直径<5 mm为阴性反应,5~9 mm为一般阳性反应,10~19 mm为中度阳性反应,≥20 mm或不足20 mm但有水疱或坏死为强阳性反应。美国则根据不同年龄、免疫状态、本土居民还是移民(来自何地)等对TST判断有不同标准。结素试验的主要用途有:①社区结核菌感染的流行病学调查或接触者的随访;②监测阳转者,适用于儿童和易感高危对象;③协助诊断。目前所用结素(抗原)并非高度特异。许多因素可以影响反应结果,如急性病毒感染或疫苗注射、免疫抑制性疾病或药物、营养不良、结节病、肿瘤、其他难治性感染和老年人迟发变态反应衰退者,可以出现假阴性。尚有少数患者已证明活动性结核病,并无前述因素影响,但结素反应阴性,即"无反应性"。尽管结素试验在理论和解释上尚存在困惑,但在流行病学和临床上仍是有用的。阳性反应表示感染,在3岁以下婴幼儿按活动性结核病论;成人强阳性反应提示活动性结核病可能,应进一步检查;阴性反应特别是较高浓度试验仍阴性则可排除结核病;菌阴肺结核诊断除典型X线征象外,必须辅以结素试验阳性以佐证。

(四)纤维支气管镜检查

经纤支镜对支气管或肺内病灶钳取活组织作病理学检查,同时采取刷检、冲洗或吸引标本用于结核菌涂片和培养,有利于提高肺结核的诊断敏感性和特异性,尤其适用于痰涂阴性等诊断困难患者。纤支镜对于支气管结核的诊断和鉴别诊断尤其具有价值。

七、诊断与鉴别诊断

(一)病史和临床表现

轻症肺结核病例可以无症状而仅在X线检查时发现,即使出现症状亦大多缺少特异性,但病史和临床表现仍是诊断的基础,凡遇下列情况者应高度警惕结核病的可能性:①反复发作或迁延不愈的咳嗽咳痰,或呼吸道感染经抗生素治疗3~4周仍无改善;②痰中带血或咯血;③长期低热或所谓"发热待查";④体检肩胛间区有湿啰音或局限性哮鸣音;⑤有结核病诱因或好发因素,尤其是糖尿病、免疫抑制性疾病和接受激素或免疫抑制剂治疗者;⑥有关节疼痛和皮肤结节性红斑、滤泡性结膜角膜炎等变态反应性表现;⑦有渗出性胸膜炎、肛瘘、长期淋巴结肿大既往史,以及婴幼儿和儿童有家庭开放性肺结核密切接触史者。

(二)诊断依据

1.菌阳肺结核

痰涂片和/或培养阳性,并具有相应临床和X线表现,确诊肺结核。

2.菌阴肺结核

符合以下4项中至少3项临床诊断成立:①典型肺结核临床症状和肺部X线表现;②临床可排除其他非结核性肺部病患;③PPD(5 IU)阳性或血清抗结核抗体阳性;④诊断性抗结核治疗有效。必要时应作纤维支气管镜采集微生物标本和活检标本通过微生物学和/或组织病理学确诊。

(三)活动性判定

确定肺结核有无活动性对治疗和管理十分重要,是诊断的一个重要内容。活动性判断应综合临床、X线表现和痰菌决定,而主要依据是痰菌和X线。痰菌阳性肯定属活动性。胸部X线片上凡渗出型和渗出增生型病灶、干酪型肺炎、干酪灶和空洞(除净化空洞外)都是活动性的征象;增生型病灶、纤维包裹紧密的干酪硬结灶和纤维钙化灶属非活动性病变。由于肺结核病变多为混合性,在未达到完全性增生或纤维钙化时仍属活动性。在X线上非活动性应使病变达到最大限度吸收,这就需要有旧片对比或经随访观察才能确定。初次胸部X线片不能肯定活动性的病例可作为"活动性未定",给予动态观察。

(四)分类和记录程序

为适应我国目前结核病控制和临床工作的实际,中华医学会结核病学分会《结核病新分类法》将结核病分为原发型肺结核、血行播散型肺结核、继发型肺结核、结核性胸膜炎和其他肺外结核5型。在诊断时应按分类书写诊断,并注明范围(左侧、右侧和双侧)、痰菌和初治、复治情况。

(五)鉴别诊断

肺结核临床和X线表现可以酷似许多疾病,必须详细搜集临床及实验室和辅助检查资料,综合分析,并根据需要选择侵袭性诊断措施如纤维支气管镜采集微生物标本和活组织检查。不同类型和X线表现的肺结核需要鉴别的疾病不同。

1.肺癌

中央型肺癌常有痰中带血,肺门附近有阴影,与肺门淋巴结结核相似。周围型肺癌可呈球状、分叶状块影,需与结核球鉴别。肺癌多见于40岁以上嗜烟男性,常无明显毒性症状,多有刺激性咳嗽、胸痛及进行性消瘦。在X线胸部X线片上结核球周围可有卫星灶、钙化,而肺癌病灶边缘常有切迹、毛刺。胸部CT扫描对鉴别诊断常有帮助。结合痰结核菌、脱落细胞检查及通过纤支镜检查与活检等，常能及时鉴别。肺癌与肺结核可以并存，亦需注意发现。

2.肺炎

原发综合征的肺门淋巴结结核不明显或原发灶周围存在大片渗出，病变波及整个肺叶并将肺门掩盖时，以及继发型肺结核主要表现为渗出性病变或干酪性肺炎时，需与肺炎特别是肺炎链球菌肺炎鉴别。细菌性肺炎起病急骤、高热、寒战和胸痛伴气急，X线上病变常局限于一个肺叶或肺段，血白细胞总数及中性粒细胞增多，抗生素治疗有效，可资鉴别；肺结核尚需注意与其他病原体肺炎进行鉴别，关键是病原学检测有阳性证据。

3.肺脓肿

肺脓肿空洞多见于肺下叶，脓肿周围的炎症浸润较严重，空洞内常有液平面。肺结核空洞则多发生在肺上叶，空洞壁较薄，洞内很少有液平面或仅见浅液平。此外，肺脓肿起病较急、高热和大量脓痰，痰中无结核菌，但有多种其他细菌，血白细胞总数及中性粒细胞增多，抗生素治疗有效。慢性纤维空洞合并感染时易与慢性肺脓肿混淆，后者痰结核菌阴性。

4.支气管扩张

支气管扩张有慢性咳嗽、咳脓痰及反复咯血史，需与继发型肺结核鉴别。X线胸部X线片多无异常发现或仅见局部肺纹理增粗或卷发状阴影，CT有助确诊。应当警惕的是化脓性支气管扩张症可以并发结核感染，在细菌学检测时应予顾及。

5.慢性支气管炎

症状酷似继发型肺结核。近年来老年人肺结核的发病率增高，与慢性支气管炎的高发年龄趋近，需认真鉴别，及时X线检查和痰检有助确诊。

6.非结核分枝杆菌肺病

非结核分枝杆菌（nontuberculous mycobacteria，NTM）指结核和麻风分枝杆菌以外的所有分枝杆菌，可引起各组织器官病变，其中NTM肺病临床和X线表现类似肺结核。鉴别诊断依据菌种鉴定。

7.其他发热性疾病

伤寒、败血症、白血病和纵隔淋巴瘤等与结核病有诸多相似之处。伤寒有高热、血白细胞计数减少及肝脾大等临床表现，易与急性血行播散型肺结核混淆。但伤寒热型常呈稽留热，有相对缓脉、皮肤玫瑰疹，血清肥达试验阳性，血、粪便培养伤寒杆菌生长。败血症起病急，有寒战及弛张热型，白细胞及中性粒细胞增多，常有近期皮肤感染，疖疮挤压史或尿路、胆道等感染史，皮肤常见瘀点，病程中出现迁徙病灶或感染性休克，血或骨髓培养可发现致病菌。结核病偶见血象呈类白血病反应或单核细胞异常增多，需与白血病鉴别。后者多有明显出血倾向，骨髓涂片及动态X线胸部X线片随访有助确立诊断。支气管淋巴结结核表现为发热及肺门淋巴结肿大，应与结节病、纵隔淋巴瘤等鉴别。结节病患者结素试验阴性，肺门淋巴结肿大常呈对称性，状如"土豆"；而淋巴瘤发展迅速，常有肝脾及浅表淋巴结肿大，确诊需组织活检。

八、治疗

（一）抗结核化学治疗

1.化疗药物

（1）异烟肼（isoniazid，INH）：具有强杀菌作用、价格低廉、不良反应少、可口服等特点，是治疗肺结核病的基本药物之一。INH抑制结核菌叶酸合成，包括3个环节：①INH被结核菌摄取；

②INH 被结核菌内触酶-过氧化酶活化;③活化的 INH 阻止结核菌叶酸合成。它对于胞内和胞外代谢活跃、持续繁殖或近乎静止的结核菌均有杀菌作用。INH 可渗入全身各组织中,容易通过血-脑脊液屏障,胸腔积液、干酪样病灶中药物浓度很高。成人剂量每天 300 mg(或每天 4~8 mg/kg),一次口服;儿童每天 5~10 mg/kg(每天不超过 300 mg)。急性血行播散型肺结核和结核性脑膜炎,剂量可以加倍。主要不良反应有周围神经炎、中枢神经系统中毒,采用维生素 B_6 能缓解或消除中毒症状。但维生素 B_6 可影响 INH 疗效;常规剂量时神经系统不良反应很少,故无需服用维生素 B_6。肝脏损害(血清 ALT 升高等)与药物的代谢毒性有关,如果 ALT 高于正常值上限 3 倍则需停药。通常每月随访一次肝功能,对于肝功能已有异常者应增加随访次数,且需与病毒性肝炎相鉴别。

(2)利福平(rifampin,RFP):对胞内和胞外代谢旺盛、偶尔繁殖的结核菌均有杀菌作用。它属于利福霉素的半合成衍生物,通过抑制 RNA 聚合酶,阻止 RNA 合成发挥杀菌活性。RFP 主要在肝脏代谢,胆汁排泄。仅有 30% 通过肾脏排泄,肾功能损害一般不需减量。RFP 能穿透干酪样病灶和进入巨噬细胞内。在正常情况下不通过血-脑脊液屏障,而脑膜炎症可增加其渗透能力。RFP 在组织中浓度高,在尿、泪、汗和其他体液中均可检测到。成人剂量空腹 450~600 mg,每天 1 次。主要不良反应有胃肠道不适、肝功能损害(ALT 升高、黄疸等)、皮疹和发热等。间歇疗法应用高剂量(600~1200 mg/d)易产生免疫介导的流感样反应、溶血性贫血、进行肾衰竭和血小板减少症,一旦发生,应予以停药。

(3)吡嗪酰胺(pyrazinamide,PZA):类似于 INH 的烟酸衍生物,但与 INH 之间无交叉耐药性。PZA 能杀灭巨噬细胞内尤其酸性环境中的结核菌,已成为结核病短程化疗中不可缺少的主要药物。胃肠道吸收好,全身各部位均可到达,包括中枢神经系统。PZA 由肾脏排泄。最常见的不良反应为肝毒性反应(ALT 升高和黄疸等)、高尿酸血症,皮疹和胃肠道症状少见。

(4)链霉素(streptomycin,SM)和其他氨基糖苷类:通过抑制蛋白质合成来杀灭结核菌。对于空洞内胞外结核菌作用强,pH 中性时起效。尽管链霉素具有很强的组织穿透力,而对于血-脑脊液屏障仅在脑膜炎时才能透入。主要不良反应为不可逆的第Ⅷ对脑神经损害,包括共济失调、眩晕、耳鸣、耳聋等。与其他氨基糖苷类相似,可引起肾脏毒性反应。变态反应少见。成人每天 15~20 mg/kg,或每天 0.75~1.00 g(50 岁以上或肾功能减退者可用 0.50~0.75 g),分 1~2 次肌内注射。目前已经少用,仅用于怀疑 INH 初始耐药者。其他氨基糖苷类如阿米卡星(AMK)、卡那霉素(KM)也有一定抗结核作用,但不用作一线药物。

(5)乙胺丁醇(ethambutol,EMB):通过抑制结核菌 RNA 合成发挥抗菌作用,与其他抗结核药物无交叉耐药性,且产生耐药性较为缓慢。成人与儿童剂量均为每天 15~25 mg/kg,开始时可以每天25 mg/kg,2 个月后减至每天 15 mg/kg。可与 INH、RFP 同时 1 次顿服。常见不良反应有球后视神经炎、变态反应、药物性皮疹和皮肤黏膜损伤等。球后视神经炎可用大剂量维生素 B_1 和血管扩张药物治疗,必要时可采用烟酰胺球后注射治疗,大多能在 6 个月内恢复。

(6)对氨基水杨酸(para-aminosalicylic acid,PAS):对结核菌抑菌作用较弱,仅作为辅助抗结核治疗药物。可能通过与对氨苯甲酸竞争影响叶酸合成,或干扰结核菌生长素合成,使之丧失摄取铁的作用而达到抑菌作用。成人 8~12 g/d,分 2~3 次口服。静脉给药一般用 8~12 g,溶于 5% 葡萄糖液 500 mL 中滴注。本药需新鲜配制和避光静脉滴注。肾功能不全患者慎用。主要不良反应有胃肠道刺激、肝功能损害、溶血性贫血及变态反应(皮疹、剥脱性皮炎)等。

(7)其他:氨硫脲(thiosemicarbazone,TB1),卷曲霉素(capreomycin,CPM),环丝霉素

(cycloserinum,CS),乙硫异烟胺(ethionamade,1314Th)和丙硫异烟胺(prothionamide,1321Th)为第二线抗结核药物,作用相对较弱,不良反应多,故目前仅用于 MDR-TB。氟喹诺酮类抗菌药物(FQs)对结核杆菌有良好的抑制作用。这些药物仅用于 MDR-TB 的治疗。

2.标准化治疗方案

(1)初治:肺结核(包括肺外结核)必须采用标准化治疗方案。对于新病例其方案分两个阶段,即 2 个月强化(初始)期和 4～6 个月的巩固期。强化期通常联合用 3～4 个杀菌药,约在 2 周之内传染性患者经治疗转为非传染性,症状得以改善。巩固期药物减少,但仍需灭菌药,以清除残余菌并防止复发。

(2)复治:有下列情况之一者为复治。①初治失败的患者。②规则用药满疗程后痰菌又转阳的患者。③不规则化疗超过 1 个月的患者。④慢性排菌患者。获得性耐药是复治中的难题,推荐强化期 5 药和巩固期 3 药的联合方案。强化期能够至少有 2 个仍然有效的药物,疗程亦需适当延长。

(3)MDR-TB 的治疗:MDR-TB 是 WHO 认定的全球结核病疫情回升的第三个主要原因。治疗有赖于通过药敏测定筛选敏感药物。疑有多耐药而无药敏试验条件时可以分析用药史进行估计。强化期选用 4～5 种药物,其中至少包括 3 种从未使用过的药物或仍然敏感的药物如PZA、KM、CPM、1321Th、PAS(静脉)、FQs,推荐的药物尚有 CS、氯苯酚嗪等。强化期治疗至少3 个月。巩固期减至 2～3 种药物,至少应用 18～21 个月。

(二)手术治疗

化疗的发展使外科治疗在肺结核治疗中的比重和地位显著降低。但对药物治疗失败或威胁生命的单侧肺结核病特别是局限性病变,外科治疗仍是可选择的重要治疗方法。其指征是:①化疗尤其是经过规则的强有力化疗药物治疗 9～12 个月,痰菌仍阳性的干酪样病灶、厚壁空洞、阻塞型空洞。②一侧毁损肺、支气管结核管腔狭窄伴远端肺不张或肺化脓症。③结核脓胸或伴支气管胸膜瘘。④不能控制的大咯血。⑤疑似肺癌或并发肺癌可能。这些患者大多病情严重、有过反复播散、病变范围广泛,因此是否适宜手术尚须参考心肺功能、播散灶控制与否等,就手术效果、风险程度及康复诸方面全面衡量,以作出合理选择。

(三)症状治疗

1.发热

随着有效抗结核治疗,肺结核患者的发热大多在 1 周内消退,少数发热不退者可应用小剂量非类固醇类退热剂。急性血行播散型肺结核和浆膜渗出性结核伴有高热等严重毒性症状或高热持续时,激素可能有助于改善症状,亦可促进渗液吸收、减少粘连,但必须在充分有效抗结核药物保护下早期应用,疗程 1 个月左右即应逐步撤停。

2.大咯血

大咯血是肺结核患者的重要威胁,应特别警惕和尽早发现窒息先兆征象,如咯血过程突然中断,出现呼吸急促、发绀、烦躁不安、精神极度紧张、有濒死感或口中有血块等。抢救窒息的主要措施是畅通气道(体位引流、支气管镜吸引气管插管)。止血药物治疗可以应用神经垂体后叶素。对于药物难以控制而肺结核病变本身具备手术指征且心肺功能可胜任者,手术治疗可以显著降低大咯血病死率。对于不能耐受手术和病变不适宜手术的大咯血,支气管动脉栓塞止血有良效。

（四）食疗

1.食疗原则

对结核病治疗用药物攻邪,用食物补益形体,以祛邪、恢复正气。故给予高能量、高蛋白质、高维生素,适量矿物质和微量元素的平衡饮食。要注意食物色、香、味、形和患者个人喜好,并照顾其消化和吸收功能,随时调节饮食食物质和量。能量每天按167.2~209.9 kJ(40~50 kcal)/kg,蛋白质为1.5~2.0 g/kg,可多选食蛋白质营养价值高的肉类、蛋类和奶类,但应避免过分甘肥油腻,以妨碍食物消化吸收。滋阴和补益精气食品,如鳗鱼、黑鱼、甲鱼、猪肝、猪肺、猪瘦肉、鸡蛋、鸭蛋、牛肉、羊肉等都富含优质蛋白质。蔬菜类,如青菜、胡萝卜、土豆等。豆类,特别是黄豆及其制品。果品类如柿、梨、橘子、苹果、番茄、百合、莲子、藕、菱、荸荠等,芡实、银耳等也都可选用。结核患者应忌烟、酒及辛辣等生痰助火食物,因食用之后可能使病情加重,甚至引起大咯血等意外并发症。

2.食疗方选

(1)潮热:取鳗鱼数条清水洗净,先在锅中煮沸清水,再将活鳗投入,加盖煮2~3小时,鳗油浮于水面,捞取鳗油后加食盐适量,每次服10 mL,1天2次,饭后服用。或将鳗鱼切成寸段,放于铁皮筒内,一端用泥封固,另一端用铁丝绕成团塞住,铁皮筒在炭火上烧烤,塞铁丝端向下,筒口用碗承接,待烧至鳗鱼焦时,鳗油即自下端流入碗中,烧至油尽鳗枯成炭为止;鳗油可用,同时可将鳗炭研细,每天服2次,每服3~6 g。初期低热,用枸杞根15 g;或嫩苗及叶常煎服,代茶饮用,对退潮热有益。如加用枸杞子,则更有补肾强壮作用。

用啤酒花10~12 g,泡水代茶饮用,可促进食欲并能退虚热;也有用鲜李子,捣汁冷饮以治骨蒸劳热,但多食可生痰,脾胃虚弱者不宜多食。五汁蜜膏为去核鸭梨、白萝卜各1 000 g,生姜250 g,洗净切碎,分别以洁净纱布绞汁。取梨汁和萝卜汁放入锅中,先用大火烧开,后以小火煎熬成膏状,加入姜汁及炼乳、蜂蜜各250 g搅匀,继续加热至沸,停火冷却,装瓶备用。服用时每次20 mL,以沸水冲化,或再加黄酒适量饮服,每天2次。可治虚劳、肺结核、低热、久咳不止等症。

(2)盗汗:以蛤蜊肉加韭菜做成菜肴,用韭黄更好;常食可治疗肺结核盗汗。或者以牡蛎壳30~60 g煎汤;用于治疗盗汗。甲鱼1只取血,用热黄酒适量冲服,应当天服完,持续服用。未熟桃干称为碧桃干,用其15 g,加水煎服。

(3)咳嗽咯血:木瓜15 g,草30 g,甘草6 g同煎,可治肺结核咳嗽,若用鱼腥草30~40 g代替茜草,其清肺热效果更为显著。咳嗽剧烈,可每天用生梨加冰糖蒸食,或常含化柿霜饼。如有咯血,用鲜百合2~3个洗净,捣汁以温开水冲服,每天2次。也可喝藕汁或以生藕片蘸糖吃或用乌贼骨12 g,藕节15 g,白芨10 g,水煎去渣,加蜂蜜调服,1天3次,饮服。紫皮大蒜瓣15~20片,去皮后放入沸水中煮1~2分钟,取出备用。用煮蒜水与糯米50 g煮成稀粥,然后将原蒜瓣放入粥内拌匀食用。在食粥同时,可加白芨粉3 g,早晚各1次,连吃10~15天,停3天后再食。治肺结核、胸膜炎、咯血。油浸白果是传统单方,将去外皮带壳鲜白果放于瓶内,加入菜油,以浸没为度,将瓶密封埋于土中,5个月后取用,以越陈越好,每次取白果1枚剥取其肉,温水送服,可治肺结核咳嗽,并有平喘作用。

(4)食少便溏:用生山药120 g切片煮汁1 000 mL,当茶饮用;或用山药粉20~30 g以凉水调于锅内,不时以筷搅拌,煮2~3沸即成粥,或在山药粥中加熟鸡蛋黄3枚调入后用,均可治疗阴虚且损及脾胃者。称等量薏苡仁、芡实、淮山药,加水后煮食。本方适用于肺病久咳、脾虚、大便不实者。

(5)腰酸膝软无力:取 2500 g 黄精熬制成 500 g 浸膏,每天 4 次,每次 10 mL,每 1 mL 相当于黄精 5 g,治疗浸润型肺结核。不加用西药,可使部分患者病灶完全吸收,大部分症状好转,并有体重增加和症状改善。脾胃虚寒者不宜食用。取适量鲍鱼做成菜肴,每天食用,可治肺结核低热、盗汗、骨蒸,且有滋阴壮体功能。以乌龟壳烧存性研细末,用枣泥或炼蜜为丸。每次服 6 g,每天 2 次,通常连服 1～2 个月后,可显示效果,复查时病灶可见钙化现象提早出现。用于治疗小儿骨结核,效果更佳。

(五)心理治疗

1.简易精神疗法

通过接受、支持、保证三步骤使患者明确:随着社会的进步、科学的发展、诊治疾病手段的先进,总体上讲结核病处于少见与散发状态,结核病患病率、发病率和死亡率分别不超过千分之一、万分之一、十万分之一。经推行合理化疗以来,疗程一再缩短、治愈率超过 95%,治愈后五年复发率仅为 1%～2%,并防止了耐药性的产生,从而使患者增强信心,促进早日康复。

2.认知疗法

只要理智地认识到结核病病因明确、治有方法、防有措施,只要认真做好治疗、管理、预防及检查的各个环节的工作,只要高度关注结核病的疫情,切实做到查出必治、治必彻底,就完全可能使结核病流行情况改善,直至控制。

3.行为指导法

患者应注意适当休息疗养、生活起居合理、丰富的营养、必要的日光浴以及克服多愁善感、郁郁寡欢等易感性人格。

4.想象-信念疗法

想象 T 细胞与结核杆菌浴血大战并战而胜之;想象玫瑰花环试验明显增强;想象淋巴细胞转化能力增强。

5.气功疗法

肺结核中医辨证多属肺阴虚,先做放松功,行三线放松 2～3 个循环,再行内养功,意守丹田形成腹式呼吸,肺气虚者与气阴两虚患者也大同小异,在进行气功疗法的同时还应适当进行体育锻炼、增强体质、提高自然免疫力。

6.音乐疗法

(1)音乐安神法:本法以清幽柔绵、怡情悦志之曲,消除肺结核患者的焦虑烦躁状态。代表乐曲有梁代古曲《幽兰》、晋代古曲《梅花三弄》等。此外门德尔松的《小提琴协奏曲》,充满了甜美感情和温馨,可让思绪地西泮而平静;尤其是门德尔松的《乘着那歌声的翅膀》,这首歌曲充满了迷人的色彩,让人沉浸在"甜蜜、幸福的梦"之中。

(2)音乐开郁法:本法以爽快鲜明、激情洋溢之曲,疏泄患者的抑郁与忧虑。代表乐曲如春秋古曲《高山流水》、唐代古曲《阳关三迭》等,再如南派笛奏《姑苏行》、广东音乐《彩云追月》以及老约翰的《拉德斯基进行曲》、贝多芬的《欢乐颂》等。

(3)音乐激励法:本法以激昂悲壮、荡气回肠之曲治疗患者的忧思郁结。代表乐曲有汉代琵琶曲《十面埋伏》、宋元词曲《满江红》,以及贝多芬《命运交响曲》、俄罗斯民歌《三套车》等。

(4)音乐愉悦法:本法以轻松喜悦、优美动人之曲排遣患者的悲哀郁闷。代表乐曲有唢呐独奏《百鸟朝凤》、民乐合奏曲《春江花月夜》以及小约翰的《蓝色多瑙河》、莫扎特《G 大调弦乐小夜曲》等。

(赵法东)

第三章

骨与关节感染性疾病

第一节 化脓性关节炎

一、概述

化脓性关节炎是化脓性细菌引起的关节内感染。儿童多见,青少年次之,成人少见。常为败血症的并发症,也可因手术感染、关节外伤性感染、关节火器伤等所致。一般病变多系单发,儿童亦可累及多个关节,发病者男多女少,最常发生在大关节,以髋、膝多发,其次为肘、肩和踝关节。

二、病因病理

(一)病因

现代医学认为本病最常见的致病菌为金黄色葡萄球菌,约占85%。其次为溶血性链球菌、肺炎球菌和大肠埃希菌等。婴幼儿化脓性关节炎常为溶血性链球菌引起。感染途径最常见的是血源性感染,细菌从身体其他部位的化脓性病灶经血液循环播散至关节;或从关节邻近的组织的化脓性感染蔓延而来;也可为关节开放性损伤、关节手术或关节穿刺继发感染。

(二)病理

化脓性关节炎的病理变化大致可分为三个阶段。其病变的发展为逐渐演变过程,而无明显的界限,有时某一阶段可独立存在,每一阶段的长短也不尽一致。

1.浆液性渗出期

关节感染后,首先引起滑膜充血、水肿、白细胞浸润;关节腔内浆液性渗出,多呈淡黄色,内含有大量白细胞。此阶段无关节软骨破坏。如能治疗得当,关节功能可恢复正常。

2.浆液纤维蛋白性渗出期

炎症继续发展,渗出液增多,因细胞成分增加,关节液混浊黏稠,内含脓性细胞、细菌及纤维蛋白性渗出液。关节感染时,滑膜出现炎症反应,滑膜和血管对大分子蛋白的通透性显著增高。通过滑膜进入关节腔的血浆蛋白增加,关节内有纤维蛋白沉积,常附着关节软骨表面,妨碍软骨内代谢产物的释出和滑液内营养物质的摄入,如不及时处理,关节软骨失去滑润的表面,关节滑膜逐渐增厚,进而发生软骨面破坏,关节内发生纤维性粘连,引起关节功能障碍。

3.脓性渗出期

渗出液转为脓性，脓液中含有大量细菌和脓性细胞，关节液呈黄白色，死亡的多核白细胞释放出蛋白分解酶，使关节软骨溶解破坏，炎症侵入软骨下骨质，软骨溶解，滑膜破坏，关节囊和周围软组织发生蜂窝织炎，形成关节周围软组织脓肿。如脓肿穿破皮肤，则形成窦道。病变严重者，虽经过治疗，得以控制炎症，但遗留严重关节障碍，甚至完全强直于非功能位。

三、临床表现与诊断

（一）病史
一般都有外伤史或其他部位的感染史。

（二）症状与体征
1.全身症状

急骤发病，有寒战、高热、全身不适等菌血症表现。

2.局部表现

受累关节剧痛，并可有红肿、热、压痛，由于肌肉痉挛，关节常处于屈曲畸形位，久而久之，关节发生挛缩，甚至脱位或半脱位。

四、实验室检查

（一）血液检查
白细胞计数增高，中性粒细胞比例增加；血培养可为阳性。

（二）关节穿刺
关节穿刺和关节液检查是确定诊断和选择治疗方法的重要依据。依病变不同阶段，关节液可为浆液、黏稠混浊或脓性；涂片可见大量白细胞、脓性细胞和细菌，细菌培养可鉴别菌种并找到敏感的抗生素。

（三）影像学表现
胸部 X 线片及 CT 三维扫描早期见关节肿胀、积液、关节间隙增宽；以后关节间隙变窄，软骨下骨质疏松破坏；晚期有增生和硬化，关节间隙消失，关节呈纤维性或骨性融合，有时尚可见骨骺滑脱或病理性关节脱位。

五、诊断

本病早期根据全身、局部症状和体征，实验室检查及影像学检查，一般可以做出化脓性关节炎的诊断。但某些病例须与风湿性关节炎、类风湿性关节炎、创伤性关节炎和关节结核鉴别。

（一）风湿性关节炎
风湿性关节炎常为多关节游走性肿痛，抗"O"检查常阳性，关节肿胀消退后，无任何后遗症。关节液细菌检查阴性，抗风湿药物有明显效果。

（二）类风湿性关节炎
类风湿性关节炎常见为多关节发病，手足小关节受累，RF 检查常为阳性。关节肿胀、不红。患病时间长者有关节畸形和功能障碍。血清及关节液类风湿因子试验常为阳性。

（三）创伤性关节炎
有创伤史，发展缓慢，负重或活动多时疼痛加重，可有积液，关节活动有弹响，休息后缓解，一般无剧烈疼痛。骨端骨质增生。多发于负重关节如膝、髋关节。

（四）关节结核

起病缓慢，常有低热、盗汗和面颊潮红等症状，全身中毒症状较轻。关节局部肿胀疼痛，活动受限，但多无急性炎症症状。早期 X 线片可无明显改变，以后有骨质疏松、关节间隙变窄，并有骨质破坏，但少有新骨形成。必要时行关节液检查或滑膜活检有助于区别。

六、治疗

原则是早期诊断，及时正确处理，内外同治，保全生命，尽量保留关节功能。

（一）全身治疗

全身支持疗法，改善全身状况。患者卧床休息，补充足够的液体，注意水、电解质平衡，防止酸中毒；给予足够的营养，如高蛋白质、多维生素饮食；必要时，少量多次输以新鲜血，以减少全身中毒症状，提高机体抵抗力。

（二）抗生素治疗

抗生素的应用是治疗化脓性关节炎的重要手段。应及早采用足量、有效、敏感的抗生素，并根据感染的类型、致病菌种、抗生素药敏试验结果及患者机体状态选择抗生素，并及时调整。若未找到病原菌，应选用广谱新型抗生素，如头孢菌素等。不可为了等待细菌培养及药物敏感试验结果而延误病情，以免失去有效抗生素治疗的最佳时机。抗生素的使用至少应持续至体温下降、症状消失后 2 周。

（三）局部治疗

早期患肢制动，应用夹板、石膏、支具固定或牵引等制动，限制患肢活动，可防止感染扩散，减轻肌肉痉挛及疼痛，防止畸形及病理性脱位或在非功能位强直，减轻对关节软骨面的压力及软骨破坏。一旦急性炎症消退或伤口愈合，即开始关节的主动及轻度的被动活动，以恢复关节的活动度。关节已有畸形时，可应用牵引逐步矫正。不宜采取粗暴的手法，以免引起炎症复发及病理骨折等并发症。后期 X 线片显示关节软骨面已有破坏及骨质增生，关节强直已不可避免时，应保持患肢于功能位，使其强直于功能位。

（四）手术治疗

根据病变轻重、发展阶段及时选择外科处理。对于关节内脓液形成，应尽早切开排脓。如关节破坏严重，功能丧失，必须使关节强直固定在功能位，以免关节非功能位强直而严重影响功能。对于关节强直在非功能位者，在炎症治愈 1 年后，才可行手术矫形或关节成形术，以防止炎症复发。

1.关节穿刺及冲洗

关节穿刺除用于诊断外，也是重要的治疗措施。其目的为吸出关节渗液，及时冲洗出纤维蛋白和白细胞释出的溶酶体等有害物质，避免对关节软骨造成不可逆的损害，术后局部注入抗生素或行关节腔灌注冲洗。也可用关节镜进行冲洗。

2.关节切开引流术

经过非手术治疗无效，全身和局部情况如仍不见好转，或关节液已成为稠厚的脓液，或较深的大关节，穿刺难以成功的部位，应及时切开引流，用大量的生理盐水冲洗，去除脓液、纤维块和坏死脱落组织，注入抗生素，伤口用抗生素滴注引流或做局部湿敷，以控制感染和防止关节面软骨破坏，缓解疼痛，防止肌肉挛缩和关节畸形。

3.关节矫形术或关节成形术

严重的化脓性关节炎,未及时采取有效的措施,遗留严重畸形,有明显功能障碍者,可以考虑行矫形手术或关节成形术。对于关节强直于功能位无明显疼痛者,一般无须特殊治疗;如果关节强直于非功能位或有陈旧性病理脱位者,须行矫形手术,如关节融合、截骨矫形术或关节成形术等。手术须在炎症治愈1年后才可以进行,以防止炎症复发。

（刘相成）

第二节 风湿性关节炎

风湿性关节炎属变态反应性疾病,是风湿热的主要表现之一。多以急性发热及关节疼痛起病,典型表现是轻度或中度发热,游走性多关节炎,受累关节多为膝、踝、肩、肘、腕等大关节,常见由一个关节转移至另一个关节,病变局部呈现红、肿、灼热、剧痛,部分患者也有几个关节同时发病,不典型的患者仅有关节疼痛而无其他炎症表现,急性炎症一般于2～4周消退,不留后遗症,但常反复发作。若风湿活动影响心脏,则可发生心肌炎,甚至遗留心脏瓣膜病变。约80%患者的发病年龄在20～45岁,以青壮年为多,女性多于男性。

一、临床特点

(一)症状

(1)风湿性关节炎的局部典型症状:关节疼痛,多由一个关节转移至另一个关节,常对称发病。

(2)风湿病的全身多种症状:如风湿病处于急性期或慢性活动阶段,则可同时出现其他多种急性风湿病的临床表现,如上呼吸道感染史、发热、心肌炎、皮肤渗出型或增殖型病变、舞蹈病、胸膜炎、腹膜炎、脉管炎、肾炎等;如风湿病处于慢性阶段,则可见到各种风湿性心瓣膜病的改变。

(二)体征

表现为游走性关节炎,多由一个关节转移至另一个关节,常对称累及膝、踝、肩、腕、肘、髋等大关节,局部呈红、肿、热、痛的炎症表现,但永不化脓,部分患者数个关节同时发病,亦可波及手足小关节或脊柱关节等。

急性游走性大关节炎,常伴有风湿热的其他表现如心肌炎、环形红斑、皮下结节等,血清中抗链球菌溶血素"O"凝集效价明显升高,咽拭子培养阳性和血白细胞增多等。

二、诊断要点

(1)病史:发病前1～4周可有溶血性链球菌感染史。

(2)临床症状与体征。

(3)实验室检查:白细胞计数轻度或中度增高,中性粒细胞稍增高,常有轻度贫血。尿中有少量蛋白、红细胞和白细胞。血清中抗链球菌溶血素"O"多在500单位以上。血沉多增快。

(4)X线表现:风湿病伴关节受累时,不一定都有阳性X线征象。有的患者,其关节X线全无异常表现,有的患者则受累关节显示骨质疏松。有时风湿性心脏病患者的手部X线与类风湿关节炎的变化很相似,易出现掌骨头桡侧骨侵蚀面形成钩状畸形。

三、治疗思路

现代医学对本病的治疗主要是针对急性风湿病,使用青霉素控制链球菌感染,水杨酸制剂解热消炎止痛改善症状,合并有心肌炎者考虑用肾上腺皮质激素。

(1)一般治疗:急性期应卧床休息,加强护理,加强营养。症状消失及实验室检查正常2周后方可逐渐增加活动。

(2)控制乙型链球菌感染:成人青霉素肌内注射80万U,每天2次,共10~14天。青霉素过敏者,可改用红霉素、螺旋霉素等治疗。

(3)控制症状药:①非甾体消炎药。可内服西乐葆、美洛昔康胶囊、尼美舒利、扶他林(双氯芬酸钠)缓释片等。复合制剂:科洛曲片等。②糖皮质激素。消炎作用强,用于有心肌炎或其他抗风湿药无效时。常用量:甲泼尼龙40 mg/d;地塞米松5~10 mg/d;氢化可的松;200~300 mg/d。

(刘相成)

第三节　银屑病关节炎

一、病因

银屑病关节炎(PsA)是与银屑病相关的一种炎性关节疾病,可见于任何年龄,无性别差异。其发病机制尚未完全明确,目前认为主要与以下因素有关。

(一)遗传因素

此病常有家庭聚集的特点,一级家属内的患病率为30%,单卵双生子的患病危险性可高达72%。本病在国内外均有家族史的报道,现在认为主要是常染色体显性遗传,并且伴有不完全外显率。目前已经确定的与银屑病关节炎有关的组织相容性抗原有 HLA-A1、B16、B17、B27、B39、CW6、D7 等。

(二)免疫因素

免疫机制异常在银屑病的发病机制中起着重要作用。现已证明 HLA-DR$^+$角朊细胞者其银屑病关节炎的发病率较高,HLA-DR$^+$角朊细胞常发现于银屑病患者的皮损细胞和滑膜细胞中,而在正常的皮肤细胞中很难见到。另外 HLA-DR4 则和骨破坏的发生相关。

(三)感染因素

细菌、病毒的感染可以引起机体免疫系统发生变化,从而间接参与银屑病关节炎的发生。银屑病在人类免疫缺陷病毒感染人群中的发病率要高于普通人群,另外在银屑病的斑块内发现有抗链球菌抗体的升高。

(四)环境因素

季节变换、寒冷、潮湿、紧张、抑郁、创伤等现已均被认为是银屑病关节炎的促发因素。

二、病理

银屑病关节炎患者的滑膜组织活检,在早期可见细胞轻度增生、肥大,并伴有纤维素样渗出。

中期可见细胞水肿、纤维组织增生、小血管生成、淋巴细胞浸润。晚期则出现组织纤维化,残留血管管壁增厚。用免疫荧光法可发现病变的滑膜处有 IgG、IgA 的沉积。

三、临床表现

(一)关节病变

银屑病关节炎除了引起四肢外周关节病变外还可引起脊柱关节病变。根据其临床特点可以大致分为五类,这几种类型可以合并存在,部分类型间能相互转化。

1.单关节炎或少关节炎型

此种类型最多,大约占 70%,常侵犯手、足近端和远端指(趾)间关节,也可累及腕、髋、膝、踝等大关节,不对称分布。由于常伴发滑膜炎及腱鞘炎,所以受累指(趾)会形成典型的腊肠状指(趾),并伴有指(趾)甲的病变。此型可转化为多关节炎型。

2.对称性多关节炎型

这种类型所占比例大约为 15%,病变最常累及近端指(趾)间关节,也可累及远端指(趾)间关节和肘、腕、膝、踝等大关节,其中有些患者血清类风湿因子可呈阳性,此时与类风湿关节炎较难鉴别。

3.远端指间关节型

此型占到 5%～10% 的比例,病变主要累及远端指间关节,是最典型的银屑病关节炎,常伴有银屑病的指甲病变。

4.残毁性关节型

这种类型所占比例较小,为 5%,这是银屑病关节炎较为严重的类型。受损的指、掌、跖骨可有溶骨性改变,指节间形成望远镜式的套叠影像,关节可出现强直、畸形。这种类型的皮肤银屑病往往比较严重,而且好发于青壮年。

5.脊柱病变型

此型约占 5%,主要为年龄大的男性,病变主要累及脊柱及骶髂关节,常为节段性,伴有韧带骨赘形成。病变严重时会形成脊柱融合、骶髂关节融合等,也可引起寰椎不全脱位。

(二)皮肤病变

银屑病关节炎的皮肤病变最好发于头皮和四肢的伸侧,特别是在肘、膝部位,常呈散在分布。尤其要特别注意隐匿部位的皮损,比如头发、会阴、臀等这些不易检查到的地方。皮损情况主要表现为丘疹或斑块、形状为圆形或不规则形。表面为银白色的鳞屑,去除鳞屑后其下为发亮的薄膜,除去薄膜后可见点状出血。这种特征对诊断银屑病有重要意义。因为存在银屑病与否是和其他炎性关节病最重要的区别,其中 35% 的患者其皮肤病变的严重程度和关节炎病变的严重程度相关。

(三)指(趾)甲病变

据统计银屑病关节炎患者中有 80% 伴有指(趾)甲异常,这可为早期诊断提供重要线索。由于甲床和指(趾)骨存在着共同的供血来源,指(趾)甲的慢性银屑病性损害会引起血管改变,而最终累及其下的关节。现已发现骨骼的改变程度与指甲变化的严重程度相关,并且两者常常发生在同一指(趾)。常见的指甲变化有点状凹陷、变色、横断、纵嵴、甲下角化过度、甲剥离等。

(四)其他表现

除了典型的病变,在银屑病关节炎中,还可伴发有其他系统的损害,例如:结膜炎、急性前葡萄膜炎、干燥性角膜炎、巩膜炎；炎性肠病和胃肠道淀粉样病变；以主动脉瓣关闭不全、持久性传导阻滞、心脏肥大为特征的脊柱炎性心脏病；还可伴有发热、消瘦、贫血等全身症状。

（五）并发症

银屑病关节炎可并发肌肉失用性消耗和特发性消耗、胃肠道淀粉样变性、伸侧肌腱积液、主动脉瓣关闭不全、肌病和眼部炎症性改变。还可与其他血清阴性的多关节炎相重叠，如银屑病性关节炎-贝赫切特综合征、银屑病性关节炎-克罗恩病、银屑病性关节炎-瑞特综合征、银屑病性关节炎-溃疡性结肠炎。也可引起致命的并发症，比如严重感染、消化性溃疡及穿孔等。

四、辅助检查

（一）实验室检查

本病尚无特异性的实验室检查，病情活动时有血沉加快，C反应蛋白升高，IgA、IgE增高，补体增高等。滑液性状为非特异性反应，仅有白细胞轻度增加，主要以中性粒细胞为主。类风湿因子常呈阴性，但有5%～16%患者会出现低滴度的类风湿因子，有2%～16%患者抗核抗体低滴度阳性。约有半数患者的HLA-B27阳性，这种情况常与骶髂关节和脊柱受累显著相关。

（二）影像学检查

1.周围关节炎

影像学上可有骨质破坏和骨质增生的表现。手和足的小关节可呈骨性强直，指间关节破坏常伴有关节间隙增宽，末节指骨茎突的骨性增生和末节指骨吸收改变，近端指骨破坏变尖和远端指骨骨性增生的改变，会形成"带帽铅笔"样改变。受累指间关节间隙会变窄、融合、强直和畸形。长骨骨干出现绒毛状骨膜炎。

2.中轴关节炎

此种影像学多表现为单侧骶髂关节炎，可见关节间隙模糊、变窄、融合等。脊柱椎间隙变窄、强直，不对称性的韧带骨赘形成，以及椎旁骨化，比较典型的是相邻椎体的中部之间的韧带骨化连接形成的骨桥，常呈不对称分布。

五、诊断

银屑病患者若有关节炎的表现即可诊断银屑病关节炎。由于部分患者银屑病变出现在关节炎之后，所以此类患者的诊断相对较为困难，应注意临床和放射学检查，如有银屑病的家族史，要注意寻找隐蔽部位的银屑病变，注意受累关节的部位，以及有无脊柱关节病等。在做出银屑病关节炎的诊断前应先排除其他疾病。

（一）类风湿关节炎

二者均有小关节炎的表现，但银屑病关节炎常伴有银屑病的皮损和特殊指甲病变、指（趾）炎、起止点炎等，常侵犯远端指间关节，类风湿因子多为阴性。有特殊的X线片表现，如笔帽样改变和部分患者的脊柱和骶髂关节病变。类风湿关节炎则多为对称性小关节炎，多累及近端指间关节和掌指关节、腕关节。可有皮下结节、类风湿因子多呈阳性，X线片以关节侵袭性改变为主。

（二）强直性脊柱炎

侵犯脊柱的银屑病关节炎，其脊柱和骶髂关节病变常不对称，可呈现"跳跃"式病变，常发病于年龄较大的男性，症状也较轻，并伴有银屑病皮损和指甲的典型改变。而强直性脊柱炎患者的发病年龄较轻,脊柱和骶髂关节的病变常为对称性,并无皮肤及指甲病变。

(三)Reiter 综合征

此病常有非特异性眼结膜炎、尿道炎、关节炎(特别是下肢大关节)以及皮肤病变。此病患者可伴有蛎壳样的银屑病皮疹,其关节症状也和银屑病关节炎相似。对于这类不典型病例常需一段时期的随访才能进行确诊。

(四)痛风

痛风引起的关节炎多起病较急,常于夜间发作,白天减轻。痛风关节炎常反复发作,形成慢性痛风,最后产生关节畸形。根据临床症状、痛风石排出物、高尿酸血症、滑膜液检出尿酸盐结晶可进行鉴别。

(五)骨关节炎

对于仅有远端指间关节受累的银屑病关节炎常需与骨关节炎进行鉴别。骨关节炎无银屑病皮损和指甲病变,但可有赫伯登结节和布夏尔结节,无银屑病关节炎的典型 X 线改变,而且发病年龄多为 50 岁以上老年人。

六、治疗

(一)一般治疗

适度休息,注意关节功能锻炼,避免过度疲劳和关节损伤,忌烟、酒和刺激性食物。

(二)药物治疗

1.非甾体消炎药

非甾体消炎药主要适用于轻、中度活动性银屑病关节炎患者,具有抗炎、止痛、退热和消肿的作用,对皮损和关节破坏无效。治疗剂量需个体化。只有在一种足量使用 1～2 周无效后才可更改为另一种。应避免两种或两种以上同时服用。老年人宜选用半衰期短的药物,对于有溃疡病史的患者,选用选择性 COX-2 抑制剂,减少胃肠道的不良反应。

2.慢作用抗风湿药

(1)甲氨蝶呤:对皮损和关节炎均有效。可口服、肌内注射和静脉注射,每周 1 次,7.5～10.0 mg,若无不良反应、症状加重者可逐渐增加剂量至 20～25 mg,待病情控制后逐渐减量至维持量 5～10 mg,每周 1 次。不良反应是肝毒性、白细胞减低及黏膜损害,服药期间需定期查血常规和肝功能。

(2)柳氮磺吡啶:对皮损和关节炎均有效。治疗量大于类风湿关节炎,逐渐加量,最大可达 3～4 g/d,主要不良反应有消化道不良反应、肝功能异常、男性生殖系统影响等。服药期间应定期查血常规和肝功能。

(3)来氟米特:多用于中重度的患者。

(4)青霉胺:口服适宜量,见效后可逐渐减至维持量。青霉胺的不良反应多,长期大剂量可出现肾损害和骨髓抑制等,及时停药多能恢复。治疗期间应定期复查血、尿常规和肝肾功能。

(5)硫唑嘌呤:对皮损和关节炎有效,按每天常用剂量起服用,见效后给予维持量。服药期间应定期复查血常规和肝功能等。

3.糖皮质激素

糖皮质激素多用于病情严重和一般药物治疗不能控制的患者。因其不良反应多,突然停用可诱发严重的银屑病类型和疾病复发,因此必须严格按照原则使用。

4.阿维 A 酯

阿维 A 酯(依曲替酯)属芳香维甲酸类。口服适宜剂量,待病情缓解后逐渐减量,疗程为 4～8 周,肝肾功能不正常及血脂过高、孕妇、哺乳期患者禁用。由于该药有潜在致畸性和体内长期滞留的特点,所以女性患者在服药期间和停药后至少 1 年内不宜怀孕。用药期间注意复查肝功能及血脂等。另外长期使用可使脊柱韧带钙化,因此中轴病变的患者应避免使用。

5.雷公藤

雷公藤多甙对皮损和关节炎有效,每天分 3 次饭后服。

6.生物制剂

目前最常用的为肿瘤坏死因子 α 抑制剂。如依那西普、英利昔单抗和阿达木单抗,可用于对慢作用抗风湿药反应差或病情中重度的银屑病关节炎。

7.局部用药

(1)关节腔注射糖皮质激素类药物:在急性单关节或少关节炎型可考虑使用,但不宜反复使用,同时避开皮损处,过多的关节腔穿刺容易并发感染,还可并发类固醇晶体性关节炎。

(2)皮损的局部用药:根据皮损的类型、病情等选用药物。如外用的糖皮质激素一般用于轻、中度银屑病,使用不当或滥用特别是大剂量情况下可导致皮肤松弛、变薄和萎缩。焦油类制剂易污染衣物,有异味,一般可在睡眠时使用。外用药除引起皮肤激惹现象,较少有其他不良反应。

(三)外科治疗

对于部分已经出现关节畸形和功能障碍的患者可采用关节成形术,用来恢复其关节功能。目前髋、膝修复术已获成功。但在外科手术后的关节僵硬仍是个尚未解决的问题。

七、预后

本病病程较漫长,可持续数十年,甚至迁延终身,且易复发。银屑病患者的预后一般较好。若关节受累广泛,皮损严重,则致残率高。急性关节炎本身很少引起死亡,但糖皮质激素和细胞毒药物治疗可引起致命的并发症,如严重感染、消化性溃疡及穿孔等。

(刘相成)

第四章

其他细菌感染性疾病

第一节　流行性脑脊髓膜炎

一、病原体及流行病学特征

脑膜炎球菌属奈瑟菌属，为革兰阴性双球菌。根据菌群特异性荚膜多糖（CPS）结构分为13个群。其中，A、B、C三群最常见，占90%以上，C群致病力最强。流行性脑脊髓膜炎具有周期性流行特征，3～5年一次小流行，7～10年一次大流行。冬春季常见。带菌者和患者是本病的主要传染源，通过呼吸道飞沫传播。6个月～2岁婴幼儿患病率最高。

二、临床表现

潜伏期1～10天，一般为2～3天。

（1）普通型：约占90%。初期为呼吸道感染期，表现为上呼吸道感染症状，持续1～2天；后迅速进入败血症期，有高热、寒战及明显全身中毒症状，并以皮肤瘀点、瘀斑为其特征性表现。随后24小时内进入脑膜炎期，出现剧烈头痛、喷射性呕吐及脑膜刺激征。婴幼儿及新生儿症状可不典型。

（2）暴发型：起病急剧，病情凶险，病死率高，可在24小时死亡。又分为：①休克型。多见于2岁以下婴幼儿，中毒症状严重，短时间内出现瘀点、瘀斑，迅速融合成片。随后出现面色苍白、发绀、皮肤发花、四肢厥冷、脉搏细速、呼吸急促等循环衰竭及DIC表现。临床上常无脑膜刺激征，脑脊液无明显改变。②脑膜脑炎型。多见于年长儿，除高热、皮肤瘀斑外，常于1～2天内出现严重的神经系统症状，脑实质损害突出，颅内压明显增高，脑膜刺激征阳性，可有锥体束征，严重者发生脑疝。③混合型。可先后或同时出现休克型和脑膜脑炎型的表现，病死率极高。

（3）轻型：多见于流行后期，表现为低热、头痛轻及呕吐。

（4）慢性败血症型：极少见。以间歇性发热，皮肤瘀点瘀斑及关节痛为特征，可有脾大。病程可迁延数周甚至数月。

三、治疗

（一）一般治疗

及早呼吸道隔离，保持室内空气新鲜。保持皮肤清洁，防止瘀斑破溃感染；保持呼吸道通畅；注意水、电解质平衡。密切观察病情变化。

（二）抗感染治疗

(1)青霉素，20 万～40 万 IU/(kg·d)，分 4 次静脉滴注。

(2)头孢菌素：头孢噻肟钠 200 mg/(kg·d)，或者头孢曲松钠 100 mg/(kg·d)，静脉滴注。

(3)磺胺嘧啶(SD)：首次剂量为全日量的 1/2，100～150 mg/(kg·d)，分 2 次静脉注射，全天总量不超过 4 g。应补充足够液体量，注意不良反应如血尿、皮疹及粒细胞减少等。

(4)氯霉素：30～50 mg/(kg·d)，分 3～4 次，静脉滴注。治疗中需密切观察血象，注意其骨髓抑制不良反应。疗程不超过 7 天。

（三）对症治疗

高热时给予物理降温及退热药物。惊厥则给予止惊剂。使用脱水剂，控制颅内高压。

（四）暴发型流脑治疗

在上述治疗的基础上进行下列治疗。

(1)纠酸抗休克：一旦出现循环障碍表现，立即扩充血容量及纠正酸中毒，最初 1 小时内 10～20 mL/kg，快速静脉滴注。输注液体为 5％碳酸氢钠液 5 mL/kg 和右旋糖酐-40 液。24 小时输入液量为 50～80 mL/kg，其中含钠液体应占 1/2 左右。同时使用血管活性药物，如山莨菪碱，每次 0.5～1.0 mg/kg，重者可用 2～3 mg/kg，每 10～15 分钟静脉注射 1 次，直至面色转红、四肢温暖及血压上升后减量，并延长给药时间而逐渐停药。

(2)防治 DIC：对有皮肤瘀点、瘀斑的患儿宜尽早应用肝素，剂量为 1mg/kg，首次静脉推注，以后静脉滴注。如血小板继续下降或瘀点增多，4～6 小时重复 1 次，不超过 24 小时。应用肝素时用试管法监测凝血时间维持在正常值的 3 倍。亦可选用低分子肝素。DIC 晚期需加用抗纤溶药物。

(3)肾上腺皮质激素：对毒血症明显的休克患儿，应早期、足量短程应用地塞米松 0.2～0.5 mg/(kg·d)或氢化可的松 5～10 mg/(kg·d)。

(4)保护重要脏器功能：减轻脑水肿和防止脑疝，用甘露醇、呋塞米和激素等。呼吸衰竭时及时气管插管，使用呼吸机治疗。

（刘　琪）

第二节　白　喉

白喉是由白喉棒状杆菌引起的一种急性呼吸道传染病。人主要通过呼吸道飞沫传播而感染。临床表现主要为上呼吸道黏膜局部形成假膜，严重者可并发心肌炎、神经炎和全身中毒症状。

一、病原学

白喉棒状杆菌简称白喉杆菌,为革兰性染色阳性需氧菌。细菌呈杆状,稍弯曲,菌体两端因含异染颗粒而钝圆,可呈 Y、V 或 L 形。在 0.033% 亚锑酸钾培养基上生长能使锑盐还原,菌落呈灰黑色,可与其他类杆菌相鉴别。

白喉杆菌可分为重型、中间型、轻型和 belfanti 型 4 种生物型,各个生物型均可引起白喉流行,但轻型毒性较弱,引起的病情较轻。

白喉杆菌产生的外毒素,又称白喉毒素,是致病的主要因素。白喉毒素分子由 A、B 两个片段经二硫键连接而成,A 片段是毒性功能区,但无直接毒性,能使肽链延长因子-2 失活;B 片段能与细胞受体结合,并嵌入细胞膜脂质双层形成通道,使 A 片段进入细胞内发挥毒性作用。白喉毒素能抑制细胞蛋白质的合成和杀伤敏感细胞,毒性强,豚鼠最小致死剂量为 0.1 μg,在人类其致死量约为 0.1 μg/kg。该毒素不稳定,以 0.3%～0.5% 甲醛处理成为类毒素,可用于预防接种或制备抗毒素血清。

白喉杆菌对寒冷和干燥有较强抵抗力,在干燥的假膜中可生存 3 个月,在衣物、被单、玩具上可生存数天至数周。对常用的消毒剂和紫外线敏感,煮沸 1 分钟或加热至 58 ℃ 10 分钟都可灭活。

二、流行病学

(一)传染源

白喉患者和带菌者为本病的传染源。潜伏期末即可排菌,发病第 1 周传染性最强。无症状带菌者、轻症患者在本病的传播中具有重要意义。

(二)传播途径

白喉主要经呼吸道飞沫传播,也可经被污染的食物及物品间接传播。曾有报道,含菌牛奶经破损的皮肤传播。

(三)人群易感性和流行特征

人群对白喉普通易感。近年由于大力推行白喉、百日咳、破伤风三合一疫苗免疫接种,在发达国家已甚为少见。感染后免疫力持久。锡克试验可用于检测人体对白喉的免疫力。

本病呈全球性散发性分布,以温带地区多见,疫苗推广,罕见流行或暴发。全年均可发病,以冬春季多发。

三、发病机制

白喉杆菌侵袭力较弱,仅黏附于呼吸道黏膜表面繁殖,常不侵入深部组织或血流。白喉杆菌释放的外毒素是主要的致病因素,可引起组织炎症性坏死,大量炎症细胞浸润,纤维蛋白渗出,局部形成特征性白喉假膜(DPM)。咽部假膜不易脱落,强行剥离易致出血。喉、气管及支气管等部位的假膜因受局部纤毛运动作用易脱落而引起窒息。白喉毒素从局部经淋巴组织和血液散布全身,引起全身中毒症状和多脏器病变,其中以中毒性心肌炎和白喉性神经炎最显著。心肌可有水肿、脂肪变性、玻璃样及颗粒样变性,肌纤维断裂并累及传导系统。神经炎以外周神经为主,呈脂肪变性,神经轴肿胀,髓鞘变性。肾脏病变为肾小管上皮细胞脱落,间质性肾病等。

四、临床表现

本病潜伏期1~10天，多为2~5天，潜伏期末可具传染性。假膜范围越大，毒素吸收越多，临床症状越重。按假膜形成的部位分下列类型。

(一)咽白喉

最常见，约占白喉的80%，按病情严重程度又可分为四型。

1.轻型

假膜局限于扁桃体上，呈点状或小片状，有时无假膜形成，仅有轻微发热和咽痛，全身症状轻。

2.普通型

起病缓慢，有咽痛、轻至中度发热、乏力、食欲减退、恶心、呕吐、头痛等非特异症状。咽充血，扁桃体肿大，其上可见灰白色大片假膜，可累及悬雍垂与咽后壁，假膜不易剥脱，强行剥离易致出血。可伴有下颌淋巴结肿大。若未予及时有效治疗可向重型发展。

3.重型

全身中毒症状明显，中至高度发热，面色苍白，乏力明显，严重者出现低血压。扁桃体和咽部水肿、充血明显。假膜蔓延至喉部与鼻咽部，甚至口腔黏膜，呈淡灰色甚至黑色，口臭。可伴颈淋巴结肿大和软组织水肿。

4.极重型

起病急，进展快。假膜范围更广泛，呈黑色，局部坏死明显，具有特殊腐败口臭气味。扁桃体和咽部高度肿胀，严重影响呼吸和吞咽。外毒素弥散至颈部软组织引起严重水肿，形成特有的颈部肿胀，称为"牛颈"。全身中毒症状严重，并发有重症心肌炎和严重的周围神经炎，亦有血小板减少、出血等表现。病死率极高，常于6~10天内死亡。

(二)喉白喉

喉白喉多为咽白喉蔓延而来，原发性喉白喉仅占25%。表现为声音嘶哑，甚至失声，可有特征性"犬吠样"咳嗽，喉白喉常因喉部水肿、痉挛以及假膜引起呼吸道部分阻塞而产生窒息，出现吸气性呼吸困难和"三凹征"。

(三)鼻白喉

鼻白喉多来自咽白喉。主要表现为鼻塞、黏液脓性或血性鼻涕，全身症状轻。鼻孔周围皮肤发红、糜烂及结痂，鼻前庭或中隔上可见白色假膜。

(四)其他部位白喉

皮肤白喉、外阴、食管、中耳、眼结膜等处偶尔可发生白喉。全身症状轻，但在疾病传播上有重要意义。

五、辅助检查

(一)常规实验室检查

常规实验室检查结果通常是非特异性的，白细胞计数可轻至中度升高，以中性粒细胞增高为主，重症患者可有血小板计数减少。部分患者尿中可见白细胞、红细胞和蛋白尿。

(二)细菌学检查

从假膜和黏膜交界处取标本以提高阳性率。细菌涂片为革兰性阳性杆菌，当用2%亚碲酸钾溶液涂抹假膜变为黑色或深灰色,提示有棒状杆菌感染。确诊需行细菌培养或白喉毒素试验。当临床上高度怀疑白喉杆菌感染时,需用特殊培养基(Loffler 或 Tindale 血清培养基)进行培养。

(三)聚合酶链反应(PCR)

PCR 检测白喉毒素基因的 A 片段,阳性提示存在该毒素基因,但不能确定是否有白喉杆菌持续产毒素,需进一步行细菌培养确诊。阴性有助于排除白喉感染。

(四)白喉毒素试验

取假膜或分泌物涂片,用荧光抗体法检测出白喉外毒素也可作出诊断。

六、鉴别诊断

白喉的诊断主要依靠流行病学资料和临床表现。凡有典型临床表现(发热、咽痛,咽部黏附灰白色假膜,全身乏力,淋巴结肿大等全身中毒症状),同时从呼吸道分泌物或黏膜病变处培养到白喉杆菌者,或者毒素试验阳性者可确诊。对临床上高度怀疑白喉感染的病例,需从假膜与黏膜交界处取标本进一步做白喉细菌培养和白喉毒素试验以明确诊断。

咽白喉需与急性扁桃体炎、鹅口疮、毛状白斑、疱疹性咽峡炎、溃疡膜性咽峡炎、A 组链球菌性咽炎、传染性单核细胞增多症和严重的口腔念珠菌病等疾病进行鉴别。喉白喉需和急性喉炎、喉头水肿等疾病鉴别。

七、治疗

早期治疗极为重要,凡临床症状提示白喉可能性大者,可不必等待细菌学检查结果而尽快给予白喉抗毒素(DAT)治疗。

(一)一般治疗和对症治疗

卧床休息,减少活动,一般不少于 3 周,假膜广泛者延长至 4~6 周。高热量流质饮食,维持水电解质平衡。因有气道阻塞的风险,要注意口腔和鼻部卫生,保持呼吸道通畅至关重要。假膜脱落堵塞气道者需气管切开或喉镜取膜。重症患者动态监测心电图和心肌酶谱,评估心肌损伤程度,并发心肌炎或全身中毒症状严重者可用肾上腺皮质激素。神经炎可自愈,一般不需特殊治疗,吞咽困难者给予鼻饲饮食,咽肌麻痹者可行呼吸机辅助治疗。

(二)病原学治疗

1.抗毒素

DAT 从马的白喉免疫血清中提取,可以中和白喉毒素,主要用于白喉杆菌感染的预防和治疗。DAT 不能中和进入细胞内的毒素,只对游离毒素有中和作用,因此宜尽早、足量使用。给药剂量取决于病变部位、范围、严重程度及治疗时机。病程<48 小时:白喉病变局限于咽部和喉部的患者,推荐 2 万~4 万单位;鼻咽部的患者推荐 4 万~6 万单位。病程超过 72 小时或发生弥漫颈部水肿(牛颈征)者,推荐8 万~12 万单位。抗毒素应静脉滴注,持续时间超过 60 分钟。不良反应主要为变态反应,白喉抗毒素来源于马,注射抗毒素前应询问过敏史,并作 1∶100 稀释皮试,阳性者按脱敏法给予,高度过敏患者禁忌静脉使用抗毒素。

2.抗生素

抗生素治疗可以杀菌,抑制毒素进一步产生,减缓局部感染扩散,缩短病程。选青霉素 G 2.5~5.0 万 U/kg,最大剂量 120 万 U,静脉滴注,每天 2 次,直至患者可口服药物,改为口服青霉素 V,250 mg 每天4 次,总疗程 14 天。对青霉素过敏者,可选用红霉素,每天 10~15 mg/kg,分

3~4次口服,疗程7~10天。部分患者在疗程结束后细菌培养仍阳性,可根据药敏结果使用其他敏感抗生素。为保证彻底清除细菌,应在治疗结束后至少2周重复做细菌培养。

虽然无症状或轻度感染是最常见的,但未经处理的白喉也可能是致命的。许多患者死于喉白喉或中毒性心肌炎引起的呼吸道阻塞。白喉病死率为5%~10%,年龄少于15岁患者的死亡率高于年龄>15岁患者(5.5% vs 1.7%)。合并心肌炎患者死亡率更高。

八、预防

(一)控制传染源

及时隔离患者,病愈后连续2次咽拭子白喉杆菌培养阴性,可解除隔离。带菌者需隔离7天,并用抗生素治疗,可不用抗毒素。培养连续3次阴性可解除隔离。

(二)切断传播途径

呼吸道隔离,患者鼻咽部分泌物及接触过的物品,必须进行严格消毒。

(三)保护易感人群

新生儿出生3个月应预防接种白喉类毒素—破伤风类毒素—百日咳菌苗三联疫苗,分别在4、5和18~24月龄再肌内注射3次,6岁时可加强注射1次。7岁以上儿童首次免疫,应接种白喉类毒素,对于流行期易感者或密切接触者,最好同时给予白喉类毒素和抗毒素注射。

(郭　楠)

第三节　百　日　咳

一、概述

百日咳是由百日咳鲍德特菌感染引起的急性呼吸道传染病。临床表现以阵发性痉挛性咳嗽为特征,咳嗽末伴有特殊的深长的"鸡鸣"样吸气吼声,病程较长,可达数周甚至3个月左右。

二、病因及流行病学特征

百日咳鲍德特菌,又称百日咳杆菌,为革兰阴性杆菌,百日咳的生物活性分子包括百日咳毒素(PT)、腺苷环化酶毒素(ACT)、气管细胞毒素(TCT)、凝集原(AGG)、丝状血凝素(FHA)及69kD蛋白(PRN)等主要的致病因子。年长儿童和成年患者是主要传染源,尤其是轻型患者,通过飞沫传播。潜伏期末1~2天至发病后6周内都有传染性,以病初1~3周最强。人群对百日咳普遍易感。新生儿自母体获得的抗百日咳抗体为非保护性抗体,因而不受保护。无论菌苗全程免疫者或自然感染者,均不能获得终生免疫,可再次感染。本病多见于寒带及温带,全年均可发病,以冬、春季高发。我国实施计划免疫后,其发病率和病死率已大幅下降。但近十几年来,全球发病率呈明显上升趋势,局部地区还有暴发流行,称之为"百日咳再现",且发病高峰年龄从婴幼儿转移至青少年及成年人。

三、诊断

(一)流行病学史

小于 3 个月婴儿或未接种疫苗者;有百日咳患者接触史。

(二)临床表现

潜伏期 5～21 天,通常为 7～14 天。前驱期表现有阵发性咳嗽,日渐加重,一般为 7～10 天。痉咳期出现明显阵发性痉挛性咳嗽,一般持续 2～6 周,亦可长达 2 个月以上,若无并发症,体温多正常。痉咳特点为成串的、接连不断的痉挛性咳嗽后,有一次深长吸气,因较大量空气急促通过痉挛的声门发出一种特殊的高调鸡鸣样吸气性吼声。痉咳次数随病情发展而增多。痉咳严重时可导致舌系带溃疡,面部、眼睑水肿,眼结膜出血、鼻出血,重者颅内出血。新生儿和 3 个月以下婴儿常不出现典型痉咳,多见咳嗽数声后即发生屏气、发绀,以至窒息、惊厥或心脏停搏。婴幼儿可并发细菌性肺炎及百日咳脑病。恢复期痉咳逐渐缓解,持续 2～3 周。

(三)实验室检查

外周血白细胞计数升高,可高达$(20～50)×10^9/L$,以淋巴细胞为主,一般＞60％,亦有高达90％以上。该特征常见于婴幼儿而非青少年。

(四)病原学检查

1.细菌学检查

(1)细菌培养:采集鼻咽部分泌物或用咳碟法取样培养,在发病第 1 周阳性率可达 90％。抗菌治疗、疾病后期和接种过疫苗者阳性率降低。

(2)特异性基因检测:PCR 法检测鼻咽分泌物中细菌特异性基因片段。轻症或接受抗菌治疗者 PCR 阳性率高于细菌培养,具有快速、敏感、特异的诊断价值。

2.血清抗体检测

主要检测百日咳杆菌 PT、FHA、PRN 和菌毛蛋白(FIM)的 IgG、IgM 和 IgA 抗体,多采用 ELISA 法。急性期血清特异性 IgM 阳性或者急性期和恢复期双份血清特异性 IgG 抗体滴度 ≥4 倍升高表明近期感染。有报道,2 年内未接种疫苗者,抗 PT 特异性 IgG 抗体升高提示近期感染。但近期接种过百日咳疫苗的疑似病例应比较双份血清特异性 IgG 滴度变化。12 岁以下儿童 IgA 反应较差,诊断价值有限。

四、鉴别诊断

(一)百日咳样综合征

腺病毒、呼吸道合胞病毒、其他呼吸道病毒、肺炎支原体、衣原体和副百日咳杆菌等引起的呼吸道感染,部分患者临床表现、肺部 X 线表现和外周血象与典型百日咳有相似之处,需依靠病原学检查鉴别。

(二)支气管淋巴结结核

肿大的肺门淋巴结压迫气管、支气管,或侵蚀支气管壁,可引起痉挛性咳嗽,但无鸡鸣样回声。可根据结核病接触史、结核中毒症状、结核菌素试验,以及肺部 X 线改变等进行鉴别。

(三)气管支气管异物

可突然发生阵发性痉咳,但有异物吸入史,白细胞不增高,X 线可见节段性肺不张,做支气管镜检查可发现异物。

（四）其他

年长儿持续咳嗽不愈,需注意与其他病因所致的慢性咳嗽鉴别;新生儿及小婴儿以惊厥及反复抽搐发作为主要表现者,需与中枢神经系统感染、其他原因所致的颅内出血等进行鉴别。

五、治疗

（一）治疗目标

减少痉咳次数、观察严重程度、支持治疗、合理喂养、预防和治疗并发症。临床高度疑似百日咳患者(婴儿咳嗽超过 6 周,>1 岁儿童咳嗽超过 3 周)可以经验性抗菌治疗。

（二）抗菌药物治疗

首选大环内酯类抗菌药物。

(1)阿奇霉素:≤5 个月婴儿:10 mg/(kg·d),顿服,疗程 5 天,新生儿优先推荐;≥6 个月儿童:第 1 天 10 mg/(kg·d),最大剂量 500 mg,第 2～5 天 5 mg/(kg·d),最大剂量 250 mg,顿服,疗程 5 天。

(2)红霉素:40～50 mg/(kg·d),最大剂量 2 g/d,分 4 次口服,疗程 14 天。有报道新生儿口服红霉素可引起肥厚性幽门狭窄,不推荐首选。

(3)克拉霉素:15 mg/(kg·d),最大剂量 1 g/d,分 2 次口服,疗程 7 天。新生儿不推荐使用。

(4)罗红霉素:5～10 mg/(kg·d),分 2 次口服,疗程 14 天。

(5)复方磺胺甲噁唑(磺胺甲噁唑-甲氧苄啶):甲氧苄啶 8 mg/(kg·d),磺胺甲噁唑 40 mg/(kg·d),分 2 次口服,疗程 14 天,2 个月以下婴儿禁用。

（三）对症治疗

(1)吸氧。

(2)气道护理:吸痰清除气道分泌物,酌情超声雾化吸入,湿化气道,防止窒息。

(3)百日咳脑病者,酌情应用止痉剂和脱水剂,治疗同脑炎。

(4)婴幼儿需监测心电、呼吸和氧饱和度,记录痉咳情况。

六、预防

（一）隔离患者

呼吸道隔离至少到有效抗生素治疗后 5 天,对于未给予及时有效抗生素治疗的患者,隔离期为痉咳后 3 周。

（二）保护易感人群

目前我国使用的疫苗是白喉类毒素、百日咳菌苗、破伤风类毒素(DPT)三联疫苗,百日咳菌苗有全细胞菌苗和无细胞菌苗,后者局部及全身反应均轻,而抗体产生较高。基础接种程序为 3 剂,接种时间为 3 月龄、4 月龄、5 月龄,18～24 月龄时加强 1 剂。一般疫苗接种 3～5 年后保护性抗体水平下降,12 年后抗体水平不能检测到。若有流行时易感人群仍需加强接种。

（刘媛媛）

第四节 破 伤 风

一、概述

破伤风是由破伤风梭菌经伤口侵入后产生痉挛毒素及溶血素所致的急性感染性疾病。其临床特征为牙关紧闭、局部或全身阵发性和强直性痉挛及苦笑面容等。病死率高达20%~40%。

二、病原体及流行病学特征

破伤风梭菌是革兰阳性厌氧杆菌,属于厌氧芽孢梭菌属,广泛存在于土壤表层、污泥和人畜粪便中。病菌通过各种外伤如房屋倒塌时砸伤、刀伤、开放性骨折、烧伤、甚至细小伤口感染。新生儿因脐带残端未消毒或消毒不严格而被感染。手术器械或敷料消毒不严,或用泥土、香灰等敷伤口也可发生感染。破伤风的发生与细菌毒力、数量、个体免疫力和局部伤口的缺氧等有关。多呈散发,各年龄均可发病。患病后无持久免疫力,可再次感染。

三、诊断

(一)流行病学史
包括新生儿的接生方法、受伤及伤口处理情况等,为诊断提供线索。

(二)临床表现
潜伏期长短不一,与是否接受过预防注射、创伤性质和部位及伤口处理等因素有关。历经潜伏期、痉挛期和恢复期,病情分轻、中、重三型。另有特殊型。

(1)轻型:潜伏期多在2周以上,症状于4~7天内逐渐发展,每天痉挛发作≤3次。牙关紧闭及颈肌强直较轻,无吞咽困难。

(2)中型:潜伏期7~10天,症状于3~6天较快发展至高峰,每天阵发性肌肉痉挛发作＞3次。有明显的牙关紧闭、苦笑面容、颈肌强直、角弓反张及吞咽困难,但无呼吸困难。痉挛发作的发展顺序最初是咬肌,后为面肌、颈项肌、背腹和四肢肌群,最后是膈肌和肋间肌;光线、声响、震动或触碰均能诱发。一般神志清楚,感觉无异常,无高热。出现高热往往提示有肺炎。

(3)重型:潜伏期＜7天,发病48小时内即出现痉挛,全身肌肉强直。每天痉挛发作频繁,有呼吸困难、窒息及高热等。强烈的肌痉挛可使肌肉断裂,甚至发生骨折。呼吸肌群和膈肌持续性痉挛可造成呼吸停止和死亡。

(4)特殊型:少数患儿表现为局部破伤风,仅有受伤部位的肌肉持续性强直,可持续数周至数月,以后逐渐消退。头面部破伤风的麻痹型主要表现为面神经、动眼神经和舌下神经麻痹;无麻痹型则主要为牙关紧闭,伴有部分面肌痉挛和咽肌痉挛。

(三)破伤风早期诊断的压舌试验法
将压舌板轻轻放入可疑患儿口腔内的舌中部,用力下压。如果患儿立即牙关紧闭并将压舌板咬住不易拔出则为阳性,可判断为破伤风早期表现。

（四）实验室检查和细菌培养

白细胞总数和中性粒细胞稍增高。脑脊液可有轻度蛋白增加。1/3 患者伤口分泌物细菌培养可检出破伤风梭菌。

四、鉴别诊断

（一）手足搐搦症

常有佝偻病体征及低钙血症，可出现典型的手足强直性痉挛，但无牙关紧闭及苦笑面容。

（二）下颌及咽喉局部感染

可发生局部肌肉强直和张口困难，但多有发热及局部感染征象，下颌骨 X 线检查有助鉴别。

（三）狂犬病

有犬猫咬伤史，有恐水症，虽有咽部痉挛，但无全身肌肉强直。

（四）脑炎和脑膜炎

可有全身性痉挛及抽搐、牙关紧闭等症状，但高热、意识障碍等可与破伤风鉴别。脑脊液细胞学检查可协助诊断。

（五）脊髓灰质炎

早期有时可出现强直和痉挛，其不对称软瘫、脑脊液细胞数增加可与破伤风鉴别。

五、治疗

（一）一般治疗和护理

室内保持安静和空气温湿度适宜，及时吸氧，避免强光、响声、阵风等各种刺激及不必要检查，各种治疗与护理应简化集中。防止交叉感染。防止患儿坠床，预防坠积性肺炎和褥疮。出现咳嗽及吞咽反射消失、喉痉挛、支气管内分泌物阻塞者，应尽早气管切开；若合并肺部感染，应及时控制感染，有呼吸功能障碍者，可行辅助呼吸治疗。痉挛发作期应禁食以避免反流致误吸，并需静脉补充热量及水电解质；痉挛减轻时，可试用鼻饲维持营养。

（二）伤口处理

及时彻底清创伤口，改善组织血供，使细菌缺少有利的滋生环境并减少毒素来源。清创需在伤口周围用 1 万～2 万 IU 破伤风抗毒素（tetanus antitoxin，TAT）或 3000 IU 人体破伤风免疫球蛋白（tetanus immunoglobulin，TIG）注射后 1 小时进行。伤口可用 1：4000 高锰酸钾溶液或 3% 过氧化氢溶液清洗和湿敷，每天 3～4 次，不应缝合或者包扎。新生儿脐部用 1% 淡碘酒涂擦，然后暴露，保持干燥，并在脐周注射 3000 IU 的 TAT。

（三）抗毒素治疗

（1）破伤风抗毒素（TAT）：来源于马血清，需先做皮肤过敏试验，无反应后一次性给予 1 万～2 万 IU 肌内注射。

（2）人体破伤风免疫球蛋白（TIG）：来源于人血清，无需皮试，疗效较 TAT 更好和安全。通常只需 1 次深部肌内注射，剂量为 3 000～10 000IU，新生儿为 500 IU。

（四）控制惊厥

地西泮（每次 0.1～0.3 mg/kg，肌内注射或静脉注射）是目前控制破伤风阵发性阵挛较为理想的药物，也可选用复方氯丙嗪（每次氯丙嗪 1mg/kg 加异丙嗪 1 mg/kg，缓慢静脉注射）、苯巴比妥钠（每次 8～10 mg/kg，肌内注射）、水合氯醛（每次 40～60 mg/kg，口服或灌肠）及副醛（每次 0.2 mL/kg,最大不超过 5 mL,深部肌内注射)等。其中,副醛作用迅速确实,但应特别注意呼吸抑制;与肌肉松弛剂合用时有协同作用,应减量。反复多次应用上述抗惊厥药,可累积过量导致呼吸抑制。若出现呼吸抑制,立即采用洛贝林(每次 0.5~1.0 mL)静脉注射,必要时可间隔 5 分钟重复使用。

(五)抗感染治疗

青霉素 G 20 万单位/(kg·d),静脉滴注,疗程 10 天;甲硝唑 40~50 mg/(kg·d),分 3 次口服。若伤口感染严重或者继发肺炎者,可选用头孢类抗生素。

(六)其他治疗

(1)肾上腺皮质激素:用于重型伴有高热者,一般采用氢化可的松 8~10 mg/kg,静脉滴注。

(2)气管切开术。指征:①不易控制的频繁抽搐;②喉痉挛;③肺部感染严重,痰黏稠不易咳出;④呼吸肌痉挛,发绀严重。

(3)高压氧疗法:在气管切开后,持续吸入 3 个大气压高压氧,每 8 小时连续吸氧 4~6 小时。

六、预防

(一)卫生宣教

利用各种方式宣传破伤风的原因及预防方法。对儿童加强安全防范措施。强调受伤后及时就医,清洗伤口,防止污染。推广科学接生方法,预防新生儿破伤风。

(二)主动免疫

婴儿期开始预防接种,常用百日咳、白喉和破伤风类毒素三联疫苗。凡接受过破伤风类毒素全程预防注射者,一旦受伤需再注射 1 mL 类毒素,3~7 天可产生抗毒素发挥免疫保护作用。

(三)被动免疫

适用于未接种疫苗的儿童。应在伤后 24 小时内注射破伤风抗毒素。注射前应作皮内过敏试验,阴性则 1 次肌内注射 1500~3000 IU,亦可深部肌内注射人体破伤风免疫球蛋白 250 IU。病情需要时,剂量可加倍。

(刘媛媛)

第五节　淋球菌病

一、概述

淋球菌病简称淋病,是由淋病奈瑟菌所致的泌尿生殖系统化脓性炎性疾病,主要通过性接触传染。

二、病因及流行病学特征

淋病奈瑟菌,又称为淋球菌或淋病双球菌,革兰染色阴性。适宜在温暖、潮湿环境中生长,干燥环境 1~2 小时死亡,对一般消毒剂敏感。患者和带菌者是本病的传染源。主要通过性接触传播,也可因接触含淋球菌分泌物或被污染的用具如衣裤、被褥、毛巾、浴盆及坐便器等传染。患淋球菌病的妊娠期女性可累及羊膜腔,导致胎儿感染;产妇可经产道传给新生儿。所有人群易感,再感染及慢性感染者普遍存在。性活跃的中青年发病较多。青春前期儿童的生殖器、肛门或咽部淋球菌感染或定植通常与性虐待有关。近年来,淋病发病率居我国性传播疾病首位。

三、诊断

(一)流行病学史

儿童有性虐待史或与患淋病的父母密切接触;绝大多数青少年和成人患者在1周内有不洁性交史;新生儿母亲有淋病史;极少数患者通过非性接触途径如公用浴室用具而受染。

(二)临床表现

潜伏期通常2~7天。儿童淋球菌病以女童多见。

(1)围生期感染:宫颈感染母亲所生新生儿的眼部感染发生率约30%。淋球菌结膜炎表现为双眼睑结膜充血、水肿及脓性分泌物增多,严重者可致角膜溃疡、穿孔、全眼球炎和失明。新生儿黏膜感染还可表现为尿道炎、鼻炎、肛门直肠感染和脐带炎。全身播散感染少见,最常表现为化脓性关节炎,于生后1~4周发生,特征表现为假瘫,累及多个关节。脑膜炎和心内膜炎极少见。

(2)儿童感染:通常发生于生殖道,阴道炎最常见。幼女主要为外阴炎和阴道炎,表现有尿频、尿急、尿痛,外阴分泌物增多,尿道口、阴唇、阴道口等处有不同程度红肿及脓性分泌物。有性虐待史者咽部和直肠肛门可发生感染。

(3)青春期感染:女性原发感染部位主要在宫颈,常有外阴刺痒及烧灼感,排尿困难,阴道有脓性分泌物,下腹痛及腰痛。检查时可见宫颈炎性改变,可有黄色脓性分泌物从宫颈口流出。女性尿道炎表现为尿频、尿急及尿痛,尿道口红肿,溢脓或按压尿道有脓性分泌物,可见淋丝(tripperfaden,为尿道脓性分泌物在尿中悬浮,呈2~10 mm长弯曲的灰白色丝状物)。男性最主要表现为急性尿道炎,早期有排尿困难、尿频、尿急、尿痛及尿道口红肿,感染后2~5天尿道有黏液脓性分泌物。

(4)并发症。①女性淋病并发症:包括直肠炎、尿道旁腺炎、前庭大腺炎以及盆腔炎。②男性淋病并发症:可发生附睾炎、尿道球腺炎、前列腺炎、精囊炎及引流淋巴管炎和淋巴结炎。③慢性尿道炎:尿道有瘙痒和灼热感,晨起时尿道口有分泌物或粘着现象。尿液轻度混浊或较清亮尿液中可见淋丝。伴尿痛、会阴灼热感及精神不振等。症状时轻时重,可持续较长时间。④播散性淋球菌感染:占1%~3%,临床可见发热、寒战及全身不适,可有淋病性关节炎和心内膜炎等多器官损害,或发生败血症或脓毒血症等。延误治疗可并发慢性泌尿生殖道炎和播散性淋球菌病。3%未经治疗者可发展为播散性淋球菌病,最常见表现为"关节炎-皮炎综合征",少见并发症包括心内膜炎、脑膜炎及肝炎。

(三)病原学检查

(1)分泌物涂片:眼部、尿道、阴道、宫颈和皮损分泌物及关节液涂片,革兰染色,在多形核白细胞内检测到革兰阴性双球菌,提示淋球菌感染可能性大。无论男女,仅查到白细胞外革兰阴性双球菌还不能诊断淋病,确诊需有淋球菌培养阳性的结果。

(2)淋球菌培养:是确诊病原的最可靠的依据。上述样本可分离培养到典型的氧化酶阳性的菌落,取菌落涂片见革兰阴性双球菌,或进一步做确证试验(糖发酵试验、免疫学试验、酶底物试验或DNA探针检测)。

（3）抗原检测：采用酶免疫法（EIA）测定淋球菌外膜蛋白；应用协同凝集试验检测淋球菌抗原；应用直接荧光抗体法（DFA）检测淋球菌外膜蛋白Ⅰ等，具有高度的敏感性和特异性。

（4）基因诊断：应用 PCR 及核酸探针分子杂交等方法检测淋球菌特异性基因片段。但 PCR 法易出现假阳性，已被免疫定量 PCR（FQ-PCR）及连接酶链反应（LCR）方法所取代。

（5）一旦诊断淋病，需同时评估有无梅毒、HBV、HIV 和沙眼衣原体混合感染。

四、鉴别诊断

主要与非淋病性球菌性尿道炎进行鉴别，后者病因主要为沙眼衣原体。其他原因所致的尿道炎、附睾炎、直肠炎、阴道炎及子宫颈炎均应与本病鉴别。鉴别诊断取决于病原学检查。

五、治疗

（一）抗菌药物治疗原则

早期诊断、早期治疗，及时、足量、规则用药。疑似病例应经验性抗感染治疗，再根据药物敏感模式调整。针对不同的病情采用相应治疗方法。

（二）抗菌药物治疗

（1）无合并症的淋病治疗：①体重＜45 kg 者：选用头孢曲松 125 mg，单次肌内注射；或大观霉素 40 mg/kg，单次肌内注射；②体重≥45 kg 者：按成人方案，即头孢曲松 250 mg，单次肌内注射；或大观霉素 2 g，单次肌内注射；或头孢噻肟 1 g，单次肌内注射；或头孢克肟 400 mg，单次口服。

（2）有合并症的淋病治疗：药物及剂量同前，需连续用药，共 10 天。

（3）播散性淋病的治疗：①新生儿：头孢曲松 25～50 mg/kg，单次静脉滴注或肌内注射；或头孢噻肟 25 mg/kg，单次静脉滴注或肌内注射；②体重＜45kg 者：头孢曲松 50 mg/kg，单次静脉滴注或肌内注射；或大观霉素 40 mg/kg，单次肌内注射；③体重≥45 kg 者：头孢曲松 1 g，单次静脉滴注或肌内注射；或大观霉素 2 g，单次肌内注射。以上药物疗程均为 7 天，如有脑膜炎则延长至 14 天，心内膜炎疗程至少 28 天。

（4）几种特殊疾病的治疗。①新生儿淋球菌性结膜炎：头孢曲松 25～50 mg/kg，单次静脉滴注或肌内注射，连用 7 天；或大观霉素 40 mg/kg，单次肌内注射，连用 7 天。同时应用生理盐水冲洗眼部，每小时 1 次。②幼女淋球菌性外阴阴道炎：全身治疗同无合并症淋病。口服己烯雌酚 0.1 mg，每晚 1 次，共 2 周。外用 1：5000 高锰酸钾坐浴或 1％红霉素软膏，每天 2 次。③淋球菌性咽炎：全身治疗同无合并症淋病。局部用复方硼砂溶液、0.1％雷佛奴尔溶液或 1：5000 呋喃西林溶液漱口。④合并衣原体或支原体感染：在全身抗淋球菌治疗同时，需应用阿奇霉素 10mg/kg，单次口服，连用 3 天后停药 4 天，重复 2 次；或红霉素 50 mg/(kg·d)，分 4 次口服，连用 14 天。8 岁以上儿童也可选用多西环素 200 mg/d，分 2 次口服，连用 14 天。⑤耐药淋球菌感染：按药敏结果选用抗生素，或联合用药：头孢曲松＋阿奇霉素，或头孢曲松＋多西环素，或头孢曲松＋大观霉素。

（三）治愈标准

治疗结束后第 4 天、第 8 天复查，无再感染并符合以下条件：①临床症状全部消失；②分泌物涂片或培养检查淋球菌连续 2 次阴性；③尿液清亮，无淋丝。

六、预防

(一)预防新生儿淋球菌性结膜炎

对患淋病母亲所生新生儿,于生后应用头孢曲松 25～50mg/kg,总量小于 125mg,单次静脉滴注;生后立即应用 1% 红霉素或四环素眼膏,或 1% 硝酸银溶液滴眼。

(二)针对家庭成员中有淋病的儿童

注意与患者的衣物及浴具等隔离,注意个人卫生。保持女童外阴清洁,可用 1∶5000 高锰酸钾溶液或 0.1% 苯扎溴铵清洗,预防性服药可用阿奇霉素及多西环素等。应彻底治疗家庭成员的淋病。

(刘媛媛)

第六节 布 鲁 菌 病

布鲁菌病又称波状热,是布鲁菌(Brucella)所引起的人兽共患性传染病,属自然疫源性疾病。临床上以长期发热、多汗、乏力、肌肉关节疼痛、肝脾及淋巴结肿大为特点。

一、病原学

布鲁菌是一组球杆状的革兰阴性菌,无鞭毛,不形成芽孢或荚膜。本菌生长对营养要求高,但即使在良好培养条件下生长仍较缓慢,因此培养至少 4 周仍无菌生长才能判为阴性。根据储存宿主、生化、代谢和免疫学的差异分类,布鲁菌属分为 6 个种 19 个生物型,牛种(流产布鲁菌,B.abortus)、猪种(B.suis)、羊种(马尔他布鲁菌,B.melitensis)、犬种(B.canis)、绵羊附睾种(B.ovis)及沙林鼠种(B.neotomae)。本菌生物型较多,可能是由于同一个种可在不同种类宿主体内繁殖,从而发生遗传变异较多的缘故。各种的毒力、生物学形状、人畜感染后的临床表现等都有较大差别。其中前四种对人类致病,羊种布鲁菌致病力最强,可致严重的急性病理过程和致残性并发症;猪种布鲁菌次之,感染时常伴化脓性损害,病程较长;牛种布鲁菌常与轻型和散发病例有关,化脓性和致残性并发症少见;犬种布鲁菌感染多呈隐匿性发病,常复发,呈慢性过程,与牛种布鲁菌相似。

布鲁菌含 20 余种蛋白抗原和脂多糖,其中脂多糖在致病中起重要作用。本菌各种之间有共同抗原,故一种有效菌苗对各种均有预防作用,可用毒力较弱的牛种布鲁菌制成活疫苗,预防毒力较强的羊种和猪种布鲁菌感染。在抗生素等的作用下本菌可变成 L 型,此型可在体内长期存在并可逆转为普通型,这可能和复发有关。

该菌在自然环境中生命力较强,故可通过多种途径传播。在乳及乳制品、皮毛中能长时间存活。在病畜的分泌物、排泄物及死畜的脏器中能生存 4 个月左右,但对常用的物理消毒方法和化学消毒剂敏感,加热 60 ℃或日光下暴晒 10～20 分钟,或 3% 含氯石灰(漂白粉)澄清液数分钟均可被杀死。

二、流行病学

(一)传染源

目前已知有 60 多种家畜、家禽,野生动物是布鲁菌的宿主。与人类有关的传染源主要是羊、牛及猪,其次是犬、鹿、马、骆驼等。染菌动物首先在同种动物间传播,造成带菌或发病,然后波及人类。应当注意的是,各种布鲁菌在不同种动物之间可有转移现象,羊、牛、猪是重要的经济动物,与人类接触较多,从而增加了人类感染的机会。病畜可出现流产或死胎,其阴道分泌物传染性较大,并且皮毛、脏器、胎盘、羊水、乳汁、尿液也常染菌,其中乳汁中含菌量较多,排菌可达数月至数年之久。患者也可从粪、尿、乳汁中排菌,也有人传人的报道(夫妻间),但作为传染源的意义很小。

(二)传播途径

1.经皮肤及黏膜接触传染

直接接触病畜或其排泄物、阴道分泌物、娩出物;在饲养、挤奶、剪毛、屠宰,以及加工皮、毛、肉等过程中没有注意防护,可经受损的皮肤或眼结膜感染;也可间接接触病畜污染的环境及物品而感染。

2.经消化道传染

食用染菌的生乳、乳制品和未煮熟的病畜肉类等,病菌可通过消化道进入体内而感染。

3.经呼吸道传染

病菌污染环境后形成气溶胶,可发生呼吸道感染。

4.其他

如苍蝇携带,蜱虫叮咬也可传播本病。人与人之间传播极为罕见。

(三)人群易感性

人群普遍易感,病后可获较强免疫力,疫区居民也可因隐性感染而获免疫。因不同种布鲁菌之间存在交叉免疫,因此再次感染者很少。其高危人群主要包括兽医、畜牧者、屠宰工人、皮毛工和进食被污染的动物产品或制品者。在流行区小儿布鲁菌病很为常见,占当地发病数的 1/5~1/4。

(四)流行特征

本病感染率的高低主要取决于与病畜接触机会的多少,因此地区分布以牧区最高,半农半牧区次之,农业区又次之,城市最低;职业以兽医、畜牧工作者、屠宰工人为多;年龄以青壮年为多;性别以男性为多;季节以春末夏初(在家畜流产高峰后 1~2 个月)为多。

目前,主要流行于西北、东北、青藏高原及内蒙古等牧区,其分布逐渐从牧区向半农半牧、农区及城市蔓延;流行的形势也以多发的、散在的点状流行代替了大规模暴发流行。我国主要为羊种流行,其次为牛种,猪种仅存在于少数地区。

三、发病机制与病理

(一)发病机制

本病的发病机制较为复杂,细菌、毒素及变态反应均不同程度地参与疾病的发生和发展过程。

病菌自皮肤或黏膜侵入人体,随淋巴液到达淋巴结,被吞噬细胞吞噬。如吞噬细胞未能将其杀灭,则细菌在胞内生长繁殖,形成局部原发病灶。细菌在吞噬细胞内大量繁殖导致吞噬细胞破裂,随之大量细菌进入淋巴液和血液循环形成菌血症。在血液里细菌又被血流中的单核细胞吞噬,并随血流带至全身,在肝、脾、淋巴结、骨髓等处的单核-巨噬细胞系统内繁殖,形成多发性病灶。在机体各因素的作用下,病原菌释放出内毒素及菌体其他成分,可造成临床上的菌血症、毒血症和败血症。内毒素在病理损伤、临床症状方面起着重要作用。机体免疫功能正常,通过细胞免疫及体液免疫清除病菌而获痊愈。如果免疫功能不健全,或感染的菌量大、毒力强,则部分细菌被吞噬细胞吞噬带入各组织器官形成新感染灶。经一定时期后,感染灶的细菌生长繁殖再次入血,导致疾病复发,如此反复成为慢性感染。至慢性期细菌主要局限于各器官组织,形成局部病变。也可出现细菌已被清除,而由变态反应引起病理损伤。

(二)病理解剖

本病的病理变化极为广泛,几乎所有器官组织均可被侵犯,其中以单核-巨噬细胞系统最为常见。本病病理改变初期为炎性细胞渗出,组织细胞变性、坏死。亚急性和慢性期以组织细胞增生和肉芽肿形成为特点。此肉芽肿主要由上皮细胞、巨噬细胞、浆细胞及淋巴细胞组成,主要为变态反应所致,乃本病的典型病变。部分慢性期患者肉芽组织发生纤维硬化性改变,是患者产生后遗症的基础。变态反应还可导致血管的增生破坏性病变,主要累及肝、脾、脑、肾等小血管及毛细血管,导致血管内膜炎、血栓性脉管炎、脏器的浆液性炎症和坏死等。骨、关节和神经系统的变态反应性炎症主要表现为关节炎、关节强直、脊椎炎、骨髓炎、神经炎、神经根炎等。心脏病变较血管病变少见,有心内膜炎、心肌炎等。肾浑浊肿胀,偶见弥漫性肾炎和肾盂肾炎。此外,尚有睾丸炎、附睾炎和子宫内膜炎等。

四、临床表现

本病临床表现各异,轻重不一。潜伏期一般1～3周,平均2周,也可长至数月甚至1年以上。临床上可分为亚临床感染、急性感染、亚急性感染、慢性感染、局灶性感染和复发。急性感染,指患病3个月以内;亚急性感染,3个月到1年;慢性感染,1年以上。

(一)亚临床感染

常发生于高危人群,血清学检测30%以上有高水平的抗布鲁菌抗体,不能追溯明确的临床感染史。

(二)急性和亚急性感染

病多缓起,主要症状为发热、多汗、乏力、肌肉关节痛、睾丸肿痛等。发热多为不规则热,仅5%～20%表现为典型的波浪形,其特点为发热2～3周后,间歇数天至2周,发热再起,反复多次,故本病又曾被称为波状热。多汗亦为本病突出的症状之一,较其他发热性疾病为著,常于夜间或凌晨热退时大汗淋漓,大多患者感乏力、软弱。关节痛主要累及骶髂、髋、膝、肩、腕等大关节,呈游走性,锥刺样疼痛,常较剧烈,一般镇痛药物无效。可有局部肿胀,如滑膜炎、腱鞘炎、关节周围炎等。肌肉痛多见于大腿及臀部,后者有时可出现痉挛性疼痛。睾丸肿痛最具特征性,占男性患者的20%～40%,乃睾丸炎及附睾炎所致,多为单侧,可大如鹅卵。女性可出现卵巢炎、输卵管炎、子宫内膜炎等。肝、脾、淋巴结肿大常见。其他尚可有头痛、神经痛、皮疹等。

(三)慢性感染

可由急性期发展而来,也可无急性期病史而直接表现为慢性。凡慢性炎症表现明显者如低热、症状体征反复出现或加重者为活动型;凡无明显慢性炎症表现者如体温正常、症状体征或功能障碍较固定,仅于气候变化、劳累过度时才加重,则为相对稳定型。

本期表现更是多种多样,基本上可分两类:一是全身性非特异性症状,类似神经症和慢性疲劳综合征;另一类是器质性损害,可累及全身器官,其中以骨骼-肌肉系统最为常见,如大关节损害、肌腱挛缩等,神经系统病变也较常见,如周围神经炎、脑膜炎等。泌尿生殖系统病变也可见到,如睾丸炎、附睾炎、卵巢炎等。

(四)局灶性感染

布鲁菌病可以局限在几乎所有的器官,最常局限在骨、关节、中枢神经系统,表现为相应临床症状和体征。

(五)复发

经抗菌治疗后约10%患者出现复发。复发往往发生在初次治疗结束后3~6个月。复发与细菌的耐药性、细菌在细胞内的定位以及不规范治疗有关。

五、实验室及辅助检查

(一)血常规

白细胞计数正常或偏低。淋巴细胞数相对或绝对增加,可出现少数异型淋巴细胞。血沉在急性期加快,慢性期则正常或偏高,持续增速提示有活动性。

(二)病原学检查

可取血液、骨髓、脑脊液、乳汁、子宫分泌物和尿液等进行细菌培养,一般认为血培养阳性率急性期高、慢性期低。骨髓培养的阳性率较血培养高。牛种布鲁菌初分离时不易生长,需有适当的二氧化碳环境。近年开展的PCR检测布鲁菌DNA,速度快,与临床符合率高,但尚未推广应用。

(三)免疫学检查

1.血清凝集试验

试管法较灵敏,特异性高,故一般实验室常用。平板法操作更为简单,灵敏性也比较高,但可有假阳性,适用于筛查,其中以虎红缓冲玻片凝集试验(RBPT)效果最佳。凝集试验于病程第1周即可出现,第2~3周常呈强阳性。在急性期时阳性率可达80%~90%,慢性期为30%~60%。

试管法滴度为1:100以上或病程中效价有4倍以上升高者,提示近期感染。但接种过霍乱菌苗、兔热病菌苗、布鲁菌苗或做过布鲁菌素皮内试验者均可使凝集效价增高。另外,凝集反应可有钩状效应(即指免疫检测中由于抗原、抗体浓度比例不合适而致检测结果呈假阴性的现象),本检测多为抗体浓度相对较高,沉淀反应不明显,即前带现象,故稀释程度至少应在1:100以上。

2.酶联免疫吸附试验(enzyme-linked immunosorbent assay,ELISA)

灵敏度高于凝集试验,且可分别测定IgM、IgG和IgA抗体。其中IgM抗体出现早,感染后1个月左右达高峰。IgG抗体产生较晚,至6个月达高峰,10个月后开始下降。IgA抗体的消长规律与IgG相似。因此,本法可有助于区分急、慢性患者,并且可用于复发的判断(复发时IgG抗体重新升高,而IgM和IgA抗体常继续下降)。

3.补体结合试验

补体结合抗体主要为IgG抗体,出现阳性时间较晚,多于病程第3周才开始阳性,持续较久。急性期及慢性期的阳性率均较高,特异性强。

4.抗人球蛋白试验(Coomb's test)

用于测定不完全抗体。不完全抗体可阻断完全抗体与抗原的凝集反应,使凝集试验呈假阴性。此检测使不完全抗体与不可见抗原结合的复合物通过抗人球蛋白血清结合成块,直接可见。比凝集试验和补体结合试验更敏感,急性期和慢性期阳性率均较高,特异性也较强。鉴于本法操作复杂,只适用凝集试验阴性的可疑患者。

5.皮内试验

为迟发型超敏反应,发病后 2～3 周开始阳性,痊愈后仍能持续数年。皮试在病程 6 个月内的阳性率很低,慢性期患者几近 100% 呈阳性或强阳性反应。因此,阴性有助于除外布鲁菌感染,阳性时不能鉴别是现症感染还是既往感染,接种疫苗也可呈阳性。一般用于流行病学调查。

6.2-巯基乙醇(2-mercaptoethanol,2-ME)试验

可检测 IgG 抗体,用于鉴别自然感染与菌苗免疫。自然感染达 1 个月后,体内凝集素即以 IgG 型为主,该 IgG 对 2-ME 有耐受;而菌苗免疫后 3 个月内的凝集素均以 IgM 为主,可被2-ME 破坏。

(四)特殊检查

并发骨关节损害者可行 X 线检查。有心脏损害可做心电图。有肝损伤做肝功能检查。对于肿大的淋巴结必要时可做淋巴结活检。有脑膜或脑实质病变者可做脑脊液及脑电图检查,脑脊液变化类似结核性脑膜炎。

六、并发症和后遗症

(一)血液系统

可见贫血,白细胞和血小板减少。血小板减少性紫癜的发生率为 1%～4%,有时非常严重且持续时间很长,需要应用激素或切脾治疗。

(二)眼睛

可见色素膜炎、视神经炎、视盘水肿及角膜损害,多见于慢性布鲁菌病。

(三)神经系统

发生率 3%～5%。可见脑膜炎、脑膜脑炎、脊髓炎、多发性神经根神经病等。脑膜炎时脑脊液的变化类似结核性脑膜炎:脑脊液中淋巴细胞增多,蛋白质增多,葡萄糖轻度减少。细菌培养及抗体检测均可出现阳性。

(四)心血管系统

主要为心内膜炎,多侵犯主动脉瓣,病死率较高。此外,偶可见心肌炎、心包炎、主动脉炎等。

(五)其他

妊娠妇女罹患布鲁菌病如不进行抗菌治疗,流产、早产、死产均可发生。此外,肝脓肿、脾脓肿、肺炎、肾小球肾炎、胸膜炎等均有人报道。胸腔积液的改变类似结核性胸膜炎。

七、诊断

急性、亚急性感染通过流行病学史,临床表现和实验室检查作出诊断:①流行病学接触史:有传染源密切接触史或疫区生活接触史。②具有该病临床症状和体征并排除其他疑似疾病。③实验室检查:病原分离、试管凝集试验、补体结合试验、抗人免疫球蛋白试验等检查阳性。凡具备①、②项和第③项中的任何一项检查阳性即可诊断为布鲁菌病。慢性感染者和局灶性感染者诊断有时相当困难,获得细菌培养结果最为可靠。

八、鉴别诊断

本病急性和亚急性感染应与长期发热性疾病进行鉴别,特别是同时有多汗、关节疼痛、肝大、脾大者,如伤寒、结核、类风湿关节炎、淋巴瘤、结缔组织病等。慢性感染则需与慢性骨关节病、神经症、慢性疲劳综合征等进行鉴别。

九、治疗

(一)急性和亚急性感染

1.对症和一般治疗

注意休息、在补充营养的基础上,给予对症治疗。

2.病原治疗

应选择能进入细胞内的抗菌药物,且应采用联合治疗。

(1)成人及8岁以上儿童:WHO推荐一线治疗方案为多西环素(每次100 mg,每天2次,口服,6周)联合利福平(每次600~900 mg,每天1次,口服,6周)或多西环素(每次100 mg,每天2次,口服,6周)联合链霉素(每次1 000 mg,每天1次,肌内注射,2~3周)。如果不能使用上述药物或效果不佳,可采用二线药物治疗,即多西环素联合复方磺胺甲噁唑或利福平联合氟喹诺酮类药物。难治性病例可应用一线药物联合氟喹诺酮类或三代头孢菌素类药物。

(2)8岁以下儿童:可采用利福平联合复方磺胺甲噁唑治疗,也可采用利福平联合氨基糖苷类药物治疗。

(3)孕妇:可采用利福平联合复方磺胺甲噁唑治疗。如果在妊娠12周内发生布鲁菌病,可选用三代头孢菌素类药物联合复方磺胺甲噁唑治疗,可减少妊娠中断的发生;药物治疗对孕妇存有潜在的危险,应权衡利弊使用。

(4)并发症:合并睾丸炎,除采用多西环素联合利福平外,可短期加用小剂量糖皮质激素;合并脑膜炎、心内膜炎、血管炎和脊柱炎等,可在上述抗菌治疗基础上联合三代头孢菌素,必要时适当延长疗程,并分别对症治疗。合并心内膜炎,常需同时采取瓣膜置换术;合并脊柱炎,必要时需外科手术治疗。

(二)慢性感染

治疗较为复杂,包括病原治疗、脱敏治疗及对症治疗。慢性活动型患者一般采用病原治疗合并用脱敏治疗,而相对静止型患者一般多不采用抗菌治疗,而以脱敏治疗和对症治疗为主。

(三)病原治疗

与急性和亚急性感染者治疗相同,必要时需要重复治疗几个疗程。

(四)脱敏治疗

采用少量多次注射布鲁菌抗原避免引起剧烈的组织损伤,又起到一定的脱敏作用。

(五)对症治疗

根据患者的具体情况采取相应的治疗方法。由于慢性病例常有局限性器质性病变,为消除或减轻病变、减少痛苦、恢复功能,常采用理疗、针灸和外科治疗。

十、预防

应采取以家畜预防接种为中心的综合措施进行预防。

(一)控制传染源

对家畜进行定期检疫、治疗或屠宰病畜、病健畜分群放牧和菌苗免疫。患者虽然作为传染源意义不大,仍需隔离治疗,患者的排泄物(主要是尿)应予消毒,直至症状消失且血、尿培养均阴性。

(二)切断传播途径

加强畜产品的消毒和卫生监督。加强粪、水管理,防止病畜、患者的排泄物污染水源。病畜流产物应深埋,污染场地应严格消毒。乳类及乳制品采用巴斯德消毒或煮沸。来自疫区的毛皮需放置4个月,达到自然灭菌目的。家畜粪便要经过无害化处理后才能用做肥料及燃料。

(三)保护易感人群

健康牲畜的预防接种应做到连续性(连续免疫3~5年)和连片性,采用减毒活疫苗,做皮下注射或气溶胶吸入。

疫区人群应加强个人防护,尤其是高危人群接触病畜时应着防护装备,工作后应用消毒水或肥皂水洗手。牧民、兽医、实验室工作人员等均应预防接种,采用减毒活疫苗皮上划痕法。需注意的是菌苗有效期一般为1年,每年应加强复种1次,且疫区人群应在产羔羊前2~4个月接种。

(赵珍珍)

第七节 猩 红 热

猩红热是由A组β型溶血性链球菌引起的急性呼吸道传染病。临床主要特征为发热、咽部红肿、疼痛、皮肤出现弥漫性红色皮疹和疹退后脱屑等。少数患者恢复期可出现变态反应引起的肾炎,风湿热等非化脓性并发症。

一、病原学

A组链球菌呈β型溶血反应,有70多个血清型,β型溶血性链球菌致病力强。A组溶血性链球菌占人类链球菌感染的90%。该组菌的抗原分为3种:①核蛋白(P抗原),各型都有,无特异性;②多糖抗原(C抗原),是细胞壁成分,有"组"特异性;③表面蛋白质抗原,位于细胞壁外层,具有型特异性。其中又分为耐热的M抗原(毒力抗原)和不耐热的T抗原。M抗原有抵抗机体白细胞吞噬的作用,与细菌的致病性密切相关。T蛋白抗原的分布与M蛋白的分布没有直接联系,某一M型的不同菌株可以有相同或者不同的T抗原。近30年来全世界较为流行的是M1T1血清型的菌株,该类菌株的基因组上整合了能编码链道酶(Sdal)和外毒素(SpeA)等毒力因子的噬菌体基因。

A组链球菌生长繁殖中,可产生多种毒素和酶类,都与致病力有关。红疹毒素能致发热和猩红热皮疹,可抑制粒细胞吞噬功能,影响T细胞功能及触发内毒素引起出血性坏死;链激酶(溶纤维蛋白酶),可溶解血块或阻止血浆凝固;透明质酸酶扩散因子,能溶解组织中的透明质酸,对细菌在组织中的扩散具有一定的意义;溶血素分O和S两种,可溶解红细胞,杀伤白细胞和血小板,溶血素有抗原性,感染后可产生抗体。

链球菌为球形或卵圆形,直径0.5~1.0 μm,革兰染色阳性,常成对或成链排列。该菌对热及干燥的抵抗力较弱,加热 56 ℃ 30 分钟及一般消毒剂均可将其杀死。但在痰及脓液中可生存数周。若冷冻干燥保存,致病力可保存数月,数年之久。

二、流行病学

(一)传染源

本病的传染源为患者和带菌者。人群的带菌率与季节、流行强度及与患者接触的程度等有关。A 组 β 型溶血性链球菌引起咽峡炎,因排菌量大且不被隔离,是重要的传染源。咽炎的潜伏期约为 2～5 天。一般在使用适当的抗生素治疗后的 24 小时内,儿童患者已经没有传染性。这个临床观察结果对儿童返回到幼儿园或学校环境具有重要的指导意义。链球菌携带者(如慢性无症状的咽部或者鼻咽部带菌者)通常没有传染的风险,因为这种情况下,他们一般携带少量的低毒力菌株。

(二)传播途径

主要经空气飞沫传播。偶尔可经被污染的玩具,生活用具,饮料及食物而传播。亦可经破损皮肤或产道而传播,被称为“外科型猩红热”或“产科型猩红热”。也有因肛门、阴道等途径带菌而引起暴发流行的相关报道。

(三)人群易感性

人群普遍易感。儿童为主要易感人群。感染后可获得较持久的抗菌和抗红疹毒素免疫力。抗菌免疫力主要为抗 M 蛋白抗体,故具有型特异性,型间多无交叉免疫,再感染 A 组链球菌可不发疹,但仍可引起咽峡炎。抗红疹毒素抗体可抵抗同种红疹毒素的侵袭,目前已知有 A、B、C3 种不同的红疹毒素,故可见到 2 次或 3 次患猩红热者。

(四)流行特点

本病全年可发病,但冬春季较多,5～15 岁为好发年龄。事实上,猩红热已被认为是威胁学龄儿童健康的一个危害,该病也有可能在托儿所的年幼孩子中引起暴发流行。但其导致的新生儿疾病是比较罕见的,部分原因可能是由于从胎盘获得的抗体起到的保护效果。轻型化的原因可能与以下因素有关:①敏感抗生素的广泛应用,引起链球菌的变异;②病程早期应用抗生素致使链球菌很快被抑制或杀灭,病原得到早期控制;③机体抵抗力增强。

三、发病机制与病理

(一)发病机制

在感染过程中,A 群链球菌首先通过磷壁酸和菌毛黏附定植在皮肤或者咽喉的鳞状上皮细胞上,再通过凝集素-碳水化合物/蛋白质-蛋白质等亲和力较强的相互作用决定组织特异性,目前多个毒力相关因子已被证实参与该过程,如菌毛、M 蛋白、透明质酸和多种细胞外基质(ECM)黏附蛋白。在突破皮肤或者黏膜等第一道屏障后,往深层次组织和全身性扩散的过程中,A 群链球菌利用已有的因子抵抗并逃避固有免疫系统的攻击:包括借助位于细胞壁上的白介素-8 蛋白酶(SpyCEP)降解 IL-8 或者其他 CXC 趋化因子;利用菌体表面的 C_{5a} 肽酶(ScpA)特异水解趋化因子 C_{5a};分泌链球菌分泌性酯酶(SsE)水解血小板活化因子(PAF),PAF 受体被认为在 A 群链球菌的感染过程中对中性粒细胞募集起重要作用。通过这些从而抑制中性粒细胞向感染部位募集并逃避中性粒细胞对 A 群链球菌的杀伤作用,这是 A 群链球菌在体内建立感染并减少其被宿主清除所必须具有的特性。此外,链球菌溶血素 S、链球菌溶血素 O 可直接损伤宿主上皮细

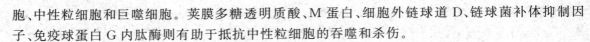

胞、中性粒细胞和巨噬细胞。荚膜多糖透明质酸、M 蛋白、细胞外链球道 D、链球菌补体抑制因子、免疫球蛋白 G 内肽酶则有助于抵抗中性粒细胞的吞噬和杀伤。

(二)病理

主要病理变化为皮肤真皮层毛细血管充血、水肿,表皮有炎性渗出,毛囊周围皮肤水肿、上皮细胞增生及炎性细胞浸润,表现为丘疹样皮疹,恢复期表皮角化、坏死、大片脱落。少数可见中毒性心肌炎,肝、脾、淋巴结有充血等变化。主要产生 3 种病变。

1.感染化脓性病变

A 组 β 型链球菌侵入咽峡部或其他部位,M 蛋白抗原抵抗机体白细胞的吞噬,黏附于黏膜上皮细胞,侵入组织,致局部化脓性炎症反应,出现咽部及扁桃体充血,水肿,炎症细胞浸润及纤维蛋白渗出形成脓性分泌物。细菌亦可经淋巴直接侵犯附近组织而引起炎症或脓肿,如扁桃体周围脓肿、中耳炎、乳头炎、颈淋巴结炎、蜂窝织炎等。细菌如进入血流可引起败血症。

2.中毒性病变

病原菌所产生的红疹毒素及其他产物经咽部丰富的血管进入血流,引起发热、头痛、食欲缺乏、呕吐、中毒性休克等症状。可使皮肤充血、水肿,上皮细胞增生,白细胞浸润,以毛囊周围最为明显,形成典型的猩红热皮疹,黏膜亦可出现充血及出血点,称为"内疹"。肝、脾、淋巴结等间质血管周围单核细胞浸润,肝大、脾大,心肌可出现肿胀,变性甚至坏死,肾脏亦可出现间质炎症。

3.变态反应病变

仅发生于个别病例。少数患者在病程的 2～3 周可出现急性肾小球肾炎或风湿性全心炎,风湿性关节炎等表现。其发生可能与免疫复合物在组织间隙沉积有关。

四、临床表现

猩红热患者病情的轻重可因机体反应性的差异而有所不同,但大部分表现为轻症患者。典型患者起病急骤,主要有发热、咽痛和全身弥漫性红疹三大临床特征性表现。主要分为以下四期。

(一)普通型猩红热

1.潜伏期

最短 1 天,最长 12 天,一般为 2～5 天,此期细菌在鼻咽部繁殖。

2.前驱期

发热多为持续性,体温可达 39 ℃左右,伴寒战,头痛,全身不适,食欲缺乏等中毒症状,发热的高低,热程长短与皮疹的多少密切相关,自然病程约 1 周。咽喉炎可与发热同时,表现有咽痛,吞咽时咽部疼痛加重,检查时可见咽部及扁桃体明显充血、水肿,扁桃体隐窝处可见点片状脓性分泌物,重者可形成大片状假膜,俗称"火焰咽"。软腭黏膜亦可见充血和出血性黏膜疹(内疹)。

3.出疹期

发热的第 2 天开始出疹,最先见于耳后,颈及上胸部,24 小时内迅速蔓延至全身。典型皮疹是在弥漫性充血的皮肤上出现均匀的针尖大小的丘疹,压之退色,伴有痒感。少数呈黄白色脓头不易破溃的皮疹,这称为"粟粒疹",严重者呈出血性皮疹。在皮肤皱褶处,皮疹密集或因摩擦出血而呈紫红色线状,称为"线状疹"(pastia 线)。颜面部仅有充血而无皮疹。口鼻周围充血不明显,与面部充血相比而发白,称为"口周苍白圈"。皮疹多与毛囊一致,且碍手感,又称"鸡皮疹"。皮疹多于 48 小时达高峰。

病程早期与发疹的同时即可出现舌乳头肿胀,初期舌覆以白苔,肿胀的舌乳头凸出于白苔之外,此称为草莓舌,2～3 天后白苔开始脱落,舌面光滑呈肉红色,舌乳头凸起,此称为杨梅舌,该表现可作为猩红热的辅助诊断。

4.恢复期

皮疹依出疹顺序于 3～4 天内消退。消退 1 周后开始脱皮,脱皮程度与皮疹轻重一致,皮疹越多越密脱屑越明显。颜面及躯干常为糠屑状,手、足掌、指(趾)处由于角化层厚,片状脱屑常完整,呈手足套状。

(二)脓毒型猩红热

较罕见,一般见于营养不良,免疫功能低下及卫生习惯较差的儿童。发热达 40 ℃ 以上,有头痛、咽痛、腹痛、呕吐等症状,咽部及扁桃体可有明显充血水肿,溃疡形成及大量脓性分泌物而形成大片假膜,引起邻近组织炎症反应,出现化脓性中耳炎、乳突炎、鼻窦炎、颈淋巴结炎等。如果治疗不及时可发展为败血症,出现弛张热,皮疹增多,出血,可出现带脓头的粟粒疹,引起败血症性休克。

(三)中毒型猩红热

本型患者毒血症状明显,体温达 40 ℃ 以上,头痛、恶心严重,可出现不同程度的意识障碍,病情进展迅速,可出现低血压,休克及中毒性心肌炎,中毒性肝炎等,该型近年少见。

(四)外科型或产科型猩红热

病原经伤口或产道侵入人体而致病。咽部常无炎症表现,皮疹首先出现在伤口或产道周围,然后蔓及全身,中毒症状大多较轻。

五、实验室及辅助检查

(一)血常规

白细胞总数升高,多为$(10～20)×10^9$/L,中性粒细胞常在 80% 以上,严重者白细胞中可出现中毒颗粒。

(二)尿常规

通常无明显异常。若发生肾脏变态反应并发症时,可出现尿蛋白,红、白细胞及管型。

(三)细菌学检查

咽拭子或其他病灶分泌物培养可有 β 型溶血性链球菌生长。亦可用免疫荧光作咽拭子病原菌的快速诊断。

六、并发症

病后可发生化脓或中毒性并发症,如化脓性中耳炎、乳突炎、鼻窦炎、淋巴结炎及非化脓性的关节炎、中毒性心肌炎、中毒性肝炎等,一般持续时间较短。病程 2～3 周,部分患者可出现风湿性关节炎、风湿性全心炎及肾小球肾炎等,但由于近年来早期应用抗生素病情得以及时控制,故并发症少见。

七、诊断与鉴别诊断

(一)诊断依据

流行病学资料,当地是否有本病流行及有无接触史。临床表现骤起发热,咽峡炎,病程 2 天内出现典型的猩红热样皮疹,口周苍白圈,帕氏线,疹退后可见皮肤脱屑。实验室资料咽拭子或其他病灶分泌物,培养分离出 A 组溶血型链球菌,急性期白细胞总数多在$(10\sim20)\times10^9$/L,中性粒细胞增多 80% 以上,均有助于诊断。

(二)鉴别诊断

猩红热患者咽峡部脓性分泌物成片时,应与白喉形成的假膜相鉴别。出疹后应与金黄色葡萄球菌感染,药疹及其他出疹性疾病如麻疹、风疹等相鉴别。

八、治疗

(一)一般治疗

急性期应卧床休息,呼吸道隔离。中毒症状严重者,可补液对症治疗。加强护理,保持皮肤与口腔卫生。

(二)病原治疗早期病原治疗

可缩短病程,减少并发症。药物首选青霉素,成人患者每次 80 万 U,每次 6~8 小时,儿童每天 2~4 万 U/kg,分 2~4 次肌内或静脉注射,疗程为 7~10 天。中毒型或脓毒型患者剂量要加大。通常用药后 80% 患者于24 小时左右退热。对青霉素过敏者可选用红霉素,螺旋霉素或头孢类抗生素,疗程同青霉素。

(三)并发症的治疗

除加强抗生素治疗外,对风湿病,关节炎,肾小球肾炎等应给予相应治疗。

九、预防

应对患者隔离治疗 6 天,有化脓性并发症隔离至痊愈为止。对接触者医学观察 7 天。儿童机构内有本病流行时,对有咽峡炎或扁桃体炎者,应按猩红热治疗,对其工作人员,应暂时调离工作。该病流行期间应避免到人群密集的公共场所,接触患者应戴口罩。

(赵珍珍)

第八节 伤 寒

伤寒是由伤寒沙门氏菌经肠道引起的全身性急性传染病。基本的病理特征是持续菌血症和全身单核-巨噬细胞系统的增生性反应,以回肠下段淋巴组织病变最明显。临床特点为持续发热、相对缓脉、全身中毒症状与消化道症状、玫瑰疹、肝大、脾大与白细胞计数减少等。可并发心肌炎、中毒性肝炎、肠出血和肠穿孔。

一、病原学

伤寒沙门氏菌属于沙门菌属 D 群,在普通培养基中能生长,但在含有胆汁的培养基中更佳。菌体裂解释放出内毒素,并在该病发病过程中起重要作用。伤寒杆菌具有脂多糖菌体 O 抗原和鞭毛 H 抗原,感染宿主产生相应的 IgM 与 IgG 抗体。以凝集反应检测患者血清中的"O"与"H"抗体,即肥达试验,有助于本病的临床诊断。此外,该菌还有多糖毒力抗原(Vi 抗原),Vi 抗原的抗原性较弱,Vi 抗体的效价低,临床诊断价值不大,但大多数伤寒杆菌带菌者 Vi 抗体阳性,因此有助于伤寒慢性带菌者的检测。沙门氏菌属可发生自发性突变,其中有 S-R 变异其结果为 O 抗原消失;H-O 变异,失去 H 抗原;V-W 变异,Vi 抗原消失。这 3 种变异较稳定,其他位点变异是可逆的。

伤寒沙门氏菌在自然环境中生活力强,耐低温,水中可存活 2～3 周,粪便中可维持 1～2 个月,冷冻环境可维持数月。对热与干燥的抵抗力较弱,60 ℃ 15 分钟或煮沸后即可杀死。对一般化学消毒剂敏感,消毒饮水余氯达 0.2～0.4 mg/L 时迅速死亡。

二、流行病学

随着经济发展与社会卫生状况改善,发病率呈下降趋势,但世界各地均有伤寒病发生,在一些发展中国家仍有地方性流行或暴发流行,发病率可高达 540/10 万。全球每年约 2 100 万人感染伤寒,60 万人死于伤寒。目前我国伤寒的流行特点为:地区发病呈不均衡性,全年各月都有病例,但以夏秋季为高峰(8～10 月份);各年龄组均可发病,高发年龄段为 20～40 岁;散发为主,但个别地区时有暴发流行,其中以水型暴发为主,食物型暴发约 10%～15%;从沙门氏菌收集到的菌种中伤寒沙门氏菌占 25%,副伤寒甲占 1%,副伤寒乙占 2%,丙型副伤寒仅 0.4%。

(一)传染源

患者与带菌者均是传染源。患者从潜伏期起即可由粪便排菌,起病后 2～4 周排菌量最多,传染性最强。恢复期或病愈后排菌减少,仅极少数(2%～5%)持续排菌达 3 个月以上。排菌期限在 3 个月以内称为暂时性带菌者,3 个月以上称为慢性带菌者。原先有胆石症或慢性胆囊炎等胆管系统疾病的女性或老年患者容易变为慢性带菌者,慢性带菌者是本病不断传播或流行的主要传染源,有重要的流行病学意义。

(二)传播途径

伤寒杆菌通过粪-口途径感染人体。伤寒可通过污染的水或食物、日常生活接触、苍蝇与蟑螂等传递病原菌而传播。水源污染是本病传播的重要途径,也常常是伤寒暴发流行的主要原因。食物受污染亦可引起本病流行。散发病例一般以日常生活接触传播为多。

(三)人群易感性

人对本病普遍易感,病后免疫力持久,少有第二次发病者(仅约 2%)。免疫力与血清中"O""H""Vi"抗体效价无关。伤寒、副伤寒之间并无交叉免疫力。

三、发病机制与病理

(一)发病机制

人体摄入伤寒杆菌后是否发病取决于所摄入细菌的数量、致病性以及宿主的防御能力。例如,当胃酸的 pH 小于 2 时伤寒杆菌很快被杀灭。伤寒沙门氏菌有效感染的半数感染量(ID50)为 10^6 菌落单位(CFU),细菌数量越大,潜伏期相应缩短。伤寒沙门氏菌进入消化道后,未被胃酸杀灭的细菌进入小肠,在肠腔内碱性环境、胆汁和营养物质的适宜条件下繁殖。伤寒沙门氏菌达回肠下段,侵入肠黏膜,侵入回肠集合淋巴结,在单核-巨噬细胞内繁殖形成初发病灶;进一步侵犯肠系膜淋巴结经胸导管进入血液循环,形成第一次菌血症。此时患者无症状,临床上处于潜伏期。第一次菌血症后伤寒沙门氏菌进入肝脾、胆囊、骨髓等组织器官内,继续大量繁殖后再次入血流引起第二次菌血症,伤寒杆菌释放脂多糖内毒素可激活单核-巨噬细胞释放白细胞介素-1

和肿瘤坏死因子等细胞因子,引起持续发热、表情淡漠、相对缓脉、白细胞计数减少等表现(相当于病程第1～3周)。伤寒沙门氏菌继续随血流播散全身,经胆囊入肠道,大量细菌随粪便排出体外。来自胆囊的伤寒沙门氏菌,部分通过小肠黏膜,再次入侵肠道淋巴组织,使原已致敏的肠道淋巴组织产生严重炎症反应,加重肠道病变,肠坏死或溃疡可引起肠出血和肠穿孔(相当于病程第3～4周)。随着机体免疫反应,尤其是细胞免疫作用的发展,细胞内伤寒沙门氏菌逐渐被消灭,病变亦逐渐愈合,患者随之恢复健康。少数患者在病愈后,由于胆囊长期保留病菌而成为慢性带菌者。

(二)病理解剖

伤寒的病理特点是全身单核-巨噬细胞系统的增生性反应,回肠下段的集合淋巴结与孤立滤泡的病变最具有特征性。病程第1周,肠道淋巴组织增生肿胀呈纽扣样突起。镜下可见淋巴组织内有大量巨噬细胞增生,胞质内常见被吞噬的淋巴细胞、红细胞和伤寒杆菌,称为"伤寒细胞",伤寒细胞聚集成团,形成小结节,称为"伤寒小结"或"伤寒肉芽肿",具有病理诊断意义。第2周肿大的淋巴结发生坏死。第3周坏死组织脱落,形成溃疡。若波及病灶血管可引起肠出血,若侵入肌层与浆膜层可导致肠穿孔。儿童病者因淋巴组织尚未发育完全,少见溃疡形成。第4周后溃疡逐渐愈合,不留瘢痕。肠系膜淋巴结肿大、充血。镜下见淋巴窦内有大量巨噬细胞,亦可发生坏死。脾脏显著增大,包膜紧张,质软。镜下见红髓明显充血,亦可见灶性坏死。肝脏亦肿大,包膜紧张,边缘变钝。镜下见肝细胞混浊肿胀,变性和灶性坏死。

四、临床表现

伤寒潜伏期3～21天,一般为7～14天。

(一)典型伤寒

典型伤寒的自然病程为4周,分为4期。

1.初期(侵袭期)

病程第1周。多以发热起病,常伴全身不适、乏力、食欲缺乏等。起病大多缓慢,体温呈阶梯形上升,可在5～7天内高达39～40℃。发热前可有畏寒,少有寒战,出汗不多。可伴有全身疲倦、乏力、头痛、干咳、食欲缺乏、恶心、呕吐胃内容物、腹痛、轻度腹泻或便秘等表现。

2.极期

病程第2～3周。常有伤寒的典型表现,肠出血、肠穿孔等并发症较多在本期出现。

(1)发热:以稽留热为主要热型,少数可呈弛张热型或不规则热型,发热一般持续10～14天,长者可达3～4周。

(2)消化道症状:食欲缺乏明显,腹部不适,腹胀,多有便秘,少数以腹泻为主。右下腹可有轻压痛。

(3)神经系统症状:一般与病情轻重密切相关。病者精神恍惚、表情淡漠、呆滞、反应迟钝(称为伤寒面容),部分患者听力减退,重者可出现谵妄、昏迷、出现病理反射等中毒性脑病表现。这些表现多随病情改善、体温下降而恢复。

(4)循环系统症状:常有相对缓脉或有重脉,如并发心肌炎,则相对缓脉不明显。

(5)肝大、脾大:病程第1周末可有脾肿大,质软有压痛。肝脏亦可见肿大,质软,可有压痛。并发中毒性肝炎时,肝功能异常(如ALT上升等),部分病者可有黄疸。

(6)皮疹:部分病者皮肤出现淡红色小斑丘疹(玫瑰疹,rose spots),多见于病程6～13天,直径2～4 mm,压之褪色,多在10个以下,偶有超过数10个;多分布于胸腹部,偶可见于背部或四肢;皮疹多在2～4天内消退,但呈分批出现。出汗较多者,可见水晶型汗疹(白痱)。

3.缓解期

病程第3～4周。体温出现波动,并开始逐步下降。食欲渐好,腹胀逐渐消失,肿大的脾脏开始回缩。本期仍有可能出现肠出血、肠穿孔等各种并发症。

4.恢复期

病程第5周。体温恢复正常,食欲好转,常在1个月左右完全康复。体弱、原有慢性疾病或出现并发症者,病程往往较长。

由于多数患者能得到早期的抗生素治疗,目前典型表现患者已不多见。

(二)其他临床类型

1.轻型

发热38 ℃左右,全身性毒血症状轻,病程短,1～3周即可恢复。起病早期已接受有效抗生素治疗,病情可较轻,年幼儿童也稍多呈轻型。本型患者易被误诊或漏诊。

2.迁延型

起病初的表现与普通型相同,由于机体免疫力低,发热持续长,可达5周以上,甚至数月之久,弛张或间歇热型,肝大、脾大较显著。常见于合并慢性血吸虫病者。

3.逍遥型

毒血症状轻,病者常照常生活、工作而未察觉。部分病者以肠出血或肠穿孔为首发症状而被诊断。

4.暴发型

起病急,毒血症状严重,常为畏寒、高热、休克、中毒性脑病、中毒性肝炎或心肌炎等。如能早期诊断,及时积极抢救,仍可治愈。

(三)特殊临床背景伤寒的特点

1.小儿伤寒

小儿伤寒的临床表现不典型,随年龄增长,逐渐近似成人伤寒。起病较急,发热弛张型为多,胃肠道症状明显,肝大、脾大较常见,易并发支气管肺炎。外周血白细胞数一般不减少,甚或可增高。年长儿童病情一般较轻,病程较短,并发肠出血、肠穿孔的机会较少,病死率亦较低。

2.老年人伤寒

老年伤寒的临床表现也不典型,通常发热不高,但易出现虚脱,常可并发支气管肺炎和心力衰竭,持续的胃肠功能紊乱,记忆力减退,病程迁延,恢复慢,病死率较高。

3.再燃

部分患者于缓解期体温还没有下降到正常时,又重新升高,持续5～7天后退热,称为再燃。此时血培养可再次出现阳性。再燃时症状加剧,可能与抗菌治疗不当,菌血症仍未被完全控制有关。有效和足量的抗菌药物治疗可减少或杜绝再燃。

4.复发

复发是指退热后1～3周,临床症状再现,血培养再度阳性。原因是免疫能力低,潜伏在病灶中巨噬细胞内的伤寒杆菌繁殖活跃,再次侵入血流而致。多见于抗菌治疗不彻底的患者。个别患者可有多次复发,复发病情一般较初发轻,病程短,并发症较少。

五、实验室检查

(一)血常规

白细数一般在$(3\sim5)\times10^9$/L,中性粒细胞减少,嗜酸性粒细胞减少或消失。嗜酸性粒细胞计数随病情好转而恢复正常,复发者再度减少或消失,对伤寒的诊断与病情评估有一定参考价值。

(二)伤寒沙门氏菌培养

伤寒沙门氏菌培养是伤寒诊断的"金标准",可以从血液、骨髓液、粪便、尿液和玫瑰疹中培养出伤寒沙门氏菌。

1.血培养

病程第1~2周的阳性率最高(80%~90%),第3周约为50%,第4周不易检出。复发时血培养可再度阳性。已接受抗菌治疗者可作血凝块培养,去除血清中所含抗菌药物,增加阳性机会。

2.骨髓液培养

由于骨髓中巨噬细胞丰富,含菌多,培养阳性率高于血培养,阳性持续时间亦较长。对已用抗菌药物治疗,血培养阴性者尤为适用。

3.粪便培养

第3~4周的阳性率较高,慢性带菌者可持续阳性1年。

4.尿培养

早期常为阴性,病程第3~4周有时可获阳性结果,但须排除粪便污染尿液。

(三)肥达试验(Vidal test,伤寒血清凝集反应)

对未经免疫者,"O"抗体的凝集效价在1/80及"H"抗体在1/160或以上时,可确定为阳性,有辅助诊断价值。通常在病后1周左右出现抗体,第3~4周的阳性率可达70%以上,效价亦较高,并可维持数月。应用标准试剂检测,评价肥达试验结果,应注意"同时高"("O"抗体与"H"抗体同时增高)、"步步高"(每5~7天复检,抗体效价4倍增高),方有诊断价值。

"Vi"抗体的检测可用于慢性带菌者的调查,如"Vi"抗体效价平稳下降,提示带菌状态消除。亦有一些带菌者"Vi"抗体阴性。

(四)其他检查

近年来建立了一些新的免疫学诊断方法,检测伤寒沙门氏菌抗原、抗体。例如,ELISA法可以检测伤寒沙门氏菌抗原,亦可用本法检测特异性IgM或IgG型抗体,有助于早期诊断。近期分子生物学技术的发展,利用DNA探针或PCR技术检测伤寒沙门氏菌的方法也有所报道。这些技术灵敏度高,但临床常规应用还有很多问题有待解决。

六、并发症

(一)肠出血

为较常见的严重并发症,多见于病程第2~4周,发生率为2%~8%。饮食不当、腹泻等常为诱因。肠出血轻重不一,从大便潜血阳性至大量血便。出血量少者可无症状,或仅有头晕、脉快;大量出血则体温突然下降,继而回升,头晕、烦躁、面色苍白、冷汗、脉细速、血压下降等休克表现。大便可呈暗红色血便。

(二)肠穿孔

最严重的并发症,发生率为 3%～4%,多见于病程第 2～4 周,好发于回肠末段。发生肠穿孔前常先表现腹痛或腹泻、肠出血等。穿孔发生时,突然腹痛,右下腹为甚,冷汗、脉快、体温与血压下降。随后出现明显腹胀、腹部压痛、反跳痛、腹壁紧张等急性腹膜炎征象,肝浊音界缩小至消失,外周血白细胞数增高伴核左移,体温再度升高,腹部 X 线检查可见膈下游离气体征。

(三)中毒性肝炎

发生率 10%～50%,常见于病程 1～3 周,肝大,压痛,ALT 轻至中度升高,少数患者可有轻度黄疸。发生肝衰竭少见。随着伤寒病情好转,肝脏损害一般在 2～3 周内恢复正常。

(四)中毒性心肌炎

见于病程第 2～3 周有严重毒血症的患者。患者心率加快、第一心音低钝、期前收缩、血压下降等。心电图可有 P-R 间期延长、T 波改变与 ST 段下降、平坦等改变。

(五)支气管炎或支气管肺炎

支气管炎多见于病程早期,支气管肺炎则以极期或病程后期较多见。通常是继发感染,极少由伤寒杆菌引起。

(六)其他

严重者可有中毒性脑病、溶血性尿毒综合征。急性胆囊炎、血栓性静脉炎、脑膜炎与肾盂等局灶感染亦偶可发生。孕妇可发生流产或早产。

七、诊断与鉴别诊断

(一)诊断依据

主要根据临床特征与实验室检查结果,流行病学资料亦有参考价值。

1.流行病学资料

有不洁饮食史、既往病史、预防接种史以及曾与患者接触史。

2.临床表现

持续发热 1 周以上,表情淡漠、呆滞、腹胀、便秘或腹泻,相对缓脉,玫瑰疹、脾大等。并发肠出血或肠穿孔则有助诊断。对不典型的轻症患者亦应注意,以免误诊、漏诊。

3.实验室检查

外周血白细胞总数减少,淋巴细胞相对增多,嗜酸性粒细胞计数减少或消失。肥达试验阳性有辅助诊断意义。确诊的依据是检出伤寒沙门氏菌。早期以血培养为主,后期则可考虑作骨髓液培养。血培养阴性者,进行骨髓液培养有助于提高阳性率。粪便培养对确定排菌状态很有帮助。

(二)鉴别诊断

1.病毒性上呼吸道感染

患者有高热、头痛、白细胞计数减少等表现与伤寒相似。但起病急,咽痛、鼻塞、咳嗽等呼吸道症状明显,没有表情淡漠、玫瑰疹、肝大、脾大,肥达试验与血培养均阴性。病程一般在 1～2 周以内。

2.疟疾

患者有发热、肝大、脾大、白细胞计数减少与伤寒相似。可借助患者发热前常有畏寒与寒战,热退时大汗,体温波动大,退热后一般情况好,红细胞和血红蛋白降低,外周血或骨髓涂片可找到疟原虫等临床特点与伤寒相鉴别。伤寒与恶性疟的鉴别诊断较为困难尤其应予重视。

3.钩端螺旋体病

近期有疫水接触史。起病急,伴畏寒发热,眼结膜充血,急性热性病容易于伤寒淡漠面容区别。钩体病特殊的全身酸痛,腓肠肌痛与压痛,腹股沟淋巴结肿痛表现也是伤寒罕有的。部分病例有黄疸与出血征象。尿少甚至无尿,尿中有蛋白质,红、白细胞与管型。白细胞数上升与核左移,血沉加速。血清凝集溶价试验阳性。

4.流行性斑疹伤寒

有虱咬史,多见于冬春季。急起高热、寒战、脉快,结膜充血,神经系统症状出现早,皮疹常在病程3~5天出现,量多,分布广,色暗红,压之不褪色。白细胞多为正常,外斐氏反应（Weil-Felix反应）阳性。病程一般2周左右。地方性斑疹伤寒则以8~9月多见,有鼠蚤叮咬史,病情较轻,病程较短,外斐反应 OX_{19} 亦呈阳性,临床表现相似。

5.血行播散性结核病

患者有长期发热、白细胞降低与伤寒相似。可借助患者常有结核病史或结核患者接触史,发热不规则、伴有盗汗,结核菌素试验阳性,胸部 X 线片可见粟粒性结核病灶等临床特点,以及抗结核病治疗有效与伤寒相鉴别。

6.革兰阴性杆菌败血症

起病急,发热伴全身中毒表现,常伴有寒战、多汗。可早期出现休克,持续较长时间。白细胞总数亦可正常或稍有下降,常伴核左移。可发现有胆管、尿路或肠道等处的原发感染灶。常需血培养发现致病菌确诊。

7.恶性组织细胞病

不规则高热,进行性贫血、出血、淋巴结肿大、脾肿大,病情进展较快,病程可达数月。外周血常规全血细胞减少,骨髓的细胞学检查可发现恶性组织细胞。

八、治疗

（一）一般治疗

1.隔离与休息

患者应按肠道传染病隔离处理,严格卧床休息,排泄物应彻底消毒。临床症状消失后,每隔5~7天送粪便进行伤寒杆菌培养,连续2次阴性才可解除隔离。

2.饮食与护理

必须向患者交代清楚饮食,肠出血或肠穿孔常常是因饮食不当所诱发。应给予易消化、少纤维的营养丰富饮食。发热期可给予流质或半流质饮食,多饮水,必要时静脉输液以维持足够的热量与水电解质平衡。恢复期患者食欲好转明显,可开始进食稀饭或软饭,然后逐渐恢复正常饮食。饮食恢复必须循序渐进,切忌过急。注意观察体温、脉搏、血压、腹部情况及大便性状的变化,以及早发现并发症。注意保持口腔及皮肤清洁,对重症患者尤其重要。还要注意变换体位,预防压疮和肺部感染。

3.对症治疗

高热时酌用冰敷、酒精拭浴等物理方法,不宜用大量退热药,以免虚脱。烦躁不安者可用地西泮等镇静剂。便秘时以生理盐水低压灌肠,或开塞露入肛,禁用泻药。腹胀时给予少糖低脂肪饮食,必要时可用松节油涂腹部及肛管排气,禁用新斯的明。毒血症状严重的患者,在足量、有效的抗生素治疗同时,可加用肾上腺皮质激素减轻毒血症状,可选择地塞米松,2~4 mg 静脉滴注,每天 1 次;或者氢化可的松,50～100 mg 静脉滴注,每天 1 次,疗程一般 3 天。腹胀显著者慎用肾上腺皮质激素,以免诱发肠穿孔或肠出血。

(二)病原治疗

1.氟喹诺酮类

为首选药物。第三代喹诺酮类药物口服吸收良好,在血液、胆汁、肠道和尿路的浓度高,能渗透进入细胞内,作用于细菌 DNA 旋转酶影响细菌 DNA 合成,与其他抗菌药物无交叉耐药性,对氯霉素敏感的伤寒菌株、氯霉素耐药的伤寒菌株均有良好的抗菌活性。但随着第三代喹诺酮类药物的广泛应用,已报道伤寒菌株对第三代喹诺酮类药物出现耐药,耐药机制与伤寒杆菌 DNA 旋转酶 83 和 87 位发生点突变造成抗菌靶位改变有关。第三代喹诺酮类药物不良反应轻,可有胃肠不适、失眠等,但通常不影响治疗。但孕妇与儿童不宜应用。用药后一般在 3～5 天内退热。体温正常后均应继续服用 10～14 天。

(1)左旋氧氟沙星:每次 0.1～0.2 g,每天 2 次口服。

(2)氧氟沙星:每次 0.2～0.3 g,每天 2 次口服。对于重型或有并发症的患者,每次 0.2 g,每天 2 次,静脉滴注,症状控制后改为口服。

(3)环丙沙星:每次 0.5 g,每天 2 次口服。对于重型或有并发症的患者,每次 0.2 g,静脉滴注,每天 2 次,症状控制后改为口服。

其他新开发的第三代喹诺酮类药物有培氟沙星、洛美沙星和司氟沙星等,均有令人满意的临床疗效。

2.头孢菌素类

第三代头孢菌素在体外抗伤寒沙门氏菌作用强,临床应用也有良好的效果,孕妇与儿童亦可选用。

(1)头孢噻肟:每次 2 g,静脉滴注,每天 3 次;儿童每次 50 mg/kg,静脉滴注,每天 3 次,疗程 14 天。

(2)头孢哌酮:每次 2 g,静脉滴注,每天 2 次;儿童每次 50 mg/kg,静脉滴注,每天 2 次,疗程 14 天。

(3)头孢他啶(头孢噻甲羧肟):每次 2 g,静脉滴注,每天 2 次;儿童每次 50 mg/kg,静脉滴注,每天 2 次,疗程 14 天。

(4)头孢曲松:每次 1～2 g,静脉滴注,每天 1 次;儿童每次 50 mg/kg,静脉滴注,每天 1 次,疗程 14 天。

3.氯霉素

用法为成人每天 1.5～2.0 g,分 3～4 次口服,退热后减半,再用 10～14 天,总疗程为 2～3 周。必要时最初可用静脉滴注给药的方法,病情改善后改为口服。曾被作为治疗伤寒的首选药物,但由于氯霉素的不良反应严重,耐药菌株增多,以及已有其他有效治疗药物等原因,目前氯霉素已不推荐用于伤寒首选治疗药物。

4.氨苄西林

用于敏感菌株的治疗。每次 4～6 g,静脉滴注,每天 1 次,疗程 14 天。使用之前需要做皮肤过敏试验。如果出现皮疹应及时停药,更换其他抗菌药物。

5.复方磺胺甲噁唑

用于敏感菌株的治疗。2 片/次,每天 2 次口服,疗程 14 天。

(三)并发症治疗

1.肠出血

严格卧床休息,暂禁饮食或只给少量流质。严密观察血压、脉搏、神志变化及便血情况。适当输液并注意水电解质平衡。使用一般止血剂,视出血量之多少适量输入新鲜红细胞。患者烦躁不安时,可适当使用地西泮等药物。大量出血经积极的内科治疗无效时,可考虑手术处理。

2.肠穿孔

应早期诊断,及早处理。禁食,经鼻胃管减压,静脉输液维持水电解质平衡与热量供应。加强抗菌药物治疗,控制腹膜炎。视具体情况予手术治疗。

3.中毒性心肌炎

在足量有效的抗菌药物治疗下,应用肾上腺皮质激素;应用改善心肌营养状态的药物。如出现心功能不全时,可在严密观察下应用小剂量洋地黄制剂。

(四)慢性带菌者的治疗

应用氨苄西林与丙磺舒联合治疗,氨苄西林每天 $3\sim6$ g,分次口服,丙磺舒每天 $1.0\sim1.5$ g,连用 $4\sim6$ 周;或可用复方磺胺噁唑(SMZ+TMP),每天 2 次,每次 2 片,疗程 $1\sim3$ 个月。亦可用喹诺酮类治疗,氧氟沙星每次 300 mg,每天 2 次,疗程 6 周。内科治疗效果不佳时,合并胆管炎症、胆石症者,可考虑手术切除胆囊。

九、预防

(一)控制传染源

患者应及早隔离治疗,体温正常后 15 天,或每隔 5 天做粪便培养 1 次,连续 2 次阴性,可解除隔离。患者的大小便、便器、食具、衣服、生活用品等均须消毒处理。

饮食业从业人员定期检查,及时发现带菌者。带菌者应调离饮食服务业工作。慢性带菌者要进行治疗、监督和管理。

接触者要进行医学观察 21 天(副伤寒为 15 天)。有发热的可疑患者,应及早隔离治疗观察。

(二)切断传播途径

是预防本病的关键性措施。应大力开展爱国卫生运动,做好卫生宣教,搞好粪便、水源和饮食卫生管理,消灭苍蝇。养成良好个人卫生习惯与饮食卫生习惯,饭前与便后洗手,不吃不洁食物,不饮用生水、生奶等。

(三)提高人群免疫力

易感人群可进行预防接种。以往使用的伤寒、副伤寒甲、乙三联菌苗国内已不供应。近几年来,口服伤寒菌苗的研究有了较大的发展,例如口服减毒活菌苗 Ty21A 株的疫苗,保护效果可达 $50\%\sim96\%$,不良反应也较低。此外,注射用的多糖菌苗(外膜抗原-Vi)在现场试验中初步证明有效,成人剂量 0.5 mL(含多糖菌苗 30 μg),前臂外侧肌内注射射,一年一次,保护率为 70% 左右,反应轻微。应急性预防服药,可用复方磺胺甲噁唑 2 片,每天 2 次,服用 $3\sim5$ 天。

(赵法东)

第九节 细菌性食物中毒

细菌性食物中毒是指由于进食被细菌或细菌毒素所污染的食物而引起的急性感染中毒性疾病。依据国内外统计,各种类型的食物中毒中,以细菌性食物中毒最多见。其根据临床表现的不同,分为胃肠型和神经型。

细菌性食物中毒的特点是多呈暴发起病,发病与饮食有密切关系,未进食污染食品者不发病,污染食品去除后不再有新病例出现。其全年均可发生,潜伏期短,突然发病,对人类健康可构成广泛影响。细菌性食物中毒的主要病原菌有沙门氏菌、志贺氏菌、致病性大肠埃希菌、副溶血弧菌、变形杆菌、空肠弯曲菌、金黄色葡萄球菌、溶血性链球菌等。近年来出现了许多新的致病菌,如"O157"大肠埃希菌、"O139"霍乱弧菌等。

一、胃肠型食物中毒

胃肠型食物中毒临床上最为常见,多发生于夏、秋两季,以恶心、呕吐、腹痛、腹泻等急性胃肠炎症状为主要表现。

(一)病原学

引起胃肠炎食物中毒的细菌很多,常见的有沙门氏菌、副溶血性弧菌、大肠埃希菌、变形杆菌、葡萄球菌及蜡样芽孢杆菌等6种。

1.沙门菌属

据其抗原结构和生化试验,目前已有2 000余种血清型,可依据菌体抗原O及鞭毛抗原H的不同而区别之。其中以鼠伤寒沙门氏菌、肠炎沙门氏菌和猪霍乱沙门菌较为多见。该菌为需氧的革兰阴性肠道杆菌,无芽孢及荚膜。沙门菌在水中不易繁殖,但可生存2~3周,冰箱中可生存3~4个月,在自然环境的粪便中可存活1~2个月。沙门菌最适繁殖温度为37 ℃,在20 ℃以上即能大量繁殖。但不耐热,60 ℃,15~30分钟即可被杀灭。由于此类细菌广泛存在于猪、牛、羊、狗、鸭等动物肠道内,细菌可由粪便排出,污染饮水、食物、餐具以及新鲜蛋品、冰蛋、蛋粉等,人进食后造成感染。

2.副溶血性弧菌(嗜盐菌)

副溶血性弧菌为革兰阴性、椭圆形、荚膜球杆菌。菌体两端浓染,一端有鞭毛,运动活泼。本菌嗜盐生长,广泛存在于海水中,偶亦见淡水。在海水中能存活47天以上,淡水中生存1~2天。在37 ℃、pH7.7、含氯化钠3%~4%的环境中生长最好。对酸敏感,食醋中3分钟即死。不耐热,56 ℃、5分钟即可杀死,90 ℃、1分钟灭活。对低温及高浓度氯化钠抵抗力甚强。根据其菌体抗原O及鞭毛抗原H的不同可分为25个血清型,B、E、H是引起食物中毒的主要血清型。致病性菌株能溶解人及家兔红细胞,称为"神奈川"试验(Kanagawa test)阳性。其致病力与其溶血能力平行,这是由一种不耐热的溶血素(相对分子质量42 000)所致。本菌能否产生肠毒素尚待证明。带鱼、黄鱼、乌贼、梭子蟹等海产品带菌率极高,被海水污染的食物、某些地区的淡水产品如鲫鱼、鲤鱼等及被污染其他含盐量较高的食物如咸菜、咸肉、咸蛋亦可带菌。

3.大肠埃希菌

大肠埃希菌是一种两端圆钝、能运动、无芽孢的革兰阴性短杆菌。体外抵抗力较强,在水和土壤中能存活数月,在阴凉处室内尘埃可存活 1 月,含余氯 0.2 mg/L 的水中不能生存。大肠埃希菌的抗原成分复杂,可分为菌体抗原(O)、鞭毛抗原(H)和表面抗原(K),后者有抗机体吞噬和抗补体的能力。根据菌体抗原的不同,可将大肠埃希菌分为 150 多型,引起胃肠炎型食物中毒的大肠埃希菌主要有以下几种:①致病性大肠埃希菌,其致病因素尚不明确,主要引起婴幼儿腹泻。②产肠毒素大肠埃希菌,为儿童者及旅行者腹泻的主要致病菌。③侵袭性大肠埃希菌,不产生肠毒素,但可侵入结肠上皮细胞生长繁殖,产生内毒素,可使成年人出现类似痢疾的临床表现。④肠出血性大肠埃希菌,其致病性可能与毒素产生有关,导致出血性肠炎的临床表现。

4.变形杆菌

变形杆菌为革兰阴性、无芽孢多形性小杆菌。其抗原结构有菌体(O)及鞭毛(H)抗原 2 种。依生化反应的不同,可分为普通、奇异、莫根、雷极及不定变形杆菌 5 种。其中可引起食物中毒的主要是前 3 种。主要存在于土壤、水源等以及人和家禽包括家禽的肠道中。本类细菌在外界环境中适应力强,营养要求低,极易生长繁殖,即便在蔬菜中亦可大量繁殖。此菌在食物中能产生肠毒素。莫根变形杆菌并可使蛋白质中的组氨酸脱羧成组织胺,从而引起变态反应。致病食物以鱼蟹类为多,尤其以赤身青皮鱼最多见。近年来,变形杆菌食物中毒有相对增多趋势。

5.葡萄球菌

主要是由能产生血浆凝固酸的金黄色葡萄球菌引起,少数可由表皮(白色)葡萄球菌引起。该菌为球形或椭圆形,无鞭毛,不能运动,无芽孢,除少数菌株外一般不形成荚膜,革兰染色为阳性。其在肉类食物、乳产品中繁殖力极强,在 30 ℃的环境下 1 小时后会产生一种可溶性低相对分子质量的肠毒素,肠毒素耐热,100 ℃,30 分钟不能使其灭活,它包括 A、B、C、D、E 共 5 个血清型,其中 A 型更易导致食物中毒。此菌可存在于人的皮肤、鼻咽部、指甲及化脓性感染灶中,因而可污染各种食物,如鱼、肉、蛋、乳制品及淀粉类食物。

6.蜡样芽孢杆菌

蜡样芽孢杆菌为需氧、有芽孢、革兰阳性粗大杆菌。常单独、成双或短链状排列,芽孢常位于次极端;在体内形成荚膜,无鞭毛,不活动。芽孢体外抵抗力极强,能在110 ℃存活 1～4 天,可分泌强烈的外毒素,依毒素性质可分为 6 型(A、B、C、D、E、F),引起食物中毒者主要是 A 和 F 型。此菌广泛存在于自然界中,土壤、尘埃、水、草和腐物均可检出,也可存在于人、畜肠道中,随粪便排出污染食物、炊具等。

(二)流行病学

1.传染源

带菌的动物如家畜、家禽及其蛋品、鱼类及野生动物为本病主要传染源,患者带菌时间较短,作为传染源意义不大。

2.传播途径

被细菌及其毒素污染的食物经口进入消化道而得病。食品本身带菌,或在加工、储存过程中污染。苍蝇、蟑螂亦可作为沙门氏菌、大肠埃希菌污染食物的媒介。

3.人群易感性

普遍易感,病后无明显免疫力,且致病菌血清型多,可反复感染发病。

4.流行因素

本病在 5～10 月份较多,7～9 月份尤易发生,此与夏季气温高、细菌易于大量繁殖密切相关。常因食物采购疏忽(食物不新鲜、或病死牲畜肉)、保存不好(各类食品混合存放、或储存条件差)、烹调不当(肉块过大、加热不够、或凉拌菜)、生熟刀板不分或剩余物处理不当而引起。节日会餐时,饮食卫生监督不严,尤易发生食物中毒。

(三)发病机制与病理

病原菌在污染的食物中大量繁殖,并产生肠毒素类物质,或菌体裂解释放内毒素。进入体内的细菌和毒素,可引起人体剧烈的胃肠道反应。

1.肠毒素

上述细菌中大多数能产生肠毒素或类似的毒素,致病作用基本相似。肠毒素通过刺激肠壁上皮细胞,激活腺苷酸活化酶,从而催化胞质中的三磷酸腺苷成为环磷酸腺苷(cAMP),它的浓度增高可促进胞质内蛋白质磷酸化,促进液体及氯离子的分泌,引起腹泻。而耐热肠毒素则使肠黏膜细胞的鸟苷酸环化酶激活,使环磷酸鸟苷浓度增高,肠隐窝细胞会增强分泌,绒毛顶部细胞减低吸收能力,从而导致腹泻。

2.侵袭性损害

上述菌群可通过对肠黏膜上皮细胞的侵袭性损害,导致黏膜充血、水肿、溃疡。侵袭性细菌性食物中毒潜伏期较长,多见黏液脓血便。

3.内毒素

沙门氏菌菌体裂解后可释放内毒素,其具有较强的致病性,症状主要表现为发热、胃炎、呕吐、腹泻等。

4.变态反应

莫根变形杆菌会使蛋白质中的组氨酸成为组织胺,导致变态反应。但是因为细菌不侵入组织,所以其病理改变较轻,一般无炎症改变。

(四)临床表现

潜伏期短,超过 72 小时的病例可基本排除食物中毒。金黄色葡萄球菌食物中毒由积蓄在食物中的肠毒素引起,潜伏期 1～6 小时。蜡样芽孢杆菌 1～2 小时。侵袭性细菌如沙门氏菌、副溶血弧菌、变形杆菌等引起的食物中毒,潜伏期一般为 16～48 小时。

临床表现以急性胃肠炎为主,如恶心、呕吐、腹痛、腹泻等。葡萄球菌、蜡样芽孢杆菌食物中毒呕吐较明显,呕吐物含胆汁,有时带血和黏液。腹痛以上腹部及脐周多见。腹泻频繁,多为黄色稀便和水样便。侵袭性细菌引起的食物中毒,可有发热、腹部阵发性绞痛和黏液脓血便。鼠伤寒沙门氏菌食物中毒的粪便呈水样或糊状,有腥臭味,也可见脓血便。副溶血弧菌食物中毒的部分病例大便呈血水样。莫根变形杆菌会导致颜面潮红,并且出现头痛、荨麻疹等过敏表现。严重腹泻时会脱水、酸中毒、休克。

(五)实验室及其他检查

1.一般检查

(1)血常规:大肠埃希菌、沙门菌等感染者血白细胞计数多在正常范围。副溶血弧菌及金黄色葡萄球菌感染者,白细胞数可增高达 10×10^9 /L 以上,中性粒细胞比例增高。

(2)粪便常规:粪便呈稀水样镜检可见少量白细胞,血水样便镜检可见多数红细胞,少量白细胞;血性黏液便则可见到多数红细胞及白细胞,与痢疾样便无异。

2.血清学检查

患者患病早期及病后两周的双份血清特异性抗体 4 倍升高可明确诊断。由于患病数天即可痊愈,血清学检查较少应用。但确诊变形杆菌感染应采患者血清,进行对 OX_{19} 及 OXk 的凝集反应,效价在 1：80 以上有诊断意义。因为变形杆菌极易污染食物及患者的吐泻物,培养阳性亦不足以证明为真正的病原。患者血清凝集效价增高,则可认为由于变形杆菌感染引起。

3.病原学检查

(1)细菌培养:将患者的吐、泻物及进食的可疑食物做细菌培养,如能获得相同病原菌有利于确诊。

(2)特异性核酸检查:近年有采用特异性核酸探针进行核酸杂交和特异性引物进行聚合酶链反应以检查病原菌,同时可做分型。

(六)诊断

根据集体伙食单位短期内暴发大批急性胃肠炎患者,结合季节及饮食情况(厨房卫生情况、食物质量、保管及烹调方法的缺点)即可作出临床诊断。

有条件时,应取患者吐泻物及可疑的残存食物进行细菌培养,重症患者血培养,首先留取发病初期及发病后 2 周的血清,将其培养分离的细菌进行血清凝集试验,双份试验效价递增者具诊断价值。近年来采用琼脂扩散沉淀试验检测污染食物中毒的肠毒素,效果良好。动物试验:葡萄球菌与条件致病菌培养阳性者,可取纯培养滤液加热后喂猴或小猫,或行腹腔注射。副溶血型弧菌可用鼠或猫做试验,观察是否发病。

(七)鉴别诊断

1.非细菌性食物中毒

食用了有毒的植物、动物、化学物品或重金属类物质,例如有机磷农药、桐油、野毒蕈、亚硝酸盐等。多表现为频繁呕吐,较少出现腹痛、腹泻等,且有明显的神经症状,病死率较高。

2.霍乱及副霍乱

一种急性腹泻疾病,病发高峰期在夏季,可在数小时内造成腹泻脱水甚至死亡。多有典型的米泔水样大便,粪便荧光染色剂培养可确诊。

3.急性菌痢

偶见食物中毒型暴发。多表现分为发热、腹泻、里急后重、可见黏液脓血便,查体下腹部压痛阳性,粪便镜检可见红白细胞及巨噬细胞,约 50% 会培养处痢疾杆菌生长。

4.病毒性胃肠炎

一组由多种病毒引起的急性肠道传染病,潜伏期 24～72 小时,临床特点为起病急、恶心、呕吐、腹痛、腹泻,排水样便或稀便,严重者可脱水、电解质及酸碱平衡紊乱。

(八)治疗

暴发流行时应先将患者按轻重分类,轻者在原就诊处集中治理,重症患者送往医院或卫生队治疗,并进行流行病学调查及检验检疫工作,从而助于明确病因。

1.对症治疗

卧床休息,流食或半流食,宜清淡,多饮盐糖水。吐泻腹痛剧者暂禁食,给复方颠茄片口服或注射山莨菪碱(654-2),腹部放热水袋。及时纠正水与电解质紊乱及酸中毒。血压下降者予升压药。高热者用物理降温或退热药。变形杆菌食物中毒过敏型。以抗组织胺药物治疗为主,如苯海拉明等,必要时加用肾上腺皮质激素。精神紧张不安时应给镇静剂。有腹泻症状的可以给予蒙脱石散口服。

2.抗菌治疗

通常无须应用抗菌药物，可以经对症疗法治愈。症状较重考虑为感染性食物中毒或侵袭性腹泻者，应及时选用抗菌药物，如更换新抗菌药物方案如喹诺酮类等，葡萄球菌的食物中毒可用苯唑西林等治疗。但抗菌药物不能缩短排菌期。

(九)预防

做好饮食卫生监督，认真贯彻《食品卫生法》。一旦发生可疑食物中毒，立即报告当地卫生防疫部门，进行调查，制定防疫措施，控制疫情。其次需加强食品卫生管理，进行卫生宣传教育，要求居民不吃腐败、变质、未熟透食物。

二、神经型食物中毒

神经型食物中毒亦称肉毒中毒，是因进食含有肉毒杆菌外毒素的食物而引起的中毒性疾病。临床上以恶心、呕吐及中枢神经系统症状如眼肌及咽肌瘫痪为主要表现。如抢救不及时，病死率较高。

(一)病原学

肉毒杆菌亦称腊肠杆菌，属革兰阳性厌氧梭状芽孢杆菌，次极端有大形芽孢，有周鞭毛，能运动。本菌芽孢体外抵抗力极强，干热 180 ℃、15 分钟，湿热 100 ℃、5 小时，高压灭菌120 ℃、20 分钟则可消灭。5％苯酚、20％甲醛，24 小时才能将其杀灭。其广泛存在于自然界，以芽孢形式存在于土壤或海水沉渣中，亦可存在于牛、羊、猪等动物粪便中，还可附着在蔬菜、水果及各种谷物上，故极易污染食物及食物原料。

本菌按抗原性不同，可分 A、B、C、D、E、F、G 7 种血清型，对人致病者以 A、B、E 3 型为主，F 型较少见，C、D 型主要见于禽畜感染。各型均能产生外毒素，是一种嗜神经毒素，剧毒，对人的致死量为 0.01 mg 左右，毒素对胃酸有抵抗力，但不耐热。A 型毒素 80 ℃、5 分钟即可破坏，B 型毒素 88 ℃、15 分钟可破坏。毒素在干燥、密封和阴暗的条件下，可保存多年。由于此毒素的毒性强，且无色、无臭、无味、不易察觉，必须注意防范。

(二)流行病学

1.传染源

家畜、家禽及鱼类为传染源。本菌芽孢广布于自然界，病菌由动物(主要是食草动物)肠道排出，污染土壤及岸沙土，由此污染饮食品制作罐头，如加热不足，则其所产芽孢不被消灭，加之缺氧环境，造成肉毒杆菌大量繁殖，产生大量外毒素。

2.传播途径

主要通过食物传播，多见于腌肉、腊肉、猪肉及制作不良的罐头食品，也可通过使用不新鲜的鱼、猪肉等发病。即使没有严格的厌氧环境及温度，肉毒杆菌仍可繁殖，A 型、B 型菌可产生蛋白水解酶，使食物变质，但 E 型菌不产生该酶，其在 6 ℃低温繁殖并产生毒素。战争环境中，敌方可利用肉毒毒素经气溶胶方式传播，广泛污染饮水，粮食及器物，如不及时处理，可造成集体中毒。

3.易感性

普遍易感，不引起人与人之间传染，亦不产生病后免疫力。

(三)发病机制与病理

肉毒毒素是一种嗜神经毒素，主要由上消化道吸收，毒素进入小肠和结肠后，则吸收缓慢，胃酸及消化酶均不能将其破坏，故多数患者起病缓慢，病程较长。肉毒毒素吸收后主要作用于脑神经核、外周神经、肌肉接头处及自主神经末梢，阻断胆碱能神经纤维的传导，神经冲动在神经末梢突触前被阻断，从而抑制神经传导介质-乙酰胆碱的释放，使肌肉收缩运动障碍，发生软瘫，但肌肉仍能保持对乙酰胆碱的反应性，静脉注射乙酰胆碱能使瘫痪的肌肉恢复功能。

病理变化主要是脑神经核及脊髓前角产生退行性变，使其所支配的相应肌群发生瘫痪，脑干神经核也可受损。脑及脑膜显著充血、水肿，并有广泛的点状出血和血栓形成。显微镜下可见神经节细胞变性。

(四)临床表现

潜伏期一般为 12～36 小时，最短为 2～6 小时，长者可达 8～10 天。中毒剂量愈大则潜伏期愈短，病情亦愈重。但也可先轻型起病，后发展成重型。

临床表现轻重不一，轻者仅轻微不适，无须治疗，重者可于 24 小时内致死。起病突然，病初可有头痛、头晕、乏力、恶心、呕吐(E 型菌恶心呕吐重、A 型菌及 B 型菌较轻)；随后出现眼内外肌瘫痪，表现为视力模糊、复视、眼睑下垂、瞳孔散大，对光反射消失。口腔及咽部潮红，伴有咽痛，如咽肌瘫痪，则致呼吸困难。肌力低下主要见于颈部及肢体近端。由于颈肌无力，头向前倾或倾向一侧。腱反射可呈对称性减弱。

自主神经末梢先兴奋后抑制，故泪腺、汗腺及涎腺等分泌先增多而后减少。血压先正常而后升高。脉搏先慢后快。常有顽固性便秘、腹胀、尿潴留。病程中神志清楚，感觉正常，不发热。血、尿与脑脊液常规检查无异常改变。轻者 5～9 天内逐渐恢复，但全身乏力及眼肌瘫痪持续较久。重症患者抢救不及时多数死亡，病死率 30%～60%，死亡原因多为延髓麻痹所致呼吸衰竭、心功能不全及误吸肺炎所致继发性感染。

患者不发热。可于 5～9 天内逐渐恢复，但全身乏力及眼肌瘫痪持续较久，有时视觉恢复需数月之久。重症患者抢救不及时多数死亡，病死率 30%～60%。

婴儿偶尔而吞入少量肉毒杆菌芽孢，在肠内繁殖，产生神经毒素，吸收后可因骤发呼吸麻痹而猝死(婴儿猝死综合征 the sudden infant death syndrome，SIDS)。

(五)实验室及其他检查

1.病原学检查

将食物、呕吐物或排泄物加热煮沸 20 分钟后，接种血琼脂做厌氧培养，检出致病菌。

2.毒素检查

(1)动物试验：将检查标本浸出液饲喂动物，或做豚鼠、小白鼠腹腔内注射，同时设对照组，以加热80 ℃、30 分钟处理的标本或加注混合型肉毒抗毒素于标本中，如实验组动物发生肢体麻痹死亡，而对照组无，则本病的诊断即可成立。

(2)中和试验：将个性抗毒素血清 0.5 mL 注射小白鼠腹腔内，随后接种标本 0.5 mL，同时设对照组，从而判断毒素有无和型别鉴定。

(3)禽眼接种试验：将标本液 0.1～0.5 mL 注射于鸡、麻雀或鸽子等一侧下眼睑皮下，另侧注射稀释用液做对照。如眼睑闭合，可判定标本中含有肉毒毒素。根据标本中毒素量不同，检出时间从十几分钟到 48 小时不等。如将不同型别的抗毒素分别加入标本液，则可借以判定毒素的型别。

(六)诊断

有进食可疑食物,特别是火腿、腊肠、罐头或瓶装食品史,同餐者集体发病。有复视、斜视、眼睑下垂、吞咽及呼吸困难等特殊的神经系统症状及体征。

确诊可用动物试验查患者血清及可疑食物中的肉毒毒素,亦可用可疑食物进行厌氧菌培养,分离病原菌。在战争环境中,须警惕敌人施放含肉毒素的气溶胶;如有可疑,可将气溶胶从附着处洗下,进行动物试验。

(七)鉴别诊断

与脊髓灰质炎、白喉后神经麻痹、流行性乙型脑炎、急性多发性神经根炎、毒蕈及葡萄球菌肠毒素中毒等相鉴别。

(八)治疗

1.对症治疗

患者应严格卧床休息,并予适当镇静剂,以避免瘫痪加重。患者于食后 4 小时内可用 5% 碳酸氢钠或 1∶4 000 高锰酸钾溶液洗胃及灌肠,以破坏胃肠内尚未吸收的毒素。咽肌麻痹宜用鼻饲及输液。呼吸困难者吸氧,及早气管切开,呼吸麻痹者用人工呼吸器。为消灭肠道内的肉毒杆菌,以防其继续产生肠毒素,可给予大剂量青霉素。还应根据病情给予强心剂及防治继发性细菌感染等措施。出院后 10~15 天内应避免体力劳动。

2.抗毒素治疗

多价肉毒素(A、B、E 型)对本病有特效,必须及早应用,有效用药时间为起病后 24 小时内或出现瘫痪前,使用肉毒素 10 万单位静脉或肌内注射,必要时可 6 小时后重复一次。在病菌型别已确定者,应注射同型抗毒素,每次 1~2 万单位。病程已过两日者,抗毒素效果较差,但应继续注射,以中和血中残存毒素。

3.化学疗法

近年,有人采用盐酸胍 35~50 mg/(kg·d),分 4~6 次口服。据报道有促进末梢神经纤维释放乙酰胆碱的作用,因而能改善神经肌肉传递功能,增加肌张力,缓解中毒症状。

(九)预防

1.管理传染源

一旦发生可疑中毒,立即报告当地卫生防疫部门。

2.切断传播途径

严格管理与检查食品,尤应注意罐头食品、火腿、腌腊食品的制作和保存。食品罐头的两端若有膨隆现象,或内容物色香味改变者,应禁止出售和禁止食用,即使煮沸也不宜食用。谷类及豆类亦有被肉毒杆菌污染的可能,因此禁止食用发酵或腐败的食物。

3.保护易感人群

遇有同食者发生肉毒素中毒时,其余人员应立即给予多价精制肉毒抗毒血清预防,1 000~2 000 U 皮下注射,每周 1 次,共 3 次。经常食用罐头者,可考虑注射肉毒杆菌类毒素。

(赵珍珍)

第十节 霍 乱

霍乱是由霍乱弧菌所引起的烈性肠道传染病,以剧烈的腹泻和呕吐、脱水、肌肉痉挛、周围循环衰竭为主要临床表现,诊治不及时易致死亡。本病主要经水传播,具有发病急、传播迅速、发病率高、常在数小时内可致人死亡等特点,对人类生命健康形成很大威胁。在我国,霍乱属于甲类传染病。本病广泛流行于亚洲、非洲、拉丁美洲地区,属国际检疫传染病。

一、病原学

(一)分类

霍乱弧菌为霍乱的病原体,WHO腹泻控制中心根据弧菌的生化性状,O抗原的特异性,将霍乱弧菌分成139个血清群,其中仅O1与O139可引起霍乱流行。

1.O1群霍乱弧菌

包括古典生物型霍乱弧菌和埃尔托生物型霍乱弧菌。本群霍乱弧菌是霍乱的主要致病菌。

2.非O1群霍乱弧菌

生化反应与O1群霍乱弧菌相似,鞭毛抗原与O1群相同,而菌体O抗原则不同,不被O1群霍乱弧菌多价血清所凝集,又称为不凝集弧菌。

3.不典型O1群霍乱弧菌

本群霍乱弧菌可被多价O1群血清所凝集,但本群弧菌在体内外均不产生肠毒素,因此没有致病性,多由自然水源或井水中分离到。

4.O139群霍乱弧菌

既不同于O1群霍乱弧菌,也不同于非O1群霍乱弧菌的137个血清群,而是一个新的血清群,又称Bengal型。

(二)形态学

O1群霍乱弧菌是革兰染色阴性,呈弧形或逗点状杆菌,大小$(1.5\sim2.2)\mu m\times(0.3\sim0.4)\mu m$,无芽孢、无夹膜,菌体尾端有一鞭毛,运动极为活泼,在暗视野悬滴镜检观察,如同夜空中的流星。患者粪便直接涂片可见弧菌纵列呈"鱼群"样。O139霍乱弧菌为革兰阴性弧菌,不具备非O1群霍乱弧菌137个血清型的典型特征,该菌长$2\sim3\mu m$,宽约$0.5\mu m$,有夹膜,菌体末端有一根鞭毛,呈穿梭样运动。

(三)培养特性

霍乱弧菌在普通培养基中生长良好,属兼性厌氧菌。在碱性环境中生长繁殖快,一般增菌培养常用pH8.4~8.6的1%碱性蛋白胨水,可以抑制其他细菌生长。O139霍乱弧菌能在无氯化钠或30 g/L氯化钠蛋白胨水中生长,而不能在80 g/L浓度下生长。

(四)生化反应

O1群霍乱弧菌和非典型O1群霍乱弧菌均能发酵蔗糖和甘露糖,不发酵阿拉伯糖。非O1群霍乱弧菌对蔗糖和甘露糖发酵情况各不相同。此外埃尔托生物型能分解葡萄糖产生乙酸甲基甲醇(即VP试验)。O139型能发酵葡萄糖、麦芽糖、蔗糖和甘露糖,产酸不产气,不发酵肌醇和阿拉伯糖。

(五)抗原结构

霍乱弧菌有耐热的菌体(O)抗原和不耐热的鞭毛(H)抗原。H抗原为霍乱弧菌属所共有；O抗原特异性高，有群特异性和型特异性两种抗原，是霍乱弧菌分群和分型的基础。群的特异性抗原可达100余种。O1群弧菌型的特异性抗原有A、B、C三种，其中A抗原为O1群弧菌所共有，A抗原与B或(和C)抗原相结合则可分为三型。小川型(异型，Ogawa)含AB抗原；稻叶型(原型，Inaba)含AC抗原；彦岛型(中间型，Hikojima)含ABC三种抗原。霍乱弧菌所含的BC抗原，可以因弧菌的变异而互相转化，如小川型和稻叶型之间可以互相转化。O139霍乱弧菌与O1群霍乱弧菌的多价诊断血清不发生交叉凝集，与O1群霍乱弧菌特异性的A、B及C因子单克隆抗体也不发生反应。

霍乱弧菌能产生肠毒素、神经氨酸酶、血凝素，菌体裂解后能释放出内毒素等。其中霍乱肠毒素(cholera toxin，CT)在古典型、埃尔托生物型和O139型霍乱弧菌均能产生，且互相之间很难区别。

霍乱肠毒素是一种不耐热的毒素，56℃ min即被破坏。在弧菌的生长对数期合成并释放于菌体外。O1群霍乱弧菌和非O1群霍乱弧菌肠毒素的抗原特性大致相同。霍乱肠毒素是由一个A和五个B两个亚单位以非共价结合构成的活性蛋白。A亚单位为毒性亚单位，分子量为27.2 kD。A亚单位由A1和A2两条肽链组成，依靠二硫键相结合。A1具有酶活性，A2与B亚单位结合。B亚单位为结合单位，能识别肠黏膜细胞上的特异性受体，其分子量为11.6 kD，由103个氨基酸组成。肠毒素具有免疫原性，经甲醛处理后所获得的无毒性霍乱肠毒素称为类霍乱原，免疫人体后其所产生的抗体，能对抗霍乱肠毒素的攻击。

霍乱弧菌体有菌毛结构，古典型有A、B、C三种菌毛，埃尔托生物型仅产生B型及C型菌毛。A型菌毛的表达与霍乱肠毒素同时受TOXR基因调节，称为毒素协同菌毛(toxin coregulated pilus A，TCPA)。

(六)抵抗力

霍乱弧菌对干燥、加热和消毒剂均敏感。一般煮沸1~2分钟，可杀灭。0.2%~0.5%的过氧乙酸溶液可立即杀死。正常胃酸中仅能存活5分钟。但在自然环境中存活时间较长，如在江、河、井或海水中埃尔托生物型霍乱弧菌能生存1~3周，在鱼、虾和介壳类食物中可存活1~2周。O139霍乱弧菌在水中存活时间较O1群霍乱弧菌长。

二、流行病学

(一)传染源

患者和带菌者是霍乱的传染源。严重吐泻者可排出大量细菌，极易污染周围环境，是重要的传染源。轻型和隐性感染者由于发病的隐蔽性，在疾病传播上起着更重要作用。

(二)传播途径

霍乱是肠道传染病，患者及带菌者的粪便和排泄物污染水源和食物后可引起传播。其次，日常的生活接触和苍蝇亦起传播作用。近年来发现埃尔托生物型霍乱弧菌和O139霍乱弧菌均能通过污染鱼、虾等水产品引起传播。

(三)人群易感性

人群对霍乱弧菌普遍易感，本病隐性感染较多，而有临床症状的显性感染则较少。病后可获一定免疫力。能产生抗菌抗体和抗肠毒素抗体,但亦有再感染的报告。霍乱地方性流行区人群或对 O1 群霍乱弧菌有免疫力者,却不能免受 O139 的感染。

(四)流行特征

1.地方性与外来性

霍乱主要在东南亚地区经常流行,历次大流行均由以上地区传播。我国发生的霍乱系从国外输入,属外来传染病。流行地区以沿海一带,如广东、广西、浙江、江苏、上海等省市为多。O139 型菌株引起的霍乱无家庭聚集性,发病以成人为主(可达 74%),男病例多于女病例。

2.传播方式

主要经水和食物传播。一般先发生于沿海港口、江河沿岸及水网地区,再经水陆交通传播。通过航空做远距离传播也是迅速蔓延的重要原因。

3.季节性

霍乱为热带地区传染病,全年均可发病,但在各流行地区仍有一定的季节性,主要视气温和湿度是否适合于霍乱弧菌生长。在我国霍乱流行季节为夏秋季,以 7~10 月为多。

三、发病机制与病理改变

(一)发病机制

霍乱弧菌经口进入消化道,若胃酸正常且不被稀释,则可杀灭一定数量的霍乱弧菌而不发病。但若胃酸分泌减少或被稀释,或者食入大量霍乱弧菌,弧菌经胃到达小肠,通过鞭毛运动,以及弧菌产生的蛋白酶作用,穿过肠黏膜上的黏液层,在毒素协同菌毛(TCPA)和霍乱弧菌血凝素的作用下,黏附于小肠上段肠黏膜上皮细胞刷状缘上,并不侵入肠黏膜下层。在小肠碱性环境中霍乱弧菌大量繁殖,并产生霍乱肠毒素(即霍乱原)。

霍乱肠毒素的作用方式如下:①肠毒素到达黏膜后,B 亚单位能识别肠黏膜上皮细胞上的神经节苷脂受体并与之结合;②肠毒素 A 亚单位进入肠黏膜细胞内,A1 亚单位含有二磷酸腺苷(ADP)-核糖转移酶活性,能从烟酰胺腺嘌呤二核苷酸(NAD)中转移二磷酸腺苷(ADP)-核糖至具有控制腺苷环化酶活性的三磷酸鸟嘌呤核苷调节酶中(GTP 酶或称 G 蛋白)并与之结合,从而使 GTP 酶活性受抑制,导致腺苷环化酶持续活化;③腺苷环化酶使三磷酸腺苷(ATP)不断转变为环磷酸腺苷(cAMP)。当细胞内 cAMP 浓度升高时,则刺激肠黏膜隐窝细胞过度分泌水、氯化物及碳酸盐,同时抑制绒毛细胞对钠和氯离子的吸收,使水和 NaCl 等在肠腔积累,因而引起严重水样腹泻。

霍乱肠毒素还能促使肠黏膜杯状细胞分泌黏液增多,使腹泻水样便中含大量黏液。此外腹泻导致的失水,使胆汁分泌减少,且肠液中含有大量水、电解质和黏液,所以吐泻物呈"米泔水"样。除肠毒素外,内毒素及霍乱弧菌产生溶血素、酶类及其他代谢产物,亦有一定的致病作用。

(二)病理生理

霍乱的主要病理生理改变为水和电解质紊乱、代谢性酸中毒、循环衰竭和急性肾衰竭。患者由于剧烈的呕吐与腹泻,体内水和电解质大量丧失,导致脱水和电解质紊乱。在严重脱水患者,由于血容量明显减少,可出现循环衰竭,进一步引起急性肾衰竭;由于腹泻丢失大量碳酸氢根可导致代谢性酸中毒;而循环衰竭,组织缺氧进行无氧代谢,乳酸产生过多,同时伴发急性肾衰竭,不能排泄代谢的酸性物质,均可促使酸中毒进一步加重。

（三）病理解剖

霍乱患者的死亡原因为循环衰竭和尿毒症，其主要病理变化为严重脱水，脏器实质性损害不重。皮肤苍白、干瘪、无弹性，皮下组织和肌肉脱水，心、肝、脾等脏器因脱水而缩小色暗无光泽。肠黏膜轻度发炎、松弛，一般无黏膜上皮脱落，亦无溃疡形成，偶见出血。小肠明显水肿，色苍白暗淡，黏膜面粗糙，活检镜下仅见轻微的非特异性炎症。肾脏无炎性改变，肾小球和肾间质毛细血管可见扩张，肾小管可有混浊变性和坏死。

四、临床表现

三种生物型弧菌所致霍乱的临床表现基本相同，古典生物型和 O139 型霍乱弧菌引起的疾病，症状较严重，埃尔托生物型霍乱弧菌引起的症状轻者较多，无症状的病原携带者亦较多。本病潜伏期，短者数小时，长者 7 天，一般为 1～3 天；典型患者多发病急，少数患者发病前 1～2 天可有头昏、乏力或轻度腹泻等前驱症状。

（一）病程

典型病例的病程可分为 3 期。

1.吐泻期

绝大多数患者以剧烈的腹泻、呕吐开始。一般不发热，仅少数有低热。

（1）腹泻：腹泻是发病的第一个症状，不伴有里急后重感，多数不伴腹痛，少数患者因腹直肌痉挛而引起腹痛。大便初为泥浆样或水样，尚有粪质，以后迅速变为"米泔水"样大便或无色透明水样，无粪臭，微有淡甜或鱼鲜味，含有大量黏液。少数患者可排出血便，以埃尔托霍乱弧菌引起者多见。腹泻次数由每天数次至数十次不等，重者则大便失禁。腹泻量在严重患者甚至每次可达到 1 000 mL。

（2）呕吐：呕吐一般发生在腹泻之后，但也有先于或与腹泻同时发生。呕吐不伴恶心，多呈喷射性和连续性。呕吐物初为胃内食物，继而为清水样，严重者为"米泔水"呕吐物。呕吐一般持续 1～2 天。

2.脱水期

由于剧烈的呕吐与腹泻，使体内大量水分和电解质丧失，因而出现脱水，电解质紊乱和代谢性酸中毒。严重者出现循环衰竭。本期病程长短，主要决定于治疗是否及时和正确，一般为数小时至 2～3 天。

（1）脱水：可分为轻、中、重三度。轻度脱水，可见皮肤黏膜稍干燥，皮肤弹性略差，一般约失水 1 000 mL，儿童 70～80 mL/kg。中度脱水，可见皮肤弹性差，眼窝凹陷，声音轻度嘶哑，血压下降和尿量减少，丧失水分 3 000～3 500 mL，儿童 80～100 mL/kg。重度脱水，则出现皮肤干皱，没有弹性，声音嘶哑，并可见眼眶下降，两颊深凹，神志淡漠或不清的"霍乱面容"。重度脱水患者约脱水 4 000 mL，儿童 100～120 mL/kg。

（2）循环衰竭：是严重失水所致的失水性休克。出现四肢厥冷，脉搏细速，甚至不能触及，血压下降或不能测出。继而由于脑部供血不足，脑缺氧而出现神志意识障碍，开始为烦躁不安，继而呆滞、嗜睡甚至昏迷。出现循环衰竭，若不积极抢救，可危及生命。

（3）酸中毒：临床表现为呼吸增快，严重者除出现库斯莫尔（Kussmaul）深大呼吸外，可有神志意识障碍，如嗜睡、感觉迟钝甚至昏迷。

（4）肌肉痉挛：由于呕吐、腹泻使大量的钠盐丧失，严重的低血钠引起腓肠肌和腹直肌痉挛。临床表现为痉挛部位的疼痛和肌肉呈强直状态。

(5)低血钾:频繁的腹泻使钾盐大量丧失,血钾可显著降低。临床表现为肌张力减弱,膝反射减弱或消失,腹胀,亦可出现心律失常。心电图示 QT 延长,T 波平坦或倒置和出现 U 波。

3.恢复期或反应期

腹泻停止,脱水纠正后多数患者症状消失,尿量增加,体力逐步恢复。但亦有少数病例由于血液循环的改善,残留于肠腔的内毒素被吸收进入血流,可引起轻重不一的发热。一般体温可达 38～39 ℃,持续 1～3 天后自行消退。

(二)临床类型

根据失水程度、血压和尿量情况,可分为轻、中、重三型。

1.轻型

起病缓慢,腹泻每天不超出 10 次,为稀便或稀水样便,一般不伴呕吐,持续腹泻 3～5 天后恢复。无明显脱水表现。

2.中型(典型)

有典型的腹泻和呕吐症状,腹泻每天达 10～20 次,为水样或"米泔水"样便,量多,因而有明显失水体征。表现为血压下降,收缩压 9.3～12.0 kPa(70～90 mmHg),尿量减少,24 小时尿量 500 mL 以下。

3.重型

患者除有典型腹泻和呕吐症状外,存在严重失水,因而出现循环衰竭。表现为脉搏细速或不能触及,血压明显下降,收缩压低于 9.3 kPa(70 mmHg)或不能测出,24 小时尿量50 mL 以下。

除上述三种临床类型外,尚有一种罕见的暴发型或称中毒型,又称干性霍乱。本型起病急骤,尚未出现腹泻和呕吐症状,即迅速进入中毒性休克而死亡。

五、实验室检查

(一)一般检查

1.血常规及生化检查

由于失水可引起血液浓缩,红细胞计数升高,血红蛋白和血细胞比容增高。白细胞数可达 $10×10^9$/L 以上。分类计数中性粒细胞和单核细胞增多。严重脱水患者可有血清钠、钾、氯均可见降低,尿素氮、肌酐升高,而 HCO_3^- 下降。

2.尿常规

可有少量蛋白,镜检有少许红、白细胞和管型。

3.大便常规

可见黏液和少许红、白细胞。

(二)血清免疫学检查

霍乱弧菌的感染者,能产生抗菌抗体和抗肠毒素抗体。抗菌抗体中的抗凝集抗体,一般在发病第 5 天出现,病程 8～11 天达高峰。血清免疫学检查主要用于流行病学的追溯诊断和粪便培养阴性可疑患者的诊断。若抗凝集素抗体双份血清滴度 4 倍以上升高,有诊断意义。

(三)病原学检查

1.粪便涂片染色

取粪便或早期培养物涂片行革兰染色镜检,可见革兰阴性稍弯曲的弧菌,无芽孢无荚膜,而 O139 菌除可产生荚膜外,其他与 O1 菌相同。

2.悬滴检查

将新鲜粪便做悬滴或暗视野显微镜检,可见运动活泼呈穿梭状的弧菌。

3.制动试验

取急性期患者的水样粪便或碱性蛋白胨水增菌培养6小时左右的表层生长物,先做暗视野显微镜检,观察动力。如有穿梭样运动物时,则加入O1群多价血清一滴。若是O1群霍乱弧菌,由于抗原抗体作用,则凝集成块,弧菌运动即停止。如加O1群血清后,不能制止运动,应再用O139血清重做试验。

4.增菌培养

所有怀疑霍乱患者的粪便,除做显微镜检外,均应做增菌培养。粪便留取应在使用抗菌药物之前。增菌培养基一般用pH8.4的碱性蛋白胨水,36～37 ℃培养6～8小时后表面能形成菌膜。此时应进一步做分离培养,并进行动力观察和制动试验,这将有助于提高检出率和早期诊断。

5.核酸检测

应用霍乱毒素基因的DNA探针做菌落杂交,能迅速鉴定出产霍乱毒素的霍乱弧菌,但不能鉴别霍乱弧菌的古典生物型、埃托尔生物型和O139生物型。应用PCR技术来快速诊断霍乱也得到应用。其中通过识别PCR产物中的霍乱弧菌毒素基因亚单位CTxA和毒素协同菌毛基因TcpA来区别霍乱弧菌和非霍乱弧菌。然后根据TcpA基因的不同DNA序列来区别古典生物型、埃托尔生物型和O139生物型霍乱弧菌。4小时以内可出结果,能检测出碱性蛋白胨水中10条以下的弧菌。具有快速、特异、敏感的优点。

6.ELISA

用针对O139霍乱弧菌"O"抗原的单克隆抗体,用dot-ELISA直接检测直肠拭子标本中的抗原,呈现出极高的敏感性和特异性。

六、并发症

(一)急性肾衰竭

发病初期由于剧烈呕吐、腹泻导致脱水,出现少尿,此为肾前性少尿,经及时补液尿量能迅速增加而不发生肾衰竭。若补液不及时脱水加重引起休克,由于肾脏供血不足,可引起肾小管缺血性坏死,出现少尿、无尿和氮质血症。

(二)急性肺水肿

由于本病脱水严重往往需要快速补液,若不注意同时纠正酸中毒,则往往容易发生肺水肿。这是代谢性酸中毒导致肺循环高压之故。

七、诊断

霍乱流行地区,在流行季节,任何有腹泻和呕吐的患者,均应考虑霍乱可能,因此均需做排除霍乱的粪便细菌学检查。凡有典型症状者,应先按霍乱处理。

(一)诊断标准

具有下列之一者,可诊断为霍乱。

(1)有腹泻症状,粪便培养霍乱弧菌阳性。

(2)霍乱流行期间,在疫区内有典型的腹泻和呕吐症状,迅速出现严重脱水,循环衰竭和肌肉痉挛者。虽然粪便培养未发现霍乱弧菌,但并无其他原因可查者。如有条件可做双份血清凝集素试验,滴度 4 倍上升者可诊断。

(3)疫源检索中发现粪便培养阳性前 5 天内有腹泻症状者,可诊断为轻型霍乱。

(二)疑似诊断

具有以下之一者。

(1)具有典型霍乱症状的首发病例,病原学检查尚未肯定前。

(2)霍乱流行期间与霍乱患者有明确接触史,并发生泻吐症状,而无其他原因可查者。

疑似患者应进行隔离、消毒,做疑似霍乱的疫情报告,并每天做大便培养,若连续二次大便培养阴性,可做否定诊断,并做疫情订正报告。

八、鉴别诊断

(一)急性细菌性胃肠炎

急性细菌性胃肠炎包括副溶血弧菌、金黄色葡萄球菌、变形杆菌、蜡样芽孢杆菌、致病性和产肠毒素性大肠埃希菌等引起。由于细菌和食物中产生肠毒素,人进食后即发病。本病起病急骤,同食者常集体发病。且往往是先吐后泻,排便前有阵发性腹痛。粪便常为黄色水样便或偶带脓血。

(二)病毒性胃肠炎

病毒性胃肠炎常由人轮状病毒、诺如病毒等引起。患者一般有发热,除腹泻、呕吐外可伴有腹痛、头痛和肌痛,少数有上呼吸道症状。大便为黄色水样便,粪便中能检出病毒抗原。

(三)急性细菌性痢疾

典型患者有发热、腹痛、里急后重和脓血便,易与霍乱鉴别。

轻型患者仅腹泻黏液稀液,需与轻型霍乱鉴别,主要依靠粪便细菌学检查。

九、治疗

(一)治疗原则

严格隔离,及时补液,辅以抗菌和对症治疗。严格隔离患者应按甲类传染病进行严格隔离。及时上报疫情。确诊患者和疑似病例应分别隔离,患者排泄物应彻底消毒。患者症状消失后,隔天粪便培养一次,连续两次粪便培养阴性方可解除隔离。

(二)补液疗法

1.静脉输液

及时补充液体和电解质是治疗本病的关键。治疗开始时以生理盐水做快速静脉滴注,当血压回升后可考虑选择以下液体。

(1)541 液:即每升溶液中含氯化钠 5 g,碳酸氢钠 4 g,氯化钾 1 g。此液的电解质浓度与大便丧失的电解质浓度相似,为等渗溶液,是目前治疗霍乱的首选液。若在此溶液 1 000 mL 中加 50% 葡萄糖 20 mL,则为含糖 541 液,可防低血糖。可以按照 0.9% 氯化钠 550 mL,1.4% 碳酸氢钠 300 mL,10% 氯化钾 10 mL 和 10% 葡萄糖 140 mL 的比例配制。幼儿由于肾脏排钠功能较差,为避免高血钠,其比例改为每升液体含氯化钠 2.65 g,碳酸氢钠 3.75 g,氯化钾 1 g,葡萄糖 10 g。

(2)2:1 溶液:2 份生理盐水,1 份 1.4% 碳酸氢钠溶液,由于不含氯化钾,故应注意补充。

输液的量和速度:应根据失水程度而定。轻度失水患者以口服补液为主,如有呕吐不能口服者给予静脉补液 3 000~4 000 mL/d;中度失水补液 4 000~8 000 mL/d;重型脱水补液

8 000～12 000 mL/d。补液量也可以根据血浆比重计算,血浆比重每升高 0.001(正常为 1.025),成人补液量为每千克体重 4 mL,婴儿、幼年儿童为每千克体重 10 mL。输液总量的 40% 应于 15～30 分钟内输完,余量于 3～4 小时输完。补液不足和时间拖延可促使肾衰竭出现,补液过多过快易于发生肺水肿。因此,补液期间要密切观察病情变化,如皮肤黏膜的干燥程度、皮肤弹性、血压、脉搏、尿量、颈静脉充盈和肺部听诊情况,以避免肺水肿发生。

儿童患者的补液方法,轻型 24 小时内补液 100～150 mL/kg。中、重型患儿静脉补液各自为 150～200 mL/kg 和 200～250 mL/kg,可用 541 溶液。若应用 2∶1 溶液(即 2 份生理盐水,1 份 1.4% 碳酸氢钠溶液)则应注意补钾。儿童粪便中钠含量较成人为低,因此补液中的钠含量相应减少,以避免高血钠症的发生。儿童对低血钾比成人敏感,所以钾的补充应及时和足量。

2.口服补液

霍乱肠毒素虽然能抑制肠黏膜对氯化钠的吸收,但对葡萄糖的吸收能力并无改变,而且葡萄糖还能增进水和钠的吸收。因此对轻中型患者可以口服补液,重症患者在通过静脉补液病情改善后,也可改用口服补液。一般应用葡萄糖 20 g,氯化钠 3.5 g,碳酸氢钠 2.5 g,氯化钾 1.5 g 加水 1 000 mL。口服量可按成人 750 mL/h,小儿 15～20 mL/kg。以后每 6 小时的口服量按前一个 6 小时吐泻量的 1.5 倍计算。

(三)抗菌治疗

应用抗菌药物控制病原菌后能缩短病程,减少腹泻次数和迅速从粪便中清除病原菌。但仅作为液体疗法的辅助治疗。近年来已发现四环素的耐药菌株,但对多西环素仍敏感。目前常用药物:①复方磺胺甲基异噁唑,每片含甲氧苄啶(TMP)80 mg,磺胺甲基异噁唑(SMZ)400 mg,成人每次 2 片,每天 2 次。小儿 30 mg/kg,分 2 次口服。②多西环素成人 200 mg,每天 2 次,小儿 6 mg/(kg·d),分 2 次口服。③诺氟沙星成人每次 200 mg,每天 3 次,或环丙沙星成人每次 250～500 mg,每天 2 次口服。以上药物任选一种,连服 3 天。不能口服者可应用氨苄西林肌内或静脉注射。O139 菌对四环素、氨苄西林、氯霉素、红霉素、先锋 V 号、环丙沙星敏感,而对复方磺胺甲基异噁唑、链霉素、呋喃唑酮耐药。

(四)对症治疗

休克患者经补液后血容量基本恢复,但血压仍低者,可应用地塞米松 20～40 mg 或氢化可的松 100～300 mg,静脉滴注,并可加用血管活性药物静脉滴注。患者在输注 541 溶液的基础上尚需根据二氧化碳结合力(CO_2CP)情况,应用 5% 碳酸氢钠酌情纠酸。若出现心力衰竭、肺水肿,则应暂停或减慢输液速度,可应用强心药物,如毒毛旋花苷 K 0.25 mg 或毛花苷 C 0.4 mg,加入 25% 的葡萄糖中缓慢静脉注射。

十、预后

本病的预后与所感染霍乱弧菌生物型的不同。以及临床类型轻重、治疗是否及时和正确有关。此外,年老体弱或有并发症者预后差,治疗不及时者预后差。死亡原因主要是循环衰竭和急性肾衰竭。

十一、预防

(一)控制传染源

应用敏感的、特异的方法进行定期的流行病学调查。建立肠道门诊,以便及时发现患者和疑似患者。尤其当发现首例可疑病例时,应该做到"五早一就",即早发现、早诊断、早隔离、早治疗、早报告和就地处理。对于高危人群如家庭密切接触者进行粪检和预防性服药。一般应用多西环素 200 mg 顿服,次日口服 100 mg,儿童每天 6 mg/kg,连服 2 天。亦可应用诺氟沙星,每次 200 mg,每天 3 次,连服 2 天。对疫源区要进行严格、彻底消毒,防止疫情扩散。加强和完善国境卫生检疫,严防霍乱从国外传入或国内传出。

(二)切断传播途径

加强饮水消毒,定期检测饮水余氯,确保用水安全。加强垃圾和污水的无害化处理。良好的卫生设施可以明显减少霍乱传播的危险性。对患者和带菌者的排泄物进行彻底消毒。加强对食品的卫生管理。此外,应消灭苍蝇等传播媒介。

(三)提高人群免疫力

以前使用全菌死疫苗和霍乱肠毒素的类毒素疫苗,由于其保护效率低,作用时间短,不能防止隐性感染和带菌者,目前已被停止使用。现国外应用基因工程技术制成并试用的有多种菌苗,现仍在扩大试用,其中包括以下几种。

1.B 亚单位-全菌体菌苗(Whole Cell B Subunit Vaccine,BS-WC)

这是由灭活的霍乱弧菌全菌体细胞(WC)和纯化的霍乱肠毒素 B 亚单位(BS)组成的菌苗。此菌苗保护率为 $65\% \sim 85\%$ 左右,对古典生物型霍乱弧菌的预防作用优于埃尔托生物型霍乱弧菌。此外,尚有一种重组 B 亚单位-全菌体菌苗(BS-rWC),也显示出同样的保护效率。

2.减毒口服活菌苗

CVD103-HgR 疫苗,为一重组的不含 CTXA 基因减毒活疫苗,此菌苗能明显对抗 O1 群古典生物型和埃尔托生物型霍乱弧菌的感染。Tacket 等报告,口服 $(3 \sim 5) \times 10^8$ 单一剂量 CVD103-HgR 菌苗后,志愿者中获得 100% 的保护作用。一般认为保护作用至少持续 6 个月,但动物实验表明,此菌苗对 O139 型霍乱弧菌无保护作用。

十二、小结

(1)霍乱属于甲类传染病,是由霍乱弧菌所引起的烈性肠道传染病,以剧烈的腹泻和呕吐、脱水、肌肉痉挛、周围循环衰竭为主要临床表现。

(2)本病主要经水传播,具有发病急、传播迅速、发病率高、诊治不及时易致死亡等特点。应按甲类传染病严格隔离患者,并及时上报疫情。

(3)治疗上及时补液,辅以抗菌和对症治疗。

(赵珍珍)

第五章

肝脏感染性疾病

第一节　甲型病毒性肝炎

　　甲型病毒性肝炎(简称甲型肝炎)是经由肠道传播的甲型肝炎病毒(HAV)感染引起的一种急性自限性肝脏炎症性疾病。发病以儿童和青少年为主,临床特征为食欲下降、恶心呕吐、疲乏无力、肝大及肝功能异常。部分病例有发热并出现黄疸,无症状感染较为常见。本病呈世界性分布,虽然发病率在近十年内呈下降趋势,但随着旅游业的发展,交通运输的便利,甲型肝炎的发病呈现出多样化特点,如易感年龄的增加,有临床表现者增加,发达国家潜在流行的概率增加等。我国仍然是甲型肝炎高发区,其发病在各型肝炎中仍占重要地位。

一、甲型肝炎病毒学

(一)甲型肝炎病毒(HAV)

　　HAV属于微小核糖核酸病毒科(picornavirus family),早期将其归类于肠道病毒72型,后来对其核苷酸和氨基酸序列分析发现它与肠道病毒之间相差甚大,因此归类于肠道病毒72型不合适。为了将HAV归类,新创了一个嗜肝病毒属(Hepatovirus),HAV是目前为止这个属中唯一的病毒。

　　HAV是一种无囊膜,由60个结构蛋白组成的二十面体立体对称的球形颗粒,直径为27～28 nm大小,内含一条单股正链线性RNA基因组。沉降系数为33～35 S,在氯化铯中的漂浮密度为1.33～1.34 g/cm²,超离心时沉降系数为156～160 S,相对分子质量为2.2×10^6～2.8×10^6。HAV存在于患者的粪便、血清、胆汁及肝细胞质内。在体外抵抗力甚强,低温下能长期存活,耐受pH=3的酸性环境,耐乙醚(4 ℃12小时仍稳定),耐热(56 ℃30分钟不能灭活),在60 ℃时存活1小时,但在85 ℃时1分钟即可灭活。遇甲醛溶液(1∶4 000,37 ℃72小时)、3%甲醛溶液、3%含氯石灰(漂白粉)、5%次氯酸钠处理5分钟,或紫外线照射皆可灭活。

　　HAV的致病性主要是对人和几种高等灵长类动物,猕猴的人工感染成功率达30%～100%。野外捕获的黑猩猩血中甲肝病毒抗体(抗-HAV)阳性率高达90%,故动物实验需用饲养中出生的黑猩猩。从患者或感染动物中分离的野生型HAV,可在多种细胞中生长繁殖,包括原代猕猴肝细胞、猴胚肾细胞、人肝癌细胞、人胚二倍体或纤维细胞、人羊膜细胞、Vero细胞及非洲绿猴肾细胞等。HAV 在多数细胞中的生长繁殖过程较长,一般需要 2～4 周病毒量才达最高值。细胞培养的 HAV 一般无细胞致病作用。HAV 在体外培养成功为 HAV 的检测、病毒抗原的制备及甲肝疫苗的研制,提供了良好的条件。

(二)HAV 的基因结构及其功能

HAV 基因组含有 7478 个核苷酸,由 3 个部分组成即 5′末端非编码区(non-translating region,5′-NTR),一个长的开放读码框(open reading frame,ORF)及 3′末端非编码区(3′-NTR)。

ORF 含 6 681 个核苷酸,编码一个 2 227 个氨基酸组成的多聚蛋白,经蛋白酶裂解后,产生 3 个大的多聚肽片段,即 P1、P2 和 P3。P1 区编码结构蛋白 VP1、VP2、VP3 及 VP4。VP1～VP4 组成 HAV 颗粒的衣壳蛋白,其中 VP1 是最大的衣壳蛋白,可能与 VP3 一起构成 HAV 免疫决定簇的抗原位点。VP2 和 VP4 可能衍生于共同的前体 VP0。VP2 有一个丝氨酸残基,VP0 经蛋白酶裂解为 VP2 和 VP4,推测该裂解发生于 RNA 衣壳包装期间,是小核糖核酸病毒成熟过程的最终步骤。P2、P3 区编码与病毒复制有关的非结构蛋白 2A、2B、2C、3A、3B、3C 和 3D 蛋白。2A 参与病毒分子形态形成,2B 和 2C 参与病毒的复制,2C 还是一个多功能蛋白,具有螺旋酶及 NTP 酶的活性,另外 2C 和 2BC 可与胞内膜和 RNA 结合。3A 含有一个跨膜区域,可以锚定 3B 及相关的下游蛋白。3B 又叫基因连接蛋白(VPg),作为病毒 RNA 合成的肽类引物共价结合到基因组的 5′末端。$3C^{pro}$ 是唯一由病毒编码的半胱氨酸蛋白酶,对多聚蛋白进行多处裂解。$3D^{pol}$ 是 RNA 依赖的 RNA 多聚酶。与其他微小 RNA 病毒一样,多聚蛋白裂解的中间体有着与成熟产物不同的功能,如 3ABC 是一个稳定的中间体,可与 5′NTR 结合调节病毒的翻译,而成熟的 $3C^{pro}$ 无此活性。

5′非编码区(5′-NTR)有 734 个核苷酸,是最保守的区域,由高度有序的二级结构组成六个区,Ⅰ区(nt1～nt41)是一个发夹结构,Ⅱ区(nt42～nt98)在两个假结(pseudoknot)后连接一个嘧啶富集区(pYl,nt96.148),Ⅲ区(nt99～nt323)是一个迂回结构,而Ⅳ区(nt324～nt586)是一个较长的迂回结构,其顶端有一个三叶分叉结构,底部是一个螺旋结构,中央部位是核酸酶作用位点,主要是 557～566 位点,而对应的位点 338～347 则未被酶裂解,说明内部三维结构在其中起了重要作用。Ⅴ区(nt587～nt706)含有几个长螺旋结构及一个分支迂回结构,在 640～660 位点处形成一个假结,有单链或双链特异的核酸酶作用于此。Ⅵ区是从Ⅴ区 U-706 到 AUG 之间的连接区,其后是高度保守的寡嘧啶序列连接于 13 个碱基的起始密码子。5′-NTR 区复杂结构组成了内核糖体进入位点(internal ribosome entry site,IRES),可通过共价与 VPg 结合,对翻译启动起调节作用。

由于微小 RNA 病毒没有原核细胞内 5′m7 G 帽状结构,因此其翻译不同于原核细胞 mRNA 翻译模式(即核糖体扫描加工方式或帽依赖方式),而是以非帽依赖方式启动。IRES 可直接将细胞内 40S 核糖体亚单位结合到病毒 RNA,而启动病毒的翻译。微小 RNA 病毒在运行非帽依赖性翻译的同时,对细胞本身 mRNA p220 帽结合蛋白进行裂解,阻断了帽依赖方式,因而提高病毒本身翻译效率,但 HAV 则不能阻断帽依赖方式翻译,由于 HAV 的 5′-NTR 在 ORF 之前含有多个 AUG 启动子,这样就弥补了 HAV 之不足,使其翻译效率与其他微小 RNA 病毒相似。

IRES 可与大量的宿主蛋白结合如多聚胞苷结合蛋白-2[poly(rc)-binding protein-2,PCBP2],3-磷酸甘油醛脱氢酶(glyceraldehydes-3-phosphate dehydrogenase,GAPDH),多聚嘧啶序列结合蛋白(polypyrimidine tract-binding protein,PTB)和翻译启动因子 elF4GI,但具体作

用有待进一步研究。

3′末端非编码区(3′NTR)紧接于 ORF 之后,长度为 63 个核苷酸。含有一个多聚 A 结构。多聚 A 对翻译的启动起调节作用,同时也是负链 RNA 复制的起始处。由于 RNA 复制和翻译不能同时受多聚 A 调控,这种调控转换可能与多聚 A 结合蛋白(poly A binding protein,PABP)裂解有关。PABP 与 3′-NTR 的多聚 A 结合,而翻译因子(translation factor,TF)与 5′-NTR 结合,若 PABP 与 TF 连接就形成一个"蛋白桥",将病毒 RNA 连成环状,加速了翻译进程。翻译后产物中含有 3C^{pro}蛋白酶,会反过来对 PABP 进行裂解,裂解的产物仍然连接在多聚 A 上,但不能与 TF 结合,通过与 3′末端 PTB 等联系形成复制复合物,促进 RNA 负链的合成。

(三)HAV 的生活周期

HAV 生活周期从与细胞表面受体接触开始,这个受体可能是一个非特异血清蛋白,非洲绿猴肾细胞表面的一种糖蛋白叫 HAVcr-1,又称 TIM-1,可视为 HAV 受体,用单抗阻断 HAVcr-1 可预防 HAV 感染其他易感细胞;TIM-1 表达在肝细胞及淋巴细胞上。另一个可能的受体是唾液酸糖蛋白。进入细胞后,HAV 去包壳,细胞核糖体结合到病毒 RNA 上并形成多聚体,在此 HAV 翻译成一个大的多聚蛋白,经蛋白酶裂解成结构蛋白和与病毒复制有关的非结构蛋白。非结构蛋白与细胞蛋白和 RNA 母链在一个有膜的囊体内结合形成复制酶复合物,并在囊内进行 RNA 复制,正链 RNA 经酶复合物复制出互补的负链 RNA 形成一个含正链和负链的中间体,其中负链 RNA 作为模板复制出正链 RNA,用于蛋白质的翻译和成熟病毒颗粒的装配,最后在细胞质膜上衣壳蛋白组装包含正链 RNA 的病毒颗粒,并被释放出宿主细胞。HAV 颗粒有可能会感染邻近的肝细胞,也可能经液泡释放出胆小管,然后在胆酸作用下从液泡中释放出来。

HAV 在组织培养中有一个明显的特征是:在对细胞不致死的浓度范围内,HAV 能抵抗 25 种对其他病毒的繁殖有抑制作用的抗病毒药物,如 guanidine、amantine、rhodamine、methyl、guercitin(3-MQ),这一特点说明 HAV 的繁殖与其他已知的小核糖核酸病毒之间有本质区别,同时也说明了对甲型肝炎特异性预防和治疗的可能性。

(四)HAV 基因型及亚型

世界各地分离到的 HAV 毒株,其核苷酸序列的同源性在 90% 以上,不同株间核苷酸序列的变异占 1%~10%。5′非编码区核苷酸序列最为固定,是最保守的基因组分。株间核苷酸序列一致性达 96%~99%。HM-175、LA 和 MBB 3 个不同株的核苷酸序列测定,其一致性分别为 92%(MBB 比 LA)、92%(HM-175 比 LA)和 95%(HM-175 比 MBB)。从西半球患者分离的 2 个已适应细胞培养的毒株,具有最大的核苷酸序列的一致性。而两个野生株灰质炎病毒 3 型(Leon 株和 231.27 株)整个基因组核苷酸序列同源性为 80.7%;5′非编码区核苷酸序列同源性为 84.7%;当与不同血清型灰质炎病毒比较时,发现其核苷酸序列同源性仅有 70%。故此 HAV 株间核苷酸序列同源性明显高于灰质炎病毒株间或型间核苷酸序列同源性。HAV 经体外传代培养后,核苷酸序列仅有少量的变异。

但 VP1 和 2A 区变异相对较大,据报道在 VP1 和 2A 连接区基因序列有 15%~25% 的差异。HAV 分为 7 个基因型(Ⅰ、Ⅱ、Ⅲ、Ⅳ、Ⅴ、Ⅵ、Ⅶ),感染人类的有 Ⅰ、Ⅱ、Ⅲ 和 Ⅶ,而以 Ⅰ 型为主,占 80% 以上;Ⅳ、Ⅴ 和 Ⅵ 型主要感染猿猴类,引起类似人甲型肝炎的表现。根据基因序列间的差异(7.5%),Ⅰ、Ⅱ、Ⅲ 型又进一步分为 Ⅰ A、Ⅰ B、Ⅱ A、Ⅱ B、Ⅲ A、Ⅲ B 亚型。人类 HAV 基因型分布主要有两种模式,即以一种基因型为主的地方性分布和以多种基因型同时存在的非地方性分布。第一种模式见于美国,研究发现 16 株中有 15 株为 Ⅰ A 型,且 13 株存在于同一地区。

在 HAV 高度流行区如印度、中南美洲和南美洲,也存在地方性流行株,并呈周期性流行。在这些地区,人群感染平均年龄较早,发病多为婴儿,亚临床型多见。我国属于 HAV 高流行区,最近中国疾病控制和预防中心病毒疾控所对我国 2003～2008 年 9 个不同地区的 HAV 株进行基因序列分析,发现这些毒株均为Ⅰ型,其中ⅠA 型占 98.8%,而ⅠB 型只占 1.2%。基因型及亚型分析的实际意义有待进一步研究。在所有的 HAV 株中,HM175 和 CR326 最为重要,它们已用于制作疫苗。HM175 是 1978 年在澳大利亚一次小型暴发流行中患者粪便中提取的,CR326 是从感染 HAV 的哥斯达黎加患者中获得的。这两株病毒的核苷酸及氨基酸序列有 95% 的同源性。

(五)HAV 抗原位点

尽管核苷酸序列在各基因型间存在差异,但人 HAV 的抗原结构在各株型间具有高度的保守性。目前仍认为 HAV 只有单一的抗原特异性,即一个血清型。病毒交叉研究发现,不同地理分布的 HAV 株间有差异。而且临床研究也表明,免疫球蛋白能预防世界各地的 HAV 感染,同时亦未发现与其他肝炎病毒之间有交叉免疫反应。

对 HAV 蛋白 VP1 同灰质炎病毒 VP1 表面结构进行比较,发现 HAV 有一个抗原位点邻近 VP1 氨基端,其相应的合成肽含 12 个氨基酸,用此合成肽对豚鼠和家兔进行免疫,可以诱导动物产生抗 HAV 中和抗体。

采用杂交瘤技术在小鼠体内生成抗 HAV 中和性单克隆抗体(McAb)。两组 McAb 均能与人体恢复期血清多克隆抗体竞争结合 HAV。这两组抗体对应于病毒体的两个不同部位,并发现 HAV 的中和部位主要在 VP1 上,不同 McAb 识别的表位可能都位于病毒体单个的决定簇中和抗原部位,将病毒裂解并用 SDS-PAGE 使病毒各种蛋白分离后,发现 Fab 段主要结合在 VP1 上,说明 HAV 中和位点主要定位于 VP1。HAV 单一中和位点对甲肝疫苗的研制具有重要意义。鉴于 HAV 在细胞培养中生长的滴度较低,所以灭活疫苗生产费用昂贵。如 HAV 有单一的中和位点,则可采用中和位点相应的合成肽或相应于中和位点的重组 DNA 抗体,生产病毒抗原以研制合成肽疫苗或抗独特型疫苗(anti-idiotype vaccine)。随着 HAV 分子生物研究的发展,人们将可能采用基因工程方法获得更多的减毒 HAV,这将是今后疫苗制备的发展方向。

二、甲型肝炎的流行病学

(一)传染源

主要传染源是急性期甲型肝炎患者和隐性感染者。在急性患者中不典型的无黄疸型肝炎患者和儿童患者尤为重要。甲型肝炎的传染期主要在潜伏期的后期及发病后的 1 周内,此时患者粪便中排出 HAV 量最多。隐性感染也是一个重要的传染源。甲肝患者病毒血症最早始于黄疸出现前 25 天,持续至黄疸出现为止,在此期间患者血液有传染性。亦有接触黑猩猩后发生甲型肝炎的报道。

HAV 在人群中的传播方式可能与水痘病毒一样,经历潜伏期转为短暂的活动期。曾经感染过 HAV 但无抗体存在的人,再次被感染会重新出现粪便排毒,从而增加了 HAV 在人群中的感染比例,再次被感染现象可能是地方性流行的原因。

(二)传播途径

甲型肝炎系粪-口途径传播,可通过食物、饮水及人与人密切接触而传染。日常生活的密切接触多为散发性发病,食物和饮水传播往往呈暴发流行。我国华东沿海地区常因生食或半生食水产品(如蛤蜊、牡蛎、毛蚶)引起流行。尽管性传播的作用不太清楚,但男性同性恋之间感染

HAV 的概率增加,可能与肛交有关。静脉注射毒品者也是高危人群,这不是由污染针头注射引起,与不良卫生习惯有关。母婴传播及输血引起的 HAV 感染较为罕见,但偶有报道。

(三)易感性和免疫力

人类对 HAV 普遍易感,在甲型肝炎流行地区,绝大多数成人血清中都有抗 HAV 抗体,故婴儿在出生后 6 个月内,由于血清中含有来自母体的抗 HAV 抗体可以防止 HAV 感染。6 月龄后血抗 HAV 抗体逐渐消失而成为易感者。患过或感染过甲型肝炎的人,可获得比较持久的免疫力,以防止 HAV 再感染,但无交叉免疫力,不能防止其他类型肝炎病毒的侵袭。

(四)流行特点

甲型肝炎呈全球性分布,在许多热带和亚热带地区常呈地方性流行,农村多于城市。在集体单位中,如学校、兵营、工地、托儿机构、监狱等人群密度高、居住拥挤的场所发病率较高。在温带地区的一些国家,甲型肝炎的流行有周期性,每隔 5~10 年有一次流行或 6~7 年出现一次流行高峰。原因是在一次流行后,人群的免疫力普遍提高,再经过一段时期,易感性逐渐增加,又出现另一次流行。

目前在急性病毒型肝炎中,甲型肝炎占 30%~50%。世界卫生组织资料显示,高度流行区是在卫生条件差、个人卫生习惯不良的发展中国家,10 岁前儿童感染的可能性达 90%。大部分感染发生在年幼的儿童,但发病有症状者比例不高。因为年长的儿童及成人一般都有免疫力。暴发的可能性罕见,如非洲、南美洲部分国家、中东、东南亚及拉丁美洲国家,我国也是高度流行区。中度流行区多在经济转型的国家及卫生条件差异较大的地区,年幼儿童多无感染。事实上,这种经济及卫生条件的差异常会导致高发病率,因为感染常发生在年龄偏大的群体,以致于发生暴发流行,如欧洲南部及东部、某些中东部国家。低流行区是在发达国家,卫生条件及个人卫生习惯良好的地区。疾病常发生在青少年及成人,高危人群有静脉药瘾者、男性同性恋者、到高度流行区旅行者及某些封闭的社区,如西欧、北欧、美国、澳大利亚、日本、新西兰及加拿大等。

三、发病机制

当 HAV 经口摄入后,通过肠道黏膜吸收进入血流,随血流进入其靶器官内,在肝细胞及库普弗细胞内繁殖,在肝外其他地方如肠道内也发现有复制。在非洲猕猴的动物模型中发现,静脉注射 HAV 后第 1 周血清转氨酶升高不明显,而在第三周时达到最高值,此时血清中抗 HAV 转为阳性,提示第 1 周转氨酶升高与病毒复制有关,而第三周则是免疫反应所引起。因此目前认为,甲型肝炎的发病机制主要以免疫介导为主,而由病毒直接杀伤肝细胞引起病变的证据不明显。

(一)免疫反应作用

HAV 感染后,动物或人体肝穿超薄切片电镜观察结果显示,与 HAV 在体外组织培养中所见形态学改变相一致,HAV 可引起持续感染而不出现细胞裂解,血液出现循环免疫复合物和补体水平下降现象,因此推想 HAV 诱导的免疫反应在甲型肝炎发病中起重要作用。在患者和动物实验中都观察到,HAV 感染后可出现早期和晚期两次肝功能异常,与丙氨酸氨基转移酶(alanine aminotransferase,ALT)升高相同的时期内,血清中和抗体活性升高,而且 HAV 感染黑猩猩后,黑猩猩肝组织所产生的特征性病变是明显的汇管区炎性细胞浸润伴汇管区周围肝实质坏死性炎症,汇管区周围肝细胞被炎性细胞浸润,以淋巴细胞为主,故多认为肝细胞损害与免疫病理有关。免疫反应机制包括细胞免疫和体液免疫两方面的作用。

1.细胞免疫

甲型肝炎特征的肝细胞损伤主要与细胞免疫反应有关,包括特异性 T 细胞免疫反应及非特异性先天性免疫反应。Vallbrancht 等对患者外周血淋巴细胞功能的研究表明,急性甲型肝炎患者外周血淋巴细胞特异性杀伤 HAV 感染的自身皮肤成纤维细胞的细胞毒活性升高,并且在黄疸出现后 2~3 周时,细胞毒活性达高峰。从 2 例发病数周的甲肝患者肝活检获取的淋巴细胞克隆,检测出以 CD8$^+$ T 细胞为主,并证明其具有特异性杀伤 HAV 感染肝细胞的功能,这种特异性 T 细胞介导的针对 HAV 感染肝细胞的免疫应答,很可能与急性甲型肝炎的肝损伤有关。HAV 抗原与肝细胞表面宿主组织相容性抗原形成复合物,CD8$^+$ T 细胞识别这种复合物,并攻击破坏 HAV 感染的肝细胞,从而引进免疫病理变化。

由于外周血抗 HAV CD8$^+$ T 细胞水平在症状出现后 2~3 周才达高峰,因此认为先天性免疫系统的细胞在早期疾病中发挥了更为重要的作用,如自然杀伤淋巴细胞(NK 细胞)。研究显示,NK 细胞表面有 TIM-1(HAV 受体分子)表达,原代 NK 细胞能杀伤 HAV 感染的肝癌细胞株,但不能杀伤未感染的细胞;用 TIM-1 单克隆抗体处理 NK 细胞和 HAV 感染的肝癌细胞可阻断 NK 细胞的杀伤作用;HAV 感染可诱导 NK 细胞产生多种细胞因子如 IL-4、IFN-γ 及颗粒酶 B,后者被认为参与了 HAV 感染细胞的杀伤效应,但这种效应也可被抗 TIM-1 抗体所阻断。总之,HAV 感染细胞通过 TIM-1 分子激活 NK 细胞,后者一方面直接杀伤感染细胞,另一方面又产生大量的细胞因子而间接放大了这种杀伤效应。NK 细胞还可阻止 HAV 感染后慢性炎症的发生,这可能与 NK 细胞诱导的 Treg 细胞有关,具体机制有待进一步研究。

有研究发现,急性 HAV 感染患者在出现黄疸后,外周血淋巴细胞与皮肤成纤维细胞均能产生干扰素,γ-干扰素可能是由 HAV 特异性细胞毒性 T 细胞所产生,可能有助于诱导增强肝细胞表面 HLA-1 决定簇的表达。这种增强肝细胞 HLA 表达的作用,可能是促进 T 细胞所介导的清除 HAV 感染细胞的关键。

2.体液免疫

HAV 急性感染动物在疾病早期及恢复期血清中同时存在病毒中和抗体,血清抗 HAV IgM 和 HAV IgG 均有中和 HAV 的作用。其保护作用表现在急性感染后多年抗 HAV IgG 仍维持较高水平。Margolis 等检测了 9 例黑猩猩 HAV 感染期间血清中的免疫复合物,其中 8 例为阳性,免疫复合物中的抗体主要是 IgM,IgM 型免疫复合物通常在转氨酶升高前出现,且与抗 HAV IgM 的存在相关。在 8 只黑猩猩中 6 只体内 C3 补体浓度明显下降,下降最明显时与免疫复合物介导的反应有关。但用免疫组化方法未发现肝细胞表面免疫复合物沉淀。故复合物是否引起肝内炎症尚未明了,其可能对肝外表现如皮疹、关节炎等发生起一定作用。

3.病毒的免疫逃逸

HAV 的病毒因子在后天性免疫出现前于体内存在数周,说明 HAV 可能有逃避先天性免疫的能力。有研究表明,HAV 的 3ABC 中间体可破坏线粒体抗病毒信号蛋白(mitochondrial antiviral signaling protein,MAVS)。MAVS 是重要的信号衔接蛋白,连接着视黄酸可诱导基因 I(retinoic acid inducible gene I,RIG-1),而 RIG-1 是 PRR(pattern recognition receptors)之一,能识别病毒 dsRNA 并激活下游信号分子干扰素调节因子 3(IFN regulatory factor,IRF-3)和核因子 κB(NF-κB),并从胞质中转移到核内,从而诱导 IFN 的产生。因此,HAV 3ABC 可通过破坏 MAVS 来降低体内干扰素的产生。

（二）病毒直接作用

HAV 经口进入消化道黏膜后，可能先在肠道中繁殖，经过短暂的病毒血症，然后在肝细胞内增殖，HAV 在肝内复制的同时，亦进入血循环引起低浓度的病毒血症。病毒血症一般持续 7～10 天。在黑猩猩感染 HAV 早期，用免疫荧光法可在 5%～10% 的肝细胞质中检测到病毒颗粒存在。静脉接种狨猴，其大部分肝细胞中含有病毒抗原，电镜显示在肝细胞质中有病毒颗粒存在。粪便排毒前可在肝脏中发现抗原，并在整个酶活性升高期间持续存在。感染后期，抗原仅局限于少数肝细胞和库普弗细胞中。研究结果表明 HAV 主要在肝细胞内增殖。但这种增殖是否会引起肝细胞的变性坏死或功能改变需要进一步研究。

HAV 从肝内分泌到肠道经粪便排出体外，传统观点认为是肝细胞将 HAV 分泌到胆汁所致，但最近对肝细胞极性研究发现，肝细胞可能先将 HAV 分泌到血液中，被肠道细胞吸收后，再直接分泌到粪便中，因为肝细胞的顶面朝向胆管，基底面朝向肝窦，HAV 进入细胞和分泌都是经过肝基底面，而不是经过顶面，因此不大可能经肝细胞直接分泌到胆汁；在感染肠道细胞时，由于存在多聚免疫球蛋白受体及 IgA，通过穿胞运输（transcytosis），HAV 可从血管面进入肠道细胞，从肠腔面分泌到粪便中。

关于甲型肝炎的发病机制目前认为，早期可能是由于 HAV 的增殖作用、先天性免疫反应（主要是 NK 细胞反应及病毒特异性 $CD8^+$ 毒性 T 细胞的特异性杀伤作用）共同导致肝细胞损伤。γ-干扰素的产生诱导 HLA 抗原表达，也是早期肝细胞受损原因之一。晚期则主要是免疫病理作用，即肝组织中浸润的 $CD8^+$ T 细胞的特异性杀伤作用及 γ-干扰素对肝细胞膜 HLA 抗原的表达和调控而致肝细胞受损。

影响甲型肝炎病情的因素目前并不十分明确。病毒亚型与病情的关系不明确，感染的病毒量大可缩短病毒感染的潜伏期，并加重病情；感染的年龄在临床上是一个重要的参考指标，年龄愈大，病情就会愈重；合并其他肝炎病毒感染可致病情复杂化。据报道，TIM-1 的多态性与 HAV 感染的病情有一定关系。

四、病理与临床表现

甲型肝炎潜伏期最短 15 天，最长 45 天，平均 30 天。人类感染 HAV 后大多为隐性感染。临床上可为无症状或进展为不同程度的急性肝炎，很少有慢性肝炎发生，几乎无 HAV 携带者存在。急性肝炎根据有无黄疸又分为急性黄疸型肝炎和急性无黄疸型肝炎。急性重症肝炎的发生率较低。但两种变异型甲型肝炎即胆汁淤积性甲型肝炎和复发性甲型肝炎不容忽视。

（一）急性甲型肝炎

1. 病理

急性甲型肝炎早期最常见的肝细胞病变为气球样变，肝细胞高度肿胀，形似气球样，胞质染色变浅，胞核浓缩。其次为肝细胞嗜酸性变，胞体缩小，胞质嗜酸性染色增强，最后胞核染色消失，成为红染的圆形小体，即嗜酸性小体，再次为肝细胞胞核空泡变性，继续发展为核溶解，最后为肝细胞灶性坏死与再生。汇管区可见炎性细胞浸润，主要为大单核细胞与淋巴细胞，肝血窦壁库普弗细胞增生。病变在黄疸消退 1～2 个月才恢复。无黄疸型肝炎病变与黄疸型相似，仅程度较轻。

2. 临床表现

人类感染 HAV 后大多为隐性感染，仅少数有典型症状。根据临床症状轻重不同，急性甲型肝炎可分为急性黄疸型与急性无黄疸型。

(1)急性黄疸型甲型肝炎:临床过程可分为黄疸前期、黄疸期和恢复期3个阶段,一般总病程2~4个月。

黄疸前期患者经过潜伏期后,开始出现临床症状,但尚未出现黄疸,即黄疸前期。此时患者大多急性起病,有畏寒发热、全身乏力、肌肉酸痛、食欲缺乏、恶心呕吐、腹痛、腹泻及腹胀。约半数以上患者以胃肠道症状为主要表现。少数患者有头痛、发热、咽喉炎、支气管炎等呼吸道的一些非特异症状。尚有少数患者并无明显黄疸前期症状而进入黄疸期。此期短者2~3天,长者2~3周,平均5~7天。初次感染时症状的出现与年龄有关。儿童,特别是两岁以下感染HAV后很少出现明显的肝炎症状,而成年人症状明显。

在黄疸前期部分患者已有肝区压痛及触痛,少数病例可出现皮疹,尿胆红素阳性,白细胞总数正常或略低,分类淋巴细胞增高,可见异常淋巴细胞,肝功能检查ALT升高,抗HAV IgM阳性。

黄疸前期过后即转入黄疸期,此期各种典型症状和体征先后出现,发热减退后尿色逐渐加深,似浓茶样。随着尿色加深,患者相继出现巩膜黄染,黏膜黄染常发生于皮肤黄染之前,以软腭黏膜黄染发生较早,继之皮肤逐渐变黄,于1~2周内达高峰,此时可有短期大便颜色变浅,皮肤瘙痒、心动过缓等胆汁淤积的表现。在2~3周内恢复正常。65%的患者肝大至肋缘下1~3 cm,有充实感,有压痛及叩击痛。部分病例有轻度脾大。慢性肝炎特征性表现如蜘蛛痣极少出现,但可一过性存在。整个黄疸期持续2~6周,也有短者2天,长至95天或更长。黄疸消退时患者症状减轻,食欲及精神好转。

恢复期黄疸消退而临床症状减轻以至消失。食欲增加,体力恢复,肝脾大逐渐恢复即为恢复期。此期持续时间2周至4个月不等,平均1个月左右。90%以上的患者在起病后半年内完全恢复。

(2)急性无黄疸型甲型肝炎:为临床最常见的类型,在流行病学上此型尤为重要。在甲型肝炎流行区无黄疸型肝炎比黄疸型更为多见,占急性肝炎病例的90%以上。从临床经过及病理变化的程度看,无黄疸型肝炎可以认为是急性甲型肝炎的一种轻型,其临床症状较轻,整个病程不出现黄疸,仅表现为乏力、食欲缺乏、腹胀和肝区疼痛等症状,少数病例有发热、恶心、腹泻等症状。临床表现类似急性黄疸型肝炎的黄疸前期。体征以肝大为主,脾大少见。相当多的一部分病例症状不明显而仅有体征和肝功能改变,在普查时才被发现。一般在3个月之内恢复正常。由于其发生率远高于黄疸型,因此成为更重要的传染源。

(二)急性重症肝炎(又称暴发性肝炎)

重症肝炎的发生率极低,大约1‰。病死率小于0.5%。50岁以上的患者病死率略高,约1.8%。临床特征为急性起病,短期内出现意识障碍、出血、黄疸及肝脏缩小。由于肝细胞急性大量坏死导致急性肝功能衰竭及各种并发症。

1.病理

主要特征为大量肝细胞坏死融合成片,病变多自肝小叶中央开始,向四周扩延,溶解坏死的肝细胞迅速消除,仅残留网状纤维支架,残余肝细胞淤胆呈黄色,肝脏体积缩小,故名急性黄色肝萎缩。镜下可见两种病理组织学改变:①急性水肿型。以严重的弥漫性肝细胞迅速肿胀为主,胞膜明显,胞质淡染或近似透明,细胞相互挤压成多边形,类似植物细胞;小叶结构紊乱,内有多数大小不等的坏死灶,肿胀的肝细胞间有明显毛细胆管淤胆。②急性坏死性重症型。有广泛的肝细胞坏死,该处肝细胞消失,遗留网状支架,肝窦充血,有中性粒细胞、单核细胞、淋巴细胞及大量吞噬细胞浸润,部分残存的网状结构中可见小胆管淤胆。

2.临床表现

急性重症肝炎发病早期临床表现与急性黄疸型相似,但病情进展迅速,患者极度乏力,消化道症状严重,黄疸进行性加深,伴有严重神经精神症状,病死率高。由于起病类似急性肝炎,在病情急剧发展中出现一系列重症肝炎的表现,故当急性甲型肝炎患者,出现以下征象时,应考虑重型的诊断。①明显的全身中毒症状,随着黄疸进行性加深,患者极度乏力,精神萎靡、嗜睡或失眠、性格改变、精神异常、计算及定向力障碍、扑翼性震颤、意识障碍。②严重消化道症状,食欲明显减退,甚至厌食、频繁恶心、呃逆呕吐,高度腹胀、鼓肠。③黄疸进行性加深,数天内血清胆红素升高达171 μmol/L以上,而血清 ALT 下降甚至正常,出现胆酶分离现象。亦有少数患者,病情进展迅速,黄疸尚不明显便出现意识障碍。④肝脏或肝浊音区进行性缩小,并在发病几天内迅速出现腹水。肝脏 CT 或 B 超检查提示有肝萎缩。⑤有明显出血倾向(皮肤瘀点瘀斑、呕血、便血),凝血酶原时间明显延长。⑥血清前清蛋白、胆固醇、胆碱酯酶活力及 C3 明显降低。

3.并发症

急性重症肝炎常见并发症有肝性脑病、脑水肿、低血糖、水电解质酸碱平衡紊乱、内毒素血症、出血、感染、肝肾综合征等。

(三)淤胆型肝炎

淤胆型甲型肝炎以持续性黄疸和瘙痒为特征,伴有胆红素显著升高,发病率低,易被误诊为肝外胆道阻塞或慢性胆汁淤积性肝病。尽管症状和异常的生化变化可持续数月乃至 1 年,但最终都会完全治愈。肝活检通常不是常规选项,但一旦获得肝组织,可发现中央胆管胆汁淤积和典型的门脉区炎症。

(四)复发型肝炎

复发性甲型肝炎可发生于 5%~10% 的急性甲型肝炎患者,表现在生化指标明显恢复正常后的数周及数月内,患者再度出现无症状性转氨酶升高。但有一部分患者,在复发期也出现症状和黄疸。复发期间粪便中可再次检出 HAV。这种异型肝炎也是最终完全恢复而不留下后遗症。

(五)其他

其他并发症更为稀少,个别报道 HAV 感染与格林巴利(Guillain-Barré)综合征、急性胰腺炎、胆囊炎、再生障碍性贫血、肾衰竭、脑炎及噬血吞噬细胞综合征有关。偶有报道急性甲型肝炎之后出现自身免疫性肝炎。

五、诊断与鉴别诊断

(一)诊断

1.流行病学

(1)发病前曾与确诊甲型肝炎患者有过密切接触史,如共同进餐或生活。

(2)曾在甲型肝炎暴发流行地区逗留,并饮用污染的水或食物。

(3)发病前 2~6 周内曾吃过生的或半生不熟的蛤蜊、牡蛎、毛蚶等被 HAV 污染的水产品。

(4)在有甲型肝炎流行的集体单位工作或生活者。

2.临床诊断

急性起病,有畏冷发热的前驱症状后出现无其他原因可解释的食欲缺乏、厌油、乏力、肝大、黄疸等前述各型肝炎所具有的表现。

3.实验室诊断

起病初即出现血清转氨酶升高,ALT 在发病第 1 周内升达高峰,是发生肝炎的最早信号。若同时血清胆红素在 17.1 μmol/L 以下,拟诊为急性无黄疸型肝炎。若同时血清胆红素超过 17.1 μmol/L 以上者,可拟诊为急性黄疸型肝炎。

(1)特异性病原学及免疫学检查:①检测 HAV 或 HAV 抗原,取发病前 2 周及发病后 8～10 天内患者的粪便,采用免疫电镜技术检测 HAV 或 HAV 抗原颗粒,阳性可作为急性感染的证据。此方法因设备和技术条件要求高,尚不能作为常规应用。②用免疫荧光、免疫电镜或放射免疫法检测患者肝组织内的 HAV 或 HAV 抗原,阳性者表明为 HAV 急性感染,此方法亦仅用于某些特殊的研究。③分子杂交技术:利用核酸探针检查粪便或感染细胞中 HAV RNA。如 HAV cDNA 亚基因转录子的 cDNA 分子杂交法和 Shiel 报道的用 ssRNA 探针检测 HAV。用此法检测出的病毒血症平均存在时间为 95 天(36～391 天),在症状出现前 30 天就出现。④病毒分离:用组织培养或动物接种方法检测患者粪便中的 HAV,分离 HAV 技术已成功,但由于实验动物狨猴价格昂贵,尚不能应用于临床。

特异性抗体及血清学检查:①血清抗 HAV IgM 在发病早期即明显增高,其特异性高,持续时间短,急性甲型肝炎起病后 12 周内血清抗 HAV IgM 阳性可作为急性 HAV 感染的标志。此项检查已被公认为甲型肝炎病原标志的最可靠依据。可采用放射免疫法(radioimmunoassay,RIA)或酶联免疫吸附试验(enzyme linked immunosorbent assay,ELISA)、免疫荧光法(immunofluorescence assay,IFA)及免疫电镜等技术检测。②采用 RIA/ELISA 或固相放射免疫法检测血清抗 HAV IgG。抗 HAV IgG 是保护性抗体,在病后 1 个月左右可自血清中检出,2～3 个月后达高峰,以后缓慢下降,持续多年甚至终生。单份血清抗 HAV IgG 阳性,表明机体有免疫力,适用于流行病学调查。双份血清(相隔 2～3 个月)抗 HAV IgG 滴度增高 4 倍以上有诊断意义,但不能作为早期诊断。③检测患者粪便中 HAV 特异性 IgA。感染 HAV 后粪便中特异性 IgA 可持续 4～6 个月左右,故用 ELISA 测定患者血清特异性 IgA 可代替血清抗 HAV 检测来诊断甲型肝炎。

目前有学者发明一种联合 ELISA-RT-PCR 法用于检测粪便中 HAV 和 HEV。该法是将特异性探针结合到 RT-PCR 产物上,再通过 ELISA 进行检测,该法灵敏度高,可检出 0.1ng/μL 的病毒量;特异性强,与其他病毒如肠道病毒,轮状病毒等之间无交叉反应性,可望于不久的将来应用于临床。

(2)血清酶学检查:以 ALT 为最常用。此酶在肝细胞质内含量最丰富,肝细胞损伤时即释出细胞外,因此是一种非特异性肝损害指标。当其他引起肝损害的原因被排除后,ALT 比正常值升高 2 倍以上时,结合临床表现和血清免疫学检查才有诊断意义。急性肝炎在黄疸出现前 3 周,ALT 即升高,通常在几百个单位,但也有超过 1 000～2 000 单位,有时成为肝损害的唯一表现。ALT 升高先于胆红素升高,后者将会持续上升到 ALT 下降。重型肝炎患者若黄疸迅速加深而 ALT 反而下降,表明肝细胞大量坏死。AST 意义与 ALT 相同,但特异性较 ALT 为低。血清碱性磷酸酶(alkaline phosphatase,ALP)的显著升高有利于肝外梗阻性黄疸的鉴别诊断,在急性甲型肝炎时一般正常或轻度升高。

(3)血清蛋白的检测:肝损害时合成血清蛋白的功能下降,导致血清蛋白浓度下降。急性甲型肝炎时清蛋白下降不多见。

（4）血清和尿胆色素检测：急性肝炎早期尿中尿胆原增加，黄疸期尿胆红素及尿胆原无增加，淤胆型肝炎时尿胆红素强阳性而尿胆原可阴性。黄疸型肝炎时血清结合和非结合胆红素均升高。血清胆红素升高常与肝细胞坏死程度相关。

（5）凝血酶原时间检测：凝血酶原主要由肝脏合成，肝病时凝血酶原时间长短与肝损害程度成正比。凝血酶原活动度＜40％或凝血酶原时间比正常对照延长一倍以上时提示肝损害严重。但在急性甲型肝炎时很少异常。

（6）血常规检查：急性肝炎初期白细胞总数正常或略高，一般不超过 $10 \times 10^9 / L$，黄疸期白细胞总数减少，分类淋巴细胞及大单核细胞升高，可见异型淋巴细胞。有报道认为，血小板数量多少与急性肝炎的严重程度呈正相关。

（7）尿常规检查：深度黄疸或发热患者，尿中除胆红素阳性外，还可出现蛋白质、红、白细胞或管型。

（8）肝活体组织检查（肝活检）：急性肝炎患者不是首选及常规检查项目。急性甲型肝炎的组织学变化与其他急性病毒性肝炎一样即肝细胞的气球样变、凝固性坏死、局灶性坏死、单核细胞在门管区广泛浸润及库普弗细胞增生。

（9）超声检查：B型超声检查能动态地观察肝脾的大小、形态、包膜情况、实质回声结构、血管分布及其走向等，对监测重症肝炎病情发展、估计预后有重要意义。

（二）鉴别诊断

甲型肝炎在许多方面有别于其他病毒性肝炎，而各型肝炎的临床表现基本相似，须结合实验室检查发现各自的特征予以鉴别。

1.中毒性及药物性肝炎

误食毒蕈或四氯化碳、黄磷、氯仿、利福平、异烟肼、对氨基水杨酸、保泰松、吲哚美辛、甲基多巴、氟烷、四环素等均可致大块或亚大块肝坏死，其临床表现与重症肝炎相似。主要依据：①病前服用毒物或药物史。②有不同程度的肝功能改变，但一般没有重症肝炎严重。③无黄疸前期的肝炎症状而有某种原发病史。④常伴有心、脑、肾等脏器损害。

2.妊娠急性脂肪肝

患者多为初产妇，发生于妊娠后期出现深度黄疸、出血、肝肾综合征、昏迷等。病情发展迅速，与急性重症肝炎相似。以下几点有助于鉴别：①起病多有急腹痛。②黄疸深度、肝脏进行性缩小的程度均没有急性重型肝炎严重。③常出现严重低血糖，某些病例可出现低蛋白血症。④尿中胆红素始终阴性。⑤超声波呈典型的脂肪波形。⑥病理呈严重的脂肪变性，无肝坏死改变。

3.重症黄疸出血型钩体病

有疫水接触史，急性起病，畏寒高热，伴头痛、腰痛、腓肠肌疼痛、眼结膜充血、局部淋巴结肿痛。4～8天后体温下降出现黄疸加深、出血和肾功能损害。肾损害出现较早。钩体病一般无中毒性鼓肠、腹水、肝脏缩小。实验室检查白细胞增加，血沉增快，病原体检查及凝溶试验阳性可助鉴别。

六、治疗与预防

（一）治疗

甲型肝炎为自限性疾病，除少数急性重症型肝炎外，绝大多数病例预后良好。急性甲型肝炎治疗原则以适当休息、合理营养为主,辅以药物。避免饮酒、过度劳累和使用损害肝脏的药物。急性重症肝炎需加强重症监护,针对病情发展各阶段的主要矛盾,应用对症与支持的综合基础治疗,以维持患者生命,促进肝细胞再生。

1.休息

急性黄疸型肝炎患者应强调早期卧床休息至症状基本正常,黄疸消退可逐渐起床活动。一般轻症无黄疸患者不必卧床休息,可轻度活动和自理生活。急性重症肝炎必须绝对卧床休息,严格消毒隔离,防止医源性感染。

2.饮食

应根据食欲、病情、病期适当把握,病初因食欲缺乏、厌油,宜进清淡适合患者口味的低脂半流质食物。病情好转后,给予充分热量、蛋白质及维生素,食物品种可多样化,以促进食欲。急性重症肝炎患者应低盐、低脂、低蛋白、高糖饮食。并发肝性脑病时,应严格限制蛋白摄入,以控制肠道内氨的来源。进食不足者,可静脉滴注 $10\%\sim25\%$ 葡萄糖溶液 $1\,000\sim1\,500$ mL,补充足量维生素 B、维生素 C 及维生素 K。

3.药物

对病毒性肝炎的治疗目前尚无特效药物,可根据药源适当选用中西药联合治疗。

4.护肝药物

主要包括维生素类如维生素 B、维生素 C、维生素 E、维生素 K、叶酸等。促进解毒功能药物:葡萄糖醛酸内酯、维丙胺、硫辛酸。促进能量代谢药物均为非特异性护肝药,或根据病情及药源情况适当选用。

5.中医中药

按中医辨证施治,急性黄疸型肝炎多属阳黄,可用茵陈蒿汤、栀子柏皮汤加减,湿偏重者用茵陈四苓散加减;湿热并重者用茵陈蒿汤与四苓散合方加减。黄疸较重者用茵栀黄(茵陈、山栀、黄芩)注射液静脉滴注。淤胆者重用赤芍。单味中成药如垂盆草、黄芩苷、板蓝根、丹参、五味子、田基黄等亦有较好疗效。联苯双脂、齐墩果酸片、甘草甜素、强力宁、肝炎灵等均获较好的效果。

6.对症治疗

食欲锐减且伴呕吐者,静脉滴注 $10\%\sim25\%$ 葡萄糖液。恶心呕吐者可用甲氧氯普胺、维生素 B_6 等。食欲缺乏可服多酶片、胰酶、山楂丸。肝区痛可服维生素 K、逍遥丸、舒肝片等。

总之,病毒性肝炎的治疗尚无特效药物,以上药物主要为辅助性治疗,我们认为在临床药物的选择中必须避免滥用或过多使用药物,以免增加肝脏的负担,不利于病情的恢复。

7.急性重症肝炎的处理

重症监护。急性重症肝炎病情凶险,进展迅速、变化多,必须及时发现问题才能在治疗上争取主动。根据病情发展及条件应定时进行动态观察。

8.肝性脑病的治疗

HE 治疗的重点是支持疗法、识别及治疗诱因、减少或清除肠源性含氮毒物及鉴定需长期治疗患者。

(1)严密监护与监测:轻症 HE 患者不能自行随意活动或执行危险性工作(如驾驶、高空作业等),以免发生意外。重症 HE 患者,宜定时监测血压、脉搏、呼吸、尿量、血化学分析(血氨、血清肌酐、尿素氮、血糖、血清胆红素、清蛋白、球蛋白、凝血酶原时间、凝血因子 V 及 Ⅷ 等)及血气分析。对于深度昏迷患者,必要时应考虑预防性气管插管、导尿管、鼻胃管、中心静脉压测定以及硬膜外测压装置(测定颅内压及脑灌流压)。

(2)识别和消除诱因:应及时识别各种可能的诱因,对可疑的诱因应及时进行相关检查,并针对不同的诱因进行相应处理。

感染:疑有潜在感染者,行各种体液(腹水、血液等)培养及胸部 X 线片等检查,所有腹水患者应行诊断性腹腔穿刺术;明确感染如自发性腹膜炎、肺炎、败血症等应及时联合应用强效抗生素;培养结果未决时应给予短期经验性抗生素治疗,尤其是无其他明显诱因时。

消化道出血:要求及时治疗上或下消化道出血。

脱水、电解质紊乱及酸碱失衡:脱水所致的急性肾衰竭,大量利尿引起的低钾、低氯血症及代谢性碱中毒诱发 HE,应及时纠正。营养不良尤其在酒精性肝病患者,应立即静脉补充维生素 B_1。

便秘:近期排便习惯的评估极为重要,应及早采取措施确保适当排便。

医源性诱因:强烈排钠、排钾利尿剂,大量放腹水,输注库血,或应用含氮药物等引起者,一经发现立即停用,如用止痛、安眠、镇静药物引起者,除停用外,可用苯二氮䓬拮抗剂。

氮质血症:因负氮平衡引起者,应采取维持正氮平衡措施或针对相关原因进行处理。

对于无明显诱因但反复发作的 HE 患者,宜考虑有无大的自发性门体分流存在,如脾肾或胃肾的门体侧支循环开放,可形成大的分流,在此种情况下,可进行内脏血管造影术,经确证后可进行栓塞治疗。

(3)支持疗法:旨在维持内环境稳定,消除 HE 发病的影响因素。

饮食:过去严格限制 HE 患者饮食中蛋白质的摄入以减少肠道氨的产生,但最近明确过量限制蛋白质易引起负氮平衡、营养不良及减少肌肉氨代谢而增加血氨水平,并不能改善 HE 的预后。而供给能耐受的适量蛋白质,可维持其正氮平衡,促进肝细胞再生,增加肌肉对氨的代谢作用,有利于病情恢复。对于已确定的肝硬化患者,维持正氮平衡要求每天饮食蛋白质摄入最小量是 0.8~1.0 g/kg,因此,现推荐 HE 患者摄入正常蛋白质饮食。对于已有精神/意识障碍的 HE 患者,首日可禁食蛋白质,次日开始摄入蛋白质量为 0.5 g/(kg·d),每 3~5 天增加量 1 次,每次约 10 g/d,最大耐受量为 1.0~1.5 g/(kg·d),平均1.2 g/(kg·d)。植物蛋白优于动物蛋白,前者能提供较高的热量,含硫氨基酸少,且含有丰富的不吸收纤维素,能保持大便通畅,且纤维素为肠道菌群的底物,可使结肠酸化,减少毒物氨的吸收。在以植物蛋白质摄入为主时,可配合应用适量奶制品,两者在蛋白质组分上有互补性。

补充热量、液量及维持电解质平衡:补充足够的热量,以维持正氮平衡。每天热量 5 020~6 700 kJ(1 200~1 600 kcal),包括高渗糖液,富含 BCAA 的氨基酸注射液及新型脂肪乳剂。单纯依赖输注葡萄糖液,往往不能满足上述热量的需求,可加用支链氨基酸注射液,仍不能满足者,可应用适量的新型中长链脂肪乳剂如力保肪宁或力能 MCT。

在无额外液体丧失的情况下,每天的补液量为前一天尿量加 500~700 mL,伴有少尿(<500 mL/d)的患者,则适当限制液量的摄入。尿量在 700 mL 以上且进食甚少者,宜常规补充氯化钾 3~4 g/d,门冬氨酸钾镁 20 mL,以预防低钾、低氯性碱中毒,有低钾、低氯血症时,还应酌情增加剂量。对于稀释性低血钠者(Na^+<125 mmol/L),首先限制水摄入量,加用排水多于排钠的渗透性利尿剂如 20% 甘露醇,酌情适量输注高渗钠(3%)或生理盐水。有低镁血症、低钙血症者,可补充门冬氨酸钾镁、氯化钙或葡萄糖酸钙。

维持酸碱平衡:①代谢性碱中毒:除补充氯化钾以纠正低钾、低氯碱中毒外,还可应用盐酸精氨酸溶液40～80 mL,加入葡萄糖液中静脉滴注,亦可加用维生素C溶液静脉滴注。血pH宜矫正至正常偏酸。②呼吸性碱中毒:多由通气过度所致,针对原发病因进行处理,同时用5%氧间断吸入,改善低氧血症,提高$PaCO_2$水平。③代谢性酸中毒:多见于晚期并发功能性肾衰竭患者,可用适量谷氨酸钠溶液静脉滴注,碳酸氢钠溶液宜慎用。

补充胶体溶液:适量、适时地应用新鲜冰冻血浆制剂,可改善严重肝功能障碍的低清蛋白血症及其所致的低胶体渗透压,同时改善有效动脉血容量相对不足,提高肝、肾、脑等重要器官的灌流量,维持血压稳定,预防低血压引起的脑灌流压降低;并可补充多种凝血因子及调理素,有利于预防出血及提高免疫功能。有消化道大出血和/或血细胞比容<30%者,宜输注新鲜血液,既可补充血容量,又可预防低血黏度所致的出血。

氧气吸入:严重肝功能障碍时,舒血管物质泛溢至循环系统,引起动静脉短路,特别是肺动静脉短路,导致动脉血血红蛋白氧合饱和度不足及氧分压(PaO_2)下降,临床上出现低氧血症[$PaO_2 < 8.00$ kPa(60 mmHg)],它是HE患者血-脑屏障受损及脑水肿的重要因素之一。轻症低氧血症的HE患者,应用普通鼻塞或鼻导管间歇给氧,严重者可用高压氧,它可补偿任何类型的缺氧,消除低氧血症及组织缺氧,改善全身代谢紊乱,促进氨的清除,并减少中枢神经系统(CNS)的损害及脑水肿的发生率。

维护其他重要器官的功能:急性HE容易并发多脏器功能衰竭,在维护肝功能基础上,宜同时重视维护其他脏器功能,特别是肾功能。出现肝肾综合征(HRS)时,可应用特利加压素。注意防治脑水肿、保护脑细胞功能,保持呼吸道通畅,避免缺氧。

(4)改善肝功能障碍:肝功能障碍是HE发生的基础,只有改善肝功能障碍,才能促进HE的复常,根据肝功能不全的情况,分别或组合采取以下措施。

促肝细胞生长素:从哺乳动物肝脏或再生肝脏分离出的小分子多肽,能促进肝细胞DNA合成及其再生,并可抑制细胞因子TNF-α的生物活性,减轻肝细胞的损害。

还原型谷胱甘肽(GSH):是含有巯基(—SH)的制剂,可清除肝脏内及其他重要器官内的炎性反应性代谢物如自由基,以阻断肝细胞的脂质过氧化及其过氧化物的生成,维持肝细胞的稳定性与完整性,减轻其破坏。

前列腺素(PGE_1/PGE_2):早期报道该制剂具有改善/逆转肝微循环障碍、稳定肝细胞结构的作用,其后O'Grady等未能证实其疗效,近来报道持肯定者多,尚属试验性治疗。用法:200 μg加于10%葡萄糖液内缓慢静脉滴注,每天1次,10～20天为1个疗程。但有腹痛、恶心、呕吐、腹泻、发热等不良反应,从而限制其应用。新制剂脂质微球PGE_2(凯时)不良反应少,可供选择。

(5)减少肠源性毒物的来源、生成与吸收:肠源性毒物主要为含氮物质,它是氨的生成之源,其次为肠道菌群紊乱与内毒素。减少它们在肠道的负荷、生成与吸收,被称为HE的标准治疗。

洁净肠道:消化道积食与积血宜及时清除,便秘者予以通便。洁净肠道可口服轻泻剂,如山梨醇、乳果糖、大黄等,剂量因个体耐受情况而异,以每天2～3次软便为适量。

不吸收性双糖:一种为乳果糖,化学名为β-半乳糖苷果糖;另一种为乳山梨醇,化学名为β-半乳糖苷山梨醇。其中乳果糖为HE治疗的一线药物。乳果糖通过两种方式减少结肠腔内含氮物质的浓度,首先,口服乳果糖在小肠内不被其双糖酶分解而直达结肠,在细菌乳糖酶作用下,代谢为乙酸与乳酸,从而降低结肠pH,使结肠酸化,可减少氨的生成与吸收,并促进氨转化,从粪便中排泄;其次,乳果糖通过其渗透性作用直接导泻,促进毒物的排泄。此外,乳果糖还通过改变结肠内菌群的代谢降低血氨,它被结肠内细菌摄取,并作为细菌的能源代谢,肠腔内的氨及氨基酸氨则结合于细菌的能量代谢之中,因此细菌对氨的摄取、利用增加,结肠内氨的形成减少,从而降低外周血氨水平。结肠细菌对乳果糖代谢能力有一定限度,最大的代谢能力为 90 g/d,每天口服 45 g 时,粪便中即开始出现未被代谢的原形物,每天口服 90 g/d 以上剂量时,可引起渗透性腹泻,并发高张性脱水,剂量以每天 2~3 次软的酸性大便(pH<6)为适宜,一般45~90 g/d,分 3~4 次口服。其疗效与新霉素相似,但起效快,不良反应较少。主要不良反应为恶心、腹痛、腹胀及不良气味,其口感甜腻,使少数患者不能接受。

乳山梨醇作用机制与乳果糖相同,为结晶粉末,无乳果糖的不良反应与气味,疗效与乳果糖相似,疗效出现快,24 小时的改善率较乳果糖高,主要用于对乳果糖不容忍的部分国家的患者。剂量:0.3~0.5 g/(kg·d)。

有意识障碍不能口服者,可通过鼻胃管或灌肠给药。一般用30%的乳果糖(300 mL 加水或弱酸性溶液至 1 000 mL),保留灌肠 1 小时,灌肠时宜变更体位,以灌肠液抵达右半结肠的效果较佳,乳果糖灌肠对 HE 是有效的,甚至优于口服给药。磷酸盐灌肠常用于Ⅳ期 HE,然而,如果多次使用应注意肾脏功能。

抗生素:抑制肠道产生尿素酶及氨基酸氧化酶的细菌,阻断肠道内氨及其他毒物的生成,疗效与非吸收双糖相同。下列药物可选择交替使用,以避免其不良反应与耐药性。

新霉素:1~2 g/d,分次口服,昏迷患者用1%(1 g 加于 100 mL 生理盐水中)溶液保留灌肠。因为该药仍有少量(1%~3%)自肠道吸收进入全身循环,可致肾毒性及耳毒性(前庭神经损害),现已不再推荐使用。

甲硝唑或替硝唑:能抑制含有尿素酶的厌氧菌,减少肠道氨的生成,其疗效与新霉素相似,但因为胃肠道反应及可能的神经毒性,使其长期使用受到限制。另外,近来报道它并不能降低轻微性 HE 患者的高血氨水平及根除幽门螺杆菌,故不推荐作为 HE 的常规用药。用法:0.6~0.8 g/d,分次服用,不能口服者可静脉滴注,一般用药 1 周。

利福昔明(rifaximin):为利福霉素的衍生物,不从肠道吸收,耐受性良好,安全有效,疗效较乳果糖更稳定。用法:1 200 mg/d,分 3 次口服,2 周为 1 个疗程。

不吸收性双糖联合抗生素:用于对两者单用难治的患者,联合用药的效果取决于抗生素改变的肠道菌群代谢乳果糖的能力。现有资料显示,乳果糖联合新霉素治疗较两者任一单用更有效,利福昔明和乳果糖连用效果至少与利福昔明相同,部分病例优于单用。

中药:小檗碱片 0.9~1.2 g/d,分 3 次口服;生大黄 15~30 g/d,开水冲泡代饮;或三黄片(黄连、黄芩、大黄)适量。上述中药亦能抑制肠道含尿素酶的菌群,减少肠氨的生成,其耐受性好,不良反应少,可作为交替用药的选择。

调整肠道菌群药:促进肠道益生菌共生,抑制有害菌生长。粪肠球菌(enterococcus faecalis,SF)制剂 SF-68,是一种不含尿素酶的菌属,能产生乳酸,减少腐败,抑制其他分解尿素及分解蛋白质细菌的生长,减少肠内氨的生成,其逆转 HE 的效果与乳果糖相似,无后者的不良反应,可长期应用。也可使用一些益生菌(probiotics)制剂,如培菲康(双歧杆菌三联活菌胶囊)等。迄今益生菌依旧是 HE 的二三线治疗药物。

(6)促进血氨的代谢清除,分别介绍如下。

L-鸟氨酸-门冬氨酸盐(L-ornithine-aspartate,OA):提供脱氨关键途径谷氨酰胺和尿素合成所必需的底物。鸟氨酸是尿素循环启动的底物,又能刺激启动尿素循环的酶系统 CPS 与 OCT,促进氨的利用与尿素合成;门冬氨酸也是尿素循环的底物,它与瓜氨酸结合形成琥珀酰精氨酸,亦有助于氨的利用与尿素合成。此外,OA为双羧酸盐,它是α-酮戊二酸的底物,可被肝脏中心静脉周围的肝细胞摄取,并与氨结合,合成谷氨酰胺。口服或静脉途径给药,可降低HE患者血氨水平,缩短NCT的时间,改善临床症状、PSE有效指数及HE分期,并改善EEG活动,其疗效不亚于乳果糖,耐受性好,无明显不良反应。用法:9～18 g/d,分3次口服或10～20 g/d加入生理盐水或葡萄糖液中静脉滴注。

谷氨酸盐:是传统的代谢清除血氨的药物,目前对其疗效评价不一,认为弊多利少,应掌握应用时机与用量。该类制剂属碱性溶液,适用于有代谢性酸中毒时。28.75%谷氨酸钠溶液每40 mL含钠量相当于生理盐水450 mL的含量,大量使用时,可加重钠潴留、腹水或脑水肿,目前多主张28.75%谷氨酸钠60～80 mL,31.5%谷氨酸钾10～20 mL(每20 mL含钾当量相当于10%氯化钾25 mL的含量),11.4%谷氨酸钙10～20 mL,配合用药,这样可减少单纯用谷氨酸钠盐的钠负荷。

精氨酸盐:亦属传统用药,该药是尿素循环的底物,通过促进鸟氨酸循环以清除血氨,但它不具有像OA刺激OCT及CPS的作用,因而其临床疗效远不及OA,该制剂属酸性溶液,适用于有碱中毒倾向者。用量10～20 g/d,加入葡萄糖液中静脉滴注。

醋酸锌:锌是参与尿素循环酶的一种辅因子,肝硬化营养不良者常见锌缺乏,有报道锌缺乏可诱发HE,实验性肝硬化模型研究证明:补充锌能促进尿素循环的活力。临床研究提示:短期(7天)补锌,HE改善不明显,长期(3个月)补锌则效果较好,补锌还能减少其他二价阳离子(铜)的吸收。用法:醋酸锌220 mg,每天2次。

BCAA酮类似物:是氨基酸脱氨基后生成的酮酸,它能与氨结合,重新生成母体氨基酸,故具有清除血氨的作用,适用于轻症HE患者。

阿卡波糖:是一种新的降血糖药,已在肝硬化合并2型糖尿病及Ⅰ、Ⅱ期HE患者应用,结果显示可改善智能、血氨水平和NCT时间,但HE程度改善是否部分由于改善了血糖控制及这种药物对非糖尿病患者是否安全仍不清楚。

(7)促进CNS神经传导恢复正常,具体介绍如下。

补充支链氨基酸(BCAA):氨基酸代谢改变是进展期肝病的标志之一,表现为BCAA减低和AAA增高,普遍认为氨基酸代谢改变介导包括PSE及所有营养状态减低的HE的并发症中的许多。BCAA补充可以纠正血浆BCAA/AAA摩尔比值,BCAA竞争BBB进入CNS的含量增加,而AAA进入的含量则减少,假性神经递质及5-HT抑制性递质的形成相应减少,从而降低HE的级别。但目前对BCAA改善HE的结论尚有争议,有待进一步确证。最近两项包括820例患者的随机对照试验证明长期维持BCAA补充可减少肝衰竭及肝硬化并发症的发生率,同时观察到全身营养状况的显著改善。因此BCAA可作为肝硬化合并HE患者支持疗法的一部分,作为能源供应,纠正负氮平衡,促进蛋白质合成,改善HE患者对蛋白质的耐受及其营养状况。

BZ拮抗剂:以氟马西尼为代表,它竞争性地拮抗内源性BZ与GABA超分子受体复合物结合,阻断其神经抑制作用,从而恢复神志。560例大宗临床治疗试验结果表明:一次静脉注射后,约15% HE患者精神状态有改善,对照组为3%,有摄入BZ制剂诱因的HE患者,用之最为适宜。此药无口服制剂,不能长期给药,且作用时间短,从而限制其临床应用。

多巴胺能激动剂:左旋多巴(L-dopa)与溴隐亭,用于持续性HE有锥体外系症状者,与BCAA一样,其疗效仍有争议,不推荐常规使用。左旋多巴通过BBB进入CNS后,转变为多巴胺,进而形成真性递质去甲肾上腺素,以替代假性递质,恢复 CNS 的正常功能。溴隐亭为多巴胺受体激动剂,通过刺激突触后神经元多巴胺受体,竞争性地排挤假性递质,其作用与左旋多巴相似。其临床效应亦不理想,且不良反应较多,可使血清催乳素水平升高。剂量:30 mg,每天 2 次。

纳洛酮:为阿片样受体拮抗剂,能阻断内源性阿片肽对 CNS 的作用,有非特异性催醒作用,易通过血-脑屏障,作用时间约 45～90 分钟。临床观察表明能恢复 HE 患者的神志。用法:开始 0.4 mg,静脉注射,以后每 2 小时 1 次,神志清醒后逐渐延长用药间歇时间,维持 2 天。

(8)人工肝支持系统。一般认为人工肝支持系统可清除患者血液中部分有毒物质、降低血胆红素浓度及改善 PT,具有暂时疗效,如有严重肝功能不全或在等待肝移植期间,可选择或组合应用人工肝支持系统,作为肝移植的过渡治疗措施,为肝移植赢取时间。分子吸附再循环系统(molecular absorbent recirculating system,MARS)是基于清蛋白透析的人工肝支持系统,在 HE 中的应用已有较多研究。在急性 HE,它减轻脑水肿,在慢性 HE,其改善 HE 的程度。最近荟萃分析报告人工和生物人工肝支持系统可改善慢加急性肝功能不全患者的预后。

(9)肝移植:肝移植是治疗各种终末期肝病的有效手段,严重和顽固性的 HE 可行肝移植手术。慢性肝病第 1 次发作明显 HE 后,随访 1 年的生存率为 42%,随访 3 年者为 23%,施行肝移植后,1 年生存率为 80%,5 年生存率为 70%。为此,慢性肝病第 1 次发生明显 HE 者,肝移植是最佳的治疗选择。

(二)预防

甲型肝炎的预防应强调改善居住生活条件及卫生设施,养成良好的个人卫生习惯是预防的关键。在甲型肝炎流行地区应采取以切断粪-口途径为主的防治措施,力争早发现、早诊断、早隔离、早报告、早治疗及早处理疫点以防止流行。在发病率极低地区则应以控制传染源为主。甲型肝炎疫苗的研制、普及自动免疫,保护易感人群是消灭本病的重要措施。

1.管理传染源

患者应按肠道传染病隔离至起病后 3 周,托幼机构的患者需隔离 40 天,疑似患者及密切接触者接受医学观察 4～6 周。在家疗养的患者应严格遵守个人卫生制度。患者的排泄物及用物应严格消毒。

2.切断传播途径

重点要搞好卫生措施,做好"两管"(管水、管粪)、"五改"(改水井、厕所、畜圈、炉灶、环境),养成良好的个人卫生习惯。饭前便后要洗手,生吃蔬菜瓜果要洗烫,不吃未经充分加热处理的水产品和食物。食具应煮沸或蒸汽消毒。注意医疗器械消毒,加强粪便管理。

3.保护易感人群

在高或中度 HAV 流行地区旅行者或工作者、男性同性恋、静脉药瘾者、凝血功能障碍者、日托中心儿童及工作人员,食物处理者等可以接种甲肝疫苗;接触甲型肝炎患者的易感儿童还可以注射丙种球蛋白进行被动免疫。

（历见伟）

第二节　乙型病毒性肝炎

一、乙型肝炎病毒(hepatitis B virus,HBV)的分子生物学

(一)HBV 病毒颗粒及其基因组结构

HBV 代表一组嗜肝 DNA 病毒的原型。从 HBV 受染者血清中纯化的 HBV 组分,电镜检查呈现3种颗粒:①直径约为 42 nm 并由双层外壳包裹的完整 HBV 颗粒,即 Dane 颗粒。②直径约为 22 nm 的圆形颗粒,血清含量约为 Dane 颗粒的 $10^3 \sim 10^6$ 倍。③直径约为 22 nm,但长度不等的管形颗粒。Dane 颗粒由 HBV 表面蛋白(HBs)构成的外壳包裹内层核衣壳,后者含有 HBV 基因组及 DNA 多聚酶(deoxyribonucleic acid polymerase,DNAP)等与病毒复制有关的组分。Dane 颗粒是具有感染性的 HBV 颗粒。圆形颗粒和管形颗粒主要由 HBs 及受染者体内相关的脂质构成,这些亚病毒颗粒因为不含有病毒核酸组分而不具感染性。

HBV 基因组由一松弛环状,部分呈双链结构、长度约为 3 200 碱基对(bp)的小 DNA 分子构成。长链又称负链,代表完整的核苷酸序列,其长度恒定。短链又称正链,其 5′端起始序列固定,3′端核酸序列长度可变。正链约为负链全长的 $50\% \sim 80\%$。基因组的环状结构由两条链 5′端的碱基配对来维持。不同来源的 HBV 基因组其核苷酸序列长度有所变异。

HBV 核苷酸序列分析提示该基因组含有 4 个主要的基因编码区(open reading frame,ORF),即外壳蛋白(Pre S/S)基因、核心蛋白(前 C/C)基因、DNA 多聚酶(DNAP)基因以及 X 蛋白(X)基因。

以 HBV adw 亚型为例,Pre S/S 基因起始于第 2 856 位核苷酸(nt),止于 835nt,全长约1179nt。该基因 5′端含有彼此间隔不等的 3 个起始密码子,借此编码 3 种具有相同羧基端和不同氨基端,且分子量各异的 HBV 外壳蛋白多肽,亦即通常所称的 PreS1、PreS₂ 及 HBs。大 HBs(LHBs)由 SORF5′端第一个起始密码子翻译而成,为含 PreS1、PreS₂ 区及 HBs 的多肽。中 HBs(MHBs)由 SORF 第二个起始密码子翻译而成,为含 PreS₂ 及 HBs 的多肽。小 HBs(SHBs)由 SORF 第 3 个起始密码子翻译而成,因而仅含 HBs 多肽。

前 C/C 基因起于 1818nt,止于 2458nt,为一全长 642nt 的 ORF,主要编码 HBV 核心蛋白。该基因的 5′端含有彼此相间约 28 个氨基酸残基的两个起始密码子。这一段相间的核苷酸序列亦称之为 Pre C 区。从 C ORF5′端第一个起始密码子编译的多肽含前 C 区序列,相对分子质量约为 25 000,故称之为 P25。由第二个起始密码子编译的多肽不含前 C 序列,相对分子质量约 21 000,故称之为 P21。

P 基因起于 2309nt,止于 1623nt,全长 2514nt,为 HBV 基因组中最大的 ORF。P 基因与其他 3 个基因相互重叠。这种重叠不仅提高了 HBV 基因组内有限的核苷酸序列的利用效率,同时也显示该基因组结构的复杂性。P 基因主要编码病毒的 DNAP,并参与病毒的复制、装配与成熟过程。

X 基因起于 1376nt,止于 1838nt,全长 462nt,为 HBV 基因组中最小的 ORF。X 基因编码一相对分子质量约为 16.5 000 的 X 蛋白。近年的研究提示,X 蛋白对 HBV 的生命周期并非必

不可少,但其对许多病毒基因和细胞基因的表达有着重要的调控作用。

(二)HBV 病毒蛋白的分子结构与功能

1.HBV Pre S/S 基因产物

HBV 受染者血中的各种 HBs 均由受染的肝细胞产生和分泌。一般而言,HBV 受染者体内的病毒外壳蛋白 98%～99%存在于圆形颗粒中,1%～2%存在于管形颗粒,仅不足 0.2%存在于 Dane 颗粒,低滴度的 HBV 携带者病毒外壳蛋白通常形成圆形颗粒而非管形颗粒。下面分别将这 3 种 SORF 产物进行更详细的讨论。

(1)SHBs:SHBs 即通常所称的 HBsAg,共含有 226 个氨基酸残基,SHBs 系制备乙肝疫苗的主要成分,疫苗的免疫效果可由抗 HBs 的滴度判断。

(2)MHBs:业已证实,MHBs 的 $PreS_2$ 区可与人或黑猩猩的聚合清蛋白(polymerized human serum albumin,PHSA)结合。由于 PHSA 也可与人肝细胞结合,提示 HBV 可通过其 $PreS_2$ 区与 PHSA 的结合而产生与肝细胞的黏附。基于这些结果,有学者曾提出 MHBs 的 $PreS_2$ 区可能介导 HBV 的感染。

(3)LHBs:LHBs 主要存在于 Dane 颗粒及管形颗粒表面,其 PreS1 区可覆盖 $PreS_2$ 区而位于这些颗粒的表面。位于 LHBs 分子内的 $PreS_2$ 区不含糖基分子。

2.HBV 前 C/C 基因产物

如前所述,C ORF 含有两个起始密码子,位于 PreC 的起始密码子可编码长约 167 个氨基酸残基的多肽,称为 P25。位于 C 区的第 2 个起始密码子可编码含 138 个氨基酸残基的多肽称为 P21。这两种多肽携带有不同的抗原决定簇,血清学可加以区别。P21 存在于 HBV 核心颗粒,亦即通常所称的核心抗原(HBcAg);P25 经加工、修饰后被分泌至患者血中,此即通常所称的 e 抗原(HBeAg)。

(1)Pre C 区与 HBeAg:临床研究证实,HBeAg 阴性、抗-HBe 阳性的慢性乙型肝炎以及急性重型乙型肝炎患者,其体内 HBV 的 Pre C 区常发生伴有终止密码子产生的突变。接受干扰素治疗的患者也可发生上述突变。这类患者体内病毒复制活跃,肝穿标本可见 HBV/cAg 呈胞核型及胞膜型表达,临床过程呈慢性活动性或重症型经过,但常因 HBeAg 阴性而被忽视,因而临床医师必须予以注意。

(2)核心蛋白的免疫原性:机体对 HBcAg 的免疫应答对决定 HBV 感染的预后起着重要作用,HBcAg 的 T 细胞免疫应答似乎取决于抗原分子上许多散在的决定簇及宿主肝细胞的主要组织相容性复合体。HBcAg 和 HBeAg 的 T 细胞应答具有很强的交叉反应。有效的抗 HBc 应答有赖于辅助性 T 细胞(Th)的功能。如前所述,Pre C 区突变可改变宿主的免疫应答,从而影响 HBV 感染的临床过程。

3.HBV P 基因产物

P 基因为 HBV 基因组中最大的 ORF,且与其他基因相互重叠。P 基因产物即 DNAP,实际上是一具有多种功能的酶分子。DNAP 羧基端区域含有多聚酶及 RNase H 活性,因而代表 HBV 的反转录酶。DNAP 的氨基端区域含有一 DNA 末端蛋白,推测其以共价键形式结合于 HBV DNA 负链的 5′端,启动转录过程。目前认为,DNAP 分子内高度保留的 YMDD 氨基酸基本序列为 HBV DNAP 的反转录酶活性必不可少的区域。

4.HBV X 基因产物

电子计算机序列分析显示,HBV X 基因编码的 X 蛋白为一细胞内可溶性蛋白,相对分子质量约为 16.5 000。

(1)Px 的基因调控功能：近几年对 X 蛋白研究的最大进展是发现其对许多病毒基因与细胞基因表达的调控作用。X 蛋白对 HBV 自身的增强子成分也呈现正相调控作用，提示 X 蛋白为HBV 基因表达所必需，但并非为 HBV 生命周期所必不可少的。X 蛋白基因调控发生在转录水平，这种由蛋白质控制基因转录的过程被称之为反式激活作用(transactivation)。目前已知，X蛋白的靶序列主要包括增强子和启动子序列。X 蛋白可与多种转录调节蛋白，如 AP-1、AP-2、AP-3、CRE 及 Oct-1 等结合，但其作用机制尚不十分清楚。

(2)X 蛋白与肝细胞癌：X 蛋白广泛的基因调控作用引起许多学者对 X 蛋白与肝细胞癌之间的关系的兴趣。事实上，X 基因常常存在于肿瘤细胞内整合的 HBV 序列中。而且这种整合的 X 基因仍保留有调节基因的反式激活功能。将表达 X 蛋白的细胞接种于小鼠可诱发肿瘤的形成。虽然有理由推测 X 蛋白可能通过刺激控制细胞生长的基因的表达而诱发生长和癌变，其致癌性及其机制尚有待更多的实验资料加以验证。

(三)HBV 的复制周期

HBV 通过自身有效的繁殖来对抗机体的免疫应答，维持慢性感染。HBV 的生命周期可人为地分为如下 4 个环节：HBV 黏附、入侵肝细胞、病毒的转录及复制、新生的 HBV 完整颗粒的装配与释放。

步骤①：HBV 病毒颗粒、经受体黏附至肝细胞胞膜，脱去外壳蛋白，进入胞质。步骤②：HBV基因组进入胞核，首先自行修复其部分双链部分，形成 HBV ccc DNA。步骤③：病毒以 HBV ccc DNA 为模板进行转录，形成各种转录体，包括前基因组转录体。步骤④：病毒的转录体移出胞核，并翻译病毒蛋白。步骤⑤、⑥：与此同时 HBV 前基因组 RNA 被包裹至核心颗粒，在 DNA的作用下经逆转录过程合成负链 HBV DNA，继而合成正链 DNA。步骤⑦：含 HBV DNA 的病毒核衣壳经外壳蛋白包装成完整的新的 HBV 颗粒。步骤⑧：新生的 HBV 颗粒从肝细胞胞膜表面芽生而出，释放入血中，然后感染另外的肝细胞

1.HBV 黏附以及入侵肝细胞

由于缺乏能被 HBV 自然感染的人肝细胞系，目前对 HBV 感染的起始过程所知甚少。HBV 与肝细胞膜表面的受体结合后，通过去外壳蛋白过程将其基因组及有关组分转入细胞质。HBV 进入肝细胞后，释放其核衣壳。病毒的 DNA 聚合酶可能进一步将 HBV 基因组引入肝细胞核内，为病毒的复制做好准备。

2.HBV 的转录与调控

随着分子生物学技术的广泛应用，目前对 HBV 的转录及其调控机制有了深入的了解。

(1)HBV 转录体：HBV 感染肝细胞后可产生 4 种不同的基因或亚基因组转录体。它们是以负链 DNA 为模板，经宿主的 RNA 多聚酶转录以及转录后修饰而成。

从乙肝患者肝组织和体外转染细胞分离的 RNA 可检出两种主要的 HBV 转录体，即 3.5 kb和 2.1/2.4 kb RNA。3.5 kb RNA 包括一组 5′端起始部位各异的混合的转录体，即核心蛋白、DNAP 和作为前基因组的 mRNA。前基因组 RNA 可作为 HBV 反转录的模板参与 HBV DNA的复制过程。2.4 kb 转录体载有 LHBs 的编码信息，其含量较少，有时不易检出。2.1 kb mRNA编码 MHBs 和 SHBs，S1 图谱分析显示其含有 2～3 种 5′端起始部位不同的转录体。

除上述两种主要的转录体外，体外转染细胞系尚可检出一种 0.7～0.8 kb 的 HBV mRNA。依其相对分子质量的特点，这种 mRNA 被认为是 X 基因的转录体。有报道，在 HBV 感染的肝

组织证实存在有拼接型 HBV 转录体,其在 HBV 转录和蛋白编码中的作用尚不清楚。

(2)HBV 启动子序列:迄今 HBV 基因组中已发现 5 个启动子序列,即 PreS1、PreS$_2$、Pre-core、core 以及 X 启动子。前 S1 启动子位于 SORF 第一个起始密码子的上游,HBV 基因组第 2826～2306 位核苷酸之间的序列。前 S$_2$ 启动子序列位于 HBV 基因组第 3 194～3 173 位核苷酸序列,亦即 SORF 第二个起始密码子的上游。前 S$_1$ 启动子控制 LHBs(即 2.4 kb mRNA)的转录;前 S2 启动子则控制 MHBs(即2.1 kbmRNA)的转录。前 S$_2$ 启动子具有很高的活性,并决定病毒蛋白在受染肝细胞中的特异性表达。

CORF 5′端上游的前 C 基因启动子与 C 基因启动子序列有部分重叠,控制核心蛋白和前基因组 RNA 的转录,后者为 HBV 反转录的模板,是病毒复制的关键产物。

X 基因启动子(Xp)位于 X ORF 5′端上游,推测其控制 0.8 kb X mRNA 的合成。Xp 与增强子因子Ⅰ呈部分重叠,后者可能参与 Xp 的调控。在增强子Ⅱ的影响下,Xp 的活性主要在肝细胞中才能有效表达。

(3)HBV 增强子序列:EnhⅠ位于 SORF 3′端和 X ORF 5′端之间,Xp 稍上游处与 Xp 部分重叠。有报道认为 EnhⅠ可能特异地增强 HBV 基因在肝细胞的表达,因而与 HBV 的嗜肝特性有关。另有报道的结果似乎不支持上述设想。

继 EnhⅠ后又有学者发现了 EnhⅡ,其位于 C 启动子附近。EnhⅡ除了可增强与其毗邻的 CORF 转录外,它也可通过作用于 SORF 启动子调节 SORF 的转录。不过,研究表明 EnhⅡ的主要功能是调节 HBV 前基因组在肝脏中的特异表达。

3.HBV 的复制

HBV 的复制包括如下 4 个主要步骤:共价闭合环状 DNA(cccDNA)分子形成、前基因组 RNA 的合成与装配、HBV DNA 负链形成及 HBV DNA 正链合成。

(1)cccDNA 形成:不对称的 HBV DNA 双链在受染肝细胞核内转变成 cccDNA。cccDNA 是目前可以检出的唯一的 HBV 复制中间体,cccDNA 可作为模板合成前基因组 RNA 和 mRNA。

cccDNA 的形成过程包括将残缺的正链延长为与负链等长的链;从正链和负链的 5′端去掉 RNA 引物和末端蛋白以及两条链 5′端和 3′端的连接。体外培养的肝细胞内蓄积的 cccDNA 系以 RNA 为模板而合成,而且主要由细胞内不断产生而不是由于重复感染。

(2)前基因组合成:HBV 感染时正链与负链 DNA 在体内的蓄积量并非相等,提示病毒 DNA 的复制不可能遵循双链 DNA 的半保留复制机制,而且负链的合成并非依赖于正链 DNA。

HBV 感染发生后,松弛的环状 DNA 转变为 cccDNA,后者指导病毒 mRNA 及前基因组 RNA 的合成。前基因组随后被组装至核心颗粒,并在此以反转录的方式合成负链 DNA,然后是正链 DNA。这一过程的最终产物是松弛环状的病毒体 DNA。如前面讨论的,HBV DNAP 可能是指导上述反转录过程的多聚酶。HBV 基因组的合成标志为直接重复体,即 DR$_1$ 和 DR$_2$,正链和负链的合成均起始于该部位。

(3)负链 DNA 合成:业已证实前基因组 RNA 3′端靠近 DR$_1$ 的部位为负链 DNA 合成的起始部位,因而负链 DNA 的合成以 RNA 模板 3′端为其起点,并持续至其 5′端(注意:负链 DNA 自身合成过程则是沿 5′→3′方向)。随着负链 DNA 合成进行,RNA 模板被与病毒反转录过程有关的 RHaseH 样活性物质所降解。

(4)正链 DNA 合成:目前已知正链的合成以负链为模板,正链的合成以一长 17～18 个核苷酸的 RNA 寡聚体为引物。RNA 引物来自前基因组 5′端,包括 DR$_1$ 区。DR$_1$ 与 DR$_2$ 区的同源性促成 RNA 引物与正链合成的起始部位结合。前基因组 RNA5′端部位决定了 RNA 引物 5′端黏附于正链 DNA 的位置。由上面的讨论可知,前基因组具有作为负链 DNA 合成模板及正链 DNA 合成引物双重功能。嗜肝 DNA 病毒正链的合成于负链的 30%～50%处终止,形成 HBV 特殊的部分双链结构。

DR₁ 区构成病毒复制的中心部位,其为前基因组 RNA 及负链 DNA 合成的起始部位。DR₁ 区编码合成正链的 RNA 引物,同时也作为前 C 区基因产物的编码区。此外,DR₁ 区可能还参与调节前基因组 RNA 装配。

4.病毒的装配与释放

含新合成的 HBV 基因组的病毒核衣壳必须经病毒外壳蛋白包装完整的病毒颗粒后才能从感染的肝细胞中释放。研究表明,亚病毒颗粒的装配发生在胞质内高尔基体及内浆网之间的区域。此过程包括一系列复杂的蛋白翻译后的修饰及构型改变。最终成熟而完整的 HBV 颗粒以囊泡转输的方式从肝细胞中释出,从而完成一个完整的 HBV 生命周期。

受染肝细胞胞质内病毒复制复合体的成熟过程可能遵循两条不同的途径。其一是成熟病毒颗粒的分泌;其二是 cccDNA 在受染肝细胞中的自我放大。这种方式使得病毒能在受染肝细胞中以 cccDNA 形式长期、稳定的存在。

(四)HBV 核苷酸序列的变异、HBV 基因组分型及其临床意义

1.HBV 变异

HBV 的反转录酶和其他转录酶一样缺乏校正阅读功能。因此,HBV 的变异率较其他 DNA 病毒高十倍以上。预估的 HBV 突变率为每个循环 1 个核苷酸/1 万个碱基对。许多核苷酸序列的突变不导致病毒蛋白功能的改变,故称为无意义突变。另一方面,由于 HBV 的 4 个亚基因相互重叠,所以某位核苷酸序列的突变可以影响两种以上病毒蛋白的功能。HBV 基因突变可涉及任何一个功能基因,多数的突变其临床意义尚待证实。这里仅列举几种具有肯定临床意义的 HBV 基因突变作进一步的讨论。

(1)前 S 的变异:前 S1 变异可改变病毒颗粒及其编码蛋白的形态大小,但只要前 S1/AA 21～47 区段完好(此段含与肝细胞膜结合位点),变异病毒仍能侵入肝细胞。前 S2 启动子区与 T 细胞、B 细胞识别位点丧失可影响宿主对病毒的清除。前 S2 缺失使 ATG 起始密码子变异,这类变异使大/中/主蛋白之间比例不平衡,导致大蛋白在肝细胞内滞留,从而使病变进展。

(2)S 区变异:此种变异可导致以下改变。①隐匿性 HBV 感染(occult HBV infection),表现为血清 HBsAg 阴性,但仍有低水平 HBV 复制,血清 HBV DNA 常<10^4/mL。②乙肝免疫失败,在乙肝疫苗受者或免疫球蛋白(hepatitis B immunoglobulin,HBIG)治疗的肝移植病例中发现免疫逃逸变异株,多显示"a"决定簇的变异,致使发生 HBV 再感染。感染"a"决定簇免疫逃逸病毒的婴儿常有较重的临床过程。③HBsAg 与抗-HBs 共存,一旦"a"决定簇变异,变异株可逃避未变异株诱生的抗-HBs 的中和作用,而与抗-HBs 共存。④HBV 亚型的转换,S 区第 122 位如果是赖氨酸则为 d 亚型,如为精氨酸则为 y 亚型;第 160 位如果是赖氨酸则为 w 亚型,如为精氨酸则为 r 亚型。编码赖氨酸和精氨酸的密码子分别为 AAA 和 AGA,仅一个碱基的改变即可引起亚型的改变。

(3)前 C/C 区变异:前 C 区最常见的变异为 G1896A 点突变,使 TGG 变成终止密码 TAG,因而不能形成 P25 蛋白,不表达 HBeAg。在临床上表现为 HBeAg 阴性慢性乙型肝炎。此类肝炎患者临床经过较重,但也有学者认为病变未加重。基本核心启动子(basic core promoter,

BCP)区最常见的变异是 A1762T/G1764A 联合点变异,这种突变选择性地抑制了前 CmRNA 的转录,从而降低了 HBeAg 的合成。C 基因区相当保守。在病变活动的慢性乙型肝炎时也可发生变异,此区变异可影响核壳的稳定性、患者的抗病毒免疫应答减弱,从而使感染持续。

(4)X 区变异:有人发现此区点突变可抑制 X 蛋白的转录和增强子Ⅱ的作用使 HBV DNA 复制下降,从而使血清中 HBV 标志物全部阴性,但如果以 X 区引物作 PCR 仍阳性。此类患者易误诊为其他病因的肝炎。

(5)P 区变异:P 基因变异主要见于 POL/RT(反转录酶)基因片段。目前已上市的口服核苷(酸)类似物的抗病毒作用靶点均位于 P 基因的反转录酶区,因此该基因区的变异与耐药变异株的形成,及 HBV 药物的长期有效性有关。为方便读者,我们将有关的讨论集中在慢性乙型肝炎治疗部分。

2.HBV 基因分型

(1)血清亚型:HBV 的血清亚型由外膜主蛋白上的一些残基决定。"a"是 HBV 的一个共同抗原决定簇,另外根据 S 区 122 位氨基酸不同分为 d 和 y 亚型;又根据 S 区 160 位氨基酸不同分为 w 和 r 亚型。由此组成 HBsAg 的 4 个主要亚型:adw、adr、ayw 和 ayr。然后又可根据 w 的不同及 q 的有无细分为 9 个亚型:ayw1、ayw2、ayw3、ayw4、adw2、adw4、ayr、adrq+和 adrq-。各亚型的地理分布不同,在我国长江以北以 adr 占优势,长江以南 adr、adw 混存。在新疆、西藏自治区本地民族中 ayw 占优势。不同亚型的临床意义尚不很清楚。

(2)基因型:根据 HBV 全基因序列差异≥8%或 S 区基因序列差异≥4%,目前 HBV 分为 A~H 8 个基因型。各基因型又可分为不同基因亚型。A 基因型可进一步分为 A1(Aa)、A2(Ae)、A3(Ac)亚型;B 基因型分为 B_1(Bj)、B_2(Ba)、B3、B4 和 B_5 亚型;C 基因分为 C1(Cs)、C2(Ce)、C3、C4 和 C5 亚型;D 基因型分为 D1、D2、D3 和 D4 亚型;F 基因型分为 F1 和 F2 亚型等。关于 HBV 基因型的临床意义,从近年文献报道可归纳如下:①不同基因型的 HBV 感染者免疫应答不一致。②对干扰素的治疗应答不一致,如 A 基因型患者对干扰素治疗的应答率优于 D 基因型,B 基因型优于 C 基因型,A 和 D 基因型又高于 B 和 C 基因型。基因型是否影响核苷(酸)类似物的疗效尚未确定。③感染不同基因型的患者的疾病进展不同。大量研究资料表明,C 基因型 HBV 感染者的 HBV DNA 滴度和 HBeAg 阳性率均显著高于 B 基因型。C 基因型与疾病的进展、肝硬化和肝癌的发生关系更为密切。

二、乙型病毒性肝炎的流行病学

乙型病毒性肝炎是威胁人类健康的重大疾病之一。乙肝病毒感染在世界范围内很广泛。全世界 HBV 感染者约有 3.5 亿人,亚洲、非洲等有色人种感染率高。我国 HBV 感染者高达 0.93 亿,约占人口的 7%左右。其中部分患者发展成慢性肝炎。亦有少部分可发展成肝硬化或肝癌,成为致死的原因。

(一)传染源

主要是 HBV 无症状携带者(asymptomatic carriers,AsC)和急、慢性乙型肝炎患者。AsC 因其数量多、分布广、携带时间长、病毒载量高,是重要的传染源。其传染性的强弱主要与血清病毒复制水平有关。急性乙型肝炎患者在潜伏后期即有传染性。慢性乙型肝炎患者病情反复发作或迁延不愈,传染性与病变的活动性无关,而与血清病毒水平相关。

(二)传播途径

HBV 主要经血和血制品、母婴、破损的皮肤和黏膜及性接触传播。

1.母婴传播

HBsAg(＋)母亲的子女出生后若未经乙肝免疫接种,则 30％～40％将表现 HBsAg(＋)。HBeAg(＋)母亲的婴儿 70％以上将在 1 年内 HBsAg 转阳,其中 80％将成为 AsC。

母婴传播最重要的是发生在围生(产)期。HBsAg(＋)母亲的新生儿,按要求出生后接受乙型肝炎免疫球蛋白(hepatitis B immunoglobulin,HBIG)及乙肝疫苗的预防后,可有 90％～95％的保护率;新生儿在分娩过程中接触大量的母血和羊水,新生儿胃液中绝大多数 HBsAg 阳性,可能与 HBV 感染密切相关。宫内传播的发生率和传播机制尚不一致,估计其发生率为 5％～10％。水平传播指未经系统乙肝免疫接种的围生(产)期后小儿发生 HBV 感染。主要来自母亲或家人的亲密接触,也可来自社会。

2.医源性传播

(1)经血传播:输入 HBsAg 阳性血液可使 50％受血者发生输血后乙型肝炎。对供血员进行 HBsAg 及 ALT 的筛查已经大大减少了输血后乙型肝炎的发生,但筛查的方法必须灵敏。供血员中可能有 2％的 HBsAg 阴性的隐匿性 AsC,受血者可能引起 HBV 感染。接受抗 HBc 阳性的血液,也可发生 HBV 感染,而目前我国尚不可能将抗 HBc 列入筛查项目。输入被 HBV 污染的凝血Ⅷ因子、Ⅸ因子、凝血酶原复合物等可以传染 HBV。成分输血如血小板、白细胞、压积红细胞也可传染。由于对献血员实施严格筛查,经输血及血制品而引起的 HBV 感染已较少发生。

(2)经污染的医疗器械传播:不遵循消毒要求的操作、使用未经严格消毒的医疗器械、注射器、侵入性诊疗操作和手术,均是感染 HBV 的重要途径。静脉内滥用毒品是当前急需防范的传播途径。

(3)其他如修足、文身、扎耳环孔,共用剃须刀、牙刷和餐具等也可以经破损的皮肤黏膜感染 HBV。医务人员特别是经常接触血液者,HBV 感染率高于一般人群。血液透析患者的 HBV 感染率高于一般人群。对于高危人群应加强乙肝免疫接种。

3.性接触传播

HBV 可经性接触传播,西方国家将慢性乙型肝炎列入性接触传播疾病。精液和阴道分泌物中含有 HBsAg 和 HBV DNA。性滥交者感染 HBV 的机会较正常人明显升高,相对危险度(RR)为 3.7。观察一组性滥交女性 HBsAg 携带率为 10.40％,正常对照组为 2.8％。性病史者、多性伴、肛交等人群是 HBV 感染的重要危险人群。应重视防范性接触传播。

日常工作或生活接触,如同一办公室工作、共用办公用品、握手、拥抱、同住一宿舍,同一餐厅用餐和共用厕所等无血液唾液暴露的接触,一般不会传染 HBV。经吸血昆虫(蚊、臭虫等)传播未被证实。

总之,由于对新生儿乙肝疫苗计划免疫的实施,母婴传播率已明显下降,医源性传播、性接触传播及静脉毒瘾者中的传播明显上升,这些方面需加强防范。

(三)人群易感性

凡未感染过乙型肝炎也未进行过乙肝免疫接种者对 HBV 均易感。吸毒者、性传播疾病患者、性滥交者为高危人群。免疫功能低下者、血液透析患者、部分医护人员感染 HBV 的机会和可能性亦较大。

（四）流行特征

1.地区分布

乙肝呈世界性分布，按照流行率不同大致可分为高、中、低度 3 类流行区。西欧、北美和澳大利亚为低流行区（人群 HBsAg 阳性率为 0.2%～0.5%）；东欧、日本、南美和地中海国家为中流行区（HBsAg 阳性率为 2%～7%）；东南亚和热带非洲为高流行区（HBsAg 阳性率为 8%～20%）。

据 2008 年，卫生部（现卫健委）公布的 2006 年全国流行病调查结果，我国人群乙肝表面抗原携带率从 1992 年的9.75%降至 7.18%。1～4 岁人群乙肝表面抗原携带率最低为 0.96%；5～14 岁人群为 2.42%；15～59 岁人群达 8.57%。抗-HBs 阳性率为 50.09%。1～4 岁人群抗-HBs 阳性率最高，为 71.24%；5～14 岁人群为 56.58%；15～59 岁人群为 47.38%。按此次调查乙肝表面抗原携带率 7.18%推算，我国仍有乙肝表面抗原携带者约 9300 万人。目前我国已实现了世界卫生组织亚太地区提出的 5 岁以下儿童乙肝表面抗原携带率小于 2%的目标，实现了国家2006～2010 年乙肝防治规划提出的 5 岁以下儿童乙肝表面抗原携带率小于 1%的目标。

2.季节性

无一定的流行周期和明显的季节性。

三、乙型病毒性肝炎的发病机制

HBV 进入人体造成组织损害的机制尚未完全阐明。HBV 由皮肤、黏膜进入人体内，可到达肝、胆、胰、肾、骨髓等脏器，主要在肝内繁殖复制，但对肝细胞无明显的损伤作用。这从一些 HBV 携带者的肝脏病理学检查无病理改变可以得到证明。只有人体对侵入的 HBV 发生免疫反应才出现肝脏病变。细胞免疫、体液免疫及可能出现的自身免疫相互关联参与才能引起疾病。不同的临床疾病类型以不同的免疫反应为主。

（一）急性肝炎

HBV 在体内引起病变的类型取决于宿主的免疫应答，急性肝炎的免疫功能正常，HBV 在肝细胞内复制，在肝细胞膜上表现为特异性抗原。HBsAg 与 HBcAg 可能是主要的靶抗原。靶抗原与致敏的 T 细胞结合，通过淋巴活素杀死肝细胞。同时，特异性体液免疫应答产生抗体（如抗-HBs）释放入血中和病毒，将病毒清除，感染停止，疾病痊愈。

（二）慢性肝炎

慢性肝炎的病变主要由细胞免疫异常所致。细胞免疫的效应是 3 种淋巴细胞，即自然杀伤细胞（NK）、细胞毒性 T 细胞（TC）及抗体依赖淋巴细胞。免疫效应所攻击的靶抗原为肝细胞膜上的抗原，如 HBsAg、HBcAg、肝特异性脂蛋白（LSP）及肝膜抗原（LMAg）等。

（1）NK 细胞为不经致敏具有杀伤能力的细胞。NK 细胞的活性在慢性活动性肝炎及HBsAg 携带者中均有增加。故认为其为肝损伤的发病机制中的重要细胞。

（2）TC 细胞致敏后对有抗原表达的肝细胞具有细胞毒性作用而致肝细胞溶解破坏。肝细胞膜表面有 HBcAg 表达时可为 TC 细胞损伤，如无 HBcAg 靶抗原表达则不能被 TC 细胞损伤。如 HBcAg 只在细胞核内，则不受 T 细胞的攻击，病变轻微。肝细胞损伤还有其他的因素，如靶细胞的特征、免疫调控功能改变等。

（3）抗体依赖细胞介导的细胞毒性作用（ADCC）：肝细胞膜上有两种抗原，一为肝特异性脂蛋白（LSP），目前在血清中已可测出。抗 LSP 在 HBsAg 阳性及阴性的肝炎患者血清中均可测到。肝细胞膜上另一种抗原为肝膜抗原(LMAg)在患者血清中可以测定抗肝膜抗体(LMA)。主要见于自身免疫性慢性活动性肝炎,但亦可见于 HBV 所致慢性活动性肝炎。抗 LSP 等自身抗体可以介导抗体依赖性细胞毒作用(ADCC)成为肝细胞损伤的原因。

免疫调控细胞即辅助性 T 细胞(Th)与抑制性 T 细胞(Ts),其功能是调控免疫反应,其功能低下或亢进均引起免疫紊乱。根据多数学者检测的结果,在肝炎急性期及慢性肝炎活动期存在着抑制性 T 细胞功能低下或缺陷。慢性肝炎稳定期多无变化。

慢性 HBV 感染患者血清免疫球蛋白水平多为正常,说明 B 细胞功能正常。HBV 在体内激发多种抗体,抗原抗体发生免疫反应形成免疫复合物引起肝细胞损伤,清除病毒。抗原抗体的量不平衡决定病变程度。免疫反应低下者所产生的抗-HBs 不足以清除体内的 HBV,病毒大量复制,持续不断地导致肝细胞病变,即形成慢性肝炎。如宿主为免疫耐受状态,大量病毒复制,主要表达为 HBsAg,不引起宿主的免疫反应,肝细胞不受累,即为慢性 HBsAg 携带状态。

有学者提出病毒通过 3 方面的机制得以在宿主体内持续存在:①通过逃避宿主的免疫监视,细胞表面 HLA-ABC 表达少或抗-HBc 滴度高掩盖了 HBcAg 在肝细胞膜上的表达,T 细胞不能识别并接触病毒抗原。②淋巴细胞或巨噬细胞本身感染了病毒,产生了可溶性抑制因子,不能发挥免疫反应去清除病毒。同时也抑制了干扰素的产生。③病毒自身在复制过程中发生突变,产生有缺陷的变异株不被通常的免疫机制清除。

(三)重型肝炎

宿主的免疫反应亢进,产生抗-HBs 过早过多,与 HBsAg 形成过多的复合物,导致局部过敏坏死反应(Arthus 反应),肝细胞大块或亚大块坏死。或过多的 HBsAg-抗-HBs 复合物在肝窦内沉积,造成微循环障碍,导致缺血坏死,波及全肝。除强烈的体液免疫反应外也发生相应强烈的细胞免疫反应。T 细胞介导细胞毒作用也发挥效应,促进肝细胞坏死,引起急性或亚急性重型肝炎。

内毒素的作用在重型肝炎的发展上也起一定作用。正常情况下肠道细菌所产生的内毒素运送至肝脏后由肝脏清除。肝受损时不能有效清除内毒素,内毒素进入体循环,引起血管通透性增加,血小板激活因子(platelet activating factor,PAF)增加,能促进 DIC 形成。同时,内毒素刺激单核/巨噬细胞系统,使后者分泌两种因子。一为 PAF,一为肿瘤坏死因子(tumor necrosis factor,TNF),TNF 又引起一系列介质如白细胞介素 1、白细胞介素 6,白三烯及 PAF 的分泌。白三烯收缩平滑肌和增加血管通透性的作用比组胺强 100 倍,从而引起各器官强烈的血管反应,可导致多器官衰竭。

近年来发现丁型肝炎病毒感染与乙型重型肝炎的发病也有密切关系。重型肝炎血清中丁型肝炎病毒标志物>30%阳性,而普通型肝炎则<5%阳性。

四、乙型肝炎的病理学特征及临床表现

病毒性肝炎的病变主要在肝脏,累及全肝。肝细胞的变性坏死为原发性病变。

(一)急性乙型病毒性肝炎(acute hepatitis B)

临床上分黄疸型及无黄疸型。基本病变相同,病变程度有轻重不同,85%可恢复正常,10%~15%可转变为慢性肝炎,1%可转变为急性重型肝炎。

病变高峰时肝细胞的形态变化为肝细胞水肿变性、点状坏死、嗜酸性变性、嗜酸性小体形成,气球样细胞变性,肝小叶内和汇管区出现以淋巴细胞为主的炎性细胞浸润。库普弗细胞增生活

跃并游离成巨噬细胞。汇管区的炎性细胞浸润可伸向邻近肝小叶,有碎片坏死但不破坏肝小叶界板,故小叶轮廓清楚。肝内淤胆,毛细胆管扩张并可含小胆栓,肝细胞亦可有胆色素颗粒沉着。急性病毒性肝炎后期肝细胞肿胀,肝索排列紊乱,含有胆色素颗粒的库普弗细胞以及汇管区的淋巴细胞浸润等可继续存在达数月之久。

临床上,急性黄疸型肝炎总病程2~4个月,可分为3期。

黄疸前期持续5~7天,大多数患者起病缓慢,可有发热、乏力、食欲缺乏或恶心、呕吐等消化道症状。有些患者出现荨麻疹、关节痛或上呼吸道症状。尿色发黄。肝区胀痛,肝轻度肿大。肝功能检查ALT升高。

黄疸期持续2~6周,1~3周内黄疸达到高峰。患者巩膜皮肤黄染,尿色更深。此时发热消退,乏力、胃肠道症状逐渐好转。肝大有压痛及叩击痛,少数患者脾轻度肿大。肝功能检查血清胆红素含量升高,ALT显著升高。

恢复期持续1~2个月,黄疸渐退,食欲恢复,体力逐渐恢复,肝功能恢复正常。

急性无黄疸型肝炎病程多在3个月内,除无黄疸外,其他临床表现与黄疸型相似。无黄疸型发病率远高于黄疸型,通常起病较缓慢,症状较轻,主要表现为全身乏力、食欲缺乏、恶心、腹胀、肝区痛,肝大、有轻压痛及叩痛等。恢复较快,有些病例无明显症状,易被忽视。

(二)慢性乙型病毒性肝炎(chronic hepatitis B,CHB)

病程超过半年,由急性乙型肝炎迁延不愈而发展成慢性肝炎,或因乙型肝炎起病隐袭,待临床发现疾病时已成慢性。

病理变化轻重多样化,慢性肝炎多非全小叶性病变,小叶内有不同程度的肝细胞变性、坏死、汇管区及汇管区周围炎症较明显,主要病变除炎症坏死外还有不同程度的纤维化。

1.轻度慢性肝炎

肝细胞气球样变性,有点状坏死、灶状坏死或出现凋亡小体,汇管区有炎性细胞浸润或可见碎屑坏死。肝小叶结构完整,轮廓清楚,不见肝细胞结节形成,不发展成肝硬化。

临床上症状、体征轻微或缺如,肝功能正常或轻度异常,ALT和AST轻度升高,蛋白质代谢正常,血清胆红素可有轻度升高(≤34.2 μmol/L)。

2.中度慢性肝炎

肝细胞有中度碎屑坏死,汇管区炎症明显,小叶内炎症明显,肝内坏死灶融合或伴有少数桥接坏死,有纤维间隔形成,小叶结构大部分保存完整。

临床上症状体征都比轻度慢性肝炎重,有较明显的乏力、厌食、腹胀,中等度黄疸,肝脾大,肝区触痛。实验室检查ALT及天门冬氨酸氨基转移酶(AST)明显升高(>正常3倍),血胆红素定量34.4~85.5 μmol/L,蛋白质代谢不正常,白/球比例降低(<1.4),凝血酶原活动度降低(<71%~60%)。

3.重度慢性肝炎

汇管区严重炎症性变化,桥接坏死累及多个小叶,小叶结构紊乱,小叶间的界板呈锯齿状,肝小叶被瓜分成假小叶,形成早期肝硬化的病理特征。

临床上有明显的肝炎症状。乏力、食欲缺乏、腹胀、黄疸更明显。有肝病面容、蜘蛛痣、肝掌、脾大。实验室检查ALT及AST持续或明显升高(>正常3倍),血胆红素升高(>85.5 μmol/L),蛋白质代谢异常,白/球比例降低(≤1.0),凝血酶原活动度降低(60%~40%)。B型超声波检查可发现门静脉增宽(≥14 mm),脾静脉增宽(>8 mm)及脾脏肿大等门静脉高压现象。

（三）重症乙型病毒性型肝炎

分急性、亚急性及慢性重型 3 类。

1.急性重型肝炎

又称暴发型病毒性肝炎，病死率极高。致病原因多为 HBV 感染。由于强烈的免疫反应，导致肝细胞广泛坏死，肝脏萎缩，表面光滑。早期死亡者的肝脏未见明显的胆色素积聚。切面见各个肝小叶中央区塌陷，色深红，称为红色肝萎缩。大多数重型肝炎尸检时呈所谓急性黄色肝萎缩，肝显著缩小，胆色素沉积呈黄色，重量可减到 600～800 g，异常柔软，被膜皱缩，边薄。显微镜下见肝小叶内肝实质细胞大都溶解坏死，病灶内肝细胞消失，可见到一些核已消失的肝细胞质或残屑，在这些碎屑之间散布着较多的炎性细胞，包括组织细胞、淋巴细胞及少数中性粒细胞。肝窦充血，库普弗细胞增生肿大，游离并吞噬破碎物质和色素颗粒，遗留有网状纤维支架。黄疸超过 10 天者小叶周边的细胆管往往增生，且有淤胆。

急性重型肝炎的临床特点是在起病 2 周以内出现肝性脑病，且凝血酶原活动度低于 40%。昏迷往往与黄疸同时发生，极少数病例可先于黄疸发生。有许多致昏迷因素（如氨、短链脂肪酸等）及促进昏迷的因素（如低血糖、缺氧等）导致昏迷、脑水肿、脑疝而死亡。全病程不超过 3 周。

2.亚急性重型肝炎

起病类似急性黄疸型肝炎，病情经过较急性重型肝炎缓慢，此型病理改变肝实质坏死范围较小（亚广泛坏死），坏死区有单核细胞浸润，炎症病变弥散。除肝小叶有较广泛的坏死外，同时兼有明显的肝细胞再生现象，这是与急性重型肝炎病变的主要区别点。肉眼观察肝体积普遍缩小。表面皱缩塌陷，部分隆起较硬，粗大结节状即肝细胞再生区域。显微镜下在塌陷区多数肝细胞坏死，网状纤维支架萎缩，肝小叶轮廓缩小，汇管区炎性细胞浸润，新生的小胆管内淤胆。此型肝炎病变多样化（坏死、萎缩、再生、早期肝硬化等），主要是病变不同期发展所致。

临床上多于起病 15 天至 24 周出现病情逐渐加重，黄疸迅速加深，血清胆红素每天上升 ≥17.1 μmol/L 或大于正常值 10 倍，极度疲乏、恶心、呕吐不能进食，腹胀，可出现腹水，同时凝血酶原时间明显延长，凝血酶原活动度低于 40%。易并发自发性腹膜炎、肝性脑病、肝肾综合征或大出血而致死亡。部分患者经积极治疗可好转，但以后易发展为坏死后性肝硬化。

3.慢性重型肝炎

在慢性肝炎或肝硬化的基础上发生的亚急性重型肝炎。病理改变除亚急性重型肝炎的变化外尚有慢性肝炎或肝硬化的典型表现。本型患者临床表现与亚急性重型肝炎相似，预后更差，病死率极高。

（四）淤胆型肝炎（胆汁淤积型乙型病毒性肝炎）

即以往称的毛细胆管炎型肝炎，主要表现为肝内"阻塞性"黄疸。病变主要位于小叶中心部，毛细胆管内有胆栓。肝细胞病变较轻，可见肝细胞大小不等，呈多染性，很少看到肝细胞坏死及嗜酸性小体。汇管区有炎性细胞浸润。其病变程度与黄疸的深度不平行。临床上黄疸持续时间较长，为胆汁淤积性黄疸，皮肤瘙痒，大便颜色变浅或灰白。中毒病状较轻。实验室检查血胆固醇升高，血胆红素升高以结合胆红素为主要成分。蛋白质代谢基本正常，碱性磷酸酶升高，ALT 轻到中度升高，病程虽长，预后良好。

五、乙型病毒性肝炎的自然病程

(一)乙型病毒性肝炎的 4 个时期

根据临床病程、乙肝病毒的血清学、病毒复制及血清转氨酶的水平,慢性 HBV 感染的自然病程一般可人为地划分为 4 个阶段,即免疫耐受期、免疫清除期、非活动或低(非)复制期和再活动期。

1.免疫耐受期

其特点是 HBV 复制活跃,血清 HBsAg 和 HBeAg 阳性,HBV DNA 载量高(常 $>2 \times 10^6$ IU/mL,相当于 $10^7/mL$),但血清 ALT 水平正常或轻度升高,肝组织学无明显异常并可维持数年甚至数十年,或轻度炎症坏死、无或仅有缓慢肝纤维化的进展。

2.免疫清除期(HBeAg 阳性慢性乙型肝炎)

患者免疫耐受消失进入免疫活跃阶段,表现为血清 HBV DNA 下降(常常 $>2\,000$ IU/mL,相当于 $10^4/mL$),伴有 ALT 持续或间歇升高,肝组织学中度或严重炎症坏死、肝纤维化可快速进展,部分患者可发展为肝硬化和肝衰竭。

3.非活动或低(非)复制期

表现为 HBeAg 阴性、抗-HBe 阳性,HBV DNA 持续低于最低检测限,ALT/AST 水平正常,肝组织学无炎症或仅有轻度炎症,这一阶段也称为非活动性 HBsAg 携带状态,是 HBV 感染获得免疫控制的结果。大部分此期患者发生肝硬化和 HCC 的风险大大减少,在一些持续 HBV DNA 转阴数年的患者,自发性 HBsAg 血清学转换率为每年 $1\%\sim3\%$。

4.再活动期(HBeAg 阴性慢性乙型肝炎)

部分处于非活动期的患者可能出现 1 次或数次的肝炎发作,多数表现为 HBeAg 阴性、抗-HBe 阳性[部分是由于前 C 区和/或 C 基因基本核心区启动子变异导致 HBeAg 表达水平低下或不表达],HBV DNA 活动性复制、ALT 持续或反复异常,成为 HBeAg 阴性慢性乙型肝炎,这些患者可进展为肝纤维化、肝硬化、失代偿期肝硬化和 HCC。也有部分患者可出现自发性 HBsAg 消失(伴或不伴抗-HBs)和 HBV DNA 降低或检测不到,因而预后常良好。少部分此期患者可恢复到 HBeAg 阳性状态(特别是在免疫抑制状态如接受化学治疗时)。

(二)与慢性乙型病毒性肝炎进展相关的因素

HBV 感染期的自然病程是复杂和多变的,同时受到很多因素的影响,包括感染的年龄、病毒因素(HBV 基因型、病毒变异和病毒复制的水平)、宿主因素(性别、年龄和免疫状态)和其他外源性因素,如同时感染其他嗜肝病毒和嗜酒等。临床上,HBV 感染包括从症状不明显的肝炎到急性有症状的肝炎,甚至急性重症肝炎,从非活动性 HBsAg 携带状态到慢性肝炎、肝硬化等各种状况,$15\%\sim40\%$ 的慢性 HBV 感染者会发展为肝硬化和晚期肝病。

HBV 感染时的年龄是影响慢性化的最主要因素。感染的年龄越轻,慢性化的可能性越高。在围生期和婴幼儿时期感染 HBV 者中,分别有 90% 和 $25\%\sim30\%$ 将发展成慢性感染,而 5 岁以后感染者仅有 $5\%\sim10\%$ 发展为慢性,一般无免疫耐受期。在 6 岁以前感染 HBV 的人群,约 25% 在成年时发展成肝硬化和 HCC,但有少部分与 HBV 感染相关的 HCC 患者无肝硬化证据。病死率与肝硬化和肝细胞癌的发生发展有关。慢性乙型肝炎、代偿期和失代偿期肝硬化的 5 年病死率分别为 $0\sim2\%$、$14\%\sim20\%$ 和 $70\%\sim86\%$。

肝细胞病变主要取决于机体的免疫应答,尤其是细胞免疫应答。免疫应答既可清除病毒,亦可导致肝细胞损伤,甚至诱导病毒变异。机体免疫反应不同,导致临床表现各异。当机体处于免疫耐受状态,不发生免疫应答,多成为无症状携带者;当机体免疫功能正常时,多表现为急性肝炎,成年感染 HBV 者常属于这种情况,大部分患者可彻底清除病毒;在机体免疫功能低下、不完全免疫耐受、自身免疫反应产生、HBV 基因突变逃避免疫清除等情况下,可导致慢性肝炎;当机体处于超敏反应,大量抗原-抗体复合物产生并激活补体系统,以及在 TNF、白细胞介素-1(interleukin-1,IL-1)、IL-6、内毒素等参与下,导致大片肝细胞坏死,发生重型肝炎。

血清 HBV DNA 含量的变化与大部分慢性乙型肝炎的急性发作有着密切的关系,乙型肝炎病毒的复制启动和激发的机体免疫反应,导致肝细胞损伤。

乙型肝炎慢性化的发生机制尚未充分明了,有证据表明,免疫耐受是关键因素之一。由于 HBeAg 是一种可溶性抗原,HBeAg 的大量产生可能导致免疫耐受。免疫抑制亦与慢性化有明显关系。慢性化还可能与遗传因素有关。

(三)慢性乙型病毒性肝炎与肝硬化及肝癌

慢性乙型肝炎患者中,肝硬化失代偿的年发生率约为 3%,5 年累计发生率约为 16%。发展为肝硬化的患者一般大于 30 岁,通常伴有炎症活动和病毒再激活,往往有早期肝功能失代偿的表现,乙肝病毒前 C 区和 C 区变异相当常见,其特点尚待进一步认识。

慢性 HBV 感染者的肝硬化发生率与感染状态有关。免疫耐受期患者只有很轻或无肝纤维化进展,而免疫清除期是肝硬化的高发时期。肝硬化的累计发生率与持续高病毒载量呈正相关,HBV DNA 是独立于 HBeAg 和 ALT 以外能够独立预测肝硬化发生的危险因素。发生肝硬化的高危因素还包括嗜酒、合并丙型肝炎病毒(HCV)、丁型肝炎病毒(HDV)或人类免疫缺陷病毒(HIV)感染等。

HBV 与原发性肝细胞癌(hepatic cell carcinoma,HCC)的关系密切。其发生机制现在认为首先由于 HBV 在肝细胞内与人体染色体整合,这是癌变的启动因素。整合后的肝细胞易于受到一系列的刺激而发生转化。HBV 的 X 蛋白和截断的前 S2/S 多肽作为增强子可反式激活各种细胞促进因子,后者在各种生长因子的共同作用下,促进已整合的肝细胞转化。此外,某些原癌基因如 N-ras 基因可被激活,某些抑癌基因如 P53 基因可能产生突变,均可促进癌变的发生。

非肝硬化患者较少发生 HCC。肝硬化患者中 HCC 的年发生率为 3%～6%。HBeAg 阳性和/或 HBV DNA>2 000 IU/mL(相当于 10^4/mL)是肝硬化和 HCC 发生的显著危险因素。大样本研究结果显示,年龄大、男性、ALT 水平高也是肝硬化和 HCC 发生的危险因素,HCC 家族史也是相关因素,但在同样的遗传背景下,HBV 病毒载量更为重要。

六、HBV 标志物的检测及其意义

(一)乙型肝炎表面抗原(HBsAg)

HBV 感染后 2～6 个月出现,相当于临床潜伏期,ALT 升高前 2～8 周。出现于肝细胞质、血液及其他体液(胆汁、唾液、乳汁、汗液、鼻涕、泪水、精液、阴道分泌物)。急性自限性肝炎 6 个月内可消失。慢性肝炎或慢性携带者可持续存在。HBsAg 有抗原性无传染性。HBsAg 是病毒的外壳物质(表面蛋白)并不是完整的病毒颗粒,血清 HBsAg 阴性而 HBV DNA 阳性可能有 3 种情况:①HBsAg 滴度低或正在消失,用现行通用的 ELISA 方法测不出。②可能为不同亚型感染。③S 基因变异,以致血中出现有缺陷的HBsAg,用常规方法测不出。故检查乙肝病毒感染时,只测 HBsAg 是不够的。

(二)抗-HBs

出现在血清中,在急性 HBV 感染后期或 HBsAg 消失之后,经过一段时间的窗口期出现抗-HBs,表示为 HBV 感染的恢复期。一般而言,抗-HBs 可数年保留在血中。正常情况 HBsAg 与抗-HBs 不同时在血中出现。人体在感染期虽持续产生抗-HBs,因有过多的 HBsAg 与之形成 HBsAg-抗-HBs 复合物,抗 HBs 不易被测出来,只有 HBsAg 消失后才能测出。抗-HBs 为保护性抗体,能抵抗同型病毒的侵入,但如抗-HBs 滴度低,侵入病毒的量过大时,仍可发生感染。不同亚型病毒亦可感染。乙肝疫苗注射后血中可出现抗-HBs。

(三)HBeAg

HBeAg 的出现迟于 HBsAg,消失早于 HBsAg,急性自限性感染在血中存在的时间不超过 10 周。在慢性感染及病毒携带者可持续存在。HBeAg 阳性多与病毒高复制相关,但 HBV 前 C 区基因突变时,可发生 HBeAg 阴性的慢性乙型肝炎,病毒感染可能更重。单独 HBeAg 阳性时必须除外类风湿因子所致的假阳性。

(四)抗-HBe

抗-HBe 出现在 HBeAg 消失的血清,此时血 HBV DNA 及 DNA 多聚酶多数已转阴性。HBsAg 未消失就出现抗-HBe,也早于抗-HBs。HBeAg 消失而抗-HBe 产生称为血清转换。抗-HBe 转阳后,病毒复制多处于静止状态,传染性降低。长期抗-HBe 阳性者并不代表病毒复制停止或无传染性,研究显示 20%～50%仍可检测到 HBV DNA。少数病例抗-HBe 阳性,始终未出现过 HBeAg,是因 HBV 基因存在变异,无法分泌 HBeAg。虽然血清无 HBeAg,但病毒仍在复制,可出现疾病加剧现象。有人观察到从 HBeAg 向抗-HBe 转换过程中,临床上有两种不同的过程,一种为隐性转换。一种为急性发作伴有 ALT 升高,肝组织坏死甚至有桥接坏死。后者属 HBV 清除的免疫反应。

HBeAg 转换为抗-HBe 的时间长短不一,急性自限性感染一般在 10 周内转换。慢性感染者可多年不变,少数抗-HBe 阳性 HBV DNA 也阳性的患者,HBeAg 又可能重新阳性。

(五)抗-HBc IgM

IgM 出现在 HBV 感染早期的血清中,稍后于 HBsAg,为急性感染期指标,在发病第 1 周即可出现,持续时间差异较大,多数在 6 个月内消失。慢性活动性肝炎患者可多年持续存在,但滴度低。

(六)抗-HBc IgG

IgG HBsAg 与 HBeAg 出现后才在血清中出现。抗-HBcIgG 在血清中可长期存在,高滴度的抗-HBc IgG 表示现症感染,常与 HBsAg 并存;低滴度的抗-HBc IgG 表示过去感染,常与抗-HBs 并存。

(七)HBcAg

Dane 颗粒的核心结构存在于细胞核。通常在血中不易检测,要用去垢剂处理才能分离出 HBcAg,然后用放免法测定在血清中的含量。HBcAg 阳性表示 HBV 处于复制状态,有传染性。

(八)乙肝病毒脱氧核糖核酸(HBV DNA)

血清 HBV DNA 阳性及含量反映病毒复制,代表传染性的强弱,是 HBV 感染最直接、特异且灵敏的指标。急性 HBV 感染时,潜伏期即可阳性,于感染后第 8 周达高峰,至血清转氨酶升高时,90%以上已被清除。慢性 HBV 感染者,HBV DNA 可长期阳性,斑点杂交法检测 HBV

DNA 特异性高但灵敏度较低,PCR 法的应用大大提高了灵敏度,现广泛用于治疗过程中疗效评估。

七、预防

(一)保护易感人群

接种乙型肝炎疫苗是预防 HBV 感染最有效的方法。乙型肝炎疫苗的接种对象主要是新生儿,其次为婴幼儿,15 岁以下未免疫人群和高危人群。

乙型肝炎疫苗全程需接种 3 针,按照 0、1 和 6 个月的程序,即接种第 1 针疫苗后,在 1 个月和 6 个月时注射第 2 针和第 3 针。接种乙型肝炎疫苗越早越好。新生儿接种部位为上臂外侧三角肌或大腿前外侧中部肌内注射;儿童和成人为上臂三角肌中部肌内注射。患重症疾病的新生儿,如极低出生体质量儿、严重出生缺陷、重度窒息、呼吸窘迫综合征等,应在生命体征平稳后,尽早接种第 1 针乙型肝炎疫苗。

新生儿乙型肝炎疫苗的接种剂量:①重组酵母乙型肝炎疫苗每针次 10 μg,不论母亲 HBsAg 阳性与否。②重组中国仓鼠卵巢(Chinese hamster ovary,CHO)细胞乙型肝炎疫苗,每针次 10 μg 或 20 μg,HBsAg 阴性母亲的新生儿接种 10 μg;HBsAg 阳性母亲的新生儿接种 20 μg。

对成人建议接种 3 针 20 μg 重组酵母乙型肝炎疫苗或 20 μg 重组 CHO 细胞乙型肝炎疫苗。对免疫功能低下或无应答者,应增加疫苗的接种剂量(如 60 μg)和针次;对 0、1 和 6 个月程序无应答者可再接种 1 针 60 μg 或 3 针 20 μg 乙型肝炎疫苗,并于第 2 次接种乙型肝炎疫苗后 1~2 个月时检测血清抗-HBs,如仍无应答,可再接种 1 针 60 μg 重组酵母乙型肝炎疫苗。接种乙型肝炎疫苗后有抗体应答者的保护效果一般至少可持续 30 年,因此,一般人群不需要进行抗-HBs 监测或加强免疫,但对高危人群或免疫功能低下者等可监测抗-HBs,如抗-HBs<10 mIU/mL,可再次接种 1 针乙型肝炎疫苗。

未感染过 HBV 的妇女在妊娠期间接种乙型肝炎疫苗是安全的;除按常规程序接种外,加速疫苗接种程序(0、1 和 2 个月程序)已被证明是可行和有效的。

意外暴露者是指其皮肤或黏膜接触 HBsAg 阳性或 HBsAg 不详患者的血液或体液,或被其污染的针头刺伤者。

(二)管理传染源

对首次确定的 HBsAg 阳性者,如符合传染病报告标准的,应按规定向当地 CDC 报告,并建议对其家庭成员进行血清 HBsAg、抗-HBs 和抗-HBc 检测,对易感者接种乙型肝炎疫苗。

HBV 感染者的传染性高低主要取决于血液中 HBV DNA 水平,与血清 ALT、AST 和胆红素水平无关。建议在不涉及入托、入学、入职的健康体格检查和医疗活动中,积极检测 HBV 感染标志物,以达到早期诊断、早期治疗、降低疾病危害的目的。对乙型肝炎患者和携带者的随访见"15 慢性 HBV 感染者的监测和随访管理"部分。慢性 HBV 感染者应避免与他人共用牙具、剃须刀、注射器及取血针等;禁止献血、捐献器官和捐献精子等,并定期接受医学随访。其家庭成员或性伴侣应尽早接种乙型肝炎疫苗。

(三)切断传播途径

大力推广安全注射(包括取血针和针灸针等针具),并严格遵循医院感染管理中的标准预防原则。服务行业所用的理发、刮脸、修脚、穿刺和纹身等器具应严格消毒。若性伴侣为 HBsAg 阳性者,应接种乙型肝炎疫苗或采用安全套;在性伴侣的健康状况不明时,应使安全套,以预防

HBV 和其他血源性或性传播疾病。对 HBsAg 阳性的孕妇,应尽量避免羊膜腔穿刺,保证胎盘的完整性,减少新生儿暴露于母血的机会。

八、影像学诊断

影像学检查的主要目的是监测慢性 HBV 感染的临床疾病进展,包括了解有无肝硬化及门静脉高压征象,发现占位性病变并鉴别其性质,通过动态监测及时发现和诊断原发性肝癌(hepatic cell carcinoma,HCC)。

(一)腹部超声检查

腹部超声检查无创、价廉、实时显像,便于反复进行,为最常用的肝脏影像学检查方法。可以观察肝脏和脾脏的大小、外形、实质回声,并能测定门静脉、脾静脉和肝静脉内径及血流情况,以及有无腹水及其严重程度,从而判断有无肝硬化及门静脉高压;能有效发现肝内占位性病变,对于监测和发现早期 HCC 至关重要。超声造影能更好地鉴别占位病变的性质。其局限性是图像质量和检查结果易受设备性能、患者胃肠道内气体和操作者技术水平等因素影响。

(二)计算机断层扫描(CT)检查

CT 检查主要用于观察肝脏形态,了解有无肝硬化,发现占位性病变并鉴别其性质;动态增强多期 CT 扫描对于 HCC 的诊断具有较高的灵敏度和特异度。

(三)磁共振成像(MRI)检查

MRI 无放射性辐射,组织分辨率高,多方位、多序列成像,是非常有效的肝脏影像学检查。一般认为,动态增强多期 MRI 扫描及肝脏细胞特异性增强剂显像对鉴别良、恶性肝内占位性病变的能力优于增强 CT。

九、病理学诊断

慢性 HBV 感染者肝组织检查的主要目的是评价肝脏炎症坏死及纤维化程度、明确有无肝硬化并排除其他肝脏疾病,从而为确定诊断、判断预后、启动治疗和监测疗效提供客观依据。

CHB 的主要病理学特点是肝脏汇管区及其周围不同程度的炎症坏死和纤维化。汇管区浸润的炎症细胞以淋巴细胞为主,也可有少数浆细胞和巨噬细胞;炎症细胞聚集常引起界板破坏而形成界面炎(旧称碎屑样坏死)。小叶内有肝细胞变性、坏死(包括点灶、桥接、融合性坏死)和凋亡,并可见磨玻璃样肝细胞及凋亡肝细胞形成的凋亡小体,且随炎症病变活动而愈加显著。慢性肝脏炎症坏死可引起细胞外基质特别是胶原的过度沉积即纤维化,表现为不同程度的汇管区纤维性扩大、纤维间隔形成,Masson 三色染色及网状纤维染色有助于判断肝纤维化程度及肝小叶结构。在弥漫性肝纤维化的基础上,一旦肝细胞结节性再生形成假小叶,即称为肝硬化。另外,免疫组织化学染色可检测肝组织内 HBsAg 和 HBcAg 的表达;核酸原位杂交法或 PCR 法可检测组织内 HBV DNA 或 cccDNA。

对于慢性 HBV 感染的肝组织炎症坏死分级和纤维化分期,国际文献中常采用 Knodell、Scheuer,Metavir 或 Ishak 评分系统。Laennec 肝硬化分级根据再生结节大小和纤维间隔宽度,将肝硬化(Metavir 4)细分为 4A、4B 和 4C 三级。我国学者也提出了病毒性肝炎的组织病理学分级及分期标准。各种分级及分期系统比较见表 5-1 和表 5-2。

表 5-1　不同肝脏炎症分级标准对照表

Knodell 评分系统			Scheuer 评分系统			王泰龄评分系统			Ishak 评分系统				
评分	汇管区炎症伴或不伴桥接坏死	小叶内变性及灶性坏死	汇管区评炎症分	汇管区及汇管区周围活动度	小叶内活动度	评分	汇管区及周围	小叶内	评分	汇管区炎症	汇管区周围及界面炎症	灶性坏死、凋亡或灶性炎症	融合性坏死
0	无	无	0	无或轻微	无	0	无炎症	无炎症	0	无	无	无	无
1	轻度PN	轻度（嗜酸小体、气球变和散在肝细胞坏死累及<1/3小叶）	1　轻度（少量炎症细胞浸润<1/3汇管区）	仅汇管区炎症	有炎症细胞浸润但无肝细胞损伤	1	汇管区炎症	变性及少数坏死灶	1	部分或所有汇管区轻度炎症	轻度（局部或少数汇管区）	每10倍镜视野下<1个或没有	局灶性
3	中度PN（多数汇管区周围累及<50%）	中度（1/3~2/3小叶被累及）	2　中度（炎症细胞增多在1/3~2/3汇管区）	轻度PN	灶性坏死或出现嗜酸小体	2	轻度PN	汇管区周围纤维化，纤维隔形成，小叶结构保留	2	部分或所有汇管区中度炎症	轻中度（局部或少数汇管区）	每10倍镜视野下2~4个	部分小叶内可见3带坏死
4	重度PN（多数汇管区周围累及>50%）	重度（累及>2/3小叶）	3　重度（炎症细胞密集>2/3汇管区）	中度PN	严重灶性肝细胞损伤	3	中度PN	纤维隔伴小叶结构紊乱，无肝硬化	4	所有汇管区重度炎症	重度（炎症范围>50%汇管区或界板周围）	每10倍镜视野下>10个	3带坏死+偶见汇管区-中央区桥接坏死
5	中度PN并桥接坏死	—	4	重度PN	出现融合坏死	4	重度PN	早期肝硬化	5	—	—	—	3带坏死+严重汇管区-中央区桥接坏死
10	重度PN并桥接坏死或多小叶坏死	—							6	—	—	—	全小叶或多小叶坏死

注：PN 为碎屑样坏死；"—"为无内容。

表 5-2　国内外肝纤维化分期标准对照表

Knodell 评分系统	Scheuer 评分系统	Metavir 评分系统	王泰龄评分系统	Ishak 评分系统
0分　无纤维化	0分　无纤维化	0分　无纤维化	0分　无纤维化	0分　无纤维化
1分　汇管区纤维性扩大	1分　汇管区纤维性扩大	1分　汇管区纤维性扩大,无间隔	1分　汇管区扩大,纤维化	1分　部分汇管区纤维性扩大伴或不伴短纤维间隔
				2分　大部分汇管区纤维性扩大伴或不伴短纤维间隔
2分　—	2分　汇管区周围纤维化,汇管区一汇管区纤维间隔	2分　汇管区纤维扩大+少数间隔	2分　汇管区周围纤维化,纤维隔形成,小叶结构保留	3分　大部分汇管区纤维性扩大,偶见汇管区-汇管区纤维间隔
3分　出现桥接、汇管区-汇管区或汇管区-中央静脉纤维间隔	3分　桥接纤维化,伴小叶结构紊乱,无肝硬化	3分　大量间隔,伴结构紊乱,无肝硬化	3分　纤维隔伴小叶结构紊乱,无肝硬化	4分　大部分汇管区纤维性扩大,显著汇管区-汇管区或汇管区-中央静脉纤维间隔
4分　肝硬化	4分　可能/肯定肝硬化	4分　肝硬化	4分　早期肝硬化	5分　显著纤维化,偶见结节(不完全分割性肝硬化)
				6分　肝硬化

注:"—"为无内容。

十、临床诊断

根据慢性 HBV 感染者的血清学、病毒学、生物化学、影像学、病理学和其他辅助检查结果,在临床上可分为以下几种诊断。

(一)慢性 HBV 携带状态

慢性 HBV 携带状态又称 HBeAg 阳性慢性 HBV 感染。本期患者处于免疫耐受期,患者年龄较轻,HBV DNA 定量水平(通常>$2×10^7$ IU/mL)较高,血清 HBsAg(通常>$1×10^4$ IU/mL)较高、HBeAg 阳性,但血清 ALT 和 AST 持续正常(1 年内连续随访 3 次,每次至少间隔 3 个月),肝脏组织病理学检查无明显炎症坏死或纤维化。在未行组织病理学检查的情况下,应结合年龄、病毒水平、HBsAg 水平、肝纤维化无创检查和影像学检查等综合判定。

(二)HBeAg 阳性 CHB

本期患者处于免疫清除期,其血清 HBsAg 阳性、HBeAg 阳性,HBV DNA 定量水平(通常>$2×10^4$ IU/mL)较高,ALT 持续或反复异常或肝组织学检查有明显炎症坏死和/或纤维化(≥G2/S2)。

（三）非活动性 HBsAg 携带状态

非活动性 HBsAg 携带状态又称 HBeAg 阴性慢性 HBV 感染。本期患者处于免疫控制期，表现为血清 HBsAg 阳性、HBeAg 阴性、抗-HBe 阳性，HBV DNA $< 2 \times 10^3$ IU/mL，HBsAg $< 1 \times 10^3$ IU/mL，ALT 和 AST 持续正常（1 年内连续随访 3 次以上，每次至少间隔 3 个月），影像学检查无肝硬化征象，肝组织检查显示组织活动指数（histological activity index，HAI）评分 < 4 或根据其他半定量计分系统判定病变轻微。

（四）HBeAg 阴性 CHB

此期为再活动期，其血清 HBsAg 阳性、HBeAg 持续阴性，多同时伴有抗-HBe 阳性，HBV DNA 定量水平通常 $\geqslant 2 \times 10^3$ IU/mL，ALT 持续或反复异常，或肝组织学有明显炎症坏死和/或纤维化（$\geqslant$ G2/S2）。

（五）隐匿性 HBV 感染

隐匿性 HBV 感染的患者表现为血清 HBsAg 阴性，但血清和/或肝组织中 HBV DNA 阳性。在 OBI 患者中，80% 可有血清抗-HBs、抗-HBe 和/或抗-HBc 阳性，称为血清阳性 OBI；但有 1%～20% 的 OBI 患者所有血清学指标均为阴性，故称为血清阴性 OBI。其发生机制尚未完全阐明，一种可能是显性（急性或慢性）HBV 感染后 HBsAg 消失，通常其血清或肝组织 HBV DNA 水平很低，无明显肝组织损伤；另一种是 HBVS 区基因变异，导致 HBsAg 不能被现有商品化试剂盒检测到，其血清 HBV DNA 水平通常较高，可能伴有明显肝脏组织病理学改变。此类患者可通过输血或器官移植将 HBV 传播给受者，其自身在免疫抑制状态下可发生 HBV 再激活。

（六）乙型肝炎肝硬化

1.诊断

乙型肝炎肝硬化的诊断应符合下列（1）和（2）（病理学诊断），或（1）和（3）（临床诊断）。

（1）目前 HBsAg 阳性，或 HBsAg 阴性、抗-HBc 阳性且有明确的慢性 HBV 感染史（既往 HBsAg 阳性 > 6 个月），并除外其他病因者。

（2）肝脏活组织检查病理学符合肝硬化表现者。

（3）符合以下 5 项中的 2 项及以上，并除外非肝硬化性门静脉高压者：①影像学检查显示肝硬化和/或门静脉高压征象；②内镜检查显示食管胃底静脉曲张；③肝脏硬度值测定符合肝硬化；④血生物化学检查显示白蛋白水平降低（< 35 g/L）和/或 PT 延长（较对照延长 > 3 秒）；⑤血常规检查显示血小板计数 $< 100 \times 10^9$/L 等。

2.分类

临床上常根据是否曾出现腹水、食管胃底静脉曲张破裂出血和肝性脑病等严重并发症，将肝硬化分为代偿期及失代偿期。

（1）代偿期肝硬化：病理学或临床诊断为肝硬化，但从未出现腹水、食管胃底静脉曲张破裂出血或肝性脑病等严重并发症者，可诊断为代偿期肝硬化；其肝功能多为 Child-PughA 级。

（2）失代偿期肝硬化：肝硬化患者一旦出现腹水、食管胃底曲张静脉破裂出血或肝性脑病等严重并发症者，即诊断为失代偿期肝硬化；其肝功能多属于 Child-PughB 级或 C 级。

近年，为更准确地预测肝硬化患者的疾病进展、死亡风险或治疗效果，有学者建议将肝硬化分为 5 期，其中 1、2 期为代偿期肝硬化，3 期～5 期为失代偿期肝硬化。1 期为无静脉曲张，无腹水；2 期为有静脉曲张，无出血或腹水；3 期为有腹水，无出血，伴或不伴静脉曲张；4 期为有出血，伴或不伴腹水;5 期为出现脓毒症。

随着抗病毒药物的进步,许多失代偿期肝硬化患者经过治疗可以逆转为代偿期肝硬化。表现为肝细胞功能改善,如白蛋白水平较前升高,PT 较前缩短,不再出现腹水、肝性脑病等严重并发症,不需要肝移植也可长期存活。这些现象被称为肝硬化再代偿期,但目前尚无准确定义和统一的诊断标准。

十一、治疗目的

(1)最大限度地长期抑制 HBV 复制,减轻肝细胞炎症坏死及肝脏纤维组织增生,延缓和减少肝功能衰竭、肝硬化失代偿、HCC 和其他并发症的发生,改善患者生命质量,延长其生存时间。

(2)对于部分适合条件的患者,应追求临床治愈。

(3)临床治愈(或功能性治愈):停止治疗后仍保持 HBsAg 阴性(伴或不伴抗-HBs 出现)、HBV DNA 检测不到、肝脏生物化学指标正常、肝脏组织病变改善。但因患者肝细胞核内 cccDNA 未被清除,因此存在 HBV 再激活和发生 HCC 的风险。

十二、NAs 治疗

(一)NAs 药物的疗效和安全性

1.恩替卡韦(entecavir,ETV)

大量研究数据显示,采用 ETV 治疗可强效抑制病毒复制,改善肝脏炎症,安全性较好,长期治疗可改善乙型肝炎肝硬化患者的组织学病变,显著降低肝硬化并发症和 HCC 的发生率,降低肝脏相关和全因病死率。

在初治 CHB 患者中,ETV 治疗 5 年的累计耐药发生率为 1.2%;在拉米夫定(lamivudine,LAM)耐药的 CHB 患者中,ETV 治疗 5 年的累积耐药发生率升至 51%。

2.富马酸替诺福韦酯(tenofovir disoproxil fumarate,TDF)

应用 TDF 治疗 CHB 患者的多中心临床研究结果显示,可强效抑制病毒复制,耐药发生率低。采用 TDF 治疗 8 年的研究数据显示,共有 41 例次病毒学突破,其中 29 例次(70%)的原因是依从性问题,59% 发生病毒学突破的患者继续 TDF 治疗仍然获得病毒学应答,进一步的核酸序列测定未发现 TDF 相关的耐药。TDF 长期治疗显著改善肝脏组织学,降低 HCC 发生率。

ETV 耐药且血清中 HBV DNA>60 IU/mL 的 90 例 CHB 患者,按照 1:1 比例随机接受 TDF 单独或联合 ETV 治疗 48 周,TDF 单独或联合 ETV 治疗组的 HBV DNA 阴转(<15 IU/mL)率分别为 73% 和 71%,HBV DNA 较基线分别下降 3.66 lg IU/mL 和 3.74 lg IU/mL,分别有 6 例和 3 例患者仍保持了基线的耐药,2 组安全性良好。多项 TDF 治疗 NAs 经治患者的 48~168 周的研究显示,TDF 用于 LAM 耐药、阿德福韦酯(adefovir dipiv-oxil,ADV)耐药、ETV 耐药或多药耐药患者的治疗,均可获得 70%~98% 的病毒学应答,且随着治疗时间的延长,病毒学应答率逐渐升高。

3.富马酸丙酚替诺福韦片(tenofovir alafenamide fumaratetablets,TAF)

全球 Ⅱ 期临床试验中,581 例 HBeAg 阳性 CHB(不包括失代偿期肝硬化)患者接受 TAF 治疗 48 周,64% 的患者 HBV DNA<29 IU/mL,ALT 复常率为 72%;10% 发生 HBeAg 血清学转换,HBsAg 消失率为 1%;继续治疗至 96 周,73% 的患者 HBV DNA<29 IU/mL,ALT 复常率为 75%;HBeAg 血清学转换率增至 18%,HBsAg 消失率为 1%。285 例 HBeAg 阴性 CHB(不

包括失代偿期肝硬化）患者接受 TAF 治疗 48 周,94％的患者 HBV DNA＜29 IU/mL,ALT 复常率为 83％,HBsAg 血清消失率为 0;继续治疗至 96 周,90％患者 HBV DNA＜29 IU/mL,ALT 复常率为 81％,HBsAg 血清消失率＜1％。96 周治疗期间,头痛（12％）、恶心（6％）和疲劳（6％）是最常见的不良事件。TAF 治疗 96 周后髋关节、腰椎的骨密度下降值（－0.33％、－0.75％）低于 TDF（－2.51％、－2.57％）,两者间差异有统计学意义（P 值＜0.001）;TAF 治疗后估算的肾小球滤过率（estimated glomerular filtrationrate,eGFR）下降的中位值也低于 TDF（－1.2 mg/dL *vs* －4.8 mg/dL,P＜0.001）。

4.其他药物

替比夫定（tlbivudine,LdT）可改善 eGFR,但总体耐药率仍偏高。LdT 在阻断母婴传播中具有良好的效果和安全性。

（二）NAs 的选择

初治患者应首选强效低耐药药物（ETV、TDF、TAF）治疗。不建议 ADV 和 LAM 用于 HBV 感染者的抗病毒治疗。正在应用非首选药物治疗的患者,建议换用强效低耐药药物,以进一步降低耐药风险。应用 ADV 者,建议换用 ETV、TDF 或 TAF;应用 LAM 或 LdT 者,建议换用 TDF、TAF 或 ETV;曾有 LAM 或 LdT 耐药者,换用 TDF 或 TAF;曾有 ADV 耐药者换用 ETV、TDF 或 TAF;联合 ADV 和 LAM/LdT 治疗者,换用 TDF 或 TAF。

（三）NAs 耐药的预防和处理

1.初始治疗患者

强调选择强效低耐药药物,推荐 ETV、TDF、TAF。

2.治疗中

定期检测 HBV DNA 定量,以便及时发现病毒学突破,并尽早给予挽救治疗（表 5-3）。对于 NAs 发生耐药者,改用干扰素-α 类联合治疗的应答率较低。

表 5-3　核苷（酸）类似物耐药挽救治疗推荐

耐药种类	推荐药物
LAM 或 LdT 耐药	换用 TDF 或 TAF
ADV 耐药,之前未使用 LAM 或 LdT	换用 ETV、TDF 或 TAF
ADV 耐药,且对 LAM/LdT 耐药	换用 TDF 或 TAF
ETV 耐药	换用 TDF 或 TAF
ETV 和 ADV 耐药	ETV 联合 TDF,或 ETV 联合 TAF

注:LAM 为拉米夫定;LdT 为替比夫定;ADV 为阿德福韦酯;ETV 为恩替卡韦;TDF 为富马酸替诺福韦酯;TAF 为富马酸丙酚替诺福韦。

（四）NAs 治疗的监测

1.治疗前相关指标基线检测

（1）生物化学指标主要有 ALT、AST、胆红素、白蛋白等。

（2）病毒学和血清学标志物主要有 HBV DNA 定量和 HBsAg、HBeAg 抗-HBe。

（3）根据病情需要,检测血常规、血清肌酐水平、血磷水平、肾小管功能等。

（4）肝脏无创纤维化检测如肝脏硬度值测定。

（5）当 ETV 和 TDF 用于肌酐清除率＜50 mL/min 患者时均需调整剂量;TAF 用于肌酐清

除率＜15 mL/min且未接受透析的患者时，无推荐剂量；其余情况均无需调整剂量。

2.密切关注患者治疗依从性问题

密切关注患者治疗依从性问题包括用药剂量、使用方法、是否有漏用药物或自行停药等情况，确保患者已经了解随意停药可能导致的风险，提高患者依从性。

3.少见或罕见不良反应的预防和处理

NAs 总体安全性和耐受性良好，但在临床应用中确有少见、罕见严重不良反应的发生，如肾功能不全（服用 TDF、ADV）、低磷性骨病（服用 TDF、ADV）、肌炎/横纹肌溶解（服用 LdT）、乳酸酸中毒等（服用 ETV、LdT），应引起关注。建议治疗前仔细询问相关病史，以降低风险。对治疗中出现血肌酐、肌酸激酶或乳酸脱氢酶水平明显升高，并伴相应临床表现如全身情况变差、肌痛、肌无力、骨痛等症状的患者，应密切观察。一旦确诊为肾功能不全、肌炎、横纹肌溶解、乳酸酸中毒等，应及时停药或改用其他药物，同时给予积极的相应治疗干预。

4.耐药监测及处理

随着强效低耐药药物的应用，NAs 长期治疗出现耐药发生率大幅降低。如果在治疗过程中出现 HBV DNA 定量较治疗中最低值升高＞2 lg IU/mL，排除依从性问题后，需及时给予挽救治疗，并进行耐药检测。

十三、干扰素-α 治疗

我国已批准 Peg-IFN-α 和干扰素-α 用于治疗。

（一）Peg-IFN-α 治疗的方案及疗效

1.Peg-IFN-α 初治单药治疗

多项多中心随机对照临床试验显示，HBeAg 阳性 CHB 患者采用 Peg-IFN-α-2a 或国产 Peg-IFN-α-2b 治疗 48 周（180 μg/w），停药随访 24 周，HBV DNA＜2×10³ IU/mL 的发生率为 30%，HBeAg 血清学转换率为 30.75%～36.3%（其中基线 ALT＞2×ULN 且治疗 12 周时 HBsAg＜1 500 IU/mL 者可高达68.4%），HBsAg 转换率为 2.3%～3.0%，停药 3 年 HBsAg 清除率为 11%。Peg-IFN-α-2a 治疗 HBeAg 阴性慢性 HBV 感染者（60% 为亚洲人）48 周，停药随访 24 周，HBV DNA＜2×10³ IU/mL 的发生率为 43%，停药后随访 48 周时为 42%；HBsAg 消失率在停药随访 24 周、3 年、5 年时分别为 3%、8.7% 和 12%。

Peg-IFN-α 治疗 24 周时，HBV DNA 下降＜2 lg IU/mL 且 HBsAg 定量＞2×10⁴ IU/mL（HBeAg 阳性者）或下降＜1 lg IU/mL（HBeAg 阴性者），建议停用 Peg-IFN-α 治疗，改为 NAs 治疗。

2.Peg-IFN-α 与 NAs 联合治疗

对 NAs 经治 CHB 患者中符合条件的优势人群联合 Peg-IFN-α 可使部分患者获得临床治愈。治疗前 HBsAg 低水平（＜1 500 IU/mL）及治疗中 HBsAg 快速下降（12 周或 24 周时 HBsAg＜200 IU/mL 或下降＞1 lg IU/mL）的患者，联合治疗后 HBsAg 阴转的发生率较高。但联合治疗的基线条件最佳疗程和持久应答率等，尚需进一步研究。

3.Peg-IFN-α 进一步降低 HBV 相关 HCC 的发生率

119 对单独应用 Peg-IFN-α 或 ETV 治疗的 CHB 患者，随访 5 年发现，采用 Peg-IFN-α 治疗的患者 5 年内均未发生 HCC；而采用 ETV 治疗者在随访第 4、5 年时分别有 2 例、1 例发生 HCC，与模型预测发生率间差异无统计学意义（$P=0.36$）另一项包括 682 例采用 NAs，430 例应用 Peg-IFN-α 单独或联合 NAs 治疗的回顾性研究。显示,在中位随访时间 5.41 年时共 31 例发生 HCC,接受 Peg-IFN-α 治疗患者的 10 年累计 HCC 发生率明显低于 NAs 治疗患者(2.7%：8.0%, $P<0.001$)。Peg-IFN-α 在降低 HBV 相关 HCC 发生率方面的作用值得进一步深入研究。

(二)Peg-IFN-α 抗病毒疗效的预测因素

治疗前的预测因素:HBV DNA$<2\times10^8$ IU/mL,ALT 高水平[$(2\sim10)\times$ULN]或肝组织炎症坏死 G2 以上,A 或 B 基因型,基线低 HBsAg 水平($<25\,000$ IU/mL),基线核心抗体定量检测(qAnti-HBc)定量高水平,基线信号转导及转录激活蛋白 4(signal transducer and activator of transcription,STAT4)为 rs7574865,是提示干扰素疗效较好的预测指标。Peg-IFN-α 治疗 12 周时的 HBV DNA 水平、HBsAg 定量及其动态变化,可用于预测干扰素疗效。

(三)Peg-IFN-α 的不良反应及其处理

(1)流感样综合征:发热、头痛、肌痛和乏力等,可在睡前注射干扰素-α 或用药时服用非甾体消炎药。

(2)骨髓抑制:中性粒细胞计数$\leqslant0.75\times10^9$/L 和/或血小板计数$<50\times10^9$/L,应降低干扰素剂量;1~2 周后复查,如恢复,则增加至原量。中性粒细胞计数$\leqslant0.5\times10^9$/L 和/或血小板计数$<25\times10^9$/L,则应暂停使用干扰素。对中性粒细胞计数明显降低者,可试用粒细胞集落刺激因子(granulocyte colony stimulatingfactor,G-CSF)或粒细胞巨噬细胞集落刺激因子(granulocyte macrophage colony stimulating factor,GM-CSF)治疗。

(3)精神异常:抑郁、妄想、重度焦虑等,应及时停用干扰素,必要时会同精神心理方面的专科医师进一步诊治。

(4)自身免疫病:部分患者可出现自身抗体,仅少部分患者出现甲状腺疾病、糖尿病、血小板计数减少、银屑病、白斑病类风湿关节炎和系统性红斑狼疮样综合征等,应请相关科室医师会诊共同诊治,严重者应停药。

(5)其他:视网膜病变、间质性肺炎、听力下降、肾脏损伤、心血管并发症等,应停止干扰素治疗。

(四)干扰素治疗的禁忌证

(1)绝对禁忌证:妊娠或短期内有妊娠计划、精神病史(具有精神分裂症或严重抑郁症等病史)、未能控制的癫痫、失代偿期肝硬化、未控制的自身免疫病,严重感染、视网膜疾病、心力衰竭、慢性阻塞性肺病等基础疾病。

(2)相对禁忌证:甲状腺疾病,既往抑郁症史,未控制的糖尿病、高血压、心脏病。

十四、其他治疗

抗 HBV 治疗可降低 HBV 相关并发症的发生率,降低 HBV 相关 HCC 的发生率,提高患者生存率,是慢性 HBV 感染者最重要的治疗措施。此外,还有抗炎、抗氧化、保肝、抗纤维化、调节免疫等治疗。

(一)抗炎、抗氧化、保肝治疗

HBV 感染后导致肝细胞炎症坏死是疾病进展的重要病理生理过程。甘草酸制剂、水飞蓟素制剂、多不饱和卵磷脂制剂和双环醇等具有抗炎、抗氧化和保护肝细胞等作用,有望减轻肝脏炎症损伤。对肝组织炎症明显或 ALT 水平明显升高的患者,可以酌情使用,但不宜多种联合。

(二)抗纤维化治疗

多个抗纤维化中药方剂如安络化纤丸、复方鳖甲软肝片、扶正化瘀片等。在动物实验和临床研究中均显示一定的抗纤维化作用,对明显纤维化或肝硬化患者可以酌情选用。但尚需多中心随机对照研究进一步明确其疗程及长期疗效等。

(历见伟)

第三节　丙型病毒性肝炎

丙型病毒性肝炎简称丙型肝炎(hepatitis C),是由丙型肝炎病毒(hepatitis C virus,HCV)引起的一种传染病,是输血后肝炎的主要病因。HCV 感染全球流行,已经成为一个主要的公共卫生问题。丙型肝炎初期常无临床症状,70%～80%发展为持续性病毒血症与慢性肝炎、肝硬化,并与肝细胞性肝癌的形成有关。在丙型肝炎的发展过程中有很多因素影响疾病发展的结局,包括感染时患者的年龄、性别、感染方式、病毒基因型和亚型、病毒准种、血清病毒载量等。近年来,丙型病毒性肝炎无论是在病原学、发病机制,还是实验室检测、临床治疗等方面都取得了巨大的进展。

一、丙型肝炎病毒的生物特性与分子生物学

(一)病毒颗粒特征

HCV 病毒体呈球形,直径为 55～65 nm,为单股正链 RNA 病毒,在核心蛋白和核酸组成的核衣壳外包绕含脂质的囊膜,囊膜上有刺突。HCV 最低沉降系数为 140S,在蔗糖中浮密度为1.15 g/mL,氯化铯中浮密度为 1.29～1.30 g/mL。目前,HCV 仅有 Huh7、Huh7.5、Huh7.5.1 3 种体外细胞培养系统,黑猩猩可感染 HCV,但症状较轻。HCV 对氯仿等有机溶剂敏感,用 10%～20%氯仿、1∶1 000 甲醛溶液,37 ℃96 小时、60 ℃ 10 小时、100 ℃ 5 分钟,高压蒸汽和甲醛熏蒸等均能使其灭活。

(二)HCV 病毒分子结构

HCV 基因组是一单股正链 RNA,其外有来自宿主的脂质外膜,在脂质外膜内嵌有病毒胞膜基因编码的 E1 和 E2 糖蛋白,外膜围绕着核衣壳蛋白和单股、正链 RNA 基因组。HCV 基因组链长约为 9600 个核苷酸(nt)。1991 年将 HCV 列入黄病毒科(flaviviridae)丙肝病毒属。HCV 基因组可分为 5′末端、3′末端及位于两个末端之间的病毒编码开读框架(open reading frame,ORF)3 部分。

5′非编码区(untranslated regions,UTR)约有 341 个核苷酸,形成数个小的末端茎-环样结构,含一个短的直接重复序列。该区在病毒进化中最为稳定,极少发生变异,不同的病毒分离株在该区的同源性最高,是诊断 HCV 合成特异性引物的最佳选择部位。但后来研究发现该区内含有 3～4 个终止密码,形成几个小的 ORF,这些小的 ORF 编码的多肽最长为 28 个氨基酸,均以甲硫氨酸开头,尚不清楚是否先在核糖体翻译这些小肽后再翻译大的病毒多肽。该区的功能目前还不十分清楚,由于 5′非编码区有非常复杂的二级 RNA 结构和一些茎-环样结构,去除这些区域可使 HCV RNA 的体外表达效率提高。采用无细胞体外翻译体系(兔网织红细胞裂解物)研究 HCV RNA 的翻译和复制,提示 5′末端内部存在核糖体进入位点(internal ribosomal entry site,IRES),而缺失实验表明几乎全长的 5′-UTR(nt29～nt332)对 IRES 的正常功能是必要的。最近有报告显示 5′-UTR 的第 3 个茎环结构(核苷酸131～253)可与肝细胞中的两种蛋白(相对分子质量 120 000、87 000)结合,这两种蛋白对 HCV 在肝脏内复制和翻译具有抑制作用,由此推测,HCV 在感染者体内的低滴度状态可能与该肝细胞因子的抑制有关,其在病毒复制过程中有重要的负调节作用。

3′末端由 3 部分组成。编码区第一个终止密码子之后是 30～40 个核苷酸的非编码变异序列,在不同的基因型间有所不同。然后是 poly(U)或 poly(A)结构,长 20～200 个核苷酸不等(不同的分离株间差异很大)。第三部分为最后面的 98 个核苷酸组成的高保守序列,称为 3′-X结构。

5′端与 3′末端之间,由 9100 个核苷酸组成一个大而连续的开读框架,编码 3 010 或 3 000 个氨基酸组成的一个巨大病毒多肽。从病毒编码框架 5′端到 3′端,编码不同蛋白质的基因依次为:核衣壳蛋白基因、包膜蛋白基因及非结构蛋白 1～5 基因。

(三)病毒多聚蛋白的结构

由病毒基因组中部单链大的 ORF 编码的大病毒多聚蛋白前体(polyprotein)经过加工处理至少形成 10 个多肽。分为结构蛋白与非结构蛋白两大部分。结构蛋白由一个核蛋白(C)或称核衣壳蛋白和两个胞膜蛋白(E1 和 E2)组成。

1.核心蛋白(C 蛋白)

核心蛋白编码区位于 HCV RNA 基因组的 342～914nt,C 蛋白位于整个多聚蛋白的 N 末端,是病毒衣壳(capsid)的组成部分,可以通过与病毒 RNA 的结合来调节 HCV 基因组的翻译,并通过与糖蛋白作用组装出完整的 HCV 病毒颗粒。多聚蛋白 N 末端 191 个氨基酸为核心蛋白(P21),一般认为是由宿主信号肽酶将其从多聚蛋白上切割下来。核心蛋白的 N 末端富含碱性氨基酸且高度保守,这和它的重要功能是相一致的。通常情况下,C 蛋白是磷酸化的,主要结合在细胞膜上,可以与 Ⅱ 型载脂蛋白(apolipoprotein Ⅱ)结合,说明 C 蛋白是一种脂质结合蛋白。近年研究发现,C 蛋白可以与细胞质内信号转导通路分子相互作用,从而调节特定基因的表达。如 C 蛋白在白细胞介素-6 和干扰素-γ 不同刺激因子的作用下会对信号转导分子 JAK-STAT 的表达分别产生上调和下调的作用;C 蛋白还可以参与对细胞凋亡的调控,如可以抑制 c-myc 诱导产生的细胞凋亡。除了这些功能,C 蛋白还可以与很多细胞内源蛋白因子相互作用来反式调控一系列的生理、病理过程如细胞的信号转导、脂类代谢以及癌的发生等。

2.F 蛋白

近年来发现,核衣壳蛋白基因序列中存在一个重叠的序列编码 F 蛋白。F 蛋白是由于核心编码区的核糖体读码框在 11 位密码子处作－2/＋1 移位所产生,由核心蛋白序列 AUG 密码子翻译起始后移框合成。F 蛋白是很不稳定的蛋白,合成后迅速降解,半衰期为 8～10 分钟。其存在的生物学意义尚不明确。

3.外膜蛋白

E1 和 E2 分别为 30 kD 和 70 kD 大小,是广泛糖基化蛋白。E1 和 E2 通过非共价键形成异源性二聚体,共同组成 HCV 病毒粒子的包膜,其与病毒吸附和进入靶细胞过程有重要关系。E1蛋白有 192 个氨基酸,含 5～6 个 N-糖基化位点,属于 Ⅰ 型内源性糖基化蛋白。E1 通过 N 末端与 C 蛋白结合,也可与 NS2 蛋白相互作用,在病毒生命周期中起着重要作用。E2 蛋白的末端氨基酸具有高度可变性,位于多聚蛋白氨基酸 384～410 的多变区称为高变区 1(hypervariable region1,HVR1),相当于 E2 的氨基酸 1~27。多聚蛋白氨基酸 474~480 为高变区 2(HVR2),HVR2 的进化似乎与 HAV1 的进化无相关性,其意义尚不明确。大量研究资料指出:E2 蛋白构成病毒外壳的一部分,特别是 HVR1 位于病毒颗粒的表面,带有中和表位。高变区在各分离株、基因型以及各个体准种之间往往出现明显差异。并可观察到,在慢性感染过程中对该区所产生的特异性抗体出现改变,提示 HVR1 是免疫原,HCV 通过形成变异逃脱宿主的免疫攻击,人血清中的特异性抗体不能再识别新形成的变异株,从而相应的变异株则成为慢性感染新的优势病毒株。HVR1 可吸附于哺乳动物细胞表面的 CD81,参与病毒入胞;并可诱导机体产生中和抗体,但由于其高度变异性使其难以用于疫苗的研制。

4.p7 蛋白

p7 蛋白是从 E2 蛋白上切割下来的一段含有 63 个氨基酸的多肽,其在结构上有两个跨膜结构域。P7 蛋白在细胞体内表达后整合于内质网膜上,形成六聚体的阳离子通道,对 HCV 病毒颗粒的释放有一定的促进作用。有研究发现,P7 蛋白对 HCV 核心颗粒组装和 E1/E2 包膜蛋白的组装,以及核心蛋白和包膜蛋白两者之间的结合起着重要的调节作用。

5.非结构蛋白

有 NS2、NS3、NS4a 和 NS4b 以及 NS5a 和 NS5b,为非结构基因所编码的蛋白。NS2 蛋白推测属半胱氨酸蛋白酶,其功能是裂解 NS2~NS3;NS3 至少编码具有 3 种酶活性的蛋白:丝氨酸蛋白酶、核苷酸三磷酸酶和解链酶。NS3 可能与 HCV 感染后的肝癌发生有关。NS4a 系一相对分子质量很小的蛋白(相对分子质量 8 000),可促进多聚蛋白的加工处理,是 NS3 蛋白酶的重要辅助因子,在 HCV 的复制中发挥重要作用;NS4b 相对分子质量较大(24 000),它和 NS3 以及 NS4a 一起,为 NS5a 的高度磷酸化所必需,该蛋白是否还有其他功能迄今还不清楚;NS5a 高度磷酸化,据推测存在干扰素敏感决定区(interferon sensitivity determing region,ISDR,氨基酸 2209~2248),来自日本的报道认为,HCV1b 基因型 ISDR 部位的氨基酸变异状况,对患者干扰素治疗的应答起着决定性作用,该区存在 4 个以上氨基酸变异时则对干扰素敏感。但此结果未得到欧洲的研究支持。NS5a 可与载脂蛋白相互作用参与感染后脂肪肝的发病,还可与细胞内多种蛋白相关作用,影响细胞内的信号通路。NS5b 含有一由甘氨酸、天门冬氨酸组成的序列基元,这是 RNA-依赖 RNA 聚合酶(RNA-dependent RNA polymerase,RdRp)的特征,其编码产物是 HCV 复制的核心酶,同时也成为设计抗 HCV 药物时考虑的重要靶蛋白。

(四)HCV 的复制

首先 HCV 与细胞表面受体结合,感染细胞主要是肝细胞,接着病毒进入细胞;病毒脱去外壳,暴露出正链 RNA 基因组,正链 RNA 随即被翻译成一大分子多聚蛋白,多聚蛋白再裂解成结构蛋白和对病毒复制至关重要的非结构蛋白。正链 RNA 同时也被用于产生负链 RNA,负链 RNA 与非结构蛋白相结合,形成胞质内复制复合体,产生另外的正链 RNA。核蛋白、E1、E2 以及在一定程度上 NS2 的加工是由宿主细胞蛋白酶所介导。核蛋白从多聚蛋白裂解出后形成核衣壳,正链 RNA 被包装到核衣壳蛋白内,并为外膜和脂质所包裹。一般病毒复制过程还包括外膜蛋白被转运到细胞表面,当病毒从细胞内芽生出来时,病毒颗粒获得外膜蛋白和细胞的脂质作为它的外衣。病毒颗粒从细胞释放后感染邻近的肝细胞或进入血液循环,再感染新的宿主。

HCV 与 CD81 的结合是 HCV 接触感染肝细胞的关键步骤,CD81 是细胞表面蛋白,其分子有 4 个环,两个在细胞外,另两个在细胞内,细胞外环分子序列在人类与黑猩猩高度保守,其结构与其他哺乳种系动物不同。资料表明 CD81 可与 HCV 外膜蛋白 E2 特异结合,介导病毒入胞,提示 CD81 是 HCV 的受体之一。最近发现除 CD81 外,LDL 受体(LDL-R)、B 族 I 型清道夫受体(SR-BI)、C 型凝聚素 DC-SIGN 和 LSIGN、细胞间紧密连接蛋白 claudin-1 和 occludin 等分子都与 HCV 入胞有关。

近年随着脂筏(lipid rafts)研究的开展,证明 HCV 复制发生在细胞的脂筏内,依据是从细胞内得到的含有复制复合体的膜结构能耐受 1% NP40 处理,并且含有小窝蛋白(caveolin)。脂筏是质膜上富含胆固醇和鞘磷脂的微结构域。由于鞘磷脂具有较长的饱和脂肪酸链,分子间的作用力较强,所以这些区域结构致密,就像一个蛋白质停泊的平台,与膜的信号转导、蛋白质分选均有密切的关系。

(五)HCV 感染研究模型

国内外学者对 HCV 体外复制子(replicon)系统、HCV 假病毒系统、HCV 感染细胞模型和动物模型等的建立进行了不懈的努力,为 HCV 病原学、发病机制、治疗等方面的研究提供了基础。

1.HCV 体外复制子模型

首次用 Huh-7 细胞系(human hepatoma cell line 7)和 1 例慢性丙肝患者体内 HCV cDNA 共同序列 con1 的克隆,建立了选择性双顺反子亚基因组 HCV 复制子模型。该复制子的建立显示 HCV 中结构蛋白对 HCV 复制不是必需的。在此基础上通过改进,构建了 Huh7.5 和 Huh7.5.1 细胞株。这些复制子模型已广泛用于 HCV 的研究,并取得了巨大成果。

2.HCV 体外感染模型

2004 年 TakajiWakita 等从一例日本暴发性肝衰竭患者体内分离出基因 2a 型 HCV 克隆,命名为 HFH-1(Japanese fulminant hepatitis 1),通过该克隆构建的亚基因或全基因复制子模型,无须适应性突变即可在 Huh-7 或其他细胞系(HepG2、IMY-9、HeLa 和 293 细胞)中高效的支持 HCV 复制,且能产生具有生物活性的病毒颗粒,能感染新的 Huh-7 细胞。这使得体外研究 HCV 的生命周期成为可能。以后在 Huh7.5 和 Huh7.5.1 细胞中,HFH-1 复制效率更高。感染性 HCV 细胞培养模型(HCVcc)的建立为研究 HCV 的生命周期,筛选抗 HCV 药物提供了良好的平台。

3.HCV 感染小动物模型

人和黑猩猩是 HCV 感染的自然宿主。HCV 感染的黑猩猩动物模型已建立,在 HCV 接种后 2 天,肝内即可检测出 HCV RNA。此后 1~2 天 HCV RNA 在血清中出现,而在接种后 3~8 个月才产生抗-HCV,这对于 HCV 感染的临床观察具有一定的参考意义。由于黑猩猩来源有限,价格昂贵,难以普遍应用。

近年来,对 HCV 的其他动物模型进行了广泛的研究。自然动物主要有树鼩、小绢猴和猕猴。小鼠模型主要有人-鼠嵌合肝模型、HCV 三聚体小鼠、转基因小鼠和质粒转染鼠模型。虽然目前 HCV 感染的动物模型取得不少进展,但没有一种模型能满足各种研究的需要。

(六)HCV 的准种与基因型

HCV 是具有高度变异率的不均一病毒,复制过程所依赖的 RNA 多聚酶是易于错配的 RdRp。与许多其他 RNA 病毒一样,其缺乏修正机制,因此往往出现较多的错配,表现出高度的变异率。多次复制和变异导致产生多种不同变异株,各分离株之间 HCV 存在着不同程度的差异,形成 HCV 株的不均一性。根据各分离株的序列分析,按各株之间差异程度可分为各种准种或称准株和不同的基因型以及多种亚型。

1.准种

准种是同一受感染个体内有多种不同 HCV 株共存的现象。与 HIV 感染相似,HCV 受感染者体内存在着以一株为主的多株感染,称为准种。准种之间的核苷酸差异甚小,仅为 1‰ 或 2% 的核苷酸不均一性。准种的出现不能单纯理解为多株同时或相继感染,而是复制过程中受到免疫压力,病毒通过变异逃避机体免疫监督和清除的结果。HCV 的母婴传播研究显示:一个多株感染的母亲可将某一优势株传播给婴儿,但是经过演化后在婴儿体内出现的病毒优势株并不是母体当时最为常见的病毒株。

有研究认为,准种导致 ALT 升高有所差异,一些资料提示 HCV 准种多样性较显著,与肝脏疾病的严重性有关,考虑这可能是肝脏内导致细胞毒性 T-淋巴细胞袭击目标增加的结果,但此机制尚待证实。

准种对于 α-干扰素治疗的应答也似有差异,干扰素治疗后随着病毒复制降低,同时也使病毒株的不均一性减少。然而也可见到干扰素治疗后,某些 HCV 准种却变成了优势毒株,这些优势株对干扰素治疗应答甚差。

2.基因型

丙型肝炎病毒在复制过程中,核苷酸替换频率相对较高,每年每位点为 $10^{-3} \sim 10^{-2}$ 之间,这些复制的错配每年每个位点产生 10~100 个核苷酸替换变异株。核苷酸替换变异株能否形成可持续存在的变异株,则因替换的部位而异。HCV 基因组不同的区域其遗传保守性不相同,高保守区是编码具有关键功能的区域,例如编码聚合酶和其他非结构蛋白、核蛋白、5′端非编码区和内核糖体进入位点等是具有特殊功能的区域,核苷酸在这些区域出现替换,可以导致具有预定功能区结构上的改变。如果这些区域出现核苷酸替换,很少能继续存在下去。而基因组的其他区域包括高变区,则对于核苷酸替换比较耐受。因此,这些区域也是确定核苷酸序列细微变异的最佳部位。

病毒 RNA 聚合酶引起高频率核苷酸随机替换和错配,经过长时期缓慢的遗传演化,导致 HCV 形成高度不均一性病毒,各分离株之间仅有 70% 的均一性。因此,HCV 的基因遗传性、分子和亲缘性是基因分型依据的基础。

根据 HCV 分离株核苷酸序列同源性分类,序列间同源性较大者称作基因型,其核苷酸同源性为 55%~72%(平均 64.5%);同一基因型内不同序列间称基因亚型,亚型之间核苷酸同源性为 75%~86%(平均 80%)。HCV 共分 6 个基因型,分别以阿拉伯数字 1、2、3 等表示;各亚型用英文字母 a、b、c 等表示。

HCV 基因型的地理分布:世界各地区 HCV 的基因型别有一定的差异,在美国主要是 1 型,其中 1a 和 1b 大致相等,另外 10% 的 HCV 感染为 2 型,6% 为 3 型;欧洲的基因型分布与北美相似以 1 型为主,尤以 1b 型多见;斯堪的纳维亚地区 50% 的 HCV 感染是 3 型病毒感染;3 型也见于远东(特别是泰国)、巴基斯坦、印度部分地区和澳大利亚;4 型主要见于中东地区;5 型常见于南非;6 型常见于中国香港。综合我国有关基因分型的资料提示:我国的 HCV 基因分型与日本类似,以 1b 和 2a 为主,其他基因型少见。但我国不同地区基因型亦有明显不同,在南方城市 1b 型占 90% 以上,从南到北基因 2a 型逐渐增多。

HCV 基因分型的意义:其临床意义在于其与干扰素治疗的应答和疗程密切相关,详细情况将在本节治疗部分介绍。HCV 基因分型也可用于追踪传播来源,但 HCV 的基因型别是否影响丙型肝炎的自然史和临床表现,仍有争议。有研究发现,1b 型 HCV 分离株多见于较严重肝病,发展成肝硬化者比 1a、2a、2b 感染者更为多见。而有研究认为 HCV 感染的病情严重性取决于多种因素。例如,病毒的血清水平、感染时间、性别、年龄、是否合并饮酒以及 HBV 感染等,而与 HCV 基因型关系不明显。

二、流行状况与传播方式

本病呈世界性分布。据报道全球 HCV 的感染率平均为 3%(0.1%～5.0%),估计全球约有 1.7 亿 HCV 携带者,其中约 4 百万在美国,5 百万在西欧,东欧的发病率似高于西欧。在工业化国家 20% 的急性肝炎、70% 的慢性肝炎、40% 的终末期肝硬化,以及 60% 的肝细胞性肝癌均系 HCV 感染所致,30% 的肝脏移植患者是 HCV 感染的后果。每年新增的有症状感染估计为 1～3 例/100 000,实际感染患者数显然高于此数字,因为多数是无症状感染。90% 以上输血后肝炎和 25% 以上急性散发性肝炎为丙型肝炎。

在我国不论急性还是慢性丙型肝炎,北方地区均高于南方地区。

近年发达国家 HCV 的感染率有所降低,这是因为:①通过筛查献血员,输血和血液制品的传播显著降低。②由于对医疗器械病毒传播的重视,HCV 通过注射的传播率显著降低,静脉药瘾共用注射器仍是主要的传播方式,在一些国家因为实施注射器交换计划使其传播率明显降低。

(一)输血及血制品传播

HCV 主要经血液或血液制品传播。输血后丙肝病毒的感染率与献血员的 HCV 携带状态有关。美国与日本的献血员抗-HCV 检出率为 1.2%～1.4%,意大利为 0.9%,法国为 0.7%,德国为 0.4%,英国为 0.3%～0.7%。我国各地区的调查结果不一,用 PCR 检查血清 HCVRNA 的结果表明,职业供血员 HCVRNA 的检出率为 27%(17/74),而义务献血员仅是 1.85%(1/54)。职业性供血员的阳性率显著高于义务献血者。

我国曾报道一次丙型肝炎的暴发流行,因单采血浆回输红细胞过程中,血液交叉污染引起丙型肝炎病毒的传播,献血浆员 15 000 人,约 2600 人发病(17.4%)。此外,在山东、安徽及湖北等地也陆续发现采浆献血员抗-HCV 阳性率显著高于一般献血员。我国已停止单采血浆和禁止有偿献血,使通过输血途经传播 HCV 的概率大为降低。但由于窗口期的存在,目前还不能完全杜绝输血导致丙型肝炎的发生。

经常暴露血液者,如血友病患者、妇产科、外科医师、手术者、胸外手术体外循环患者、肾移植血液透析患者及肿瘤患者、输入大量库血、或多次输血均极易感染丙型肝炎。例如,西班牙与英国的血友病患者,因多次接受血液与血液制品,抗-HCV 的检出率为 64% 与 85%。我们发现反复输血的血友病患者的抗-HCV 阳性率达 83.3%。应用未曾筛查 HCV 的献血员的血液制品,如免疫球蛋白、Ⅷ因子以及血浆,是 HCV 感染的重要危险因素。近年由于应用敏感的多抗原抗-HCV 检测试剂筛查后,使输血后感染的发生率显著减低,据报道每次输血后感染的危险性已经降低到 0.01%～0.9%。自从采取灭活病毒措施后,在一些发达国家血液制品已不再是 HCV 感染问题的来源。

(二)注射、器官移植、透析和其他有创途径传播

静脉毒瘾共用注射器是 HCV 感染的高危因素,在美国和澳大利亚静脉药瘾是 HCV 感染的主要来源,HCV 感染率随着药瘾时间的延长而增高,注射 5 年后感染 HCV 者达 50%～90%。在德国 40%、西班牙 70%、英国 81% 的静脉药瘾者抗 HCV 阳性。据对云南昆明 441 名药瘾者的分析,抗 HCV 阳性率为 60.54%。

应用 HCV 感染供体的器官移植和骨髓移植也是 HCV 感染的重要来源。肾移植患者的丙型肝炎发病率较高。一项前瞻性研究调查了 405 名肾移植患者,肝炎发病率为 10.4%(42/405),其中 64%(27/42)为丙型肝炎。

血液透析(hemodialysis,HD)患者因为反复透析和输血是 HCV 感染的高危人群,血液透析者的 HCV 感染率为 41.0%~81.2%,其中移植后再透析者为 56.52%。与 HCV 感染相关的 HD 因素包括:HD 次数,HD 每增加 100 次,感染 HCV 的危险增加 6.1%;透析机共用及消毒;透析机复用;不规范操作;患者自身因素,营养不良和免疫受损者对 HCV 易感性增高。此外,文身、穿耳环、消毒不严格的牙科治疗也可导致 HCV 感染。近年因内镜操作引起的 HCV 感染引起了重视。

HCV 与 HBV 以及 HIV 相似,可以通过极少量感染性液体从一个体传播给另一个体,从而引起严重疾病。在医疗手术操作中由于被污染的、锐利的手术器械刺破手套,或针刺伤手指,可经皮感染。我们曾对两所医院 1213 名医务人员进行了抗-HCV 检测,发现其 HCV 感染率甚低,仅为 0.33%。医务人员感染造成的医源性感染比较少见,值得注意的是文献已有诸如心脏外科、麻醉科及妇科医师将 HCV 传播给患者的数起事件报道。

(三)性接触传播

性接触途径传播 HCV 已得到证实,但是与乙型肝炎相比较,发生的频率较低。性行为中的血液污染可增加 HCV 感染风险。欧美的报道表明,伴有慢性 HCV 感染者的异性配偶的感染率较低(0~6.3%),但最近有亚洲的报道发现其感染率较高(7.3%~27.0%)。抗-HCV 阳性率较高是否有其他因素存在,例如静脉药瘾,尚不清楚。在异性性活动中有研究认为 HCV 感染与首次性交时间、性伴数、其他性传播疾病史和是否用安全套有关。有报告认为妓女 HCV 感染往往与外伤、药瘾以及其他性传播疾病有关。男性传播给女性比女性传播给男性更为容易。根据330 例到性病防治所检查的性乱者分析,血清抗-HCV 阳性率为 4.9%,其中患性病者阳性率为 6.7%。为探讨 HCV 在家庭内传播的可能性,对 16 例(男性 7 例,女性 9 例)输血后肝炎患者的唾液、精液、阴道分泌物作 HCV RNA 检测,并对其子女作 HCV 感染状况调查。结果表明:HCV 感染患者的精液、唾液和阴道分泌物的 HCV RNA 检出率分别为 57.1%(4/7)、31.2%(5/16)和 22.22%(2/9)。家庭成员中 2 例配偶感染 HCV,16 个家庭中无一子女蒙受感染。提示 HCV 感染在家庭内有可能通过性活动在夫妻之间传播,虽然在唾液内可检出 HCVRNA,但其传播的概率甚低,与 HBV 感染者的家庭聚集性相比较,HCV 感染的家庭聚集性远低于 HBV 感染。

(四)母婴传播

母婴传播的概率各报道结果不尽相同。由于对母婴传播定义不同,不能进行直接比较。母婴传播严格定义包括:①在大于 18 个月龄的婴儿体内可检测到抗-HCV 阳性。②在 3~6 个月龄婴儿体内检测到 HCVRNA。③在一个婴儿体内至少 2 次随机检测 HCV RNA 阳性。④婴儿体内 ALT 增高。⑤或在母亲和婴儿体内检测到同样的基因型。

综合不同的报道,抗 HCV 阳性母亲将 HCV 传播给新生儿的危险性为 2% 左右,若母亲在分娩时 HCVRNA 阳性,则传播的危险性升高至 4%~7%。母亲体内病毒含量高,婴儿感染的概率亦随之增加。合并 HIV 感染以及体内高 HCVRNA 载量是造成围生期感染的危险因素。垂直传播在儿童 10~15 岁之前很少出现 HCV 感染相关症状和体征。近 20% 的儿童可清除病毒,50% 为慢性无症状感染,30% 表现为伴有 ALT 升高的慢性感染。丙型肝炎的母婴传播可发生于宫内、产程和哺乳期,可能以宫内感染为主,而宫内感染主要是胎盘传播,羊水传播的可能性很小。

（五）生活密切接触传播

散发的 HCV 感染者中有 40% 无明确的输血和血制品、注射史，称社区获得性感染，其中大部分由生活密切接触传播。

三、丙型肝炎的发病机制

丙型肝炎的特征是易慢性化，60%～85% 将发展为慢性感染，慢性丙型肝炎的自然病程也有非常大的差异，常以 ALT 和 AST 水平的显著波动为特征，起病轻微，缓慢进展，常常在十年或数十年后才出现明显症状，进一步发展成肝硬化和肝细胞性肝癌。由于缺乏稳定的体外细胞培养系统和适当的小动物作为研究模型，使研究受到限制，HCV 感染造成肝细胞损害的机制以及为何 HCV 感染易于慢性化目前仍不清楚。

（一）HCV 引起肝损害的机制

目前普遍认为，HCV 引起肝细胞受损主要是由免疫介导的，但病毒的直接损害也起一定作用。

1.免疫介导性损伤

免疫介导性损伤是 HCV 发病的主要因素。有较多的证据提示 HCV 感染的肝脏损伤是免疫反应介导的：①受 HCV 感染的肝细胞数量少，而肝组织炎症反应明显，两者形成反差。②HCV感染的典型组织学表现是肝脏的淋巴细胞浸润，而并不是被感染细胞出现病变。③从丙型肝炎患者肝脏中分离出 HCV 特异性 T 细胞克隆。免疫组化证明，丙型肝炎肝实质坏死区主要为 CD8$^+$ 淋巴细胞浸润，免疫电镜观察到 CD8$^+$ 细胞与肝细胞直接接触。④HCV 结构蛋白转基因小鼠未观察到这些小鼠的肝脏出现损伤。因此，认为是宿主对病毒的免疫应答导致肝细胞损伤。

丙型肝炎的发病可能还与自身免疫反应有关。除抗体依赖性细胞介导的细胞毒反应外，还发现部分患者血清抗肝肾微粒体抗体等自身抗体阳性。

2.病毒直接作用

Kagawa 等研究发现，丙型肝炎患者血清 HCV RNA 含量和 HCV 抗原的出现与血清 ALT 水平呈正相关，经干扰素治疗后，随着 HCV RNA 含量的减少，ALT 水平逐渐降低。因此认为 HCV 的复制伴随肝细胞的损伤可能是 HCV 直接对肝细胞作用的结果。丙型肝炎患者肝组织病理学表现也支持这一观点。急性丙型肝炎肝组织病变部位有显著的嗜酸性变和较多的嗜酸小体形成，而炎性细胞数目较少且常在肝窦聚集，提示存在 HCV 对感染细胞的直接破坏。

（二）慢性化机制

病毒的变异特别是准种的形成，逃脱机体免疫系统的清除是病毒感染持续存在的主要原因之一。近年发现急性自限性 HCV 感染的特征具有明显的多克隆、多特异性 CD4$^+$ MHCⅡ类分子和 CD8$^+$ MHCⅠ类分子限制性 T 细胞反应。HCV 感染的缓解与产生高水平 γ-干扰素的 Th1 细胞因子模式占优势有关。

慢性 HCV 感染的特征是外周血中 MHCⅠ类分子和 MHCⅡ分子限制性 T 细胞反应较弱，可能抗病毒免疫反应在病毒高速合成时，在数量上不足以控制感染。除诱导外周血 T 细胞耐受和消耗外，HCV 还可能通过以下方式逃避机体的免疫清除：减少机体免疫系统发现 HCV 的机会；减少病毒抗原的表达；干扰抗原的呈递；降低抗病毒细胞因子效率；增加 HCV 感染细胞对

CTL 所介导杀伤的抵抗力以及突变等逃避机体的免疫监控。

HCV 的体液免疫对宿主的保护作用、在丙型肝炎发病机制和 HCV 感染自然病程中的作用均不十分清楚。抗-HCV 抗体似乎不能保护机体免受 HCV 再感染,这些抗体可能与 HCV 感染相关的自身免疫现象以及丙型肝炎的肝外症状如肾小球肾炎、关节炎有关。

(三)HCV 的致癌机制

HCV 导致 HCC 的机制尚不清楚,因为 HCV 复制不经过反转录成 DNA 的阶段,并不能与宿主的基因组相整合,因而致癌机制可能与 HBV 不相同。由于 HCV 所致 HCC 90%伴有肝硬化,对 HCV 感染回顾性分析发现 HCV 感染到 HCC 出现一般需要 20～30 年,并且绝大多数伴有肝硬化现象。因此现在认为,长期持续慢性炎症引起的肝纤维化和免疫介导的细胞死亡引起的肝再生可能是发展为 HCC 的因素。但亦有少数无肝硬化的 HCV 感染者发生肝癌。HCV 蛋白质的直接作用尚待确定,有研究证实 HCV 非结构蛋白 NS3 具有丝氨酸蛋白酶及 RNA 解旋酶活性,且 NS3 具有转化小鼠 NIH 3T3 细胞的能力,转化的细胞移植入裸鼠体内可形成纤维肉瘤。多项研究显示,NS5A 能作用于中心粒和纺锤体,引起延迟分裂和错误分裂,导致染色体畸变。核心蛋白和 HBx 一样,能使宿主细胞抵抗氧化损伤,使 HCV 感染的细胞逃脱免疫损伤,也使癌变细胞得以存活。然而,大部分研究采用人工模型,仅能提供潜在机制的线索,需要在更多的相关模型中确定。此外,确定 HCV 蛋白质和患者受感染的肝细胞非常困难。由于这些原因,目前关于 HCV 直接致癌作用的实验数据非常少,需要进一步实验来阐明这些问题。

四、丙型肝炎的临床表现

(一)潜伏期

本病潜伏期为 3～26 周,平均 7.4 周。我国由单采血浆回输红细胞引起的一次丙型肝炎病毒感染,潜伏期为 35～82 天,平均(53.4±16.5)天。另一次由输入美国进口的 Ⅷ 因子所引起的丙型肝炎,潜伏期为 7～33 天,平均 19 天。

(二)临床类型

1.急性丙型肝炎

一般较乙型肝炎为轻,多为临床无症状型。HCV 感染后 1～2 周内即可检测出 HCV RNA,平均 50 天(15～150 天)出现血清 ALT 升高,表明已出现肝脏损伤。仅 25%～35% 的患者出现乏力、食欲缺乏、恶心和右季肋部疼痛,少数伴低热,轻度肝大,部分患者可有脾大。黄疸发生率很低,仅 5%左右。无症状的隐匿性感染多见。急性丙型肝炎主要的肝功能异常为 ALT 升高,但峰值一般低于急性乙型肝炎。ALT 升高曲线分 3 种类型:单相型、双相型和平台型。单相型可能是一种急性自限性感染,很少慢性化;双相型临床表现较重,慢性化率也较高;平台型 ALT 升高持续时间较长。在患者出现症状时,仅 50%～70% 患者血清中可检出抗-HCV,感染后 3 个月血清中抗-HCV 检出率达 90%。

2.无症状 HCV 携带者

血清学检查抗-HCV 及 HCVRNA 阳性,但是反复检测 ALT 均在正常之内,其表现与 HBV 携带者类似,称为 HCV 无症状携带者。无症状携带状态较多见于免疫缺陷患者。无症状抗 HCV 阳性献血员的肝活检表明,至少 31% 为慢性活动性肝炎,9% 已有间隔纤维化病变。

3.慢性丙型肝炎(chronic hepatitis C,CHC)

约 85% 的急性丙型肝炎发展成为慢性肝炎,慢性肝炎的发展经过因个体而异,但与其感染方式有关,输血后丙型肝炎的组织学活动性改变较静脉药瘾者更为显著。

有回顾性研究分析慢性丙型肝炎 18 年的病情经过,认为输血后肝炎的病死率并不高于对照组人群。而另一前瞻性研究认为,虽然 CHC 多数并无特殊的临床表现,但却是一种缓慢进展性疾病,一般经过十余年方才显示出临床表现,逐渐发展成肝硬化。但亦有报道慢性肝炎在 4 年内已经发展成肝硬化,慢性丙型肝炎伴有肝硬化的患者进展成肝细胞性肝癌的概率较高,其从慢性肝炎到肝细胞性肝癌的间期为20～30年,相对甚短。

4.特殊临床类型

虽然一般丙型肝炎起病经过较轻,但亦可见急性丙型肝炎暴发型与亚急性型经过,或慢性迟发性肝功能衰竭等严重表现。HCV 单独感染极少引起急性和亚急性肝衰竭,HCV 相关的急性和亚急性肝衰竭主要见于重叠感染 HBV 或 HIV、过量饮酒、应用肝毒性药物等情况。HCV 感染所致的肝衰竭与其他嗜肝病毒引起的肝衰竭临床表现并无不同,可表现为急性、亚急性和慢性过程。但有研究表明,在乙肝所致急性重症肝炎时,由于宿主的免疫应答增强,HBV 的复制被抑制,而在丙型肝炎急性重症肝炎时,在出现昏迷时仍可见持续性 HCV 复制,这提示丙型急性重症肝炎与乙型肝炎不同,HCV 仍处于高度复制状态。

另一特殊表现类型是胆汁淤积性经过,病情进行性进展,并出现肝脏功能衰竭。与乙型肝炎相类似,这种类型主要见于肝脏移植患者。

(三)病毒血症与感染类型

通过对输血后 HCV 感染者的系列血清标本进行抗-HCV 的检查及 HCV RNA 研究,发现 HCV 感染的病毒血症有 3 种类型。

1.急性感染的短暂病毒血症

主要见于急性自限性丙型肝炎。应用 PCR 法可在 ALT 升高之前检出 HCV RNA,但病毒血症持续时间较短,仅数天或数月。而抗-HCV 往往要在 ALT 升高后数天或数月才能检出。

2.慢性感染的持续病毒血症

HCV RNA 可在急性期、ALT 升高之前检出,并且持续存在。

3.慢性感染的间歇病毒血症

表现在感染早期出现病毒血症,其后病毒血症消失数月,几年以后,重新出现病毒血症。重新出现的病毒血症与急性阶段出现病毒血症相似,一般在 ALT 出现升高之前,提示肝内病毒活动性复制。

(四)HCV 与 HBV 重叠感染

由于 HCV 的传播途径与 HBV 相似,因此 HCV 与 HBV 的重叠感染是我国一特殊问题。HCV 感染有时发生在 HBV 感染的基础上,有时为同时感染。国际上报道慢性 HBV 感染者 10％～15％ 发生 HCV 共感染,主要发生于静脉药瘾者。我国一项关于静脉药瘾者 HBV 和 HCV 共感染调查,219 例静脉药瘾者中有 171 例发生 HBV/HCV 共感染(78.1％),而对照人群仅 6.7％(6/90)。大学生体检中 HBsAg 和抗 HCV 共阳性者仅 0.48％。

我们发现 66 例轻症慢性乙肝病毒感染中,3 例抗-HCV 阳性(4.55％),而 61 例重症乙型肝炎(2 例亚急性重症肝炎,59 例慢性重症肝炎)中 22 例抗-HCV 阳性(36.07％)。HBV/HCV 重叠感染的重症肝炎与单纯 HBV 感染的重症肝炎,两组的胆红素、AST/ALT 及病死率比较,有明显的差异。说明重叠感染组的肝细胞坏死远较单纯 HBV 感染的重症肝炎严重,病死率前者为 77.27％,高于后者(51.28％)。国外也有类似报道,认为在重症肝炎中有较高的抗-HCV 检出率。表明 HCV 的重叠感染可加剧肝脏损害。重症乙型肝炎患者对 HCV 易感性高的原因,推测除与输血治疗有关外,可能由于本身严重的肝脏病变,使机体不能有效地限制 HCV 复制,而出现大量 HCV 的活跃复制。

(五)HCV 感染与肝细胞性肝癌

回顾性随访研究发现,从 HCV 感染发展成肝细胞肝癌平均约 30 年。有报告黑猩猩感染 HCV 后 7 年发展成肝细胞肝癌。慢性 HCV 感染者有 20%～30%在 20～30 年内发生肝硬化,而发生肝硬化后每年有 1%～4%的机会发生肝癌。

(六)HCV 感染与酒精性肝硬化

临床发现酒精性肝硬化抗-HCV 检出率较高,按瑞士的报告为 8%(9/107),西班牙为 47%(7/15)。比较组织学改变与血清学检测结果,发现有 HCV 抗体者,组织学常见有病毒所致慢性肝脏病变。慢性 HCV 感染合并嗜酒肝脏病变常较严重和较快进展成肝硬化,形成肝癌的概率也更高。研究发现 HCV 感染者每天嗜酒量与 HCV 的复制水平呈正相关,表明乙醇可促进 HCV 复制,导致更严重的肝脏病变。乙醇也可能影响干扰素的疗效,嗜酒者 HCV RNA 的清除率往往很低,因此对 HCV 感染者应积极告诫患者戒酒,特别是在抗病毒治疗过程中。

(七)HCV 感染与自身免疫性肝炎

据报道在自身免疫性肝炎中抗-HCV 的检出率为 40%～80%。此结果有两种可能:在自身免疫性肝炎中确实有较高的抗-HCV 假阳性反应,或者自身免疫性肝炎可能与 HCV 感染有关。现已明确 HCV 可诱导产生自身抗体,且存在 HCV 相关性自身免疫性肝病和肝外自身免疫状态。一项前瞻性研究表明,36%的慢性 HCV 感染者伴有冷凝球蛋白血症,70%类风湿因子阳性,41%伴有抗组织抗体(如 ANA、SMA、LKM 和抗甲状腺抗体),49%伴唾液腺病变,5%发生扁平苔藓。

(八)HCV 感染与脂肪肝

关于 HCV 感染与肝脏脂肪变性之间的关系,近年来积累了丰富的临床和实验室资料,业已证实,HCV 是引起肝脏脂肪变性的重要因素。

肝脏脂肪变性是 CHC 的一个显著的病理学特征。Castera 等对 558 例 CHC 患者进行分析,发现 54%的患者合并脂肪肝,重度占 10%,是肝纤维化的独立相关因素。Rubbia-Brandt 等对 254 例 CHC 患者的肝脏脂肪变性进行分析,43%(109/254)的患者有显著的肝脏脂肪变性;在 HCV 基因 3 型感染的患者中合并脂肪肝的比率显著升高,且重度脂肪肝比例较高;CHC 患者合并脂肪变与酒精摄入量、HCV 基因 3 型等显著相关,但与人体重指数是否有关报道不一。Hwang 等对 106 例中国血统的 CHC 患者进行分析,发现 52%的患者合并脂肪肝,合并脂肪肝组甘油三酯和 γ-谷氨酰转肽酶水平显著高于不合并脂肪肝组,而且肝纤维化发生率也显著升高。Adinolf 等的研究结果表明,在 HCVRNA 水平高的患者中,肝脏脂肪变性的比率显著升高。表达 HCV 多聚蛋白或 HCV 结构蛋白的转基因的 C57BL/6 小鼠模型中研究也发现,随着时间的推移,小鼠出现了时间相关性的肝脏脂肪变,而且雄性转基因小鼠的肝脏脂肪变更为显著。应用 HCV 结构基因建立的转染细胞系,也发现了细胞中存在着脂肪滴,HCV 实验感染的黑猩猩也发生了肝脏脂肪变。HCV 结构和非结构蛋白转基因小鼠发生脂肪变的病理学特征,与临床上见到的肝脏脂肪变的性质和特点基本相同。

HCV 慢性感染引发脂肪肝的作用机制复杂,大致可以总结为如下几方面:引发胰岛素抵抗;引起脂代谢异常;影响代谢过程中的各种相关因素,如代谢途径中相关酶类、调节代谢途径中相关激素、与胰岛素受体结合及作用的过程等。最终,在这些因素的相互作用下,HCV 慢性感染导致肝脏脂肪变性。而胰岛素抵抗可能是此类代谢性疾病发病机制的中心环节。

(九)HCV 感染的肝外表现

现已明确 HCV 不仅引起肝脏病变,而且可能因为诱导自身免疫反应或形成免疫复合物,与一些感染的肝外表现有关。HCV 感染的肝外表现既可出现在急性肝炎期,也可出现在慢性期。根据肝外表现与 HCV 感染的相关程度,可将 HCV 的肝外表现分为 3 类。

特发性冷凝球蛋白血症的特征是血管炎、关节炎、Raynaud 综合征和紫癜,偶尔可见神经病变和肾小球性肾炎,过去的研究认为,本病可能与乙型肝炎病毒感染有关,但并未得到证实。近年流行病学和血清学研究表明,冷凝球蛋白血症与 HCV 感染有密切关系,患者的血清中不仅有较高的抗-HCV 检出率,有报道 HCV RNA 病毒血症达 90%,并且可在患者的皮肤和肝脏内用免疫组织化学方法检出 HCV 抗原,应用干扰素治疗也显示出一定的效果。冷凝球蛋白血症血管炎往往需应用激素和血浆置换治疗。

迟发性卟啉症的特征是细胞中尿卟啉脱羧酶活性低下或缺乏,临床表现为皮肤损害,特点为皮肤脆性增加、青肿和水疱形成,可出现出血、色素沉着、多毛症和形成硬化性囊肿,常伴有肝脏损伤。有报道发现其抗-HCV 检出率达 62%～82%,HCV RNA 检出率高达 66%～100%,认为本病与 HCV 感染有关。目前认为 HCV 可能是具有迟发性卟啉症遗传素质者的一个诱发因素,其发病可能还有其他因素参与。

膜增生性肾小球性肾炎与 HBV 感染的关系早已明确,近年研究在肾组织活检中免疫组织化学检查发现 HCV 的核心抗原,提示膜增生性肾炎与 HCV 有一定的关系。有人用大剂量的干扰素进行治疗,结果尿蛋白下降、HCV RNA 阴转、肾组织活检显示肾脏病变好转。

五、HCV 感染的特异性检测

常用的丙型肝炎病毒感染特异性检测方法有检测血清抗 HCV 抗体的酶联免疫吸附试验(enzyme linked immunosorbent assay,ELISA)、重组免疫印迹试验(recombinant immune blot assay,RIBA)及检测肝和血清中 HCV RNA 反转录聚合酶链反应(RT-PCR)和基因分型等。

(一)ELISA 检测血清抗-HCV

利用各种 HCV 重组蛋白作为抗原检测血清中的抗-HCV 抗体。现主要采用第三代酶免疫试验试剂(EIA-3),除含有核心和 NS3 区蛋白作为包被抗原外,还额外加上 HCV 基因组 NS5 区编码蛋白作为包被抗原。特别适合用于筛查献血员,感染至血清学转换的间期 7～8 周。应用 ELISA 检测血清中抗-HCV 的主要问题是:不能区分是急性或慢性感染,是新近的感染还是过去的感染,而且也不适宜评价治疗的效果。所检出的是 IgG 抗体,仅是 HCV 感染的指标,抗-HCV IgG 并不是保护性抗体。急性感染的患者用目前的试剂检测,72% 的病例抗-HCV 阳性,约 13% 的患者 6～9 个月才可测到抗体,2% 的病例在 9 个月以后仍然不能检出抗体。由于 ELISA 试剂因素,特别是在 ALT 正常的献血员往往出现假阳性反应,有时有必要作验证实验排除其中的假阳性反应。

理论上抗-HCV IgM 的检测有其独特的意义,在自限性病例中,抗-HCV IgM 消失,而在慢性化病例仍阳性。提示抗-HCV IgM 可作为演变为慢性的指标,对指导抗病毒治疗似有一定的价值。但是,抗-HCV IgM 的检测未能广泛应用于临床,这是因为:①虽然 HCV-IgM 有利于急性感染的诊断,但是并不能作为急性感染的指标,因为 IgM 不仅存在于急性期患者,而且慢性

HCV 感染者也有较高的检出率(达 71%～90%)。②理论上 IgM 出现早于 IgG 抗体,但是实际上急性输血后肝炎往往两者同时出现。为提高 IgM 抗体的检出率往往需要用葡萄球菌 A 预先吸附 IgG 抗体后,再作 IgM 抗体检测。③IgM 抗体的检出与患病的时间、ALT 水平以及组织病变的活动度之间也未见相关关系。因此,IgM 抗体的检测仍是一个待研究的问题。

(二)重组免疫印迹试验(RIBA)

又称验证试验,以确认标本 ELISA 阳性的特异性,特别是那些无明显危险因素的阳性反应者,例如 ALT 正常者、自愿献血者以及自身免疫疾病患者、高丙球血症患者和长期冻存的血清标本,建立了条带免疫印迹法试验或称重组免疫印迹试验。用 HCV 5-1-1、C-100 抗原、C-22 与 C-33 等抗原检测相应抗体,出现针对 4 种抗原中任何 2 种抗原反应者为阳性。此方法操作较繁琐,价格昂贵,现已被 HCV RNA 检测所代替。

(三)血清内 HCV RNA 定性检测

HCV 在血清中的含量极低,一般方法不能检出。目前,已建立反转录-巢式 PCR 法检查 HCV RNA。所用引物均根据 HCV 基因 5'端保守区域设计,先用一套外引物进行首次 PCR,然后在第一次 PCR 基础上,再用一套内引物,对第一次 PCR 产物进一步放大扩增,扩增产物的大小为两个内引物之间的 DNA 片段,扩增产物再作电泳观察结果。本法灵敏度高,可测到低于黑猩猩最小感染剂量(CID/mL)10 倍的血清病毒含量。

必须注意,PCR 是一极其敏感的检测方法,很易出现假阳性或假阴性结果。欧洲 86 个试验室曾对一批参比血清进行了检测,其结果是 16% 试验室的结果较好,29%的试验室漏诊弱阳性标本,55%的试验室出现假阳性或假阴性结果。说明引物设计、标本处理、试验室内污染、操作方法等均可影响实验的结果。因此,对于 HCV RNA 的检测有必要标准化,包括引物设计,操作规范,试验条件的标准化等。

(四)血清内 HCV RNA 定量检测

由于病毒血症血清负荷与感染性、传播的危险性、婴儿感染,以及评价抗病毒治疗的效果存在着一定的关系,因此临床上常需要对 HCV RNA 进行定量检测,目前定量检测方法主要有两种。一是 RT-PCR 定量法,是根据 HCV RNA 与一合成内定量标准(IQS)共同扩增,IQS 与病毒序列的差异仅是插入一特异性探针,以一对具有生物素化的 5'-UTR 引物扩增,扩增产物作系列稀释,在微孔板上对 HCVRNA 和 IQS-探针杂交,此外还有其他类似的方法。PCR 法定量具有高度敏感性,但较繁琐和费时。另一定量方法称为 bDNA(branchDNA)信号扩增技术,方法较简便,重复较好,但是其敏感性却低于 RT-PCR 定量法。RT-PCR 技术的灵敏度一般为 500～1 000 Eq/mL,而第二代 bDNA 技术的灵敏度为 200 000 Eq/mL。因此,有 10%～30%经 RT-PCR 检出 HCV RNA 阳性的慢性患者其 bDNA 检测为阴性。

(五)HCV 的基因分型

目前有多种方法可用于 HCV 的基因分型,主要有:①PCR 产物直接测序。②反向杂交(如线性探针分析)。③型特异性 PCR。④PCR 扩增后限制性片段长度多态性(RFLP)。⑤实时定量 PCR 扩增后熔合曲线。⑥型特异性抗体。⑦质谱仪分析限制性片段质量多态性。5'非翻译区(UTR)高度保守,又足以区分亚型,与 NS5B 分型结果高度一致,但不能有效区分亚太区高流行的 6a-1 和 1/Ib 型。核心区测序分析可有助于鉴别 6a-1 型。如不能有效鉴定 6a-1 型,则影响 1/Ib 型接受干扰素(IFN)治疗的持续病毒学应答(SVR)预测。

（六）HCV 感染的自然史

自然史研究存在一些无法克服的不利因素。难以确定获得感染的时间，原发感染往往无症状，而疾病进展缓慢。自然史数据因研究方法不同而异，比如是前瞻性还是回顾性研究。不同研究人群所得出的结论也不同，如肝病门诊患者、献血者、社会调查、输血后感染等。

HCV 感染临床经过的特征是多数患者为隐匿性起病，一般病情经过缓慢。急性 HCV 感染：①20%～30%患者有症状。②暴发性肝衰竭非常罕见。③暴露后 2～8 周的时间出现 ALT 升高。④暴露后 1～2 周血清中可检测到 HCV RNA。⑤ALT 升高和出现临床症状之前 HCV RNA 可达峰值。⑥20%～50%患者可以自发清除病毒。⑦有症状和女性患者更易清除病毒。⑧大多数病毒的清除在最初 12 周内。⑨50%～85%的慢性化率。

约 15%的 HCV 感染者自然恢复，多数急性感染患者发展成慢性，疾病的进展缓慢，从急性肝炎发展到终末期肝病平均约≥20 年。具有生化改变的慢性感染者多数组织学显示轻度至中度坏死性炎症病变和轻度纤维化，20%～30%的患者发展为慢性进展性肝病，最终导致肝硬化和肝细胞癌。HCV 感染10 年以内往往表现为病情似乎较轻，感染 20 年后肝硬化和肝癌发生率显著上升。

很多因素在 HCV 感染发展成肝硬化中起着重要作用：①感染时的年龄，老龄人获得感染疾病进展往往较迅速，感染在年轻人的进展较缓慢。②所有的研究均指出嗜酒是慢性丙型肝炎发展成肝硬化的重要协同因素。③协同 HIV 感染。④协同 HBV 肝炎。⑤其他：如感染持续时间、性别、免疫抑制情况（如合并 HIV 感染或器官移植）、肥胖和胰岛素抵抗、合并有其他病毒感染、ALT 升高以及遗传因素等都与肝病的进展相关。虽然 ALT 升高提示活动性肝损伤，但正常的 ALT 水平亦不能排除显著的肝脏疾病；基线肝脏病理变化水平如炎症活动度及纤维化分级是进展为肝硬化的预测指标；一旦进展为肝硬化，HCC 的年发生率为 1%～4%。基线甲胎蛋白（alpha-fetoprotein，AFP）升高者发生率更高。此结果说明在已经形成或疑似肝硬化的患者有必要经常作超声波和 AFP 检查，监测肝细胞性肝癌的发生。近年根据回顾性和前瞻性观察对于 HCV 的自然史取得了比较一致的认识。

HCV 感染自然史的共识：①急性感染患者应监测自发的病毒清除，有症状者及女性更易清除病毒。②慢性 HCV 感染者血清 ALT 升高提示肝脏损害进展，ALT 正常也不能排除显著的肝脏损害，纤维化指数（Metavir 指数＞2 或 Ishak 指数＞3）提示进展性肝脏损害。③慢性 HCV 感染中，酒精摄入和胰岛素抵抗在疾病进展中的作用已得到广泛认同，推荐酒精的摄入量应该低于世界卫生组织酒精性肝病指南中的数值，建议通过运动和饮食控制达到理想体重指数（BMI）来控制糖尿病和胰岛素抵抗。④HCV 感染者失代偿肝硬化年发生率 3%～4%，HCC 年发生率 1.4%～6.9%。代偿期肝硬化患者 10 年生存率是 80%，失代偿肝硬化患者 10 年生存率锐减至 25%左右。HCC 是慢性 HCV 感染常见的危及生命的并发症，对肝硬化患者应该进行常规的监测以早期发现 HCC。⑤IFN 治疗对于防止 HCV 相关性肝硬化发生有益。在获得 SVR 的患者中，失代偿肝硬化的 5 年发生率是 1%。获得生化应答的患者，失代偿的 5 年发生率是 9.1%。

（七）丙型肝炎的肝脏组织病理及免疫病理改变

丙型肝炎的肝组织学改变与其他病毒所引起的肝脏病变相似，难以区别，但是丙型肝炎的组织学改变有其特点。例如，肝细胞明显嗜伊红变、肝窦单核细胞浸润、库普弗细胞活化、肝细胞内脂肪聚集、汇管区淋巴细胞聚集和胆小管损伤。这些特征并不是特异性的，也可见于其他类型病毒性肝炎，其区别仅是量与程度的差异而已。

1.急性丙型肝炎

肝活检组织病理改变常见：①肝实质肝细胞内可见大脂肪滴。②肝窦壁细胞明显活化,库普弗细胞增生,肝窦内可见淋巴细胞,有时还有浆细胞、嗜酸性粒细胞和中性粒细胞。③肝细胞质内见不规则嗜伊红变及嗜伊红小体。④肝细胞形成气球样变,胞质疏松,肝细胞膜界限分明,似中毒性肝细胞损害改变。汇管区病变一般较急性甲型与乙型肝炎轻,但个体间差异较大,轻者仅见淋巴细胞浸润为主,重者可见大量滤泡状淋巴细胞聚集,重症也可见片状坏死与桥接坏死,以及小胆管损伤。反复急性发作的丙型肝炎患者,连续肝活检证实其中10%~15%伴有肝硬化病变。

2.慢性丙型肝炎

(1)汇管区病变:汇管区见不同程度的淋巴细胞、浆细胞浸润,可出现类淋巴细胞聚集和滤泡伴有生发中心形成。这种病变虽不是丙型肝炎的特异性改变,但却是丙型肝炎的典型病变。免疫组织化学研究显示,生发中心内含有活化的B细胞,为滤泡树突细胞网络所包绕,其外围见B细胞带、大量的T细胞和少量巨噬细胞、浆细胞、嗜酸性粒细胞以及中性粒细胞。

(2)肝炎相关胆管损伤:病变的特征是汇管区胆管上皮细胞肿胀,形成空泡、核排列不规则和假复层形成,基底膜可出现断裂,有时可见淋巴细胞侵入,这些侵入细胞为 $CD4^+$ 或 $CD8^+$ T 细胞,偶尔见浆细胞或中性粒细胞浸润。胆管病变可见于各种肝炎,但是在丙型肝炎比较多见,约25%的慢性丙型肝炎病例可见这种病变。

(3)碎屑坏死:在肝脏实质和汇管区结缔组织界面肝细胞破坏,伴有淋巴细胞浸润称为碎屑坏死。其特征是界板不规则,汇管区炎症通过界板扩张到汇管区周围肝脏实质,炎性细胞围绕并侵犯损伤肝细胞,出现单个细胞坏死,嗜伊红或气球样变性。可出现肝细胞凋亡,形成凋亡小体。较大的凋亡小体含有细胞核片段,被称为嗜伊红小体,这些嗜伊红小体游离在肝窦内,最后被库普弗细胞吞噬和消化,上述病理改变与其他病毒所引起的肝脏病变相同。

(4)小叶内病变:与其他原因引起的肝脏病变相似,在小叶内见坏死性炎症改变,呈多灶性分布("斑点状"),主要由凋亡细胞构成。可见不同大小散在分布的凋亡小体、淋巴细胞和浆细胞在病灶内聚集以及吞噬清除凋亡细胞和其他残骸的肥大的库普弗细胞。除细胞坏死外,可见肝细胞气球样变;严重者第 3 区带见肝细胞脱落,中心至中心或中心至汇管区桥接坏死和不同程度的淤胆现象;或多小叶坏死伴有基质萎陷,脂肪变性一般为大空泡性细胞内脂肪聚集,呈轻度、中度或重度改变,在活检中占 30%~70%(平均约 50%)。

3.肝脏组织内病毒抗原的检出

不论是用酶免疫法还是用免疫荧光法均能成功地在组织内显示病毒抗原的定位。研究证实血清 HCV RNA 阳性的患者,约 75% 以上组织中可以检出 HCV 抗原。272 份不同肝病肝脏组织,用免疫组织化学酶免疫法以 NS3 单克隆抗体和多克隆抗-HCV 抗体检测肝脏内 HCV 抗原,结果分别为 19 例(7.54%)及 25 例(9.92%)检出 NS3 和 HCV 抗原表达。HCV 抗原阳性颗粒主要定位于肝细胞质内,多表现为胞质均质型分布,部分肝细胞肝癌的组织中见阳性物质绕核周分布或呈包涵体状。除少数组织中阳性细胞较多呈弥散性分布外,大多数组织中的阳性细胞较少,呈散在或簇状分布于肝脏小叶内。阳性细胞周围多数无坏死灶和炎性浸润,但是病毒抗原也可见于坏死灶残余肝细胞,或见于再生肝细胞和浸润的单个核细胞之中,以及汇管区胆小管上皮细胞内见病毒抗原表达。肝内 HCV 抗原阳性细胞可正常或呈不同程度的变性。但是从总体上看来 HCV 抗原表达与肝脏损伤以及病变严重性并无相关关系。HCV 是否具有直接致肝细胞病变作用,还是肝脏损伤系免疫性损伤是一尚待研讨的问题。

4.HCV 抗原在外周血单个核细胞(peripheral blood mononuclear cell,PBMC)内检出

HCV 可以感染 PBMC,单个核细胞内检出病毒抗原和 HCV RNA 正、负链。说明 HCV 存在于外周血细胞的细胞质内,并且可能在其中复制。HCV 感染 PBMC 是否可以影响其功能,不利于 HCV 的清除,使疾病慢性化仍不清楚。临床观察发现:干扰素治疗 HCV 感染后,部分患者外周血清中已经不能检出 HCV RNA,但在 PBMC 中仍然可以检出 HCV RNA,外周血细胞成为 HCV 隐藏的场所,推测这可能是干扰素治疗后疾病复发的一个因素。

5.HCV 抗原在其他肝外组织中检出

除 PBMC、唾液腺、精液外,有报道在其他肝外组织内,例如淋巴结、骨髓细胞、脾细胞、胰腺、肾脏、肾上腺和甲状腺内检出 HCV 抗原和 HCV RNA,并证实存在 HCV RNA 负链。但是在这些组织内 HCV 抗原的分布甚少,感染细胞未见明显病变。HCV 的肝外感染以及肝外复制场所的意义尚待进一步研究。

六、预防

目前,尚无有效的预防性丙型肝炎疫苗可供使用。丙型肝炎的预防主要采取以下措施。

(一)筛查及管理

根据中华人民共和国卫生行业标准《丙型肝炎筛查及管理》,对丙型肝炎高危人群进行筛查及管理。医疗卫生机构和体检机构可在体检人员知情同意的前提下,将丙型肝炎检测纳入健康体检范畴。对静脉药瘾者进行心理咨询和安全教育,劝其戒毒。对育龄期备孕妇女进行抗-HCV 筛查,如抗-HCV 阳性,则应检测 HCV RNA,如果 HCV RNA 阳性,应尽快治愈后再考虑怀孕。如妊娠期间发现丙型肝炎,可以考虑继续妊娠,分娩并停止哺乳后再进行丙型肝炎的抗病毒治疗。

(二)严格筛选献血员

严格执行《中华人民共和国献血法》,推行无偿献血。通过检测血清抗-HCV 和 HCV RNA,严格筛选献血员。

(三)预防医源性及破损皮肤黏膜传播

推行安全注射和标准预防,严格执行《医院感染控制规范》和《消毒技术规范》,加强各级各类医疗卫生机构医院感染控制管理,要大力加强开展血液透析、口腔诊疗及有创和侵入性诊疗等服务项目重点科室的院内感染控制管理。医疗机构要落实手术、住院、血液透析、侵入性诊疗等患者的丙型肝炎检查规定,为易感人群和肝脏生物化学检测不明原因异常者提供检查服务,医务人员接触患者血液及体液时应戴手套。严格消毒透析设备、肠镜、胃镜、手术器械、牙科器械等医疗器械,严格规范注射、静脉输液、侵入性诊断治疗等医疗行为,使用自毁型注射器等安全注射器具。加强文身、文眉、修脚等行业使用的文身(眉)针具、修脚工具和用品卫生消毒管理,不共用剃须刀及牙具等。

(四)预防性接触传播

对 MSM 和有多个性伴侣者应定期检查,加强管理。建议 HCV 感染者使用安全套。对青少年应进行正确的性教育。

(五)预防母婴传播

对 HCV RNA 阳性的孕妇,应避免延迟破膜,尽量缩短分娩时间,保证胎盘的完整性,避免

羊膜腔穿刺,减少新生儿暴露于母血的机会。

(六)积极治疗和管理感染者

只要诊断为 HCV 感染,不论疾病分期如何,符合抗病毒治疗指征的感染者均应该治疗。治疗所有 HCV 感染者可适度降低传播风险。

七、影像学诊断

目前,常用的影像学诊断方法包括腹部超声(ultrasound,US)检查、电子计算机断层扫描成像(computed tomography,CT)和磁共振成像(magnetic resonance image,MRI)等,主要目的是监测慢性 HCV 感染肝硬化疾病进展情况,发现占位性病变和鉴别其性质,尤其是监测和诊断 HCC。

(一)腹部 US 检查

操作简便、直观、无创性和价廉,US 检查已成为肝脏检查最常用的重要方法。该方法可以协助判断肝脏和脾脏的大小和形态、肝内重要血管情况及肝内有无占位性病变,但容易受到仪器设备、解剖部位及操作者的技术和经验等因素的限制。

(二)CT 检查

CT 检查是肝脏病变诊断和鉴别诊断的重要影像学检查方法,用于观察肝脏形态,了解有无肝硬化,及时发现占位性病变和鉴别其性质,动态增强多期扫描对于 HCC 的诊断具有高灵敏度和特异度。

(三)MRI 检查

MRI 检查无放射性辐射,组织分辨率高,可以多方位、多序列成像,对肝脏的组织结构变化如出血坏死、脂肪变性及肝内结节的显示和分辨率优于 CT 和 US。动态增强多期扫描及特殊增强剂显像对鉴别良性和恶性肝内占位性病变优于 CT。

八、病理学诊断

肝活组织检查(简称肝活检)对丙型肝炎的诊断、炎症活动度和纤维化分期评价、疗效和预后判断等方面至关重要。丙型肝炎的肝脏组织病理学与其他病毒性肝炎相似,可有小叶内及汇管区炎症等多种病变。其病理学特征包括:肝窦内可见单个核细胞串珠样浸润;汇管区可见淋巴细胞聚集性浸润,甚至淋巴滤泡样结构形成;可见小胆管损伤,甚至小胆管结构破坏,细胞角蛋白(cytokeratin,CK)19 或 CK7 免疫组织化学染色有助于鉴别;可见肝细胞大小泡混合或大泡性脂肪变性,区带分布不明显,基因 3 型、1 型和 4 型较易见,肝活检组织学评价建议采用 Metavir 或 Ishak 评分系统。急性丙型肝炎无肝纤维化,肝细胞脂肪变性较轻或无,一般无界面炎(旧称碎屑样坏死),临床上除非与其他肝病相鉴别,通常不行肝活检。

九、临床诊断

(一)急性丙型肝炎的诊断

(1)流行病学史:有明确的就诊前 6 个月以内的流行病学史,如输血史、应用血液制品史、不安全注射、文身等其他明确的血液暴露史。

(2)临床表现:可有全身乏力、食欲减退、恶心和右季肋部疼痛等,少数伴低热,轻度肝大,部分患者可出现脾大,少数患者可出现黄疸。多数患者无明显症状,表现为隐匿性感染。

(3)实验室检查:ALT 可呈轻度和中度升高,也可在正常范围之内,有明确的 6 个月以内抗-HCV 和/或 HCV RNA 检测阳性的结果。部分患者 HCV RNA 可在 ALT 恢复正常前转阴,但也有 ALT 恢复正常而 HCV RNA 持续阳性者。

有上述(1)+(2)+(3)或(2)+(3)者可诊断。

(二)慢性丙型肝炎的诊断

(1)诊断依据:HCV 感染超过 6 个月,或有 6 个月以前的流行病学史,或感染日期不明。抗-HCV 及 HCV RNA 阳性,肝脏组织病理学检查符合慢性肝炎。或根据症状、体征、实验室及影像学检查结果综合分析,亦可诊断。

(2)病变程度判定:肝组织病理学诊断可以判定肝脏炎症分级和纤维化分期。HCV 单独感染极少引起肝衰竭,HCV 重叠 HIV、HBV 等病毒感染、过量饮酒或应用肝毒性药物时,可发展为肝衰竭。

(3)慢性丙型肝炎肝外表现:肝外临床表现或综合征可能是机体异常免疫应答所致,包括类风湿性关节炎、眼口干燥综合征、扁平苔藓、肾小球肾炎、混合型冷球蛋白血症、B 细胞淋巴瘤和迟发性皮肤卟啉症等。

十、治疗目的和治疗终点

抗病毒治疗的目标是清除 HCV,获得治愈,清除或减轻 HCV 相关肝损害和肝外表现,逆转肝纤维化,阻止进展为肝硬化、失代偿期肝硬化、肝衰竭或 HCC,提高患者的长期生存率,改善患者的生活质量,预防 HCV 传播。其中进展期肝纤维化及肝硬化患者 HCV 的清除可降低肝硬化失代偿的发生率,可降低但不能完全避免 HCC 的发生,需长期监测 HCC 的发生情况;Child-Pugh 评分 A 和 B 级的肝硬化患者 HCV 的清除有可能延缓或降低肝移植的需求,对该部分患者中长期生存率的影响需进一步研究;肝移植患者移植前抗病毒治疗可改善移植前的肝功能及预防移植后再感染,移植后抗病毒治疗可提高生存率。治疗终点定义为抗病毒治疗结束后 12 或 24 周,采用敏感检测方法(检测下限≤15 IU/mL)检测血清或血浆 HCV RNA 检测不到(SVR 12 或 24)。

十一、泛基因型方案

(一)索磷布韦/维帕他韦

每片复合片剂含索磷布韦 400 mg 及维帕他韦 100 mg,1 片,1 次/天,治疗基因 1~6 型初治或者聚乙二醇干扰素 α 联合利巴韦林或联合索磷布韦(pegylated IFN-α, ribavirin and sofosbuvir, PRS)经治患者,无肝硬化或代偿期肝硬化疗程 12 周,针对基因 3 型代偿期肝硬化或者 3b 型患者可以考虑增加 RBV,失代偿期肝硬化患者联合 RBV 疗程 12 周。含 NS 5 A 抑制剂的 DAAs 经治患者,如果选择该方案,需要联合 RBV 疗程 24 周。在 Ⅰ 期临床试验中,索磷布韦/维帕他韦治疗 12 周,在基因 1 型(纤维化 F0~F4,基因 1a 型为主)、2 型(纤维化 F0~F4)、3 型(纤维化 F0~F3)、4 型(纤维化 F0~F4)、5 型(纤维化 F0~F3)和 6 型(纤维化 F0~F4)的 SVR12 率分别为 99%、100%、97%、100%、97% 和 100%;索磷布韦/维帕他韦治疗 12 周,在基因 3 型(纤维化 F4)和基因 5 型(纤维化 F4)的 SVR 12 率分别为 91% 和 100%;索磷布韦/维帕他韦联合 RBV 治疗 12 周,在失代偿期肝硬化基因 1a 型、1b 型、2 型、3 型和 4 型的 SVR 率分别为 94%、100%、100%、85% 和 100%。

以我国人群为主的亚洲临床试验结果显示,索磷布韦/维帕他韦 12 周,在基因 1a 型、1b 型、

2 型、3a 型、3b 型和 6 型的 SVR12 率分别为 100％、100％、100％、95％、76％和 9％。有限数据显示,索磷布韦/维帕他韦治疗我国基因 3b 型无肝硬化患者 12 周的 SVR 率为 96％,肝硬化患者的 SVR 率为 50％,因此,在基因 3b 亚型流行率超过 5％的地区,需要分辨出基因 3b 亚型。基因 3b 型肝硬化患者如使用此方案,建议加用 RBV 治疗 12 周。

对于接受索磷布韦/维帕他韦治疗 12 周的患者,因不良事件而永久停止治疗的患者比例为 0.2％,出现任何严重不良事件的患者比例为 3.2％,其中失代偿期肝硬化人群中为 18％。在临床试验中,头痛、疲劳和恶心是在接受 12 周索磷布韦/维帕他韦治疗的患者中最常见(发生率≥10％)的治疗引起的不良事件。上述及其他不良事件在接受安慰剂治疗的患者与接受索磷布韦/维帕他韦治疗的患者中的报告频率相似。

(二)格卡瑞韦/哌仑他韦

每片复合片剂含格卡瑞韦 100 mg/哌仑他韦 40 mg,3 片,1 次/天,治疗基因 1～6 型,初治无肝硬化患者,以及非基因 3 型代偿期肝硬化患者,疗程 8 周;初治基因 3 型代偿期肝硬化患者 12 周。PRS 经治患者、非基因 3 型无肝硬化患者疗程 8 周,代偿期肝硬化患者 12 周。基因 3 型 PRS 经治患者疗程 16 周。不含 NS5A 抑制剂但是含蛋白酶抑制剂(proteinase inhibitor,PI)的 DAAs 经治基因 1 型患者疗程12 周,含 NS5A 抑制剂不含 PI 的 DAAS 经治基因 1 型患者,疗程 16 周。既往 NS5A 抑制剂联合 PI 治疗失败的患者,以及 DAAs 治疗失败的基因 3 型患者不建议使用该方案。该方案禁用于肝功能失代偿或既往曾有肝功能失代偿史的患者。

在Ⅱ期临床试验中,格卡瑞韦/哌仑他韦疗程 8 周,在基因 1 型(纤维化 F0～F3,基因 1a 型为主)、2 型(纤维化 F0～F3)、3 型(纤维化 F0～F3)、4 型(纤维化 F0～F3)、5 型(纤维化 F0～F3)和 6 型(纤维化 F0～F3)的 SVR12 率分别为 99.8％、99％、97％、100％、100％和 100％;格卡瑞韦/哌仑他韦治疗 12 周,在基因 1 型(纤维化 F4)、2 型(纤维化 F4)、4 型(纤维化 F4)、5 型(纤维化 F4)和 6 型(纤维化 F4)的 SVR 率为 99％、100％、100％、100％和 100％;格卡瑞韦/哌仑他韦治疗 16 周,在基因 3 型(纤维化 F4)的 SVR12 率为 96％

格卡瑞韦/哌仑他韦针对基因 3 型患者初治非肝硬化疗程为 8 周,初治代偿期肝硬化疗程需 12 周;经治患者伴或不伴肝硬化,需要延长疗程至 16 周。因此,在基因 3 型流行率超过 5％的地区,需要分辨出基因 3 型。

对于接受格卡瑞韦/哌仑他韦治疗的患者,因不良事件而永久停止治疗的患者比例为 0.1％,在肝或肾移植患者中出现任何严重不良事件的患者比例为 2％。在临床试验中,头痛和疲乏是在接受格卡瑞韦/哌仑他韦治疗的患者中最常见(发生率≥10％)的不良事件。安慰剂治疗组患不良反应的发生率与本品治疗组相似。

(三)索磷布韦联合达拉他韦

索磷布韦 400 mg(1 片)联合达拉他韦 100 mg(1 片),1 次/天,疗程 12 周。肝硬化患者加用 RBV,对于 RBV 禁忌的肝硬化患者,需将疗程延长至 24 周。国外一项Ⅱb 期临床试验的数据显示,SVR 率为 95％～100％。

(四)索磷布韦/维帕他韦/伏西瑞韦

每片复合片剂含索磷布韦 400 mg/维帕他韦 100 mg/伏西瑞韦 100 mg,1 片,1 次/天,治疗基因 1～6 型,既往含 NS5A 抑制剂的 DAAs 治疗失败患者,疗程 12 周。针对基因 1a 型或基因 3 型患者,不含 NS5A 抑制剂的 DAAs 治疗失败患者,或者基因 3 型肝硬化患者,建议选择该方案治疗 12 周。索磷布韦/维帕他韦/伏西瑞韦主要用于 DAAs 治疗失败患者,针对基因 3 型初治或 PRS 经治肝硬化患者,可以考虑选择此方案。

十二、基因型特异性方案

(一)基因 1 型

1.达拉他韦联合阿舒瑞韦

达拉他韦片 60 mg(1 次/天)和阿舒瑞韦软胶囊 100 mg(2 次/天),治疗基因 1b 型无肝硬化或代偿期肝硬化患者,疗程 24 周。日本的一项开放该方案的Ⅲ期临床试验数据 33 显示,基因 1b 型对干扰素不适合/不耐受患者的 SVR 24 率为 87.4%,无应答或部分应答患者为 80.5%;肝硬化患者与非肝硬化患者 SVR 率相似,分别为 90.9%和 84.0%。

2.奥比帕利+达塞布韦±RBV 方案

奥比他韦(12.5 mg)/帕立瑞韦(75 mg)/利托那韦(50 mg)复合单片药(奥比帕利 2 片,1 次/天,与食物同服),以及达塞布韦 250 mg,1 片,2 次/天,基因 1b 型无肝硬化或代偿期肝硬化患者疗程 12 周;轻度至中度肝纤维化的初治基因 1b 型患者可以考虑治疗 8 周。基因 1a 型无肝硬化患者,联合 RBV 疗程12 周;基因 1a 型肝硬化患者,联合 RBV 疗程 24 周。

3.艾尔巴韦/格拉瑞韦

每片复合片剂含艾尔巴韦 50 mg 和格拉瑞韦 100 mg,1 片,1 次/天,治疗基因 1 型初治以及聚乙二醇干扰素 α 联合利巴韦林(pegylated IFN-α and ribavirin,PR)经治患者,疗程 12 周。但是针对基因 1a 型,在既往抗病毒治疗过程中就失败的患者,需要联合 RBV,并且疗程延长至16 周。中国基因 1a 型流行率仅为 1.4%。

在包含 115 例中国慢性丙型肝炎受试者的一项国际多中心试验 C-CORAL 中,基因 1、4、6 型及初治、伴或不伴肝硬化的受试者接受艾尔巴韦/格拉瑞韦治疗 12 周。本试验入选的 115 例中国受试者的中位年龄为 46(20~77)岁;48%为男性;平均体质量指数为 24 kg/m^2;72%基线HCV RNA 水平超过5.9 log$_{10}$ IU/mL;17%存在肝硬化;92%为基因 1b 型,4%为基因 1 型其他亚型,4%为基因 6 型感染者。总体上,基因 1 型、伴或不伴肝硬化的初治受试者接受本品治疗12 周,98%(109/111)的受试者达到了 SVR,<2%(2/111)患者因复发未达到 SVR。无论是否伴有肝硬化,SVR 率基本一致。

4.来迪派韦/索磷布韦

每片复合片剂含索磷布韦 400 mg 和来迪派韦 90 mg,1 片,1 次/天,可用于成人以及大于12 岁的青少年患者。无肝硬化患者疗程 12 周,初治的无肝硬化患者也可以 8 周疗程。代偿期或失代偿期肝硬化患者,应联合 RBV 疗程 12 周;或者,如有 RBV 禁忌或不耐受,则不使用RBV,但疗程延长至 24 周。

在一项包含中国的国际多中心开放标签临床试验中研究了来迪派韦/索磷布韦的疗效,该试验在初治和经治的基因 1 型慢性 HCV 感染者中评估了 12 周的安全性和疗效。接受治疗的中国受试者(n=206)平均年龄为 47 岁;50.0%男性;总计 32/206 受试者(15.5%)在基线时患有代偿期肝硬化,100/206 受试者(48.5%)为经治患者。基线 HCV RNA 平均值为 6.3 log$_{10}$ IU/mL,82.5%的受试者基线 HCV RNA 超过 5.9 log$_{10}$ IU/mL。206 例受试者,无论是否伴有肝硬化,SVR 12 率均为 100%。

对于中国受试者,最常见的治疗相关不良事件[均占 1%(2/206)]为恶心、胃食管反流病、疲劳、发热、头痛和 ALT 升高。此方案安全性好,未发现不良事件而停用来迪派韦/索磷布韦的病例。

国外数据显示,使用该方案治疗总体 SVR I2 率为 93%～99%。ION-3 临床试验在基因 1 型初治非肝硬化患者中评估了联合或不联合 RBV 8 周来迪派韦/索磷布韦或者 12 周来迪派韦/索磷布韦治疗疗效。患者按照 1∶1∶1 的比例随机分入三个治疗组,并按 HCV 基因亚型分层(1a 与 1b)。不联合 RBV 的 8 周来迪派韦/索磷布韦治疗疗效不差于联合 RBV 的 8 周来迪派韦/索磷布韦治疗和 12 周来迪派韦/索磷布韦治疗。在基线 HCV RNA<6.8 $\log_{10}$ IU/mL 的患者中,8 周来迪派韦/索磷布韦治疗的 SVR 12 率为 97%(119/123),12 周来迪派韦/索磷布韦治疗的 SVR 12 率为 96%(126/131)。

(二)基因 2 型

索磷布韦(400 mg 1 次/天)和 RBV(<75 kg 者 1 000 mg 1 次/天;≥75 kg 者 1 200 mg 1 次/天),疗程 12 周。肝硬化患者,特别是肝硬化经治患者,疗程应延长至 16～20 周。该方案的总 SVR 12 率为 95%,无肝硬化患者可达 97%,而肝硬化患者为 83%。但是如果其他可以治疗基因 2 型的泛基因型方案可及时,不建议仅用一种 DAA 索磷布韦联合 RBV 治疗。

索磷布韦/来迪派韦 400 mg/90 mg,1 次/天,疗程 12 周。一项在中国台湾开展的 3b 期临床试验中,43 例感染 HCV 基因 2 型、伴 HBV 感染者,接受索磷布韦/来迪派韦 12 周,SVR 12 率达 100%。

(三)基因 3 型

索磷布韦(400 mg 1 次/天)和 RBV(<75 kg 者 1 000 mg 1 次/天;≥75 kg 者 1 200 mg 1 次/天),疗程 24 周。非肝硬化初治患者采用此方案 SVR 率为 94%,非肝硬化经治患者为 87%,而肝硬化经治患者 SVR 率仅为 60%,因此,肝硬化经治患者不建议选择此方案。如果泛基因型方案可及时,不建议选择此方案。中国开展的 Ⅲ 期临床试验显示,索磷布韦联合 RBV,疗程 24 周,126 例基因 3 型患者中,95.2%患者获得 SVR 12。

(四)基因 4 型

中国患者基因 4 型流行率非常低,基因 4 型患者可以选择的基因型特异性方案如下。

1.艾尔巴韦/格拉瑞韦

艾尔巴韦/格拉瑞韦 1 片,1 次/天,治疗基因 4 型初治以及 PR 经治患者,疗程 12 周。但是在抗病毒治疗过程中就失败的患者,需要联合 RBV,并且疗程延长至 16 周。

2.来迪派韦/索磷布韦

来迪派韦/索磷布韦 1 片,1 次/天,可用于成人及大于 12 岁的青少年初治患者,无肝硬化或者代偿期肝硬化,疗程 12 周。经治患者不建议使用此方案。

3.奥比帕利联合 RBV 方案

奥比他韦(12.5 mg)/帕立瑞韦(75 mg)/利托那韦(50 mg)复合单片药(奥比帕利,2 片,1 次/天,与食物同服),联合 RBV,无肝硬化或代偿期肝硬化患者疗程 12 周。

(五)基因 5/6 型

来迪派韦/索磷布韦 1 片,1 次/天,可用于成人及大于 12 岁的青少年初治患者,无肝硬化或者代偿期肝硬化,疗程 12 周。经治患者不建议使用此方案。

治疗方案汇总见表 5-4 及表 5-5。

表 5-4 初治或 PRS 经治的无肝硬化丙型肝炎病毒感染者治疗方案

基因型	既往治疗经验	SOF/VEL	GLE/PIB	SOF/VEL/VOX	SOF/LDV	GZR/EBR	OBV/PTV/r+DSV
基因 1a 型	初治	12 周	8 周	不推荐	12 周	12 周	不推荐
	经治	12 周	8 周	不推荐	12 周+RBV/24 周	16 周+RBV	不推荐
基因 1b 型	初治	12 周	8 周	不推荐	8 周/12 周	12 周	8 周(F0~F2)，12 周(F3)
	经治	12 周	8 周	不推荐	12 周	12 周	12 周
基因 2 型	初治	12 周	8 周	不推荐	12 周	不推荐	不推荐
	经治	12 周	8 周	不推荐	12 周	不推荐	不推荐
基因 3 型	初治	12 周	8 周	不推荐	不推荐	不推荐	不推荐
	经治	12 周	16 周	不推荐	不推荐	不推荐	不推荐
基因 4 型	初治	12 周	8 周	不推荐	12 周	12 周	不推荐
	经治	12 周	8 周	不推荐	不推荐	16 周+RBV	不推荐
基因 5 型	初治	12 周	8 周	不推荐	12 周	不推荐	不推荐
	经治	12 周	8 周	不推荐	不推荐	不推荐	不推荐
基因 6 型	初治	12 周	8 周	不推荐	12 周	不推荐	不推荐
	经治	12 周	8 周	不推荐	不推荐	不推荐	不推荐

注:PRS,聚乙二醇干扰素 α 联合利巴韦林或索磷布韦;SOF,索磷布韦;VEL,维帕他韦;GLE,格卡瑞韦;PIB,哌仑他韦;VOX,伏西瑞韦;LDV,来迪帕韦;GZR,格拉瑞韦;EBR,艾尔巴韦;OBV,奥比他韦;PTV,帕立瑞韦;r,利托那韦;DSV,达塞布韦;RBV,利巴韦林。

表 5-5 初治或 PRS 经治的代偿期肝硬化丙型肝炎病毒感染者治疗方案

基因型	既往治疗经验	SOF/VEL	GLE/PIB	SOF/VEL/VOX	SOF/LDV	GZR/EBR	OBV/PTV/r+DSV
基因 1a 型	初治	12 周	12 周	不推荐	12 周+RBV/24 周	12 周	不推荐
	经治	12 周	12 周	不推荐	不推荐	16 周+RBV	不推荐
基因 1b 型	初治	12 周	12 周	不推荐	12 周+RBV/24 周	12 周	12 周
	经治	12 周	12 周	不推荐	12 周+RBV/24 周	12 周	12 周
基因 2 型	初治	12 周	12 周	不推荐	12 周+RBV/24 周	不推荐	不推荐
	经治	12 周	12 周	不推荐	12 周+RBV/24 周	不推荐	不推荐
基因 3 型	初治	12 周+RBV	12 周	12 周	不推荐	不推荐	不推荐
	经治	12 周+RBV	16 周	12 周	不推荐	不推荐	不推荐
基因 4 型	初治	12 周	12 周	不推荐	12 周+RBV/24 周	12 周	不推荐
	经治	12 周	12 周	不推荐	不推荐	16 周+RBV	不推荐
基因 5 型	初治	12 周	12 周	不推荐	12 周+RBV/24 周	不推荐	不推荐
	经治	12 周	12 周	不推荐	不推荐	不推荐	不推荐
基因 6 型	初治	12 周	12 周	不推荐	12 周+RBV/24 周	不推荐	不推荐
	经治	12 周	12 周	不推荐	不推荐	不推荐	不推荐

注:PRS,聚乙二醇干扰素 α 联合利巴韦林或索磷布韦;SOF,索磷布韦;VEL,维帕他韦;GLE,格卡瑞韦;PIB,哌仑他韦;VOX,伏西瑞韦;LDV,来迪派韦;GZR,格拉瑞韦;EBR,艾尔巴韦;OBV,奥比他韦;PTV,帕立瑞韦;r,利托那韦;DSV,达塞布韦;RBV,利巴韦林。

十三、含聚乙二醇干扰素 α 的方案

(一)达诺瑞韦联合利托那韦及 PR

达诺瑞韦(Danoprevir,DNV)100 mg,1 片,2 次/天,加上利托那韦 100 mg,1 片,2 次/天,联合聚乙二醇干扰素 α180 μg,皮下注射,1 次/周,以及 RBV,每天总量 1 000 mg(体质量<75 kg)或者 1 200 mg(体质量≥75 kg),分 2～3 次口服,治疗基因 1b 型非肝硬化患者,疗程 12 周。

在中国大陆进行的Ⅱ期临床试验(MAKALU 研究)纳入的 70 例初治、非肝硬化、基因 1 型患者,给予达诺瑞韦联合利托那韦及 PR 治疗 12 周,SVR 12 率可达 96%(66/69)。在之后的Ⅲ期临床试验(MANASA 研究)中纳入 141 例受试者,SVR 12 率可达 97%。

(二)索磷布韦联合 PR

聚乙二醇干扰素 α(1 次/周)、RBV(<75 kg 者 1 000 mg 1 次/天;≥75 kg 者 1 200 mg 1 次/天)和索磷布韦 400 mg 1 次/天三联治疗,治疗基因 1～6 型,疗程 12 周)。但是从药物费用以及药物不良反应考虑,不建议选择此方案。

除以上已经在中国上市的 DAAs,还有许多 DAAs 正在进行临床试验,或者已经完成临床试验并向国家药品监督管理局药品审评中心提交了新药注册申请。

1.可洛派韦(Coblopasvir,CLP)

可洛派韦联合索磷布韦,一项Ⅱ期临床试验:纳入初治的基因 1、2、3 或 6 型 HCV 感染者 110 例,10.9% 的患者合并代偿期肝硬化。1 例无肝硬化的患者未能完成随访,退出研究。109 例患者 SVR 12 率为 99.1%,1 例 6 型肝硬化患者出现病毒学复发。大部分不良事件不需要治疗,可以自行缓解。国内大陆开展的一项单臂、开放标签、期试验数据显示总体 SVR 12 率为 97%。

2.拉维达韦(Ravidasvir,RDV)

拉维达韦是一种高耐药屏障的泛基因型 NS 5 A 抑制剂。中国大陆Ⅱ/Ⅲ期临床实验中 424 例初治无肝硬化 HCV 基因 1 型患者,接受拉维达韦联合达诺瑞韦、利托那韦和 RBV 治疗 12 周,总体 SVR 12 率为 96%(ITT 分析)和 99%(PPS 分析)。1 位患者因为药物变态反应中断治疗。试验期间未发生与治疗相关的严重不良事件(serious adverse event,SAE)。泰国和马来西亚开展的国际多中心,拉维达韦联合索磷布韦Ⅱ/Ⅲ期临床试验纳入了 300 例 HCV 基因 1、2、3、6 型受试者。ITT 分析显示,12 周疗程在非肝硬化受试者中总体 SVR 12 率为 97%(213/219),24 周疗程在肝硬化受试者中 SVR 12 率为 96%(78/81),基因 3 型肝硬化中为 96%。

3.依米他韦(Yimitasvi,YMV)

依米他韦联合索磷布韦,一项Ⅱ期临床试验纳入 129 例初治和经治无肝硬化的基因 1 型患者,其中 18.6% 为经治患者。总体 SVR 率为 98.4%(ITT 分析)和 100%(PPS 分析)。初治患者 SVR 率为 98.10%,经治患者 SVR 率为 100%(24/24)。试验过程中未发生治疗期间病毒学失败(包括突破、反弹和疗效不佳)、治疗结束后复发等情况。大部分不良事件不需要治疗,可以自行缓解。未发生与研究相关的≥3 级的不良事件或 SAE,未出现受试者因为不良事件而终止治疗或导致死亡的情况。

(赵珍珍)

第四节　丁型病毒性肝炎

丁型病毒性肝炎简称丁型肝炎(hepatitis D),其病原体丁型肝炎病毒(hepatitis D virus,HDV)是一种缺陷 RNA 病毒,必须在有 HBV 感染存在时才能感染宿主。乙型肝炎合并丁型肝炎病毒感染时常使病情加重、慢性化,甚至发展为急性重症肝炎,是肝炎防治中的一个重要问题。

一、丁型肝炎病毒的流行病学

(一)HDV 感染是一种世界流行性疾病

丁型肝炎病毒在地中海国家、中东、中非和南美北部高度流行。在西方国家 HBV 感染的静脉药瘾者 HDV 感染也高度流行。全球超过 3.5 亿人有慢性 HBV 感染,其中 1 500 万～2 000 万合并 HDV 感染(同时感染或重叠感染)。

在巴西西部的亚马逊流域、委内瑞拉山区和太平洋西部的 HBsAg 阳性者中,丁型肝炎也流行。巴西西部的亚马逊流域 HDV 感染率很高,且患病率和病死率也高。

(二)我国 HDV 感染的流行状况

我国存在 HDV 感染,不仅存在于边疆少数民族地区,也存在于中原、东南及我国的北方地区。各地区的 HDV 感染率报告不一,可能与检查方法及对象有关。如在武汉地区,曾对作血脂普查的 698 份"健康"血清进行检查,其中 HBsAg 携带率高达 22.4%(RIA),但均未检出抗-HD。但在慢性肝病患者的肝脏组织中却多次证实有 HDAg 的存在。

(三)HDV 感染的传播方式

HDV 的传播方式与 HBV 相同,主要为肠道外途径传播。HDV 感染的发生与注射、针刺、输血或血液制品的使用等有关。静脉药瘾者、同性恋者、血友病患者以及血液透析患者为高危人群。人口拥挤、居住条件不良、开放性皮肤损伤以及蚊虫叮咬等均可促进 HDV 的传播。

二、丁型肝炎病毒的生物学及分子生物学

丁型肝炎病毒颗粒为一球形大颗粒,大约 36 nm,病毒颗粒由外壳和核衣壳结构构成。其外壳系协同感染的乙型肝炎病毒提供的表面蛋白(HBsAg)。核衣壳是一粗糙的球形结构,直径约 19 nm,内含有60 个HDV 抗原(HDAg)多肽和长约 1750 个碱基对 RNA(HDV RNA)。病毒颗粒在感染性血清中的浓度约为每毫升 10^9～10^{10} 颗粒。在 CsCl 密度梯中的浮密度为 1.25 g/mL。HDV 对各种灭活剂敏感,如用甲醛溶液灭活乙肝疫苗,也可使 HDV 丧失感染性,但 HDV 比较能耐干热,对脂溶剂如氯仿也较敏感。

(一)病毒结构

1.HDV 外壳

由乙肝病毒的表面蛋白构成,其中 94% 为 HBsAg(P24/P27),1%为前 S1(P39/P42),5%为前 S2 蛋白(P33/P36),其组成与乙肝 22 nm 小圆颗粒相似。除 HBV 作为辅助病毒,为 HDV 提供外壳外,其他嗜肝病毒如土拨鼠肝炎病毒(WHV)和鸭肝炎病毒(DHBV)也可以用其表面蛋白为 HDV 提供外壳。嗜肝病毒为 HDV 提供外壳的意义,过去认为 HDV 的复制必须依赖于

HBV 感染的存在,故称为缺陷病毒(defectivevirus)。现已知 HBV 所提供的外壳组成中,含有较多的前 S2 成分,前 S2 能结合人多聚清蛋白,对 HDV 吸附在肝细胞膜上,侵入肝细胞可能有重要作用。最近 Kuo 等用克隆化的 HDV 序列转染培养的细胞,将 HDV 基因组的三聚体插入真核表达载体中,当培养细胞受到感染后,不仅出现 HDV 序列的 DNA 指导合成,而且出现 RNA 指导合成,基因及反义基因 RNAs 均来自 RNA 模板。该研究结果表明,HDV RNA 指导的 RNA 合成不一定需要嗜肝 DNA 病毒为 HDV 提供外壳,但是它在 HDV 侵入肝细胞、包装、成熟释放和再感染等环节中,在 HDV 复制周期中的确切作用,仍是一个待研究的问题。

2.丁型肝炎病毒抗原(HDAg)

(1)HDAg 存在于病毒颗粒中,也存在于感染的肝细胞核中。推测有一种非常类似糖皮质蛋白受体结合样物质,促使 HDAg 向肝细胞核转移。

(2)根据预测的氨基酸序列,195 个氨基酸长的 HDAg 呈碱性。在 pH6～9 时,带有 12 个正电荷。这种正电荷与 HDAg 和 HDVRNA 相结合有关。利用重组蛋白进行研究,发现 HDAg 与 HDVRNA 结合区域位于该蛋白的中间部位,该区域含有亮氨酸拉链样结构,也是各个 HDV 分离株中最为稳定的区域。HDAg 与 HDVRNA 结合,除了装配病毒颗粒外,还与病毒复制过程有关。实验发现 HDAg 不能与其他 RNA 结合,这种与 HDVRNA 结合的特异性可能与 HDVRNA 的二级结构有关。

(3)体内合成的 HDAg 有一处或多处丝氨酸磷酸化。

(4)根据对 HDAg 氨基酸序列预测,HDAg 氨基酸序列存在两个较独特的区域,每个区域由连续的7个蛋氨酸组成,称为蛋氨酸拉链样序列。一般认为这种结构有助于蛋白质与蛋白质之间的相互作用,即像拉链那样,可以把两种蛋白质结合在一起。这种拉链样结构位于 HDAg 的氨基端,并可能使 HDAg 多肽具有小螺旋样结构特征,从而该区域可位于结构蛋白的表面。因此,一个 HDAg 可能与另一个 HDAg 分子形成同源二聚体,也可与其他蛋白质形成异源二聚体。

3.HDV 的基因组

HDVRNA 为一单股共价闭合环状负链 RNA,约含有 1679 个核苷酸,具有明显的二级结构。

HDV RNA 序列的一个明显的特点是鸟嘌呤(G)和胞嘧啶(C)含量高达 60%,且其内部许多区域具有互补性,因而在 70% RNA 分子之间存在自我碱基配对(self-base pairing),形成具有多个杆状结构的二级结构,从而达到高度的稳定性。HDV 患者感染的肝脏中可检出 3 种 HDV RNA,约 300 000 基因组 RNA,50 000 反义基因组 RNA 和 600 mRNA。mRNA 转录子仅带有编码病毒蛋白 HDAg 的信息。血清中检出的病毒 RNA 链,被认为是基因组的单键、呈明显负极性的 RNA。基因组和反义基因组两者有核酶(ribozymes)的特征,具有进行自我-断开(self-cleavage)和自我-连接(self-ligation)的能力。

编码 HDAg 的开放阅读框位于反义基因组 RNA 链上,除编码 HDAg 的开放阅读框外还有一些开放阅读框能编码 100 多个氨基酸,定位于基因组和反义基因组链。然而,这些开放阅读框架的起始和终末密码位点不同,推测多肽大小各分离株各不相同。因此,来自活体的依据认为其无功能性作用。

4.HDV RNA 的复制

HDV 复制的机制尚不明了。由于 HDV 不具有反转录的作用,因此不能够以 RNA 为模板,转录成 DNA 的复制中间体进行复制。由于从感染的肝脏中分离得到的 HDV RNA 有多种形态,有线状、环状,某些比基因组更长,而且在肝组织内还存在互补基因组 RNA。因此人们推测 HDV 的复制不同于已知的动物病毒,可能与植物类病毒(viroids)相似,可能是通过双滚动周期模式复制其 RNA。以 RNA 为模板进行 RNA 指导下的 RNA 合成(RNA-directed RNA synthesis),其复制所用的酶为宿主的 RNA 聚合酶 Ⅱ。复制中产生 3 种 RNA:基因组 RNA,反义基因组 RNA 以及充当翻译 HDAg 的 mRNA,编码大小两种 HDAg。通过滚动周期复制所形成的 HDV RNA 多聚体,可在自我断开位点切开而形成单聚体;再通过自我连接位点连接,成为环状 HDV RNA。

(二)类似植物病毒

鉴于 HDV RNA 短小,具有单键、环状结构、负链特征,HDV 感染肝组织内存在互补 RNA,以及需要辅助病毒提供外壳等特点,这都与动物病毒不同,而与植物病毒有许多相似之处。类病毒为微小的具有感染性的 RNA 分子,可引起一些植物疾病,由单键 RNA 构成(含 300~400 个核苷酸),形成共价结合闭锁环状分子。在自然情况下,由于广泛的分子内碱基配对,形成稳定的双键杆状结构。类病毒亦无外膜,但不需要辅助病毒的帮助,也不编码多肽。协生病毒具有类病毒样结构,但为外膜所包裹,是某些植物病毒双基因组的主要结构。卫星病毒例如卢塞恩—过性条纹病毒与 HDV RNA 有较多的相似性,卫星病毒不仅具有类病毒一样的结构,而且也是一种缺陷分子,其复制依赖于一种不相关的辅助病毒的帮助。与 HDV 相同,辅助病毒二重感染卫星病毒可使病情加重,同时也可使其辅助病毒的复制受到抑制。HDV 除与卫星病毒非常相似外,HDV RNA 与类病毒样病原体之间在结构上,也有一些同源性的序列片段。HDV RNA 的复制方式也可能与类病毒相似,类病毒通过内源性复制酶活性以卷环式机制进行复制。若 HDV 的复制确以此种方式进行,尚待进一步探讨活性复制酶的来源。有关 HDV 类似植物病毒的生物学意义目前尚不清楚。

(三)病毒的变异和基因分型

不同 HDV 分离株之间,遗传变异甚大,在有的株与株之间相互同源性仅在 60%~70% 之间,变异最大的区域位于非 HDAg 编码区,如从第一个核苷酸到第 300 核苷酸之间,变异往往超过 20%。各株之间同源性最好的区域是位于自我断开和自我连接位点周围的核苷酸。

至少有 8 种 HDV 基因型已被确定。HDV 基因 1 型是最常见的基因型,分布在全世界,尤其在欧洲、中东、北美和北非。相比之下,基因 2 型见于远东,基因 3 型只见于南美洲北部。基因 4~8 型主要见于非洲患者,例如加蓬的妊娠妇女。在非洲 HDV 基因 4~8 型感染与 HBV A~E 基因型感染有关。HDV 基因 1 型与疾病的轻重有关,而基因 2 型与轻度疾病病程有关。

(四)动物模型

HDV 是一种缺陷 RNA 病毒,它的感染需要嗜肝病毒的协助。现已证明,嗜肝病毒家族中,除 HBV 外,土拨鼠肝炎病毒(WHV)及鸭乙型肝炎病毒(DHBV),也能为 HDV 提供外壳蛋白支持 HDV 感染。因此,黑猩猩、土拨鼠及北京鸭 HDV 试验性感染模型,对研究 HDV 的生物特征及 HDV 感染的自然史等具有重要的价值。

1.黑猩猩的实验性感染

黑猩猩对 HBV 易感,因而首选作为 HDV 实验性感染动物。黑猩猩 HDV 感染的研究证实:抗-HBc 阳性动物对 HDV(与 HBV 感染)具有免疫力,动物对接种不引起任何反应,说明对 HBV 具有免疫力的动物亦对 HDV 感染不敏感。②以 HDV 和 HBV 同时感染不具有任何

HBV 标志的黑猩猩,可在接种后1～8周从血清中检出 HBsAg,肝组织内可检出 HBcAg。在第4周后,肝脏组织内可见 HDAg,第7周血清出现 HDAg。血清出现 HBsAg 后第4周,转氨酶活性升高,且呈双峰样经过。第7周后,血清中出现抗-HBs,第9周相继出现抗-HBs 及抗-HD。动物所表现的肝脏炎症改变常为自限性经过。③若黑猩猩已有 HBV 感染,为慢性 HBsAg 携带状态时,在接种后3周,HBsAg 携带的动物肝内出现 HDAg,第4周后血清中出现 HDAg。第9周出现抗-HD。多次接种 HDV 可见发病潜伏期进行性缩短。重叠感染者病情较严重,迁延性经过,形成慢性肝炎。肝脏病变进行性发展,动物可在数月或数年内死亡。

2.土拨鼠的实验性感染

土拨鼠为野生草食性动物。Summers 等发现土拨鼠携带与人类 HBV 相似的肝炎病毒,称为土拨鼠肝炎病毒(woodchock hepatitis virus,WHV)。WHV 与 HBV 相似,有一表面蛋白外壳(WHsAg),实验证实土拨鼠也可支持 HDV 的复制;为研究 HDV 感染提供了一个经济而有用的动物模型。以 HDV 接种到 WHsAg 携带的土拨鼠,可在接种后1～5周的血清中出现 HDAg,第2～8周达到高峰。用免疫组化的方法在肝细胞核及细胞质内证实有 HDAg 存在,肝组织在接种后3～8周出现典型的肝炎病变。

3.北京鸭实验性感染

鸭乙型肝炎病毒(duck hepatitis B virus,DHBV)的形态、DNA 结构和 DNA 聚合酶等与 HBV 相似。Ponzetto 等将含有未经稀释的鸭乙肝病毒血清接种到受精鸭卵巢中,使子代鸭感染鸭乙型肝炎,在2.5～6个月鸭龄时接种 HDV 阳性血清,然后采血检查 HDAg 和 HDV RNA。结果表明,接种 HDV 1～2周后,有短暂的病毒血症,并可查出 HDV RNA。这一实验说明 DHBV 也可支持 HDV 的复制。但抗-HD 的滴度低,肝脏无明显的组织学改变,不形成慢性 HDV 感染。

4.树鼩实验性感染

国内李奇芬等以 HBV/HDV 协同感染树鼩,证实协同感染后血清中出现 ALT 升高,HBsAg、HDAg、抗-HD 阳性,并见短暂的 HDV 病毒血症,肝脏出现组织学病变,且可检出 HDAg,提示树鼩有可能建立 HBV/HDV 协同感染模型,值得进一步研究。

三、HDV 感染的发病机制

目前所知关于 HDV 感染的发病机制是有限的。临床观察发现丁型肝炎主要是免疫介导的疾病过程。然而,特殊的临床病例提示 HDV 感染可出现细胞病变。例如,南美北部严重丁型肝炎的暴发与肝脏疾病罕见的组织学特征有关,该特征能代表细胞病变的病毒本质。这些急性重症肝炎病例大部分是 HDV 基因3型引起的。

关于 HDV 的细胞免疫应答已有几项研究,这些研究指出,宿主 T 细胞应答的数量和质量可能与感染控制的程度有关。2006年我们发现 HDV 感染患者细胞毒性 $CD4^+$ T 细胞水平高于 HBV 或 HCV 感染者。值得注意的是,一般情况下肝脏中 $CD4^+$ T 细胞水平高于外周血,且随年龄增长而累积,这一特点可能是年龄较大的患者丁型肝炎进展更快的一种解释。

总的来说,至少在 HDV 基因1型和2型感染患者中,丁型肝炎主要是一种免疫介导疾病。因此,抗病毒治疗的目标应该是增强抗-HDV 免疫及减少病毒血症而使感染得到长期控制。有趣的是,HIDIT-1试验报道,最早的证据是 HDV 感染者 HDV 特异性 T 细胞应答的质量能预测 Peg IFN-α-2a 治疗的效果。需要注意的是,2009年发表的另一项研究显示,HDV 可通过阻断

Tyk2 激活而干扰 IFN-α 信号通路,从而阻止 STAT1 和 STAT2 的活化及易位到细胞核,从而降低抗病毒治疗疗效。

多种肝炎病毒的同时感染与病毒复制交互抑制的不同模式有关。HDV 经常抑制 HBV 复制。70%～90%丁型肝炎患者乙型肝炎早期抗原(HBeAg)阴性,且血清 HBV DNA 低水平。早期共转染实验显示 delta 蛋白能减少 3.5 kb HBV RNA 和 2.1 kb HBV RNA 的细胞内水平。这一现象可能的解释是 HDV p24 和 HDV p27 蛋白抑制 HBV 增强子 pⅡE1 和 pⅡE2,并抑制 HBV 复制。另外,Williams 等发现 HDV p27 可反式激活 IFN-α 诱导的 Mx1 基因(也称为 MxA),从而抑制 HBV 复制。

尽管 HDV 对 HBV 有影响,但仍有 15%～30%丁型肝炎患者 HBeAg 和/或 HBV DNA 阳性。然而,对 HBeAg 阳性的丁型肝炎患者的病程没有很好的研究。重要的是,在 HDV 同时感染的情况下,甚至 HBeAg 阳性患者可能出现 HBV DNA 阴性。另一方面,HBV 前核心终止密码子能在丁型肝炎患者中产生。因此,HBeAg 阴性患者能有显著的 HBV DNA 水平,并需要对乙型肝炎行抗病毒治疗。HBV 病毒血症水平是 HBV 单一感染者疾病进展的一个最重要的预测指标。同样地,HBV 和 HDV 同时感染者应该监测 HBV 病毒血症且必要时进行治疗,HBV 病毒血症也能促进丁型肝炎患者向临床终点的发展。

1/3 以上的丁型肝炎欧洲患者与 HCV 同时感染。在这种情况下,需要重点指出在三重感染患者中,HDV 不仅能抑制 HBV 复制还能抑制 HCV 复制。在 HBV 和 HDV 重叠感染者中慢性 HCV 感染甚至能被清除。少于 1/5 的抗-HCV 抗体阳性,HBsAg 阳性和抗-HDV 抗体阳性患者 HCV RNA 阳性。然而,抗-HCV 抗体阳性和 HCV RNA 阴性患者真正从 HCV 感染恢复的数量,或在病毒同时感染的情况下 HCV 复制是否正好被抑制是不清楚的。病毒优势能随时间而改变,因此三重肝炎病毒感染的患者应该密切随访,且应考虑对主导病毒进行治疗。

四、HDV 感染的特异性检测

HDV 感染的检测对于确定 HDV 感染为现在感染,还是既往感染,区别 HDV 与 HBV 同时感染(co-infection)还是重叠感染(superinfection),估计预后等均具有重要的意义。但 HDV 感染的检测当前还存在一些问题:①HDV 感染的抗体应答较差,而且多变。急性丁型肝炎仅出现低水平的抗-HD,甚至常在急性病变开始后数周才出现抗体应答。②可用于检测血清中丁型肝炎抗原及抗体的试剂还很不普及,亦不够稳定。③许多敏感的检测方法,技术上很复杂,目前仅限于研究单位应用。

(一)丁型肝炎病毒抗原的检测

肝组织内的 HDAg 检测由 Rizzetto 用 HDV 感染患者的高滴度抗-HD 血清作直接免疫荧光或免疫酶法检出肝组织内存在 HDAg。迄今仍认为肝内抗原检测是"金标准检测方法"。肝内 HDAg 可用免疫荧光染色在肝冰冻切片上检出,也可用直接免疫酶法在甲醛溶液固定的石蜡包埋组织切片上,用常规方法在光镜下检出。HDAg 可见于细胞核内,也可见于胞质内。本方法较简便,不仅可以明确病因及了解病理改变;而且对估计预后,指导治疗有重要的价值。由于免疫酶染色的抗体来自受感染患者的血清,虽然容易获得,但并不理想,难以标准化,且具有感染性,现已有人研制抗-HD 的单克隆抗体及人工合成 HDAg,用以免疫家兔,获得抗-HD 化学多肽,可望用于 HDV 抗原的检测。

在受感染者的血清中,也可用酶免疫试验(enzyme immunoassay,EIA)、放射免疫试验(radioimmunoassay,RIA)以及 Western 印迹技术检测;美国最近一项研究表明:在急性 HDVHBV 同时感染的病例,RIA 法仅能在 26% 的患者中检出 HDAg。与之相反,爱尔兰 Shattock 等报道,用 EIA 检测,发现 100% 的患者有 HDV 抗原血症。西班牙的研究报告,89% 的急性丁型肝炎患者在发病的第 2 周可检出 HDAg。出现这种差异的原因可能是所用的检测方法敏感性不同,也可能与标本采集的时间有关。由于 HDAg 在血中出现早,而且仅持续 1~2 周。因此,多数临床疑诊为急性丁型肝炎的患者检测时已为时过晚,不能检出 HDAg。

慢性丁型肝炎病毒感染的患者中,用 RIA 或 EIA 很少能检出 HDAg,推测可能是因为血清中的 HDAg 与抗-HD 形成了免疫复合物,因而用这些方法不能检出。Western 印迹法可以解决这个问题,因为用本法可通过蔗糖将血清中的病毒颗粒与抗-HD 分离开来。Western 印迹分析在变性后进行聚丙烯酰胺凝胶电泳,可使标本中剩余的抗体与抗原离解。用 Western 印迹法可见到 HDAg 呈相对分子质量大小为 24 000 及 26 000 的 2 种抗原特异性蛋白。

(二)丁型肝炎病毒抗体的检测

血清中检测丁型肝炎病毒抗体是一种非常有用的诊断方法,抗-HD 可用 RIA 和 EIA 法检测,现已有商品试剂盒供应,一般检测 IgG 和 IgM 抗体(总抗-HD)。

急性丁型肝炎感染 3~8 周时约 90% 可检出现抗-HD,一般为低滴度(<1/100),但在急性期后仍持续存在。由于抗-HD 的出现在时间和程度上往往有差异。因此,若疑为急性 HDV 感染,必须在数周内作多次重复检测。最近已建立了检测 IgM 型抗-HD 的方法,本法有助于诊断急性 HDV 感染。在急性 HBV/HDV 同时感染时,约 93% 的病例出现一过性 IgM 型抗-HD 阳性。如果同时有总抗-HD 滴度的升高,更可证实诊断。丁型肝炎重叠感染时,HDV 的抗体应答更为可靠且稳定。早期很容易检出高滴度的 IgM 和总抗-HD(>1/1 000 000)。抗 HD 滴度超过 1/1 000 即可认为具有诊断价值。但对免疫缺陷患者,抗-HD 检测并不可靠。如果血清出现持续性高滴度的抗-HD,即可确诊为慢性丁型肝炎感染。

(三)丁型肝炎病毒 RNA 的检测

在血清中能通过分子杂交或 RT-PCR 的方法检测 HDV RNA。杂交检测有 $10^4 \sim 10^6$ 基因组/mL 的检出下限。这个技术已经被更敏感的 RTPCR 代替,它的检出限为 10 基因组/mL。在肝脏标本中,HDV RNA 能通过原位杂交进行检测。然而,这一方法不常规使用,因为非常难做且耗时间。现在新的自动化检测方法使动态随访治疗期间感染患者血清中的病毒 RNA 成为可能。

五、HDV 感染的临床表现

HDV 感染有两种类型,HDV 与 HBV 同时感染和在慢性 HBV 感染的基础上再感染 HDV,称为重叠感染。

(一)HBV 与 HDV 同时感染

多数 HBV/HDV 同时感染的 HDV 复制现象并不显著(HDAg 仅一过性在肝内检出,而在血清中不能检出)。这些病例肝脏的病变轻微,血清中常一过性检出 HBsAg,仅见血清抗-HD IgM 阳性反应,呈一过性、自限性经过,故 HDV 感染常被漏诊。急性 HBV 和 HDV 同时感染导致 90% 以上患者病毒完全清除,但由于 HBV 复制活跃,HDV 的复制表现可非常明显,在一段较长的时间内血液及肝脏中均可检出 HDAg,这类患者常为重症或急性重症肝炎。HDV 只在少数慢性 HBsAg 携带者和 HDV 重叠感染中自发清除。HD 抗原血症的出现一般与肝脏损伤程度有关,提示有严重的肝脏炎症。同时感染大多可自行缓解,不发展为慢性,这类急性肝炎很难与 HBV 单独感染相区别,常见转氨酶升高为双相性经过,这可能是 HBV 与 HDV 相继感染的表现。根据黑猩猩实验感染的研究,HBV/HDV 同时感染的潜伏期为 4～20 周。这类急性肝炎常见于输血、用血液制品后及静脉药瘾者。HBV 和 HDV 同时感染患者的组织病理学比单独HBV 感染患者的更严重,这在黑猩猩实验中也已证实。

(二)慢性 HBV 携带者重叠感染 HDV

慢性 HBV 携带者重叠感染 HDV 较 HBV/HDV 同时感染更为常见。HDV 重叠感染可呈无症状经过,由于已有 HBV 感染,常见 HDV 明显的复制,其肝炎症状较同时感染为重,表现为慢性肝炎急性发作或恶化形成慢性 HDV 感染,或甚至成为急性重症肝炎。在重叠感染时,血清及肝脏中可检出 HDAg、抗-HD IgM 与 IgG 阳性反应。无症状性 HBV 携带者重叠感染 HDV,如果过去未曾检查过乙肝指标,常会误诊为急性乙型肝炎。但血清学检查抗-HD IgM 与 IgG 阳性,而抗-HBc IgM 阴性或抗-HBc IgG 阳性,说明是慢性 HBV 携带者与 HDV 的重叠感染。HBV 携带者 HDV 重叠感染过去往往被误认为由于休息、饮食及药物治疗不当所致肝炎恶化,而实际上是因为 HDV 重叠感染所致。

(三)HDV 与暴发性乙肝

急性暴发性乙肝伴有 HDV 感染(由于 HBV/HDV 同时感染或 HBV 携带者 HDV 重叠感染所致)的发病率与形成因素尚不完全清楚。在 HDV 高发地区,据报告 HBV/HDV 同时感染形成急性重症肝炎的概率较高。例如,在意大利为 30%(25/82),在洛杉矶的静脉药瘾者达 41%(14/34)。而在 HDV 感染低发区,如美国与爱尔兰,HDV 感染在乙型肝炎所致急性重症肝炎中并不占重要地位,百分率极低。

(四)慢性 HDV 感染

HBV 携带者重叠 HDV 感染,虽也可自限或缓解,但多数形成慢性肝炎,病情出现进行性发展。例如,意大利报道 24 例 HBsAg 携带者重叠 HDV 感染中,20 例发展为慢性活动性肝炎。过去认为 HBsAg 携带者重叠感染 HDV 应用 RIA 在血清中不易检出 HDAg,这可能是因为血清中的抗原与抗-HD 形成了免疫复合物而不能检出。但应用免疫转印技术却可证实有持续性抗原血症存在。在慢性肝炎也可应用 HDV cDNA 探针作杂交,在血清中检出 HDV RNA。在慢性 HDV 感染的肝脏内常可检出 HDAg 及 HDV RNA。区别持续性 HDV 感染与既往 HDV感染可作血清抗-HD IgM 和抗-HD IgG 检查。但应注意,慢性 HDV 感染时抗-HD IgG 常为高滴度阳性反应,可与既往感染相鉴别。如抗-HD IgM 与抗-HD IgG 两者在 HBV 携带者均为高滴度阳性反应时,提示为进行性慢性 HDV 感染。慢性 HBV 感染者为 HDV 最主要的宿主,是HDV 感染的重要来源。

(五)HDV 与慢性肝病

慢性 HDV 感染多有活跃的肝脏病变。例如意大利报告 HBsAg 携带者 32% 的 CAH、52%的肝硬化肝内均可检出 HDAg。另一报告在伴有 CAH 与肝硬化的 HBsAg 阳性儿童中,几乎全部伴有 HDV 感染,说明 HDV 感染是发展成慢性肝病的一个重要因素。但在美国,仅在静脉药瘾者的慢性肝病中有特别高的 HDV 检出率。伴慢性 HDV 感染的肝病患者,多数有明显症状,但明显严重的肝病也可见于无症状携带者。一组无症状但肝功能异常的 HBsAg 携带者的肝活检表明,61% 抗-HD 阳性者病理改变为 CAH 或肝硬化,或两者并存。因此,建议对抗-HD 阳性的无症状 HBsAg 携带者,作肝活检检查以确定慢性肝脏病变的性质。

（六）HDV 感染的临床经过特征

根据 111 例慢性 HBV 患者肝组织中发现 10 例 HDAg 阳性的回顾性分析，其临床特点如下

1.反复发作

10 例患者中有 9 例有反复肝炎发作的病史，病程分别为 2～8 年。在此期间，肝功能反复异常，肝炎症状不能缓解。其中有的患者在 2 年内因 ALT 升高、黄疸而住院 5～6 次。

2.急性肝炎样表现

10 例患者中有 1 例为 HBsAg 无症状携带者，肝功能和临床表现无异常，突然出现发热、恶心、呕吐及 ALT 升高等急性肝炎样表现。

3.病情重

HDAg 阳性患者病情多较严重。其中 5 例有肝硬化（2 例死于肝功能衰竭，有 2 例反复出现食管静脉曲张破裂出血、便血及腹水等肝功能失代偿现象，并转外科行门腔静脉分流术治疗）；另 4 例有明显炎症，仅 1 例炎症较轻。本组病例的临床经过特征说明：乙肝重叠感染 HDV 者，临床表现多为病情反复发作，迁延不愈，病情呈进行性，发展为肝硬化、肝功能衰竭或食管静脉曲张破裂出血，有的病例出现急性肝炎症状，如果过去乙肝病史不明，往往误诊为急性肝炎。因此，临床上对慢性乙肝患者突然急性发作或反复发作，病情进行性进展者，应考虑重叠 HDV 感染的可能，应及时检查血清中的抗-HD IgM 或肝组织内的 HDAg，以明确诊断。

六、肝脏病理改变与免疫病理

（一）HDV 感染的肝脏病理改变

HBsAg 携带者伴有慢性 HDV 感染、急性 HDV 感染发展为慢性的系列肝活检的组织病理学改变。认为 HDV 感染者的肝脏组织学改变，与其他类型病毒所引起的肝炎并无明显的组织学差异。在慢性肝炎患者的肝活检标本中，见汇管区及其周围炎症及碎屑样坏死等明显炎症病变，且常伴有肝硬化。肝小叶内见明显的单个核细胞浸润，肝细胞嗜酸性变及嗜酸性小体形成；肝细胞内有时可见微小滴状脂肪变。HDV 感染者的肝活检标本常见灶性、融合性与桥接坏死。肝细胞内 HDAg 在急性肝炎较少，而随着肝脏病变的慢性化而增加，在其晚期肝硬化时，HDV 抗原表达常较低。

我们曾对肝组织内不同病毒复制状态的慢性肝病组织学变化进行比较，其中肝组织内存在两种病毒复制（HDAg$^+$/HBcAg$^+$）33 例，仅有 HDV 复制者（HDAg$^+$/HBcAg$^-$）33 例，仅有 HBV 复制者（HDAg$^-$/HBcAg$^+$）25 例。同样亦发现，HDAg 阳性与 HDAg 阴性者的病理表现基本一致，各病变指标并无质的差异，而仅是量的不同。

（二）HDAg 在肝组织内表达的形式

应用抗-HD 血清作直接酶免疫或直接免疫荧光检查，可显示肝组织内的 HDV 抗原表达。HDAg 在肝细胞核内表现为均匀分布的细颗粒，在胞质中的表达可为局限于胞质内里包涵体状，或弥散性分布在胞质内。在 144 份 HDAg 阳性标本中，53 份为单纯胞核型，82 份为单纯胞质型，9 份为混合型（既有胞核型也有胞质型）。

HDAg 阳性细胞在肝组织内的分布形式多为散在分布，HDAg 阳性肝细胞散在于阴性肝细胞之间，或成簇分布，较少为弥漫分布。

HDAg 主要定位于肝细胞核内，也可见于肝细胞质内。肝细胞核的染色体区可检出 HDAg，表现为弥散性或片状分布。HDAg 表现为不规则的颗粒样结构，直径 20～30 nm。这些

HDAg 阳性颗粒表现为单个颗粒分布,或成簇状分布。在肝细胞质内 HDAg 见于细胞质基质内,也可见游离的或与内质网膜相连接的核糖体中,在核糖体内显示阳性的 HDAg 免疫染色。提示核糖体可能是 HAD RNA 翻译 HDAg 的场所。HDAg 再从核糖体进入胞质的基质中,而后再聚集在细胞核内。细胞质与核内抗原代表着 HDAg 扩散的不同阶段。

(三)HDAg 在不同类型 HBsAg 阳性肝病肝组织内的检出率

HDAg 在肝组织内的检出率不仅与不同地区的感染率有关,而且也与不同类型肝病有关。虽然有报告认为 HDAg 在无症状携带者、急性肝炎、慢性肝炎、重症肝炎及肝硬化均可检出,但一般认为以慢性肝炎、重症肝炎和肝硬化的检出率较高。

根据对 2346 例不同病理类型肝病肝组织内 HDAg 直接酶免疫染色检查的结果分析,HDAg 在急性肝炎中的检出率最低,为 3.28%;慢性肝病次之(8.60%~10.59%),肝炎后肝硬化高达 14.32%。此外,HDAg 的检出率与临床病情有一定的关系,如在一组临床诊断为无症状 HBsAg 携带者中,均未检出 HDAg,而另一组 50 例 HBsAg 阳性重症肝炎的肝组织中,HDAg 的检出率却高达 16%。

HDV 重叠感染与肝病的活动性和慢性化有关。HDV 感染对部分患者肝硬化的发病以及重症肝炎的形成起着不可忽视的作用。

(四)HDAg 表达与肝脏病变的关系

表达胞质型 HDAg 的肝细胞形态可为正常,也可为明显萎缩的肝细胞。HDAg 可见于疏松改变或气球样变性的肝细胞,或者坏死区残留的肝细胞内。胞核型 HDAg 阳性肝细胞形态大多为光镜下正常的肝细胞,偶尔也可见少数核型 HDAg 表达的肝细胞呈高度疏松化。Kojima 在免疫电镜下见到存在 HDAg 的肝细胞,特别是胞质内有 HDAg 的肝细胞与无 HDAg 的肝细胞相比,有较严重的变性改变。这些改变包括内质网扩大、核糖体与内质网膜分解和线粒体异常等改变。在浆膜型 HBsAg 与 HBcAg 表达部位常有淋巴细胞浸润现象,但在 HDAg 阳性肝细胞周围则常不见淋巴细胞浸润。

上述观察结果表明,HDAg 表达的肝细胞多有变性改变,其周围很少见到炎性细胞浸润,间接地支持 HDV 可通过直接致细胞毒作用而造成肝细胞损伤。但是必须注意到,乙肝合并丁肝病毒感染的肝脏病变是复杂的,有的 HDAg 阳性肝细胞并无变性改变;HDAg 阳性肝细胞周围也有时出现如 Kojima 所见的炎性细胞浸润,肝细胞病变与 HDV 感染的细胞数之间并无平行关系。这些现象可能是同时存在着 HBV 感染以及机体免疫状态共同相互作用的结果,不能肯定病变是 HDV 直接的细胞毒性作用,还是免疫及炎症改变,或者两者共同作用导致肝脏损伤的结果。

(五)HDV 感染与肝细胞癌

我国是肝癌的高发区,已证实癌周肝组织内 HBsAg 和 HBcAg 的检出率分别为 76% 和 30%,在癌组织内的检出率分别为 14% 和 6%,表明肝癌与 HBV 感染有密切的关系。HDV 感染在肝癌发病中的意义尚不清楚,推测 HDV 在癌变中由于引起肝细胞坏死、炎症及肝硬化可能对致癌起着促进作用。

(六)HDV 感染与 HBV 复制的关系

HDV 与 HBV 复制的关系目前认识尚不一致,多数认为 HDV 感染对 HBV 的复制有抑制作用。血清学研究表明:重叠 HDV 感染的慢性 HBV 感染者,血清中 HBsAg、HBeAg、HBV DNA 及 HBV 聚合酶等指标的滴度降低。在 167 例 HDV 抗原阳性的标本中,同时检出了 86 份

HBcAg 阳性。通过双染色发现，HDAg 与 HBcAg 定位于不同的肝细胞内，在同一肝细胞内偶见 HDAg 与 HBcAg 同时存在。提示 HDV 对 HBV 复制的抑制并不完全，HBV 与 HDV 也可在同一肝细胞内复制。此两者的协同感染在致病中的生物学意义，尚待进行深入研究。

七、丁型肝炎的诊断

HBsAg 阳性者至少应该检测一次抗-HDV IgG 抗体。没有证据提示在缺乏抗-HDV 抗体时能直接检测到 HDV RNA，因为 HDV 感染者都会产生抗-HDV 抗体。据我们所知，缺乏抗-HDV 抗体的免疫低下患者，存在 HDV 病毒血症的病例仍然没有报道。然而，抗-HDV 抗体存在不一定表明活动性丁型肝炎，HDV 感染恢复 HDV RNA 可以消失。长期如此，感染恢复后抗-HDV 抗体可以消失。但是，抗-HDV 抗体也能持续很多年，甚至经历 HBsAg 血清学转换或肝移植。

HDV 感染应该以检测到血清 HDV RNA 来证实。如果血清 HDV RNA 阳性，应该评估肝脏疾病的分级和分期，监测肝细胞癌并考虑抗病毒治疗。可以进行 HDV RNA 定量检测。然而，没有证据表明血清 HDV RNA 水平与任何临床标志物活性或肝脏疾病阶段有关，同样与 HCV 感染无关。这说明 HDV RNA 定量只对抗病毒治疗有用。多项研究正在评估关于根据 HDV RNA 下降水平决定抗病毒治疗的停药规则。Erhardt 等提出对 Peg IFN-α-2b 治疗 24 周后血清 HDV RNA 水平下降少于 3 个 log 的患者继续治疗没有意义。Yurdaydin 等认为使用常规重组 IFN-α 获得 SVR 的 HDV 感染患者与不能清除 HDV 感染的患者相比，通常在治疗开始的 3～6 个月内血清 HDV RNA 水平下降。

丁型肝炎只发生在与 HBV 同时感染或重叠感染情况下，要保证 HBV 感染一定成立，包括 HBV DNA 定量和 HBeAg、抗-HBe 抗体检测。同样地，必须检测抗-HCV 抗体和抗-HIV 抗体。以我们的经验，检测出抗-HDV 抗体阳性的患者中有 1/3 以上抗-HCV 抗体也检测出阳性，这一发现与其他研究小组是一致的。病毒性肝炎患者诊断应当包括肝病分级和分期，因为丁型肝炎能快速进展且疾病本身严重。由于治疗方案的选择有限，故开始评估 IFN 治疗的风险和益处时应该考虑肝纤维化的程度。针对丙型肝炎和乙型肝炎，纤维化的非侵袭性血清学标志和弹性扫描已被广泛地研究。然而，对丁型肝炎有用的信息非常有限。肝病分期定量评估，如 AST 与血小板比率指数（APRI）或 AST 与 ALT 比值，在有或无纤维化或肝硬化的丁型肝炎患者之间显著不同。目前，尚无有关 HDV 感染者瞬时弹性扫描方面的研究，因此肝活检仍是 HDV 感染诊断的关键。

总而言之，确立诊断的第一步是检测抗-HDV 抗体，然后通过肝脏中 HDAg 免疫组织化学染色或血清 HDV RNA 检测明确诊断。如果 HDV 感染被确诊，下一步是评估肝脏分级和分期以明确患者接受 IFN 治疗是否有益。

八、HDV 感染的治疗

实验与临床观察均已证明，HDV 感染是乙型肝炎慢性化及进行性发展的重要因素。HDV 感染在我国 HBV 患者的并发率已初步确定为 6%～10%。我国 HBsAg 携带率高达 10%～15%，尽管 HDV 感染率相对较低，但可累及成千上万的 HBsAg 携带者及慢性 HBV 感染患者。HDV 感染在 HBsAg 携带人群中的传播可造成病情的进展、加重及恶化等严重后果。因此，HDV 的防治在肝炎的防治中具有重要意义。

丁型肝炎是病毒性肝炎中唯一没有确定治疗方法的。然而，一些治疗策略可以采用。对于 HDV 感染的监测应被强制执行。不同病毒占主导地位的形式与不同的临床转归有关，且需要采取不同的治疗策略。然而，随着时间的推移病毒水平不一定稳定，因此，患者随访期间需要进行合适的治疗。

（1）类固醇、左旋咪唑、利巴韦林、胸腺素等已多次试用，但均未获得显著疗效。

（2）核苷及核苷类似物：如果 HBV 聚合酶抑制剂用于丁型肝炎的治疗，则必须考虑变异的选择，包括 HBV 聚合酶抑制剂的耐药和 HBsAg 结构可能发生的变化，还有 HBV 聚合酶和 HBsAg 重叠的开放阅读框。尤其是 HBV 感染用拉米夫定治疗期间经常出现 rtM204V HBV 聚合酶变异；它与编码在 s195 和 s196 位置上的 HBV 小包膜蛋白的基因改变有关。HDV 通过 HBV 包膜蛋白壳体化。Vieether 等证明，拉米夫定诱导的 sW196L 或 sW 196SHBsAg 变异抑制 HDV 颗粒的分泌。一个法国小组也证实上述结果，并指出 sW196SHBsAg 变异导致 HDV 颗粒装配受损。这些研究的临床结局不清，因为 HDV 颗粒不分泌的意思是细胞将由 HDV 抗原填充，这可能会引起细胞病变。这些数据表明，如果 HBsAg 变异被诱导，HDV 的致病性可能改变，丁型肝炎则应该避免不必要的核苷或核苷类似物治疗。

（3）重组 IFN-α：意大利一项随机研究发现，使用高剂量 IFN-α 是重要的，因为这种治疗与丁型肝炎患者获得长期有效的结局有关。一些试验已经延长了 IFN-α 治疗，从 HDV RNA 清除的方面来说似乎治疗 2 年优于较短的治疗持续时间。然而，IFN-α 高剂量和延长治疗只有少数患者能耐受，因此对大多数患者来说治疗的选择仍非常有限。

（4）Peg IFN-α：2006 年的 3 个小规模试验，评价了 Peg IFN-α 用于丁型肝炎的治疗效果，这些研究观察使用 Peg IFN-α-2b 治疗 48 周或 72 周。法国 Castelnau 等的研究包括 14 名完成 1 年治疗的患者，发现 6 名患者（43%）获得 SVR（定义为治疗结束后 6 个月未检测到血清 HDV RNA）。值得注意的是，接着 Andreas Erhardt 和同事的研究发现，12 名患者采用相似的治疗方案，但只有 2 名患者获得 SVR。这项研究中治疗的前 6 个月期间 HDV RNA 血清水平下降似乎能预测 SVR。规模最大的研究包括 38 名接受 Peg IFN-α-2b 治疗 72 周的患者，有 22 名还在前 48 周接受利巴韦林治疗。有 8 名患者（21%）在治疗结束后 24 周 HDV RNA 阴性。重要的是，利巴韦林没有明显效果，这与更早更小规模的试验一致，无法证明利巴韦林的抗-HDV 活性。

HIDIT-1 试验包括 90 名来自德国、土耳其和希腊的患者。患者随机分配到接受每周 180 μg Peg IFN-α-2a 加每天 10 mg 阿德福韦酯，每周 180 μg Peg IFN-α-2a 加每天安慰剂，或每天 10 mg 阿德福韦酯三组中，且均治疗 48 周。两个 Peg IFN-α-2a 组显示经过 48 周治疗，血清 HDV RNA 水平平均值比单用阿德福韦酯组显著下降。治疗后，HDV RNA 在接受包括 Peg IFN-α-2a 治疗的患者中未被检出。Peg IFN-α-2a 联合阿德福韦酯组显示，经过 48 周治疗，血清 HBsAg 水平下降 1.1log10 IU/mL。这些数据与来自希腊的报道一致，同时还发现接受 IFN-α 长期治疗的丁型肝炎患者血清 HBsAg 水平显著下降。

（5）肝移植：肝移植是丁型肝炎肝硬化末期患者治疗的唯一选择。由于在被动免疫接种抗-HBsAg 抗体和给予 HBV 聚合酶抑制剂的大多数人中，肝移植后 HBV 再感染可被预防，HDV 再感染在移植后不会发生。因此，丁型肝炎患者移植后的效果很好，5 年存活率显著高于因慢性肝衰竭等其他原因而行肝移植的患者。值得注意的是，肝移植后 HDV RNA 从血中快速消失，并与血清 HBsAg 水平同步下降。

总的来说，HIDIT-1 试验说明：首先，超过 40% 患者 Peg IFN-α-2a 对 HDV 有显著的抗病毒疗效,25％患者在治疗 48 周后获得 SVR。其次,阿德福韦酯在 HDV RNA 血清水平下降方面很少有效,但对 HBV 复制水平显著的患者可以考虑使用。第三,Peg IFN-α-2a 加阿德福韦酯联合治疗对血清 HBV DNA 水平或血清 HDV RNA 水平的下降没有作用。最后,为使 HDV 感染者 HBsAg 血清水平下降,Peg IFN 加核苷类似物联合治疗优于任何一种单药治疗。

九、HDV 感染的预防

业已肯定,乙肝疫苗不但可预防 HBV 的感染,对 HBV 免疫者亦不再感染 HDV,故也可预防 HDV 的感染。但在 HBsAg 携带者或 HBsAg 慢性肝炎,如何预防 HDV 重叠感染仍是一个问题。Papper 设想未来的 HDV 疫苗不仅可预防 HBsAg 携带者的 HDV 重叠感染,亦可防止 HDV 重叠感染所出现的严重后果,如严重慢性肝炎与急性重症肝炎。因而 HDV 疫苗的研制仍然是一个不容忽视的问题。

HDV 病毒的传播方式与途径和 HBV 相同,预防 HBV 传播的措施,均适用于 HDV,特别是控制医源性感染(如注射、输血、血液制品、针刺、化验采血等),对防止 HBV 及 HDV 的传播具有重要的意义。

（魏兆霞）

第五节　戊型病毒性肝炎

戊型病毒性肝炎(viral hepatitis E,HE)简称戊型肝炎,是由于戊型肝炎病毒(hepatitis E virus,HEV)引起的急性传染病,是经粪-口途径传播的非甲非乙型肝炎。其临床表现与甲型病毒性肝炎相似,但本病黄疸型多见,常见于青壮年,孕妇易感性高,病情较重,经及时治疗,预后较好。

一、戊型肝炎病毒(HEV)及其生物学

(一)HEV 生物学特征

HEV 是大小 27～34 nm(一般在 30～32 nm)的单股、正链无包膜的 RNA 病毒,其表面有许多凹陷和突刺形成锯齿状结构,偶尔可见厚壳状破碎的颗粒。部分纯化的 HEV 沉降系数为 183S,酒石酸钾-甘油密度梯度离心其飘浮密度为 1.29 g/cm^3。不少观察发现 HEV 相当容易破坏,在蔗糖变速离心中易受破坏,悬液中的病毒于－70 ℃与＋8 ℃之间极不稳定,液氮中则极为稳定。在碱性环境中较稳定,可存在于肝内胆汁和胆囊胆汁中。长期保存需放在液氮内,镁或锰离子有助于保持病毒颗粒的完整性。HEV 可能是一个尚未分类的新病毒族成员或是小杯状病毒中一个单独的病毒群。

(二)病毒的基因组与复制

HEV 有 4 种基因型,即 1、2、3 和 4 型。目前世界上流行的 HEV 主要有两个基因型,分别以 HEV 缅甸株和墨西哥株为代表,从我国分离的 HEV 与缅甸株属同一亚型。HEV 缅甸株,称 HEV(B)的基因组核苷酸序列分析表明:HEV 为单股、正链 RNA 病毒,其核苷酸链长度约为 7500 个碱基,3′末端具有 poly A 结构,含有 150～200 个腺苷;5′末端含有 27 个碱基的非编码区,

其中含有 3 个开放阅读框架。开放阅读框架 1(open reading frame,ORF-1)主要编码非结构蛋白,如 RNA 依赖的 RNA 多聚酶、三磷酸核苷结合酶等。该区具有所有正链 RNA 病毒保留的氨基酸特征:①具有特征性 GDD 三肽(位于氨基酸第1550~1552位),这种三肽是 RNA 依赖的 RNA 多聚酶的一部分。②两处同源性最好的区域,均与三磷酸核苷结合酶有关。位置 A:位于氨基酸第 975~982 之间;位置 B:在位置 A 的下游 46 个氨基酸处,即氨基酸第 1 029~1 032 处。推测位置 B 可与 Mg-ATP 复合物中 Mg^{2+} 作用。

开放阅读框架 2(ORF-2):开始于 5 147 处核苷酸,计 1 980 个核苷酸长。终止于 3′末端 PolyB 的上游 65 个碱基处。推测该框架编码病毒结构蛋白。该区所编码的多肽为一种新蛋白质,具有如下特征:①在N端有明显的疏水性,紧接疏水区后为亲水区。疏水区包括一个典型的信号序列(氨基酸位置 5~22)。②在氨基酸残基 22~322 之间,大约 10% 的氨基酸为精氨酸,使多肽一半的等电点增高至 10.35 左右。③开读框架 2 编码核衣壳蛋白,核及壳蛋白带正电荷,在包被基因组时可有效中和 RNA 的负电荷。

开读框架 3(ORF-3)共含 369 个碱基与开读框架 1、2 相互重叠,该区可编码能为 HEV 感染人及动物血清所识别的免疫反应多肽。

目前已证实 HEV 可在非人类的灵长类动物中复制,HEV 的分泌量呈波浪状,多次传代可缩短潜伏期,不同的 HEV 株毒力不同,但细胞培养尚未获得成功。关于 HEV 复制的部位与途径目前尚不清楚,据推测 HEV 感染经胃肠道感染入血后在肝脏复制,这些过程大多数发生在肝炎症状出现前。

2000 年前我国散发性戊型肝炎的 HEV 以 1 型为主。而近年研究表明,包括香港在内,从患者分离的 HEV 以 4 型为主。

(三)HEV 血清型

目前对 HEV 的免疫学反应知之甚少,虽然发现有多种 HEV 分离株,但它们之间有血清交叉反应,也有交叉保护作用,对易感动物接种某地区分离株,两年后再用另一分离株感染,可获得交叉保护,出现抗 HEV 升高,表明存在免疫记忆。因此推测 HEV 有多种分离株,但只有一种血清型。值得注意的是1987 年在印度收集的患者粪便悬液中,含有病毒样颗粒,与 HEV 形态不一样,该病毒样颗粒可在恒河猴中引起肝炎,但并不产生针对该病毒样颗粒的血清学反应。另外,从中亚地区收集的 HEV,也不能与明确诊断的 HEV 感染者的特异性抗 HEV 发生反应。推测除 HEV 外可能还存在另一种肠道传播的非甲非乙型肝炎病原。

二、HEV 感染的检测方法

(1)血清学:用酶联免疫吸附试验检测血清 HBsAg、抗-HBc IgM、抗-HAV IgM 及抗 CMV IgM 均阴性,而急性期血清抗-HEV IgM 阳性或急性期抗-HEV 阴性至恢复期阳性。

王占英等应用反转录-巢式聚合酶链反应检测 32 例戊型肝炎患者系列血清 HEV RNA,并与抗-HEV IgM 和抗-HEV IgG 比较,结果:HE 患者发病 1 周内,血清 HEV RNA 阳性率(96.6%)明显高于抗-HEV IgM 和抗-HEV IgG,发病 2 周后,血清 HEV RNA 大部分患者阴转,而抗-HEV IgM 和抗 HEV IgG 阳性率明显增高(分别为 71.1% 和 97.8%)。结果提示:发病后 1 周内,检测血清 HEV RNA 作为早期诊断指标最敏感,但发病后 2 周血清抗-HEV 阳性率增加,作为诊断指标抗-HEV 比 HEV RNA 敏感。

(2)急性期患者粪便中免疫电镜可找到 HEV 颗粒。

（3）肝组织活检：肝组织学病变与急性病毒性肝炎相似，但病变较轻。据国内刘志华等报道，3 例 HE 患者肝穿结果显示肝小叶结构轻度紊乱，汇管区稍扩大，伴较多炎性细胞浸润。肝细胞呈灶性"中毒性"改变，胞质疏松、气球样变，胞质内淤胆和细胞灶性溶解性坏死，毛细胆管胆汁淤积显著，有胆栓形成，肝窦内库普弗细胞增生。有学者报道大多数 HE 患者的肝组织病理改变呈中度损坏，偶可见亚大块或大块坏死。

三、流行病学

本病流行与社会经济、卫生水平和文化素质等密切相关，世界各地均有发生，主要见于亚洲和非洲一些发展中国家。亚洲有印度、尼泊尔、巴基斯坦、日本、泰国和中国；在亚洲次大陆本病呈地方性流行。本病流行有明显季节性，多发生于雨季或洪水后。

（一）传染源

主要是患者及隐性感染者的粪便污染水源或食物。

（二）传染途径

（1）经水传播：主要水源被患者的粪便污染所致。根据流行情况分为两种类型。一为短期流行，即水源被一次性污染，流行数周；二为长期流行，即水源持续性被污染所致。其流行达数月之久。

（2）经食物传播：患者（特别是潜伏期）的粪便污染食物而致局部流行。

（3）日常生活接触传播本病有明显家庭聚集性。

（4）血液传播。

（5）母婴传播。

（6）动物源性（猪可能是我国戊型肝炎的传染源）。粪-口途径是主要传播途径。

四、临床表现

潜伏期一般为 2～9 周，平均 6 周。

本病多见于青壮年，15～39 岁占 70%，男性发病率高于女性，两者之比（1.3～3.0）∶1，孕妇易感性高，重症者较多，且早产、死胎率高，晚期妊娠患者病死率亦较高。老年患者起病较隐袭，淤胆型肝炎所占比例较高，黄疸深，持续时间长，病程相对较长，恢复较慢。重型肝炎相对较多，并发症多，易继发感染。由于病毒株不同，毒力不同，其引起的病变程度和临床表现也不同。本病起病急，临床上分为急性黄疸型和无黄疸型。大多数为急性黄疸型。

在免疫抑制人群中，基因 3 型 HEV 可呈慢性持续性感染，可进展为肝硬化；在肝移植受者中 HEV 感染可能是导致慢性肝炎的病因之一。

五、诊断

戊型肝炎的诊断，主要根据流行病学资料和临床表现，结合实验室检查。如出现急性肝炎临床症状，急性期患者血清 HEV RNA 阳性和/或粪便中免疫电镜找到 HEV 颗粒，或发病 1 周后血清抗-HEV IgM 和/或抗 HEV IgG 阳性；或急性期抗 HEV 阴性，但恢复期抗 HEV 阳性者均可确诊。如无条件作上述特异性血清学检测，可用血清排除法：凡经血清学检查不符合甲型、乙型及丙型病毒性肝炎，无输血传播病毒（TTV）、巨细胞病毒、EB 病毒及其他肝炎病毒感染，经流行病学资料证实为经粪-口感染者，可诊断。

乙型和丙型病毒性肝炎，可重叠感染戊型肝炎，引起慢性肝炎的急性发作，造成严重的肝功能损伤，甚至重症肝炎。在诊断戊型肝炎时应结合过去病史，作乙型和丙型肝炎有关病原学检查。

六、HEV 感染的防治

治疗：戊型肝炎的治疗与甲型病毒性肝炎相似。对一些症状明显患者采用护肝、降酶、退黄支持等治疗。老年淤胆型戊肝患者，可加用腺苷蛋氨酸（思美泰）联合熊去氧胆酸；重症戊型肝炎患者或合并其他肝炎病毒的重症患者，采用人工肝支持系统治疗，可显著改善临床症状及生化指标，提高治愈率。对戊型肝炎孕妇的处理，特别强调早期诊断，早期治疗。对重型肝炎患者除一般基础综合治疗外，应加强支持疗法，密切观察病情变化，早期应用清蛋白及少量多次输注新鲜血，对防止出血，促进肝细胞再生，增强机体免疫力和肝功能恢复等均有积极作用。并应积极防治脑水肿及肝肾综合征等各种并发症的发生。对晚期妊娠患者预防产后出血是抢救成功的关键。

预防：同甲型病毒性肝炎。普通免疫球蛋白预防戊型肝炎无效，疫苗尚在研究中。鉴于本病目前尚无免疫预防方法，预防重点是切断粪-口传播途径，加强饮用水及粪便的管理，加强卫生宣传，改善环境卫生，认真贯彻执行食品卫生法等。在戊型肝炎流行区实施避孕对降低戊型肝炎的发病率和病死率有重要意义。此外，还应加强对献血员和血液制品的筛查。

（赵法东）

第六节　其他病毒所致肝炎

自从病毒性肝炎的主要致病因子甲、乙、丙、丁、戊 5 种肝炎病毒得到分离，临床上已能检测出绝大部分嗜肝病毒。但是仍然有 $12\%\sim18\%$ 的输血后肝炎和散发性肝炎的病因尚未完全明确。进一步的流行病学研究和实验研究表明，确实存在可经肠道或肠道外传播而引起肝炎的致病因子。临床上已提出多种诊断，如隐源性肝炎、己型肝炎、庚型肝炎、M/P 型肝炎、非甲乙丙型肝炎、非甲乙丙丁戊型肝炎、肝炎相关再生障碍性贫血等。因此，某些肝功能不良患者不能排除"新型肝炎病毒"或"过客病毒"感染的可能性。随着分子生物学技术的突飞猛进及其在临床上的广泛应用，陆续发现了 GBV-C/HGV、TTV 家族、SEN 病毒等新型肝炎相关病毒。然而，大量相关研究未能显示这些所谓"新型肝炎病毒"就是导致某些不明原因的急慢性肝炎甚至急性重症肝炎的致病因子。此外，还有一些非嗜肝病毒感染可引起肝脏炎症。这些病毒主要引起全身性疾病，肝脏仅为继发性被累及，而且很少引起典型的肝炎症状，由于多出现在免疫功能受损的患者，故常与其他疾病重叠感染。一般肝脏实质性病变较轻，但也可出现严重的肝损害。

一、己型肝炎病毒

1983 年，Bradley 等在对黑猩猩进行非甲非乙型肝炎交叉感染实验时发现两种血清学类型迥然不同的病毒颗粒：一种是直径小于 80 nm，易被氯仿灭活，现在被证实为 HCV；另一种是耐氯仿，类似于肠道病毒的病毒颗粒，后来被推测为己型肝炎病毒（HFV）。己型肝炎病毒（hepatitis French virus，HFV）是1994 年英国的 Fagan 等人命名的。他们在一项前瞻性研究中发现：肝移植术后 7 天再次出现急性肝功能衰竭患者的临床表现和肝脏组织病理学改变符合病毒性损害，而且移植物和自身肝细胞胞质中都发现直径 60～70 nm、有包膜的病毒样颗粒。类似的病毒样颗粒在泰国和尼泊尔的散发性急性肝功能衰竭患者中也被发现。在目前的检测水平下,以上病例均与已知的 5 型肝炎病毒无关。同年,Deka 等用一名患者的粪便提取物感染恒河猴和 Hep-2 细胞系,发现了一种新的导致非甲至非戊型肝炎的肠道致病因子——HFV(命名待正式认可)。病毒颗粒直径为 27～37 nm,在感染猴和肠道型非甲至非戊型肝炎患者的粪便提取物中均检测到了 20 kb 长的病毒 DNA。然而 Uchida 等则认为:所谓的 HFV 其实就是 HBV 的"沉默"突变株,该突变株在 X 基因编码区有 8 个核苷酸的缺失,增强子Ⅱ/核心蛋白启动子也发生了突变,突变的结果使 HBV 的复制和蛋白表达受到抑制,因而不能检测到"沉默"HBV 的血清学标志——HBsAg、HBcAb,但用 PCR 方法从这些非甲至非戊型肝炎患者的血清中扩增获得了 HBV DNA。HFV 属于双股 DNA 病毒,病毒分类是否与 HBV 同属于一科目前尚无定论,其真正本质也尚待进一步的实验证实。

己型肝炎潜伏期较丙型肝炎略长,平均 61 天。HFV 对人有一定的致病性,在感染猴和患者体内都发现了不同程度的肝损害,但有关 HFV 感染后的其他临床症状、特点及临床转归尚无报道。目前尚未建立 HFV 的 ELISA 检测方法,主要采用 PCR 方法进行检测。

二、GB 病毒 C/庚型肝炎病毒(GBV-C/hepatitis G virus,HGV)

(一)病原学

GBV-C/HGV 属于黄病毒家族,为单股正链 RNA 病毒。GB 组肝炎病毒分为 3 种:GBV-A、GBV-B、GBVC。GBV-A 和 GBV-C 较近,而同 GBV-B 相差较远。GBV-A 是一种感染狨的病毒,GBV-B 则是一种人类病毒,GBV-C 能感染这两种种属的个体。GBV-C 与 GBV-A 的进化关系较近,和 HCV 的同源性只有 28%。HGV 与 HCV 全序列同源性为 43.4%～47.8%,与 GBV-A、GBV-B、GBV-C 的同源性分别为 65.4%、35.3% 和 84.9%,氨基酸同源性分析显示 GBV-C/HGV、GBV-A 在生物进化上形成了一个区别于 HCV 的独立分支,GBV-B 单独形成另外一个分支。

GBV-C/HGV 基因组长约 9 300 个核苷酸,只有一个开放阅读框架,编码约 2 900 个氨基酸,开放阅读框前有约 400bp 的非编码区,3′端也有一约 150bp 的非编码序列。GBV-C/HGV 编码的前体多聚蛋白的氨基端为结构蛋白,羧基端为非结构蛋白,依次可分为核心蛋白(C)、包膜区蛋白(E1、E2)及非结构蛋白(NS2/NS3/NS4/NS5)。非结构蛋白内保守区域为丝氨酸蛋白酶(NS3)、RNA 螺旋酶(NS5)和 RNA 依赖的 RNA 聚合酶区。HGV 基因具有高度的可变性,以编码区变异最大。目前认为 E2 区的 N 端变异较多,但无明显高变区。E2 区蛋白具有很好的抗原性,可诱导机体产生中和抗体。GBV-C/HGV 同 HCV 一样存在不同基因型,即 GBV-C 原型(GB 型)、HGV(HG 型)和新型(亚洲型)。

(二)流行病学

GBV-C/HGV 感染广泛分布于美洲、欧洲、非洲、亚洲等地区。

HGV 经血液或血液制品传播,所以受血者、静脉药瘾者、同性恋者、性工作者和接触血源的医务人员及长期血液透析者均为 GBV-C/HGV 的高危人群,但是也有报道暴发性 GBVC/HGV 肝炎病例中没有上述危险因素。初步调查显示,GBV-C/HGV 在各类慢性肝病中检出率约为 10%;在输血后肝炎、丙型肝炎患者中检出率较高;在多次受血者,尤其静脉吸毒者中可高达 20%;供血员中达 1%～3%。中国的 GBV-C/HGV 感染率较国外高;非甲至非戊型肝炎中绝大多数是庚型肝炎病毒感染所致。由于与 HBV 及 HCV 有共同的传播途径,所以 GBV-C/HGV 有较多的双重或重复感染的病例,混合感染可能是 HGV 感染的主要形式。在 HCV 感染者中似乎有更高的 HGV/GBV-C

感染率,在混合感染时其致病性、机体免疫反应和预后会有所变化。

母婴垂直传播也是 GBV-C/HGV 的一种重要传播形式,与 HCV、HIV-1 相比,GBV-C/HGV 的母婴传播率较高。进一步研究获知在低危人群中 GBV-C/HGV 围生期母婴垂直传播的概率小,并且不同的生产方式(如自然生产、剖宫产等)也影响了 GBV-C/HGV 的传播概率,其中以剖宫产的 GBV-C/HGV 传播概率最小。

(三)临床特征与病理改变

GBV-C/HGV 病毒血症可在感染者体内持续存在相当长一段时间,最长者达 13 年。GBVC/HGV 既可引起急性肝炎,也可引起慢性肝炎。庚型肝炎一般临床症状较轻,黄疸较丙型肝炎少见,临床表现较乙、丙型肝炎轻,多数急性感染呈亚临床表现,且近 50% 的 GBV-C/HGV 感染者 ALT 值正常。也有呈重型表现。少数慢性患者 ALT 水平呈间歇性或持续性升高,停用抗病毒药物后出现反跳。慢性化低于丙型肝炎,单纯 HGV 感染病例较少见,这可能由于同 HCV 有类似的传播途径所致。单纯 GBV-C/HGV 感染所致肝炎症状与 HBV 或 HCV 混合感染患者临床表现无明显区别,这可能同 GBV-C/HGV 的致病性低有关。但也有报道乙肝患者重叠感染 GBV-C/HGV 可加重病情。从 HGV 感染发展到肝硬化需较长时间,但一旦发生则可能进展很快,特别是 HBV 与 HCV 合并 GBV-C/HGV 多重感染。在血清和肝组织 HBV 和 HCV 阳性的患者中可检出 HGV RNA 阳性典型病例,提示肝癌的发生可能同 HBV、HCV 和 HGV 协同相关。

庚型肝炎的病理改变同丙型肝炎非常相似,主要表现为汇管区淋巴细胞浸润、肝实质性炎症、灶性坏死、嗜酸性改变和细胞皱缩;溶酶体保持完整,但有凋亡小体形成;慢性庚型肝炎可见有碎屑样坏死及界板破坏。说明 GBV-C/HGV 同 HCV 感染致病机制可能一样,并非直接对肝细胞损伤,而免疫介导损伤可能是主要原因。

(四)实验诊断

目前对 GBV-C/HGV 感染的检测方法主要有两种:一种是 ELISA 法检测 GBV-C/HGV 抗体;另一种是用 RT-PCR 法检测 GBV-C/HGV RNA。两者检出率并不一定呈平行相关。因目前对 HGV 各抗原的研究尚不充分,故用 ELISA 法检测 GBV-C/HGV 抗体诊断 GBV-C/HGV 感染缺乏说服力,唯有用 PCR 法诊断 GBV-C/HGV 感染较可靠。随着对 GBV-C/HGV 感染分子生物学研究的迅速发展,有必要采用和合成多肽引物来提高 GBV-C/HGV 感染诊断的特异性和敏感性。

(五)治疗和转归

庚型肝炎治疗除一般的保肝与抗病毒药物治疗外,研究最多的是 α-干扰素治疗。因其抗病毒作用强,GBV-C/HGV 同 HCV 一样对干扰素较敏感,治疗后 HGV 标志消失,常伴有血清 ALT 复常及肝组织学改善。但也有认为,病毒被暂时抑制,未能根除,停药后病毒复制仍会恢复到原来水平,有可能同干扰素的用量、疗程和 GBV-C/HGV 基因型别等因素相关。总之,干扰素等常用抗病毒药物对 GBVC/HGV 的疗效目前尚不肯定。

庚型肝炎的转归可以表现为快速痊愈,升高的 ALT 恢复正常,病毒血症消失;也可以迁延成慢性,患者有间歇性的传染性。

三、TT 病毒家族

TTV 家族包括了原浆型 TTV、SANBAN、TUS01、TJN01、YONBAN、TTV 样微小病毒(TTV-likeminivirus,TLMV)。

（一）病原学

TTV 是一种单链无包膜环状 DNA 病毒，其基因组全长 3.9 kb。在基因组序列、编码的蛋白和生物物理性质上与圆环病毒科（circoviridae）非常接近，但在大小、核酸及氨基酸水平上有差异，目前 TTV 还未被精确分类，也有学者将其归类于微小病毒科（Parvoviridae）。病毒基因组分为约 1.2 kb 的非翻译区和 2.6 kb 的翻译区，非翻译区中含有一个 GC 丰富区，能形成茎环特征性二级结构，可能与病毒复制有关。翻译区包含两个开放阅读框架（ORF），ORF-1 位于该基因组的 589～2898 位核苷酸，编码 770 个氨基酸；ORF-2 位于 107～712 位核苷酸，编码 202 个氨基酸。ORF-1 N 端为富含精氨酸的高亲水区。ORF-1 和 ORF-2 可能分别编码衣壳蛋白和非结构蛋白，且部分 ORF 相互重叠。TTV 虽为 DNA 病毒，但变异率很高。目前已报道的变异株包括 SANBAN、TUS01、TJN01、YONBAN、TLMV 等。由于目前尚无统一的分型方法，TTV 基因型难以定论。目前一致的意见是 TTV 的基因型和 TTV 是否存在高变区，都应该在比较不同地区 TTV 全基因组序列后，方可得出合理的结论。

（二）流行病学特性

继日本之后，中国、英国、德国、泰国、巴西、新西兰、中非也先后发现了 TTV 的存在。TTV 在人群中的分布极为广泛，据各国对不同人群 TTV 感染的流行病学调查，一般人群的 TTV DNA 阳性率多在 10% 以上。TTV 主要经血液传播，暴露于血液的人群（如职业供血员、静脉药瘾者、血液透析和输血患者等）TTV DNA 阳性率明显高于一般人群。TTV 的性传播可能不起主要作用。TTV 不仅可以通过输血、血液制品传播，而且还可以通过母婴垂直传播。母乳也可能是婴儿 TTV 的传播途径。TTV 的传播不仅限于输血和母婴传播，日常生活接触极有可能是 TTV 传播的重要途径，是造成人群高比例携带的原因。粪便中检出 TTV DNA 提示肠道传播可能也是 TTV 传播的途径之一。

（三）临床特征和致病性

TTV 的感染率虽然不低，但其致病性却不强。总的来讲，绝大多数 TTV 感染者都表现为无症状的携带者，无明显的肝炎生化改变，肝穿活检亦无明显病理变化。在少数有丙氨酸氨基转移酶（ALT）升高的病例中，TTV 也常被较快清除而表现为急性的或一过性的感染。但也有资料显示，TTV 感染与暴发型肝炎、肝炎后肝硬化、ALT 长期波动的慢性肝炎等有一定的关系。对有明显肝炎症状的 TTV 感染者，应积极进行保肝治疗，注意营养和休息，禁酒，避免使用对肝脏有损害的药物。TTV 感染后能否引起肝脏炎症反应，存在较大的争议，但目前倾向于认为 TTV 不具致病性。

（四）实验诊断

目前，TTV 的检测方法主要是 PCR，也有人探索利用斑点杂交的方法对其进行检测。在 TTV 的检测中 PCR 方法与斑点杂交方法相比较，PCR 方法的灵敏性远高于斑点杂交法，但是斑点杂交法的特异性要优于 PCR，把两者结合起来不失为一种理想的方法。采用免疫沉淀法可检测血清中的抗-TTV，但由于该技术较为复杂，且易出现实验误差，不宜用于大规模筛检。最近，国内已有一些公司建立了抗-TTV 酶联免疫法，具有灵敏度好、特异性强、操作简便等优点。

（五）治疗

TTV 感染尚无特效药物治疗，曾有人应用干扰素治疗丙肝合并 TTV 感染的患者。也有应用泛昔洛韦治疗 TTV 感染的患者。抗病毒药物对 TTV 的作用机制如何，是否类同抗乙肝病毒，也值得进一步研究。

四、SEN 病毒

(一)病原学特点

SENV 是一组无包膜、单链、环状 DNA 病毒,属圆环病毒科。血清中 SENV 的 CsCl 浮密度为 1.33~1.35 g/mL,病毒颗粒直径大约为 30 nm。根据其基因组的差异,可分为 SENV A~H 8 种亚型,各亚型间基因序列差异在 15%~50% 之间。病毒基因组全长依不同的病毒株而异,约 3.2~3.8 kb。整个基因组结构和 TTV 类似,有 3 个开放阅读框架(ORF),其中 ORF-1 与 ORF-2 交错重叠,ORF-3 位于 ORF-1 的 3' 末端。在 ORF-1 的 N 末端有一个富含精氨酸/赖氨酸区域,此区域在大多数 SENV 中高度保守。虽然结构上与 TTV 类似,但其核苷酸及氨基酸序列与 TTV 原型相比同源性分别小于 55% 和 37%。

(二)流行病学特点

在献血者中 SENV 的感染率为 13%,在接受过输血的人群中超过 70%。SENV-D 和 SENV-H 在供血者中感染率很低(低于 1%),而在与输血相关的非甲至非戊型肝炎患者中感染率超过 50%,这表明 SENV-D 和 SENVH 可能与输血相关的非甲至非戊型肝炎的发生有关。SENV 主要通过输血及血液制品的输注来传播,静脉吸毒、共用注射器传播也是 SENV 的重要传播方式。其他传播方式,包括血液透析、血浆置换、肝脏移植、粪-口途径和母婴垂直传播等,目前均有报道。

(三)临床特点和致病性

SENV 有可能引起急性或慢性肝炎,尤其是在慢性非甲至非戊型肝炎患者中,SENV 的检出率很高(68%),但大多数 SENV 阳性者并不发病。SENV 可长期存在于感染者体内,在 31 名感染者中,45% 体内 SENV 可持续存在 1 年以上,13% 可持续存在 12 年。对 10 名非甲至非戊型肝炎患者进行病毒血症发生与 ALT 水平变化相关性的研究表明,SENV 感染发生于 ALT 升高之前或在 ALT 升高的同时。

SENV 可与其他病毒联合感染,在 HCV 感染者中,SENV 检出率可达 11%;在 HBV 感染者中可达 20%,而在 HIV 感染者和静脉吸毒的人群中 SENV 的阳性率超过 21.5%。SENV 与 HCV 合并感染的患者其 ALT 水平并不比 HCV 单独感染者的 ALT 水平高,这表明联合感染并不加重丙型肝炎患者的病情。目前已发现 SENV-D 株和 SENV-H 株与输血相关的非甲至非戊型肝炎的发生有某些关联,但要证明 SENV 是输血后非甲至非戊型肝炎的致病因子还需要进一步的证据。

对肝细胞癌患者作 SENV 检测,发现 SENV 单独导致肝癌的可能性不大。然而调查儿童 SENV 感染状况时却发现 SENV-D 型在急性重症肝炎患者中感染率高达 60%,因此认为 SENV-D 亚型可能是导致急性重症肝炎的危险因素之一。

(四)实验诊断

目前针对 SENV 的 ORF-1 序列已建立了检测病毒基因组的 PCR 方法。所用引物对从 A~I 的每种 SENV 变异株特异,也就是说一对引物不能通过单一的 PCR 反应检测出所有的 SENV 变异株。

虽然目前已明了 SENV 基因组的完整序列,但尚未确定免疫决定簇。因此,至今还没有血清学方法来检测病毒抗原或抗病毒抗体。

(五)治疗

应用 α-干扰素对慢性丙型肝炎患者重叠 SENV 感染进行治疗,发现 SENV 对 α-干扰素治疗敏感,16 例患者中有 15 例出现 SENV DNA 水平下降,其中 11 例(69%)表现为持续下降。联合利巴韦林用药,发现 HCV 和 SENV-D 对高剂量治疗都很敏感,但 SENV 影响 HCV 对药物应答尚存争议。

通过 HBV DNA 对拉米夫定的应答发现,SENV 感染组与无感染组之间存在显著性差异,表明慢性乙型病毒性肝炎患者在治疗过程中重叠 SENV 感染可能会使 HBVDNA 对拉米夫定的应答率下降。

（王芳娟）

第七节　特殊人群病毒性肝炎

一、妊娠期病毒性肝炎

我国是 HBV 的高流行区,孕妇对 HBV 的易感性和非孕妇相同,孕妇中 HBsAg 的检出率与同龄妇女一致;孕妇甲型肝炎和丙型肝炎的发病率和普通人群相似;而戊型肝炎则在孕妇中高发。因此妊娠期妇女患病毒性肝炎相当常见。由于妊娠本身的特殊性。孕妇患病毒性肝炎后,临床表现、诊断、鉴别诊断、治疗和预后均不同于普通人群,具有自身的特点,对此应有足够的重视。

(一)妊娠期肝脏及肝功能的变化

妊娠是一个复杂的正反馈生理过程,一旦启动,需要由母体向胎儿提供逐日增加的蛋白质、脂肪、碳水化合物和各种维生素,肝脏负担日渐加重。妊娠期肝脏大小及外形通常无变化,组织学结构正常,偶可有一定改变。肝细胞核大小及形状略不一致,双核肝细胞可增多,胞质内有脂肪空泡,库普弗细胞增大。电镜下可见滑面内质网增生,线粒体肥大。妊娠时全血容量增加 $30\%\sim40\%$,平均增加约 1 500 mL,主要是血浆,约增加 1 000 mL,红细胞约增加 500 mL,出现血液稀释。肝血流量占心排血量由平时的 35% 降至 28%,由于全血量和心排血量增加,肝血流量仍维持在正常范围内。2/3 的健康孕妇因雌激素水平增高,有肝掌和蜘蛛痣,分娩后消失。

由于下腔静脉受压和奇静脉系统血流量增加,约半数孕妇可出现轻度的食管静脉曲张。孕妇胆道平滑肌松弛,胆囊排空时间延长,肝脏合成胆固醇增加,因而容易发生胆石症。妊娠特别是末期可有轻微肝功能试验的改变(表 5-6)。

妊娠时可发生一些血清酶和血清蛋白的改变,在临床鉴别诊断中极易引起混淆,必须动态检测,正确解释。正常妊娠整个孕期均不会引起 ALT 和 AST 的升高,其他血清酶如 GGT、5'-NT、LDH 等肝功能指标亦正常。血清胆汁酸包括甘氨胆酸、牛磺胆酸和鹅去氧胆酸,常在正常范围内。血清 ALP 随胎盘的成熟自妊娠开始就逐渐升高,分娩时达峰值,一般很少超过正常值上限的 4 倍,产后 2 周恢复正常,ALP 升高并非肝病,系由胎盘产生的 ALP 同工酶(ALP_4)释放入血所致,胎儿死亡迅速下降。血清蛋白电泳显示清蛋白下降,α 和 β-球蛋白升高,γ-球蛋白正常,A/G 下降。除溶血卵磷脂外其他脂类均增加,甘油三酯增加 3 倍,胆固醇增加 2 倍以上。血清胆红素多正常,因妊娠时血红蛋白代谢增加,$2\%\sim6\%$ 的孕妇可升高,多为 $17.1\sim34.21~\mu mol/L$,并不足以引起临床黄疸。妊娠期血浆纤维蛋白原较非孕时增加 5%,凝血因子 II、V、VII、VIII、IX 及 X 均增加,但凝血酶原时间始终保持在正常范围内。甲胎蛋白仅在胎儿体内能检出,约妊娠 30 周时达峰值,临近分娩时迅速下降,除所孕胎儿为无脑儿或存在脊柱裂,或母亲患原发性肝癌外,孕妇血清通常检测不到 AFP。

表 5-6　正常妊娠时实验室检查的改变

参数	改变	改变最大的妊娠期
总蛋白	下降	中
清蛋白	约降低 20%	中
α-球蛋白	升高	晚
β-球蛋白	升高	晚
γ-球蛋白	正常或轻度下降	—
A/G	下降	晚
纤维蛋白原	升高	中
胆红素	正常或轻度升高	晚
凝血酶原时间	正常	—
甘油三酯	升高 3 倍	晚
胆固醇	升高 2 倍以上	晚
铜蓝蛋白	升高	晚
总胆汁酸	正常	—
ALT/AST	正常	—
GGT	正常	—
5'-NT	正常	—
ALP	升高	晚
LDH	正常	—
α-FP	正常(除非无脑儿、胎儿脊柱裂或母亲肝癌)	—

(二)妊娠和病毒性肝炎的相互影响

1.妊娠对病毒性肝炎的影响

肝脏在妊娠期与非妊娠期有一定区别,妊娠对肝脏有潜在的影响,妊娠生理变化可改变病毒性肝炎的病理生理过程和预后。妊娠期新陈代谢旺盛,胎儿在母体内的呼吸,排泄等功能靠母亲完成,肝脏负担加重。妊娠期内分泌变化,由卵巢、胎盘产生的激素增多,从而妨碍肝脏对脂肪转运及胆汁排泄,可加重肝炎。妊娠妇女对热量需要比孕前平均增加 20%,铁、钙及多种维生素和蛋白质需要增加,而妊娠期胃酸减少,胆汁分泌受到影响,故消化能力减弱,容易造成营养不足,罹患肝炎后不容易恢复。

妊娠对不同临床类型的病毒性肝炎影响不同,主要看肝脏储备功能如何。如果肝脏代偿功能良好,多无明显妨碍,临床过程与非孕状态类似;如果出现黄疸,肝功能损害较重,则比同龄非孕妇女更容易重症化。

妊娠伴发急性无黄疸型肝炎和轻度慢性肝炎患者,总的说来,一般不会危及患者的生命,预后是良好的。国外有人报道,7 例轻度慢性肝炎患者在 7～8 年内共妊娠 10 次,产前产后均很顺利,妊娠期间生化指标及临床表现均无变化,急性无黄疸型肝炎和轻度慢性肝炎时肝功能储备较好,妊娠并不改变其病理生理过程。大部分 HBV 无症状携带者妊娠期间肝功能无变化,可安然渡过整个妊娠期,仅个别报告可致病变活动。

妊娠对于急性黄疸型肝炎的影响则完全不同。妊娠特别是晚期妊娠伴发急性黄疸型肝炎时,患者发生重型肝炎的可能性以及病死率远比非妊娠妇女大。

中、重度慢性肝炎和失代偿性肝硬化的女性患者,常有闭经、月经减少,无排卵周期、不育和性欲减退等,这类患者极少怀孕,但病变静息的慢性肝炎和代 性期肝硬化怀孕者并不太少见。由于肝脏炎症可反复活动,一旦妊娠常可能导致肝炎的恶化,甚至诱发慢性重型肝炎。

如果肝硬化已属晚期,肝脏的代偿能力已经很差和/或食管静脉曲张已极明显,因妊娠血浆容量和心搏出量增加,腹内压增高,必然会增加食管静脉曲张破裂出血的可能。

2.病毒性肝炎对妊娠的影响

病毒性肝炎发生于妊娠早期,可加重妊娠反应,或将肝炎的胃肠道症状误认为是妊娠反应而耽误病情。发生于妊娠晚期时,妊娠高血压综合征的发生率明显增高。孕妇患肝炎时凝血因子合成减少,分娩时比正常产妇容易发生产后出血。重型肝炎对母婴威胁甚大,病死率远比患重型肝炎的非孕妇女高。

国内文献认为,早、中期妊娠患病毒性肝炎可有 $20\%\sim30\%$ 的流产率;发生于妊娠末期的病毒性肝炎,可能引起早产、死产和新生儿窒息,与正常妊娠对比,早产率为$(35\%\sim45\%)$:10%,死产率为$(5\%\sim20\%)$:0,新生儿窒息率为 15%:3%。

目前认为肝炎病毒致畸的可能性不大,亦不引起先天性疾病。甲型肝炎病毒和戊型肝炎病毒不能使婴儿成为慢性携带者,都不发生围生期传播,感染 HBV 母亲的新生儿日后大多发展成为 HBV 无症状携带者,对 HBsAg 单一阳性的母亲所生婴儿,用乙肝疫苗可阻断 HBV 传播,对 HBsAg、HBeAg 双阳性母亲所生婴儿,应用乙型肝炎免疫球蛋白(HBIG)和乙型肝炎疫苗联合以阻断其传播,方法和剂量参考有关章节。对 HBV 的免疫预防可同时阻断 HDV 的传播。HCV 的围生期传播估计 $0\sim2\%$,但主要来自同时感染 HIV 的母亲,除隔离措施外,尚无可用于阻断 HCV 母婴传播的疫苗制剂。

(三)鉴别诊断

妊娠期特有的疾病常有黄疸和肝功能损害,容易与病毒性肝炎相混淆,须加以鉴别。

1.妊娠肝内胆汁淤积症

妊娠肝内胆汁淤积症(intrahepatic cholestasis of pregnancy,ICP)是一种在妊娠期特有的肝内胆汁淤积,多发生于妊娠晚期,病程经过比较良好,常随妊娠中止而迅速恢复,再次妊娠又可复发。不少患者主要表现为皮肤瘙痒,无可见黄疸,称为妊娠瘙痒症。

发病机制可能与雌激素有关,主要理由是:本病仅见于孕妇,且 70% 病例见于妊娠晚期;口服避孕药,特别是对非妊娠期的本病患者,可诱发瘙痒和黄疸;应用合成的乙烯雌二醇亦可诱发类似的瘙痒和黄疸;妊娠中止或分娩后,黄疸迅速消退或减轻;本病可与蜘蛛痣及肝掌并存,两者均与雌激素增加有关。推测雌激素变化可抑制毛细胆管膜上的 Na^+,K^+-ATP 酶,并抑制胆红素及胆酸盐的排泄,影响毛细胆管的通透性,使胆汁水分外渗,导致胆汁黏稠,形成胆栓,引起肝内胆汁淤积。孕酮的变化在奉病中亦起一定作用。同时,黄疸常发生于患者妊娠晚期,特点是常伴有明显的皮肤瘙痒;瘙痒可发生于黄疸出现前$1\sim2$周,亦可与黄疸同时出现;瘙痒常很严重,夜间尤甚,黄疸多属中度,血中胆红素一般不超过$85.51\ \mu mol/L$,以直接胆红素为主,故尿胆红素均阳性,大便颜色亦可变浅,但多不明显。瘙痒及黄疸一般于患者分娩后 2 周内消失,再次妊娠常再次出现。血清 ALP、5'-NT 及 GGT 均明显升高,胆固醇可增高至 15.34 mmol/L,血清总胆酸常增高至正常值的 10～100 倍;血清转氨酶可正常,亦可增高至正常值的 3～4 倍以上。肝脏活检主要为淤胆,无肝细胞坏死。

根据以上特点,与病毒性肝炎的主要鉴别点为,患者黄疸多发生于妊娠晚期,终止妊娠后血清胆红素迅速消退,瘙痒为首发症状,先于黄疸出现,一般健康情况好,可进行家务劳动,血清 ALT 正常或轻度升高,胆汁酸明显增高,可增加 10～100 倍,有家族史,再次妊娠有明显复发倾向,口服避孕药可出现黄疸和皮肤瘙痒。

除适当休息、注意营养外,无须特殊治疗。瘙痒严重时,可口服考来烯胺 2～4 g,每天 3 次,使胆酸及雌激素随粪便排除,从而可阻断胆酸与雌激素的肠肝循环。考来烯胺能妨碍脂溶性维生素的吸收,故应补充维生素 K。长期黄疸者应给予维生素 K,肌内注射,大剂量应用 S-腺苷-L-蛋氨酸(思美泰)1 000 mg/d 静脉注射,共 20 天,可降低血清胆汁酸和胆红素,减轻瘙痒。妊娠 35 周应入院观察,37 周可终止妊娠,以减少胎儿宫内窘迫和死胎的发生。为防止产后大出血,产前需查 PT,异常者做好输血准备。产时应加强第三产程处理,胎儿分娩后立即静脉注射麦角新碱,加强子宫收缩,促胎盘排除,减少产后出血。产后不宜服口服避孕药。

2.先天性非溶血性黄疸

成人先天性非溶血性黄疸包括两种类型,一类为非结合胆红素增高型,另一类结合胆红素增高型。前者称 Gilbert 综合征,后者又分两型,Ⅰ 型为 Dubin-Johnson 综合征,Ⅱ 型为 Rotor 综合征。患者有阳性家族史,除黄疸外,其他症状和体征多缺如。黄疸间歇出现,妊娠前即有黄疸,并因妊娠诱发或加重,一般情况良好,无须治疗。Gilbert 综合征应用苯巴比妥退黄有效。肝组织活检时,Dubin-Johnson 综合征患者的肝脏组织肉眼呈黑色或黑绿色,镜下可见肝细胞内有特异性色素(既非铁质,也非脂褐素,可能为黑色素)沉着;Gilbert 综合征和 Rotor 综合征的肝脏组织常无明显异常。

3.妊娠剧吐

妊娠剧吐常发生于妊娠早期,与妊娠晨吐发生时间相似,但两病并不相同。其病因未明,可能与情绪紧张及营养不良有关。我国近年由于生活营养条件改善,本病已属少见。病程经过良好,重症者如未经妥善治疗,偶亦可致死亡,原因并非肝病,多为失水、酸中毒及营养不良。

肝组织在光镜下可见小叶中心胆色素沉着,少量脂肪泡,可有肝内毛细胆管胆汁淤积,一般无坏死。临床上有剧吐,继之黄疸,出现胆红素尿。血胆红素轻度增高,部分病例转氨酶轻度或中度升高。一旦呕吐被控制,肝功能迅速好转,不需特殊治疗。

4.药物性黄疸

在妊娠早期病毒性肝炎需与氯丙嗪引起的肝内胆汁淤积相鉴别,其特点如下:有由于剧烈呕吐而用氯丙嗪治疗的病史;黄疸多在给药的 4 周内产生;常常有皮疹;停用氯丙嗪后黄疸消失。

妊娠妇女静脉滴注 2 g 四环素可发生四环素脂肪肝,其病理、临床过程和预后与急性脂肪肝近似。

5.妊娠急性脂肪肝

妊娠急性脂肪肝(acute fatty liver of pregnancy,AFLP)是以妊娠晚期发生肝细胞脂肪浸润、急性肝衰竭为特征的疾病,与妊娠期重型肝炎最难鉴别。HBV 无症状携带的孕妇发生 AFLP,因 HBsAg 阳性而极易被误诊为重型乙型肝炎。本病和 Reye 综合征、中链及长链脂肪酰辅酶 A 脱氢酶缺乏症、四环素中毒、丙戊酸钠中毒等统称为微囊泡性脂肪病,病理特征是肝细胞内含大量脂肪微囊泡。发病机制认为系脂质代谢紊乱。

肝内存在大量脂肪,占肝重的10%～20%。脂肪呈微囊泡状充满于肝细胞内,肝细胞增大。脂肪浸润尤以小叶中心部为明显。小叶结构多数正常,多无明显炎症细胞浸润或坏死。胰腺细胞及肾小管上皮细胞内亦常有脂肪堆积,这可能是AFLP容易合并胰腺炎及肾衰的病理基础。

AFLP的临床特点为,常发生于妊娠第36～40周,绝大多数发生于初产妇。起病急剧,常有上腹部剧痛、淀粉酶增高,酷似急性胰腺炎,重度黄疸,血清胆红素增高,但尿中胆红素阴性。有黄疸而尿胆红素阴性是本病的特点,原因未明,可能是肾小球基底膜增厚,不能滤过胆红素。急性肾衰竭出现早,肝缩小不明显,B超声检查呈典型脂肪声像。如能早期诊断,迅速采取剖宫产终止妊娠,可降低孕妇病死率,好转病例可完全恢复,不遗留永久性肝病,可再次怀孕,再次妊娠复发罕见。

6.妊娠高血压相关性肝病

妊娠高血压综合征是指妊娠晚期出现的高血压、蛋白尿、水肿及抽搐等一系列综合征,包括先兆子痫、子痫、溶血合并高转氨酶及低血小板综合征(hemolysis,elevated liver enzymes,low platelets symdrome,HELLP综合征)、肝脏梗死、血肿和破裂。

妊娠晚期出现的高血压、蛋白尿、水肿三联征称先兆子痫,在先兆子痫基础上出现抽搐或昏迷称子痫。HELLP综合征、肝脏梗死、血肿和破裂病情介于先兆子痫、子痫之间。本病发病机制未明,目前认为主要机制是节段性血管痉挛导致血管病变和DIC,因而该病属于血管内皮损伤性病变,脑、肾、肝、血液等多器官系统均可累及,肝脏病变是全身性病变的局部表现,可反应其严重程度。肝窦有纤维蛋白/纤维蛋白原沉积,门管区周围肝细胞可发生缺氧、坏死,甚至梗死。

临床上常有头痛、视力模糊、呕吐、右上腹痛及压痛。后者系由于肝大、包膜下血肿所致。血肿可破裂引起休克及大量血性腹水,如不及时抢救,即可致命。严重病例出现反复抽搐和昏迷。有不同程度的ALT、AST升高。除非发生溶血和肝破裂,血清胆红素一般不升高。

本类疾病与病毒性肝炎鉴别不难,主要鉴别点为肝功能损害之前出现高血压、蛋白尿和水肿,黄疸少见。

(四)处理

1.预防

向育龄妇女宣传病毒性肝炎对妊娠的危害性是十分重要的,尚未康复或病情活动的女性肝病患者必须避孕,病毒性肝炎痊愈或病变静息后至少半年方可怀孕,最好避孕2年。慢性肝炎患者一旦怀孕,处理有时进退两难,十分棘手。避孕是最好的预防办法。

妊娠期妇女要特别注意预防戊型肝炎。戊型肝炎主要是通过粪-口途径传播的,目前尚无疫苗,普通丙种球蛋白无预防效果,预防的重点措施是注意饮食和个人卫生,严把病从口入关。

2.治疗要点

强调早发现、早诊断、及时休息、充分营养。治疗原则同一般肝炎,但轻型应按普通型、普通型则按重型处理。

(1)急性黄疸型肝炎:妊娠早期和中期伴发急性黄疸型肝炎,应严格卧床休息,给予高蛋白饮食,密切观察病情。黄疸较深者,应及时住院,按较重的肝炎患者进行治疗。

如为妊娠晚期伴发急性黄疸型肝炎者,则应马上入院,按重型肝炎处理,密切观察病情,尽量争取肝炎痊愈后再分娩。

对妊娠伴发急性黄疸型肝炎患者,一般多不主张人工终止妊娠,包括剖宫产在内。终止妊娠不但不能有效地挽救患者生命,反而有可能加重肝脏负担。

(2)急性无黄疸型、轻度慢性肝炎:预后比较良好,一般不需终止妊娠。但应特别强调休息和营养(高蛋白饮食),如不重视休息和营养,则病情仍有恶化之可能。如果患者的胃肠道症状(恶心、呕吐)比较严重,则应按较重的肝炎处理,如静脉滴注葡萄糖,加大量维生素 C 及葡聚内酯(肝泰乐)等。对于诊断妊娠伴发戊型肝炎者,不论有无黄疸都必须慎重对待,按较重的肝炎患者处理。

(3)慢性中、重度肝炎或肝硬化:最好早期终止妊娠。如患者肝功能良好,或肝硬化处于代偿期,食管静脉曲张轻微且非常需要妊娠者,则可在密切观察下继续妊娠,但分娩时应尽量不要用力,且可用产钳以缩短第二产程;要尽量防止产后大出血,做好应付食管静脉曲张大出血的准备。如肝脏炎症明显活动(黄疸、血浆蛋白明显异常)或肝硬化晚期(大量腹水、反复静脉曲张出血或出现昏迷)的患者,则应坚决地早期终止妊娠。对于初诊时已属妊娠晚期的患者,原则上仍应争取正常分娩,而不行剖宫产。如有产科指征,估计不能承担妊娠,则积极终止妊娠,中止方式依胎情况而定,如可挽救胎儿,则剖腹,否则以引产为宜。

(4)妊娠晚期:妊娠晚期患病毒性肝炎,不论病情轻重,一律按重型肝炎处理,应及早住院,尽量使肝功能恢复,维持足月产。即使发生重型肝炎,亦不主张人工终止妊娠,否则衰竭的肝脏难堪手术负荷,对母体的危险性更大。临产时应用止血药物,分娩后立即给宫缩剂,防止出血过多。

(5)妊娠期重型病毒性肝炎:妊娠期重型病毒性肝炎的处理原则基本上与非妊娠相同,但有其特点,主要为容易出现 DIC,出血现象严重,肝肾综合征出现早。要注意这方面的治疗和预防。前已述及一般不行人工终止妊娠,近来有人主张应尽早分娩,认为经短期保肝治疗和纠正凝血功能后,及时行选择性剖宫产,抢救成功的希望较保守处理大。

(6)产褥期:产褥期常规应用对肝脏无毒性的抗生素,避免产褥感染使肝炎病情恶化。产后不宜哺乳,防止母婴传播和加重肝脏负担。

二、老年人病毒性肝炎

老年人病毒性肝炎的发病率在老年人传染病中居于首位。临床上具有易忽略、易误诊、易黄疸、易加重、并发症多、危险性大等特点,诊断中须与内、外、感染科多个病种鉴别,治疗上须顾多个系统器官,不可不多加注意。

(一)流行病学

1.各型病毒性肝炎的流行病学特点

(1)甲型肝炎:病原为甲型肝炎病毒(HAV),是一种线状单股 RNA 病毒。传染源为急性期患者和亚临床感染者。经粪-口途径传播,水、食物为主要传播介质,近些年由毛蚶、泥蚶等贝壳类水产品引起的爆发流行屡有发生。人群普遍易感,感染后可获持久免疫力,再感染者极少见。其流行与各地的经济状况、居住条件、卫生水平密切相关。

人群中抗-HAV 阳性率随年龄增长而升高。上海居民平均阳性率为 51%,30 岁以上者阳性率 90%,50 岁以上者接近 100%。在抗-HAV 阳性者中,多数人是通过亚临床感染而获得免疫的。因此,老年人多已在中、青年时期感染过甲肝病毒并已产生免疫,进入老年期以后患甲型肝炎的机会少于非老年人。

(2)乙型肝炎:病原为乙型肝炎病毒(HBV),是一种环状双股 DNA 病毒。传染源为急、慢性乙肝患者以及 HBV 携带者。可通过血液、唾液、胆汁、阴道分泌物、乳汁、精液等多种途径传播。

人群普遍易感,感染后可获一定免疫力。

我国乙肝感染率、发病率和 HBsAg 阳性率呈两个高峰:10 岁以前,30～40 岁。40 岁以后随年龄增长 HBsAg 阳性率下降,抗-HBs 阳性率上升。老年人乙型肝炎一般都处于慢性肝炎或肝炎肝硬化阶段,可能是在青、中年时期感染而转为慢性。新近感染而发生急性乙型肝炎者少见。

(3)丙型肝炎:病原为丙型肝炎病毒(HCV),是一种线状单股 RNA 病毒。传染源为急性临床型、亚临床型丙肝患者、慢性丙肝患者以及无症状 HCV 携带者。主要经血或血液制品传播。人群普遍易感。呈世界性分布。我国一般健康人群 HCV 感染率为 3.2%。

丙肝感染主要与暴露机会相关,与年龄无直接关系。老年人丙型肝炎多有输血制品或手术史。不少资料显示老年人丙型肝炎明显多于非老年人,这可能与老年人疾病多、手术和输血制品机会多有关。

(4)丁型肝炎:病原为丁型肝炎病毒(HDV),是一种环状单股 RNA 病毒。传染源为急、慢性丁肝患者及 HDV 携带者。可经血、血制品、围生期以及日常生活接触传播。人群普遍易感,感染后不能形成持久免疫力,可发生 HDV 再感染。呈全球分布。我国属低感染区,抗-HDV、HDAg 及 HDVRNA 阳性率分别为 1.46%、4.25%、3.70%。老年人感染率亦低。

(5)戊型肝炎:病原为戊型肝炎病毒(HEV),是一种线状单股 RNA 病毒。主要传染源是潜伏期末和急性期患者。主要经水、食物传播,一些散发病例与进食贝壳类水产品可能有关。感染后可获一定免疫力,未发现二次发病者。发展中国家多见。我国一般人群戊肝感染率为 8.2%。

抗-HEV 阳性率随年龄增长而升高。发病者主要分布在 15～49 岁年龄组。老年人戊型肝炎占戊型肝炎患者的 22%。在老年人急性肝炎中,戊型肝炎相对多见。这可能与以往戊型肝炎的流行不如甲型肝炎广泛,因而在中、青年时期由亚临床感染获得免疫的机会较少有关。

2.我国老年人病毒性肝炎的病因构成

我国部分地区老年人急性病毒性肝炎以戊型肝炎相对多见,其次为丙型肝炎;慢性病毒性肝炎以乙型肝炎多见,其次亦为丙型肝炎;重型肝炎和肝炎肝硬化则主要由乙型肝炎病毒引起。老年人甲型肝炎发病较少,丁型肝炎罕见。与非老年人比,老年人丙、戊型肝炎较多,甲、乙型肝炎较少。

我国幅员辽阔,而戊型肝炎的发生与流行地域有关,丙型肝炎的发生与医疗条件有关,因此在东西、南北、城乡之间可能各有不同。唯慢性肝炎、重型肝炎、肝炎肝硬化仍以乙型肝炎病毒引起者为主,各地较为一致。

(二)临床表现特点

1.老年人病毒性肝炎临床表现特点

(1)起病阶段,因老年人对自觉症状不敏感,易延迟就诊,也易漏诊、误诊。

(2)发生于肝脏老化、衰退的基础上,各临床型的病情都比非老年人重,危险性比非老年人大,恢复较非老年人慢。广州一组 148 例老年人病毒性肝炎中死亡 9 例(病死率 6.08%),20～40 岁对照组 150 例中死亡 2 例(病死率 1.33%,$P<0.05$)。另几组病死率报告:辽宁 102 例,病死率 6.9%,明显高于非老年人(1.9%,$P<0.05$);江苏江阴 78 例中 13 例(16.7%),显著高于同期非老年组(3.5%,$P<0.001$);江苏南通 84 例中 12 例(14.4%);江苏苏州 46 例中 8 例(17.39%);安徽滁州 33 例中 4 例(12.1%)。有对照者均显著高于非老年组。

(3)重型肝炎发生率高,且病情凶险,病死率高。广州 148 例中重型肝炎 12 例,所占比例显著高于对照组。辽宁 102 例中重型肝炎 5 例,占 4.9%。北京一组资料显示:老年人重型肝炎 92% 为慢性重型肝炎,6%为亚急性重型肝炎,2%为急性重型肝炎;慢性重型肝炎中伴肝硬化者占80%,明显高于青中年组(61%,$P<0.05$);病死率达82%,显著高于青中年组(32%,$P<0.001$)。

(4)急、慢性肝炎黄疸发生率高,且黄疸较重。有报道老年人黄疸型肝炎占93.2%,其中中度以上黄疸占63.2%;老年人肝炎黄疸持续时间(平均43天)显著长于其他年龄组(平均20天左右)。辽宁102例资料也显示老年人肝炎黄疸发生率高、程度深 TBil(203 ± 172) μmol/L),与同期非老年组比有非常显著差别($P<0.01$);黄疸持续时间平均为39.2天,最长达157天。淤胆型肝炎较其他年龄组多见,恢复缓慢。

(5)并发症多且重。北京一组资料显示老年人重型肝炎有并发症者占94%,显著高于青中年组(66%,$P<0.001$);并发症多者有6种;常见并发症依次为电解质紊乱、肝肾综合征、肝性脑病、肺部感染、消化道出血、原发性腹膜炎伴休克、脑水肿伴脑疝。

(6)常与多种老年病伴随存在,相互影响,有时轮流加重,使病情显著复杂化。老年人常见的糖尿病、高血压、冠心病、脑血管病、肺部感染、泌尿道感染、骨质疏松所致骨折等等,都可能介入肝炎的病变过程,成为使病情复杂化或加重的因素,甚至成为直接致死的因素。

2.老年人病毒性肝炎常见并发症

(1)上消化道出血:老年人重型肝炎、肝炎肝硬化相对多见。重肝、肝硬化使老年人原已脆弱的胃黏膜血流和胃黏膜屏障进一步削弱,容易出现胃黏膜损害出血。门脉高压则引起食管、胃底静脉曲张破裂出血。出血可引起心肌缺血缺氧,导致心绞痛。缺血缺氧还可在心肌和传导系统退行性改变基础上引起期前收缩等心律失常,从而进一步加重缺血缺氧。出血引起氮质血症,老年人出血后氮质血症持续时间较长,部分可达1~2周。出血后肝功能损害加重,易诱发肝性脑病。出血还可诱发脑血栓形成,或引起震颤等神经精神症状。

(2)原发性腹膜炎:老年重肝、肝硬化患者由于肠道菌群分布改变、肠黏膜屏障功能减弱、整体和局部的免疫功能低下,容易发生原发性腹膜炎。老年人原发性腹膜炎临床症状往往不典型。常见症状为发热,但多数为低热或无热。仅半数患者有腹部压痛及反跳痛。可有白细胞计数升高、核左移。腹水为渗出性。腹水细菌培养阳性率低。原发性腹膜炎的发生常使肝功能进一步恶化。老年人原发性腹膜炎,继而发生肝性脑病、肝肾综合征者多于非老年人。

(3)各系统感染:老年人细胞免疫以及对感染的多种防御能力均低下,若伴有糖尿病等则免疫力更为低下;病毒性肝炎进一步降低老年人的免疫能力,使各种感染更易发生或加重。除原发性腹膜炎外的各系统感染中,肺部感染最为常见,胆道、泌尿道、肠道感染以及败血症亦不少见。老年人感染常见特点:往往发热不高或无热,但也可出现高热而导致神经系统损害;局部炎性刺激症状(如尿路刺激征)可不明显,但炎性分泌物(如痰)往往不少;白细胞总数可不高,中性粒细胞比例多升高。老年人感染易加重,易出现并发症,恢复较慢。各种感染进一步加重肝脏负担,使肝炎病情加重,易诱发肝性脑病、肝肾综合征等更严重的并发症。

(4)肝性脑病:老年人重肝、肝硬化特别是有门-体静脉分流的患者易并发肝性脑病。老年人肝性脑病第1位诱因为上消化道出血,第2位为感染,其他常见诱因有电解质紊乱、高蛋白饮食、便秘等。对以上诱因的预防、及早发现与及时处理是防止肝性脑病的重要措施。老年人肝性脑病,其昏迷程度与预后的关系较非老年人更密切。有报道昏迷不低于Ⅲ度的老年患者病死率100%,而非老年患者为25.6%。由于老年患者各系统器官的功能及贮备能力均降低,并发症多,因而老年人肝性脑病的病死率高,可达90%以上。

(5)肝肾综合征:见于重肝、肝硬化患者。可继发于消化道出血、大量利尿剂应用、感染、某些药物的使用等。出现急性肾功能不全表现：少尿或无尿,氮质血症,水、电解质和酸碱平衡紊乱等。病死率极高。

(三)诊断与鉴别诊断

1.诊断标准

老年人病毒性肝炎的病因分型,临床分型及诊断标准与非老年人无异。

2.诊断注意事项

(1)老年人出现持续的疲乏、食欲缺乏及恶心等消化道症状,应考虑肝炎可能,应认真询问病史,做好肝脏体检,及时检查肝功能。

(2)发现肝功能异常,应作肝炎病毒标志物检测,并了解有否应用损肝药物、有否摄入含酒精物质或其他损肝物质,注意排除引起肝功能异常的其他因素。

(3)依据流行病学、症状、体征、实验室检查,结合患者的各方面情况及动态变化,特别是老年人各型病毒性肝炎的流行病学与临床表现特点,综合分析,作出诊断,并确定病因分型与临床分型。

(4)注意并发症的出现,及时诊断并发症。

(5)注意伴随病变的诊断,注意伴随病变与预后关系的分析。病情加重与否,抢救是否成功,不少情况下正是取决于这些伴随病变,如糖尿病、冠心病等,有时甚至是一些不引人注目的小毛病。

3.鉴别诊断

(1)药源性肝病:老年人病多,用药多,肝脏的药物转化和解毒功能减退,发生药物性肝损害的机会远多于非老年人。因此,老年人出现肝功能异常以及肝炎症状、体征时,应首先注意有否应用损肝药物。对于原有乙、丙、丁型肝炎病毒慢性感染者,则损肝药物可能成为病毒性肝炎肝损害加重的诱因。

(2)细菌感染:引起的肝功能异常以胆道感染最为常见,其次为肺炎,其他如肝脓肿、膈下脓肿、急性肾盂肾炎、败血症等。胆道感染可有黄疸、食欲缺乏、乏力、消化道症状等,ALT 也可高达 200 U/L 以上,须与肝炎鉴别。肺炎可有 ALT 升高,幅度一般不大。老年人感染多,而症状常常不典型,由胆道感染、肺炎或其他感染引起的肝功能异常很容易被误诊为肝炎。在已有肝炎病毒感染的情况下,细菌感染也可以成为肝炎加重的诱因。

(3)肝、胆、胰肿瘤:原发性或继发性肝癌、胆管癌、壶腹癌、胰腺癌等,好发于老年人,病程中可有乏力、食欲缺乏、黄疸、消化道症状、肝大、肝功能异常等类似肝炎的表现,须注意鉴别。

(4)其他传染病:EB 病毒、腺病毒、柯萨奇病毒 B 群、巨细胞病毒、单纯疱疹病毒、风疹病毒、人免疫缺陷病毒等均可引起肝脏炎症,出现类似病毒性肝炎表现;伤寒、斑疹伤寒、布鲁杆菌病、钩端螺旋体病、疟疾、华支睾吸虫病、血吸虫病等也可引起 ALT 升高、肝大,须注意鉴别。

(5)其他肝胆胰疾病:脂肪肝在老年人颇为常见,病程中可有 ALT 轻度增高,须与肝炎鉴别;此外如原发性胆汁性肝硬化、原发性硬化性胆管炎、肝结核、肝淀粉样变性、先天性非溶血性黄疸(如 Gilbert 综合征)等,亦须注意鉴别。

(6)其他:胃炎、溃疡病、胰腺炎、肠寄生虫病等可引起轻度 ALT 增高,各种心脏病心力衰竭可引起淤血性肝损害,有时须与肝炎鉴别。

只要在诊断思维中注意到了与有关病种的鉴别,通过详细询问病史、体检,认真收集实验室资料和其他检查资料,再给以全面的分析,作出正确的鉴别诊断一般不太困难。

(四)治疗

1.老年人病毒性肝炎基本治疗方法

(1)休息与营养支持:有肝功能异常者均应注意适当休息,病情较重者应卧床休息。避免过度劳累,避免熬夜。给予清淡、营养充足、易于消化吸收的饮食。因食欲缺乏、恶心呕吐、腹胀、腹泻等影响进食者,可输液补充营养。避免饮酒,避免煎、烤、炸食品,避免有损肝脏的饮食、药物摄入。不少患者经适当的休息与营养支持即能渡过症状高峰,走向康复。

老年人的休息与营养支持治疗,应结合每位患者各系统器官的功能状态及伴随病变的情况全面考虑。长时间卧床易诱发呼吸道感染、压疮等,凡确需长时间卧床者应做好翻身、拍背等护理。糖尿病、高脂血症者应注意控制总热量。肾功能减退者应予优质蛋白饮食,控制植物蛋白摄入。肝性脑病者应控制饮食中的蛋白以及其他含氮物质,从静脉补充支链氨基酸,并酌情补充清蛋白。

(2)针对肝功能损害的治疗:在肝炎活动、肝功能受损的时期,应尽可能控制肝脏炎症,减轻肝损害,促进肝细胞的修复和肝功能的恢复。保肝药一般有两类。一类是中草药制剂,如强力宁、甘利欣、益肝灵、联苯双酯、齐墩果酸、垂盆草、云芝多糖、黄芩苷等,有保护肝细胞,促进肝功能恢复的作用。另一类为营养、代谢、维生素类药物,如门冬氨酸钾镁、肌苷、维生素 C 以及常用的肝泰乐等,通过其营养代谢作用而在一定程度上保护肝细胞。保肝药的治疗作用尽管常受到质疑,但临床很少不用它。

老年人应用保肝药物应少而精,充分注意对于伴随病变的影响。例如,对于有糖尿病或骨质疏松的患者,有激素样不良反应的药物应避免使用。

在针对肝功能损害的治疗中,中药辨证论治值得重视。在肝炎活动期,以清肝胆湿热加疏肝活血的方法最常用。但老年人体质各异,有肝肾阴虚、肝阳上亢、脾虚气弱、痰湿壅盛等,还可以有脾胃虚寒、肾阳虚等。应把肝炎的一般特点与各个老年患者的具体体质状态结合,辨证论治,随证遣方;不可只执一方,把中药当西药用。

(3)减轻、消除淤胆:对于淤胆,也以中药辨证论治为好,根据患者体质可选择清利湿热、凉血活血、解毒治痰诸法。可用以减轻淤胆的西药有熊去氧胆酸、苯巴比妥、肾上腺皮质激素等,不良反应均不少,都宜慎用。

(4)抗肝纤维化:研究较多的有桃仁制剂、丹参制剂、虫草头孢菌丝、汉防己甲素等,多为中药制剂。

(5)治疗并发症:上消化道出血、原发性腹膜炎、肝性脑病、肝肾综合征的治疗。

(6)治疗伴随病变:治病为了救人,治疗伴随病变不是直接治疗肝炎,但却是老年肝炎患者治疗、抢救成功的极重要环节。治疗伴随病变须注意各病变之间的相互关系,特别是与肝炎的关系,分清轻重缓急,尽量减少用药种类,避免损肝、损肾或有其他重要不良反应的药物。

(7)抗肝炎病毒:最常用者为干扰素,有广谱的抑制病毒复制的作用,急性丙肝治疗后 HCV RNA 转阴率 $80\%\sim92\%$,慢性丙肝治疗后 HCV RNA 转阴率 $35\%\sim69\%$,慢性乙肝治疗后 HBeAg 转阴率 $34\%\sim67\%$,HBV DNA 转阴率 $43\%\sim80\%$,但老年人疗效不如非老年人。此外常用者有单磷酸阿糖腺苷、聚肌胞、无环鸟苷、三氮唑核苷等,效果不如干扰素。近年上市的拉米夫定(贺普丁)为一种核苷类似物,对 HBV 有特异的抗病毒活性,通过抑制病毒 DNA 的合成而抑制 HBV 复制,进而减轻肝脏炎症,减轻肝细胞坏死,减缓肝纤维化的进展,使用方便,每天一次口服 100 mg(1 片),吸收良好,长期使用耐受性良好,老年人不须调整剂量,仅中到重度肾损害者须调整剂量。

（8）肝脏及其功能的替代：肝移植在临床处于摸索阶段，成为老年人病毒性肝炎的常用治疗方法尚需时日。人工肝方法有多种，具有类似肝脏的解毒作用，对肝性脑病患者意识的恢复有帮助，也处于临床摸索阶段。

2.老年人各型病毒性肝炎的治疗

（1）急性肝炎的治疗：休息、营养支持、中药、少而精的保肝药。甲、戊型肝炎不转慢性，不必用抗病毒治疗。急性丙型肝炎可转慢性，可早期采用抗病毒治疗，例如肌内注射干扰素等，以减少转为慢性的概率。老年人急性乙型、丁型肝炎较少，必要时也可采用抗病毒治疗。

（2）慢性肝炎的治疗：根据具体病情，选用适当的休息与营养支持治疗、针对肝功能损害的治疗、抗肝纤维化治疗。老年人慢性乙型肝炎多已有较长病程，抗病毒治疗效果较差，但拉米夫定服用方便，不良反应少，有条件者可试用。老年人慢性丙型肝炎可试用干扰素治疗。

（3）淤胆型肝炎的治疗：休息、营养支持、针对肝功能损害的治疗、针对淤胆的治疗。抗病毒治疗参见急、慢性肝炎。

（4）重型肝炎的治疗：重症监护，绝对卧床休息直至黄疸消退，加强营养支持，不能进食者静脉补液，补充人血清蛋白或血浆，维持水电解质及酸碱平衡，防止继发感染及其他并发症，改善微循环和调整免疫功能，针对并发症的治疗，人工肝的应用等。不能忘了伴随疾病的治疗。

（5）肝炎肝硬化的治疗：休息与营养支持，减轻肝损害和促进肝功能恢复，抗肝纤维化，改善微循环与调整免疫，伴随病变治疗，并发症治疗。

（五）预防

甲型肝炎、戊型肝炎的预防同一般人群。乙型肝炎应在青、中年时期防止或控制感染，以免转为慢性肝炎、肝硬化。丙型肝炎的主要预防措施是血制品的质量控制和尽量避免使用血制品。丁型肝炎的预防与乙、丙型肝炎同。

（魏兆霞）

第八节　病毒性肝炎的免疫预防

我国是病毒性肝炎的高发区，甲、乙、丙、丁和戊型肝炎均有流行，其中危害最严重的是主要经血传播的乙型和丙型肝炎。据估计我国慢性乙型和丙型肝炎患者高达 1 000 多万，甲型、戊型肝炎患者平均每年也达 200 多万，严重影响了我国人民的健康水平。随着对病毒性肝炎病原体了解逐步深入，疫苗研制与开发逐渐成熟和发展，对病毒性肝炎的免疫预防已成为控制病毒性肝炎流行的重要策略之一。

一、感染的免疫预防

感染是病原体和宿主间相互作用的过程。它包括病原体进入或侵入机体，在宿主组织定居，逃避宿主免疫系统的识别与攻击，造成细胞和组织损伤和功能障碍。有些病原体虽然不能在宿主组织广泛定居，但可以通过释放毒素而导致疾病。针对感染的广义的免疫预防包括非特异性预防和特异性预防，又可分别称作先天性免疫和获得性免疫。狭义的免疫预防则仅指特异性预防,根据获得免疫能力的方式不同又有主动免疫和被动免疫以及天然免疫和人工免疫之分。

(一)特异性免疫与免疫接种

特异性免疫是个体在生活过程中由于显性或隐性感染、注射疫苗或与某些抗原性物质接触中而形成的免疫力。当特异性抗原进入机体后,可激发体内免疫活性细胞产生一系列特异性细胞免疫和体液免疫反应,其形成过程可分为感应、反应和效应3个阶段。致敏的B细胞可以产生免疫球蛋白,以参与体液免疫应答的方式对细胞外感染或外毒素引起的疾病起重要的预防作用。而致敏的T细胞则产生多种细胞因子并构成机体细胞免疫应答的主要部分,从而预防许多细胞内感染的细菌、病毒、真菌、原虫等导致的疾病。

主动免疫是指自然感染或应用疫苗、类毒素等生物制剂而诱导机体的免疫应答所产生的特异性免疫;被动免疫则指通过天然(如胎儿自母体获得特异性免疫球蛋白)或人为途径给予免疫效应物质(如特异性免疫球蛋白和细胞因子)而获得的特异性免疫。人工主动免疫可以为机体提供对多种感染性疾病的长期的防御能力,人工被动免疫则主要用于对某些感染性疾病的短期或应急性预防和治疗。

由于人工主动免疫能够为大量人群提供长期有效的特异性免疫力,因此已经成为预防和控制感染性疾病的经济有效的重要措施。大量资料表明,免疫接种可提高人群的免疫力,形成人群免疫屏障,达到控制和消灭传染病的目的。我国为了更好地实现"人人享有卫生保健"的目标,进行了计划免疫,即根据疫情监测和人群免疫状况,按照规定的免疫程序,有计划地进行预防接种工作,达到控制和消灭相应传染病的目的。迄今的结果证实,坚持不懈地实行计划免疫对控制和预防我国传染病的流行起到了重要作用。

(二)影响预防接种效果的因素

1.接种对象、接种途径及程序

各种预防用生物制品均有明确的接种对象,如预防乙型病毒性肝炎的疫苗,接种对象主要是新生儿、与乙肝患者有密切生活接触者及医务工作者。预防甲型病毒性肝炎的疫苗则主要用于高危职业人群如下水道、粪便、垃圾处理人员,饮食业、医务人员,以及旅游者。因此,应该严格掌握预防接种的适应证。此外,接种的途径和免疫程序也是影响预防接种效果的重要因素。

免疫途径:预防接种最常用的接种途径是皮下注射,也有皮上划痕、皮内注射、口服等,每种生物制品均有其最适的途径。

免疫程序制定得合理并严格按程序实施,才能充分发挥疫苗的效果,使接种疫苗的人群达到和维持高度免疫水平,有效地控制相应传染病的流行。免疫程序包括儿童基础免疫(常规免疫)及特殊职业人群、特殊地区需要的免疫程序。具体程序包括初次免疫起始月龄、疫苗接种次数、次间间隔,加强免疫及联合免疫等问题。

2.疫苗的质量

安全、有效是评价疫苗质量的主要内容,使用方便、性状稳定也是考核的重要指标之一。疫苗制造中应尽量保持病原体完整的有效抗原成分,以保持与自然感染时同样的免疫性能。根据抗原性质不同在疫苗制造过程中可以增加佐剂,一般佐剂多用于抗原性较弱的死菌苗和可溶性制剂,以提高它们的免疫原性。活疫苗制造必须注意菌、毒种的回复突变,无论是疫苗还是菌苗,所用毒株一定是稳定的弱毒株,制造过程中还需注意避免强毒株混入,以保证使用中的免疫持久性和安全性。

疫苗是由蛋白质,或脂类、多糖和蛋白质的复合物组成,它们多易受光、热作用而变性和降解,失去免疫原性,有的甚至会形成有害物质而产生不良反应。一般生物制品在 2～8 ℃冷暗处比较稳定。严格的疫苗保存、运输、管理、分发是保证有效免疫接种的关键因素。

(三)接种的异常反应与禁忌证

1.接种疫苗的异常反应

由于生物制品本身特性和个体免疫功能状态的差异等因素,在免疫接种人群中可能有异常反应发生。

变态反应:预防接种过程中发生的过敏性休克、荨麻疹、哮喘、血管神经性水肿和某些多形性皮疹属Ⅰ型变态反应,以预防和治疗用动物血清类制品发生机会较多;少数出现出血性皮疹和出血性紫癜等Ⅱ型变态反应,有血小板减少和凝血异常者进行预防接种,尤易发生;血清病和局部过敏性反应(Arthus 反应)是Ⅲ型变态反应,往往由初次注射过量抗血清所引起;变态反应性脑脊髓炎、多发性神经炎则多为Ⅳ型,易发生于注射来自脑组织的生物制品,一般在注射后 1～4 周起病。

由免疫缺陷和免疫抑制所引起的异常反应:免疫缺陷和免疫抑制是引起预防接种后并发症的一个重要因素。机体在免疫功能缺陷或应用免疫抑制剂时对感染的抵抗能力降低,此时如果接种某些活疫苗时会发生意外的严重后果,如种痘后脑炎、致命性麻疹、卡介苗血症及口服脊髓灰质炎疫苗后出现麻痹症等。

2.严格掌握禁忌证

为了预防接种获得较好的效果,避免异常反应的发生,对过敏体质及过去对某种疫苗有过敏史者、免疫缺陷患者、消耗性疾病患者、接受免疫抑制剂者,均不应进行预防接种,使用疫苗时应仔细阅读使用说明书。

二、甲肝的免疫预防

甲型肝炎是自限性传染病,病死率低,但发病率比较高。我国一般人群的甲肝抗体流行率约为 81%,农村(84%)高于城市(73%)。每年甲肝患者占急性病毒性肝炎的 40%～50%。随着甲肝疫苗的研制成功,对甲肝的免疫预防已成为可能。

(一)主动免疫

在流行期间,易感人群都应注射甲型肝炎灭活或减毒活疫苗。世界卫生组织规定的易感人群包括高危人群(在高或中度 HAV 流行地区旅行者或工作者、男性同性恋、静脉药瘾者、凝血功能障碍者、日托中心儿童及工作人员,食物处理者等),慢性肝病包括准备进行肝移植者,及HAV 的暴发期间抗 HAV 阴性者。

1.目前已研制的或正在研制的疫苗

灭活疫苗:HAV 已用于组织培养细胞传代和增殖后制备甲醛溶液灭活疫苗,动物实验表明其具有良好的抗原性。

基因工程疫苗:用 DNA 重组技术研制基因工程疫苗是甲肝疫苗研制的新途径。HAV 基因克隆已成功,其核苷酸序列已明了,目前研究认为 VP1 可能是 HAV 中和位点,采用相应于 VP1位点的合成肽或相应于中和位点的重组 DNA 媒介体生产病毒抗原,以研制合成肽疫苗或抗独特型疫苗,动物实验已获成功。故应用分子生物学技术制备甲型肝炎基因工程疫苗,提供高纯度和高效价的疫苗是最理想的途径。

接种疫苗的剂量因疫苗成分的不同而有所差异,如我国自行生产的减毒活疫苗(H2 株)为1～18 岁 0.5 mL,19 岁以上 1.0 mL。而瑞士生产的灭活疫苗 Epaxal(RG SB 株)含有一个脂质体佐剂,为 1～18 岁 0.25 mL(12 IU),成人 0.5 mL(24 IU)。比利时生产的灭活疫苗 Havrix(HM 175 株)含有佐剂,1～18 岁为 720EIU,而成人为 1440EIU。

2.接种计划

一般是两程接种,在首次接种后 6～12 个月再加强一次。而美国生产的灭活疫苗 Vaqta(cR326F 株)则建议于 6～18 个月进行加强免疫。为了更好地推广 HAV 疫苗接种,WHO 建议疫苗复种的时间可以有弹性,允许在初种后多年进行复种。多为三角肌内注射,若有凝血功能障碍或血友病者,可改为皮下注射。

3.免疫效果

大部分接种者对疫苗耐受性好,少数有轻微的局部反应如注射部位红肿痛。全身反应有发热、乏力、腹泻、呕吐、头痛等。首次接种后一般在 2～4 周就能产生免疫反应,保护率可达 95% 以上,在加强免疫后可以使抗体滴度增加 10～30 倍,能获得至少 20 年的保护期。影响接种效果的因素有年龄、HIV 感染或慢性肝病、器官移植等。40 岁以上成人首次接种后免疫反应慢,但最后的反应率与年轻人相似。HIV 感染和慢性肝病者,HAV 疫苗的反应率只有 75% 左右。对肝、肾移植者,HAV 疫苗首次接种只有 41%、24% 的接种者有反应,加强免疫后只有 59%、26% 有持续反应。迄今未见甲肝减毒疫苗毒力返祖的报道。

(二)被动免疫

丙种球蛋白和胎盘血中丙种球蛋白对甲型肝炎接触者有一定保护作用。适用于接触甲型肝炎患者的易感儿童。注射时间越早越好,不宜迟于接触后 7～14 天,可预防或减轻临床症状。在特殊情况下,如妊娠或肝脏疾病患者,可加倍使用丙种球蛋白。注射抗体后 3 个月效价渐减,故根据需要应予反复注射,方能长期保持免疫能力。

某些情况下如没有足够时间接种疫苗的旅行者,可考虑主动免疫和被动免疫联合应用。由于免疫球蛋白能干扰减毒活疫苗的效果,因此接种减毒活疫苗应在应用免疫球蛋白之后 5 个月以后实行。若旅行 1～2 个月,肌内注射免疫球蛋白 0.02 mL/kg;若旅行 3～5 个月,肌内注射免疫球蛋白 0.06 mL/kg。

三、丙肝的免疫预防

丙型肝炎病毒(HCV)感染的慢性化率高达 60%～80%,并可以导致肝硬化和肝癌。虽然迄今尚缺乏可以实际应用的丙肝疫苗,但是资料显示,疫苗可能是预防和治疗慢性丙肝的最佳途径。

(一)丙肝疫苗的研制进展

由于 HCV 基因组较易发生变异、基因型别多、病毒包膜蛋白 E2 高变、缺乏合适的体外培养系统和感染动物模型等因素,HCV 疫苗的研究受到了极大的阻碍。

尽管如此,在 HCV 疫苗研究方面仍取得了某些进展。如:①鉴定出大多数 HCV 感染者能产生具有有限保护作用的株特异性中和抗体,其血清在一定的时间内能阻断 HCV 对黑猩猩的实验感染。②用 HCV 包膜蛋白(E1 和 E2)编码区的表达产物与适当的佐剂一起免疫的 7 只 HCV 阴性黑猩猩,其中 5 只高免疫反应者能完全防止同源性 HCV 的静脉感染。③编码 HCV 核衣壳蛋白的重组真核表达载体 DNA(质粒 DNA)肌内接种到小鼠能诱生针对 HCV 核衣壳的特异性抗体、淋巴细胞增殖反应,以及细胞毒 T 细胞活性。用在昆虫细胞内制备的丙肝病毒样颗粒免疫小鼠也得到了相似的结果。④以丙肝病毒包膜蛋白为疫苗的临床试验已显示了初步的前景。

减毒病毒疫苗对 HCV 而言目前是不可行的,因为 HCV 不能有效地在细胞培养体系中生长。合成肽疫苗虽然可行,但以往的经验证明并不是非常成功,推测可能是缺乏某些重要的构象位点。亚单位疫苗即将可能诱导中和抗体的基因插入表达载体进行表达纯化。如上述的 E1 和 E2 疫苗,就获得较好的效果。除此之外,在 HCV 疫苗研究方面,有人认为细胞免疫疫苗及核酸疫苗对于 HCV 疫苗研究可能有特别的意义。现已发现许多 HCV 多肽含有 T、B 细胞识别位点,选择保守区含这些位点的多肽作疫苗,不仅可产生相应抗体,还可刺激机体产生 HLA-Ⅰ限制的、HCV 特异的 CTL,从不同水平预防 HCV 的感染。核酸疫苗具有价廉、产量大、纯度高,表达载体能在哺乳细胞高水平表达而不出现病毒的复制和整合以及机体几乎不对表达载体产生免疫反应等特点,并且它既能诱导体液又能诱导细胞免疫反应,因此被认为很有前景。上述含 HCV 核心区序列的疫苗证实在 BALB/c 鼠能有效诱导细胞和抗体反应。总之,理想的 HCV 疫苗可能是多价的,既能产生特异性保护抗体,又能产生特异性 CTL 和记忆细胞的疫苗。

(二)丙肝的被动性免疫预防

早期,虽然有报道提示多次受血患者应用免疫球蛋白可以防止其后非甲非乙型肝炎以及慢性肝病的发生。另外也有应用免疫球蛋白预防肠道外传播的非甲非乙型肝炎的报道。但现有的丙种球蛋白大多数是从抗 HCV 阴性的血浆中制备而来的,因此它的保护作用实际上不大。HCV 特异性免疫球蛋白被推荐用于暴露后免疫预防,由于 HCV 中和抗体呈高度的株特异性以及短暂的、有限的免疫保护,加之来源及宿主范围的限制,很难广泛应用,且其保护效果也不清楚。

四、戊肝的免疫预防

(一)戊肝的主动免疫研究进展

以 HEV ORF2 的 C 端 2/3 亚单位重组抗原为免疫原免疫动物,可以使动物对同株(缅甸株)病毒的攻击获得完全保护,对明显不同的病毒(墨西哥株)的攻击也有部分保护作用。达到保护作用的免疫程序为 80 μg×3 次。另一组研究采用在杆状病毒表达的 HEV ORF2 的全长蛋白作为免疫原,50 μg 肌内注射 1 次或 2 次均可使动物获得完全保护。直接用含 HEV ORF2 全长的质粒免疫动物可有效地诱导特异性体液免疫应答。我国学者构建了含 HEV ORF3 全长的表达质粒,免疫小鼠后约 75% 的动物产生了特异性抗体。

(二)戊肝的被动免疫预防

一项前瞻性研究发现,血清抗 HEV 阳性者和阴性者与 HEV 感染者接触后,前者无一人发病,而后者中感染率达 35%。用恢复期血清所作的动物被动免疫保护试验显示,虽然接受免疫的动物仍被攻击的病毒感染,但是与未免疫动物相比,接受免疫动物粪便和血清中 HEV 含量较低并且肝脏转氨酶无显著升高。估计达到 50% 保护率的抗体滴度大约为 1∶40。因此,用 HEV 地方性流行区(抗 HEV 阳性率可达 40%)的健康人群血源制备的免疫球蛋白制剂对 HEV 感染可能有保护作用。被动免疫对改善孕期感染 HEV 的临床经过可能有一定价值。

(袁　睿)

第九节 肝 硬 化

肝硬化一词来源于希腊语 Kirros，意为黄褐色或橙色。Laennec 首次用以形容硬变而呈黄褐色的肝脏，并首先描述其病理变化与临床表现。本病是由多种原因引起的一种慢性、进行性、弥漫性炎症及纤维化肝病，在致病因子反复或持续作用下，肝细胞呈弥漫性变性、坏死、凋亡，残存肝细胞再生，形成再生结节，结缔组织弥漫性增生形成纤维隔，最终分割及破坏正常肝小叶结构，代之以硬化性结节或假小叶为特征的病理性改变，临床表现为肝功能损害与门静脉高压症。

一、病因命名与分类

(一)病因命名

肝硬化的命名原称为门静脉性肝硬化、坏死后性肝硬化、Laennec 肝硬化等，这些命名的最大缺点是忽视了病因在肝硬化发生、发展过程中所起的作用。

以病因为肝硬化命名的依据，尤其病毒性肝炎所致的肝硬化，更应以相关病毒性肝炎来命名，如乙型肝炎肝硬化、丙型肝炎肝硬化、乙型＋丁型肝炎肝硬化等。

描述形态学特征命名的肝硬化，如小结节性肝硬化、大结节性肝硬化、混合性(大、小结节性)肝硬化的病理诊断，仍予保留，宜与病因诊断配合使用；病因不详时，则注明病因未明。例如，大结节性肝硬化，病因未明。

有些特殊类型的慢性肝病，如原发性胆汁性肝硬化、原发性硬化性胆管炎、肝豆状核变性(Wilson 病)、α_1-抗胰蛋白酶缺乏症，它们的临床过程似慢性肝炎，肝活组织学检查与自身免疫性肝炎和慢性病毒性肝炎亦有类似之处，仍沿用原名，在诊断时，应与慢性肝炎鉴别。

应废弃的命名：如门静脉性肝硬化、坏死后性肝硬化、Laennec 肝硬化、营养性肝硬化。

(二)病因分类

流行病学研究表明，在不同国家和地区，引起肝硬化的病因不尽相同，在欧美以酒精性肝硬化多见，但病毒性肝炎肝硬化的发病率也在增加；亚非国家则以病毒性肝炎肝硬化常见，在日本酒精性肝硬化亦在增加；在我国以病毒性肝炎肝硬化为主，血吸虫病性肝硬化次之，酒精性肝硬化虽不常见，但有增加趋势；慢性淤胆性及循环障碍性肝硬化则较少见，遗传代谢障碍性及其他原因所致的肝硬化均少见。

1.病毒性肝炎及其他感染

病毒性肝炎肝硬化多由慢性病毒性肝炎发展而来，其中主要是慢性乙型肝炎。另外，近些年来的研究发现慢性丙型肝炎和慢性丁型肝炎与肝硬化的发生均有密切关系。甲型、戊型肝炎一般不导致肝硬化。

(1)乙型病毒性肝炎：全世界约有 3.5 亿乙型肝炎病毒(hepatitis B virus，HBV)慢性携带者，我国约1.2 亿，占 1/3；在这些带毒者中，约25％的人一生中将发展为各类型的慢性肝病，病理组织学检查还高于此数。国外对乙型肝炎患者的病理及随访研究发现，中度慢性肝炎患者约有50％发生肝硬化，其中伴有桥接状坏死或小叶融合坏死者，发展为肝硬化的比率更高。回顾性研究发现，乙型慢性活动性肝炎在 2～5 年内进展为肝硬化的发生率可高达70％，在老年人病理检查中有桥接坏死及 HBV DNA 持续阳性者发生率更高,其5年存活率为55%。在我国,乙型肝炎肝硬化约占全部病例的66.7%~75.0%。在西方国家如奥地利乙型肝炎肝硬化仅占全部病例的13%(43/328 例)。

(2)丙型病毒性肝炎:丙型肝炎病毒(hepatitis C virus,HCV)传播途径与 HBV 的一样,主要通过破损的皮肤或黏膜经血液传播。

丙型肝炎的临床表现较乙型肝炎为轻,多呈亚临床经过,故无临床症状与体征多见,多因体检或其他临床检查时 ALT 升高而被发现,丙型肝炎较乙型肝炎更易慢性化,约50%的急性HCV 感染呈慢性化过程,25%的慢性 HCV 感染发展为肝硬化。急性丙型肝炎发病后的5年与8年,其发展为肝硬化的危险度分别为40%与60%,平均每年的危险度为8%;急性输血后肝炎15年随访结束时,其中32%的患者已发展至肝硬化。在我国病毒性肝炎肝硬化原因中,丙型肝炎构成比约5%。丙型肝炎肝硬化与 HCV 基因型有一定关系,HCV-1b 型及年龄、感染持续时间与肝硬化有明显相关性,肝硬化患者无论癌变与否,其 HCV-1b 的检出率均较高,HCV-1b 型明显影响肝硬化肝癌的危险度,与性别、年龄及 Child 分类无关。

(3)丁型病毒性肝炎:丁型肝炎病毒(hepatitis D virus,HDV)为一单股 RNA 嗜肝病毒,具有传染性、致病性与缺陷性,由于其缺陷性,使其在宿主体内的复制必须依赖于 HBV 或其他嗜肝病毒的协助。HDV 感染亦为全球范围性疾病。

HDV 与 HBV 有协同感染或重叠感染两种方式。HDV 的协同或重叠感染易使原有乙型肝炎加重,加速其向中、重度慢性肝炎及肝硬化发展,亦可导致暴发性肝衰竭。所以丁型肝炎是一种活动性、进行性肝脏疾病。其中60%~70%患者在相当短的时间内进展至肝硬化,其进展至肝硬化的危险度比乙型肝炎、丙型肝炎高3倍。HDV 感染血清标志(HDAg 与抗-HDIgM)阳性的检出率主要集中于乙型慢性肝炎与乙型肝炎肝硬化,前者的检出率为15%,后者为20%,提示在我国丁型肝炎肝硬化的发病率仍较丙型肝炎者低。

(4)寄生虫感染:血吸虫病主要引起肝纤维化,虫卵沉积在汇管区刺激结缔组织增生,引起肝组织纤维化,形成不完全分割性肝硬化。有资料表明,血吸虫病患者合并乙肝病毒感染的比例较一般人群高,这说明晚期血吸虫病患者的肝硬化,可能与乙肝病毒的重叠感染有关。

华支睾吸虫的感染偶尔可引起继发性胆汁性肝硬化。疟原虫本身不导致肝硬化。

(5)细菌和其他感染:结核杆菌、布鲁菌感染所致的局限性肝脏肉芽肿可能会留下纤维化瘢痕,但无结节再生。梅毒螺旋体可引起新生儿的肝硬化,对于成年人只引起肝脏损害,不会出现肝硬化。

2.酒精性肝病(alcoholic liver disease,ALD)

包括酒精性脂肪肝(alcoholic fatty liver,AFL)、酒精性肝炎(alcoholic steatohepatitis,ASH)与酒精性肝硬化(alcoholic cirrhosis,ALC)。最近一项涉及多地区多中心的 ALD 流行病学调查,2000~2004 年 ALD 患者占同期肝病患者的构成比分别为 2.4%、2.7%、3.4%和4.3%,AFL 占22.6%,ASH 占28.8%,ALC 占37.4%。饮酒量的安全限度男性210 g/周或30 g/d,女性140 g/w 或20 g/d。酒精性肝损伤的最低阈值:男性常年饮酒60 g/d 可开始引起肝损伤,女性常年饮酒20 g/d 可发展为肝硬化。以上提示女性对酒精中毒的易感性高于男性。人体摄入酒精后,首先在胃内被氧化代谢,催化此种代谢的酶为酒精脱氢酶(ADH),男性嗜酒者胃黏膜的ADH 活性只有非嗜酒男性的50%;女性嗜酒者更低甚至缺如,致使酒精在肝内的生物利用度增加,由此产生更大的毒性作用。

尽管酒精性肝损伤及肝硬化与酒精消耗量及酗酒持续时间有密切关系,但仅 20%～30%的酗酒者可发生明显肝损伤及发展至肝硬化,这与基因多态性有关。

3.非酒精性脂肪肝病(non-alcoholic fatty liver disease,NAFLD)

非酒精性脂肪肝病是一组与胰岛素抵抗(insulin resistance,IR)及遗传易感性相关的代谢应激性肝损害,疾病谱包括非酒精性脂肪肝(non-alcoholic fatty liver,NAFL)、非酒精性脂肪肝炎(non-alcoholic steatohepatitis,NASH)及其相关性肝硬化和肝癌。随着社会的进步,人民生活水平的提高,肥胖和代谢综合征日趋增多,NAFLD 的发病亦呈上升趋势。在欧美发达国家,普通成人 NAFLD 患病率为 20%～33%,其中 NASH 及其相关性肝硬化分别为 10%～20%和 2%～3%,肥胖症患者 NAFL 为 60%～90%,NASH 为 20%～25%,相关肝硬化为 2%～8%,Ⅱ型糖尿病患者及高脂血症患者 NAFLD 患病率分别为 28%～55%和 27%～92%。

NAFL 进展缓慢,随访 10～20 年肝硬化发生率为 0.6%～3.0%,而 NASH 患者 10～15 年内肝硬化发生率为 20%～25%,NASH 为 NAFL 发生肝硬化的必经阶段。

4.药物和毒物

药物和毒物相关性肝硬化的起病有两种方式,其一是引起急性或亚急性肝衰竭,继之形成肝纤维化、再生结节以至肝硬化,这些药物和毒物包括氟烷、毒蕈、黄曲霉毒素、对乙酰氨基酚、异烟肼、磷、铁、砷中毒等。另一种形式是起病隐匿,或在药物所致慢性肝炎基础上,逐渐进展至肝硬化,这类药物大多用于长期治疗原有的疾病,如异烟肼治疗肺结核;甲基多巴治疗高血压;甲氨蝶呤治疗银屑病;硫唑嘌呤用于肾移植后免疫抑制;环磷酰胺治疗自身免疫性血小板减少;丙硫氧嘧啶治疗甲状腺功能亢进;双醋酚汀治疗长期便秘;氯丙嗪用于精神异常者等。

5.自身免疫性肝炎(autoimmune hepatitis,AIH)

自身免疫性肝炎是机体免疫系统对自身肝细胞抗原失耐受,产生自身抗体及自身免疫性 T 细胞所致的一种急、慢性肝病,是以门静脉周围病变为主的一种非自限性肝炎,好发于青中年女性,女：男之比为 4∶1,常伴有发热、关节痛、皮疹等肝外表现,出现高 γ-球蛋白血症及自身循环抗体。多数对免疫抑制剂治疗有效。基因易感性是 AIH 发病的必要条件,AIH-1 型患者多见,易进展至肝硬化、肝衰竭。自发性缓解者少,如不治疗,5 年生存率 50%。

6.慢性胆汁淤积

慢性胆汁淤积是由于多种原因引起的肝细胞胆汁分泌器、肝内胆管及肝外胆管任何部位器质性病变或功能性异常,导致胆汁排泄障碍、肝内胆汁淤积以及胆汁反流入血中的一种综合征。胆汁中胆汁酸的某些中间代谢产物如石胆酸、鹅去氧胆酸,对肝细胞有毒性作用,过量淤积日久,可引起肝细胞变性坏死,久之形成胆汁性肝硬化。慢性胆汁淤积的原因有原发性与继发性两类,在成年人常见的继发性原因为胆石、炎性狭窄、肿瘤、胆管手术后胆总管狭窄或胆-肠分流手术后空肠与胆管上端吻合处狭窄;慢性胰腺炎也可引起胆管狭窄;另外在儿童则多为先天性肝内外胆管闭锁和胆囊纤维化,未被诊断的胆总管囊肿也可以引起继发性胆汁性肝硬化。

原发性慢性胆汁淤积包括：原发性胆汁性肝硬化、原发性硬化性胆管炎以及自身免疫性小胆管炎,它们都是由自身免疫介导的慢性胆管损害引起的胆汁淤积,易进展至肝硬化。

7.循环障碍

循环障碍性肝硬化的病因主要是慢性心功能不全(充血性右心衰竭)、缩窄性心包膜炎、Budd-Chiari 综合征(BCS)及肝小静脉闭塞病(VOD)或肝窦闭塞综合征(SOS)。

右心衰竭、缩窄性心包炎时,右房压力增高,肝静脉回流障碍,导致淤血肝。早期中央静脉及其邻近的肝窦淤血扩展,肝细胞受压挤、萎缩,严重肝淤血可使扩张的血管破裂,肝细胞出血性坏死,网状结构塌陷与肝纤维组织增生,最终形成肝硬化。

Budd-Chiari 综合征系肝静脉流出道主支的血栓形成或肝静脉开口处上部的下腔静脉蹼膜或血栓形成或压迫狭窄,50%～70%患者难以明确病因,部分病例继发于腹腔炎症、腹部外伤、肿瘤、真性红细胞增多症、阵发性血红蛋白尿、妊娠及口服避孕药。VOD 或 SOS 系指肝小叶内静脉、小叶下静脉或肝窦的血栓形成,最常见的病因为摄食含一种吡咯烷生物碱的草本植物、过度饮酒、过量维生素 A,现已知肿瘤放射或化疗、黄曲霉毒素、乌拉坦(氨基甲酸乙酯)、硫唑嘌呤、骨髓及肾移植的排异反应等,均可引起本病。Budd-Chiari 综合征、VOD/SOS 引起淤血肝及肝硬化的机制与慢性心功能不全及缩窄性心包炎所致者相同。

8.遗传代谢障碍性疾病

遗传代谢障碍疾病相关性肝硬化以 α_1-抗胰蛋白酶(α_1-antitrypsin,α_1-AT)缺乏症、特发性血色病(IHC)以及肝豆状核变性(HLD)相对多见,其他罕见。

(1)α_1-AT 缺乏症:α_1-AT 是肝脏合成的一种球蛋白,属 α_1-球蛋白的主要成分,能抑制胰蛋白酶及其他蛋白酶活性,具有组织保护作用。遗传缺陷时,肝脏生成病理性 α_1-AT(多肽链 324 位置上的赖氨酸被谷氨酸取代),其溶解度降低,大量沉积于肝细胞内,引起慢性肝损害并进展至肝硬化,常伴有肺气肿,任何年龄男女均可患病,儿童、青春期以上成年人多表现为中、重度慢性肝炎、肝硬化及门静脉高压。

(2)血色病:是金属铁代谢障碍所致的铁在体内的过度沉积,有特发性与继发性两种,特发性血色病(IHC)与遗传铁代谢障碍有关,继发性多见于反复输血后的慢性贫血。IHC 的铁代谢障碍主要为小肠黏膜吸收异常增加。铁负荷增加及过度沉积,引起慢性肝损害及肝硬化。多在40～50 岁以上发病,以皮肤色素沉着、糖尿病及肝硬化三联征为特征。血清转铁蛋白饱和度男性高于 60%、女性高于 50%以及血清铁蛋白高于 1 000 μg/L,可作为诊断依据。

(3)肝豆状核变性(hepatolenticular degeneration,HLD):亦称 Wilson 病,是金属铜遗传代谢障碍病。遗传缺陷时肝细胞溶酶体排泌铜,至胆汁的功能障碍以及抑制铜蓝蛋白合成,大量铜沉积于肝细胞内,当肝细胞铜沉积达饱和状态时,经吸收至门静脉的铜不经肝细胞摄取直接注入体循环,大部分与清蛋白结合后输送并沉积于神经系统、角膜、骨及关节。小部分与氨基酸结合,输送至肾脏,由肾排泄。铜的沉积可抑制酶系统,特别是含有巯基的酶,从而影响正常细胞功能,导致肝、脑、角膜病变。HLD 多见于儿童及青少年,临床表现以肝硬化、神经精神症状及角膜色素环(Kayser Fleischer)为特征,血清铜蓝蛋白水平降低,尿铜排泄增加及角膜色素环阳性可协助诊断。

(4)其他遗传代谢疾病:①糖代谢障碍:如糖原累积病Ⅳ型、半乳糖血症、果糖不耐受症。②氨基酸代谢障碍:酪氨酸血症。③家族性胆汁淤滞病:Byler 病。上述遗传代谢障碍性疾病相关性肝硬化均罕见,且多见于婴幼儿及儿童。

9.病因不明(隐源性)

(1)印度儿童型肝硬化:该病发生于印度农村的1～3 岁儿童,通常在发病 1 年内死于肝功能衰竭,家族性发病显示其与遗传因素有关。组织学所见为小结节性肝硬化。

(2)隐源性肝硬化(cryptogenic cirrhosis):它不是一种独立的疾病,是对多种不明病因肝硬化的统称。随着分子生物学技术的不断发展,致病基因的不断发现,以及若干特异性检测方法的不断更新,可以预期一些所谓的"隐源性肝硬化",有可能从中鉴定出潜在的病因,成为一种独立的疾病。故隐源性肝硬化发病率将渐趋下降。

二、肝硬化形成过程及其机制

在致病因素持续或反复作用下,引起肝实质细胞进行性地变性、坏死与凋亡,继之以结节状再生性增生以及纤维组织过度增生,破坏正常肝小叶的功能单位,即肝窦、Disse 间隙及单层板状肝细胞索三位一体的构型,最终形成硬化性结节。正常肝小叶功能单位是肝脏赖以发挥正常生理功能的基础,其受损程度决定肝硬化的严重度,也是肝硬化形成的关键过程。肝硬化形成过程及其机制如下。

(一)慢性进行性肝损害

急性肝炎也可引起弥漫性肝损害,但通过一次完全免疫应答,病原被清除,炎症消退,只要肝小叶功能单位仍保持正常构型,肝组织通过自身修复机制,沿着正常肝构型的轨迹进行修复,恢复至正常水平,则不进展至肝硬化。急性肝衰竭中的有些幸存者或实验性肝叶切除术后,如果病原被清除,免疫激活被终止,肝细胞成分及非细胞成分也可按正常肝组织构成比,沿着正常肝小叶功能单位构型的轨迹进行修复,一般也不发生肝硬化。

静止期慢性肝损害,其炎症活动度很轻(<G2),仅表现为点状坏死或灶状坏死,正常肝小叶功能单位构型完整,再生的肝组织沿着正常单层板状肝细胞索的支架进行修复,亦不进展至肝硬化。

慢性进行性肝损害则与以上情况不同,其致病因素持续或反复作用,慢性炎症反复激活,肝小叶功能单位进行性受损,肝脏微环境不断被破坏,组织自身修复是一种脱离正常肝构型的无序修复,具有极大的破坏性,这是肝硬化形成的关键过程,与下列因素有关。

1.免疫性肝损害

肝脏是机体固有免疫的主要组成部分,具有丰富的固有免疫效应细胞,如单核/巨噬细胞(库普弗细胞)、树突状细胞(DC)、NKT 细胞及 Pit 细胞,它们通过模式识别受体与病原相关分子模式结合,起清除病原体作用,但也造成靶细胞损害;另一方面,固有免疫细胞(如 DC),通过抗原呈递启动适应性免疫反应,即抗原呈递细胞(APC)在吞噬病原体后,其溶酶体将病原体降解为具有抗原信息的抗原肽,由此形成 HLA-Ⅱ类分子-抗原肽复合物,由 APC 呈递给 $CD4^+$-T 辅助细胞($CD4^+$-Th)。$CD4^+$-Th 被激活,分别沿着 1 型细胞因子途径及 2 型细胞因子途径分化增殖,分别成为特异性的 $CD4^+$-Th1 及 $CD4^+$-Th2。特异性的 $CD4^+$-Th1 主要分泌释放 IL-2、TNF-α 及 IFN-γ 等,主要增强单核吞噬细胞/库普弗细胞、NK 细胞及 $CD8^+$ 细胞毒 T 细胞($CD8^+$-CTL)的作用,介导细胞免疫性肝损害。特异性 $CD4^+$-Th2 通过释放 IL-4、IL-5、IL-6、IL-10 等细胞因子,促进 B 细胞分化增殖转化为浆细胞,分泌释放相关丙种球蛋白(Ig),介导体液免疫性肝损害。在急性肝炎,上述适应性及固有免疫反应呈完全应答,足以清除病原体;而在慢性肝炎,呈不完全应答,病原体不能完全被清除,导致炎症坏死的慢性过程。这种反复发作的慢性炎症坏死是肝纤维化发生和发展的重要因素。受损的肝细胞、库普弗细胞、内皮细胞以及募集至病变区的中性粒细胞,通过释放相关细胞因子,一方面使炎症坏死持续进展,另一方面又启动无序修复过程,即肝细胞结节状再生及纤维化过度增生,最终进展至肝硬化。

2.缺血、缺氧

缺血、缺氧有 2 种来源,其一是源于原发性疾病,如慢性心功能衰竭、缩窄性心包膜炎、Budd-Chiari 综合征、肝窦闭塞综合征或肝小静脉闭塞病。其二是源于慢性肝损害引起的微循环障碍,包括肝窦内皮细胞层的毛细血管化、微血栓形成、内皮细胞释放内皮素（ET-1）增加，介导肝窦收缩等。缺氧、缺血时影响线粒体功能，释放活性氧，引起氧化应激反应性肝损害。在缺血、缺氧情况下，上调肝星形细胞（hepatic stellate cell，HSC）表达缺氧诱导因子-Iα；①诱导 HSC 表达血管内皮因子及其受体影响血管重塑。②刺激 HSC 表达 I 型胶原及转化生长因子-β_1（TGF-β_1），通过自分泌或旁分泌影响纤维生成。

3.氧化应激反应

活性氧（reactive oxygen species，ROS）来源于激活的库普弗细胞、HSC 及募集至病变区的炎性细胞。培养的 HSC 加入外源性 ROS 后，能加强 HSC 胶原基因的表达；另外，细胞内含有产生高水平氧化剂的转基因 HSC，能过度表达 I 型胶原。

在体内 ROS 与脂质反应能生成多种醛类化合物，如丙二醛在酒精性、病毒性及淤胆型肝损害均增加，它刺激 HSC 合成胶原 mRNA 及胶原蛋白。酒精中间代谢产物乙醛与丙二醛对 HSC 的效应相似。

脂肪肝由于过多的脂质底物，在肝损害时对脂质过氧化特别敏感，酒精性与非酒精性脂肪肝以及与 HCV 感染等相关肝病纤维化的进展与脂肪变的相关性，就是很明显的例证。此外，铁负荷过多也与肝实质的脂质过氧化明显相关。

（二）肝细胞结节状再生

正常肝细胞脱离细胞周期不进行增殖，但在某种刺激作用下，可迅速进入细胞周期进行再生，例如在肝坏死的应激反应中，G_0 期细胞可重新进入细胞周期，以代偿因坏死而丧失的肝细胞。在轻症肝炎，单层索状肝细胞的构型依然完整，再生的肝细胞沿正常支架填补缺失的肝细胞后再返回 G_0 期。在反复发作的慢性肝损害中，由于进行性肝损害，正常肝的网状支架塌陷，在此种情况下，肝细胞的再生形成多层板状的结节状构型。1994 年，世界胃肠病学会国际工作组提出了肝细胞结节性病变的分类命名与诊断标准的建议，作为与肝癌鉴别诊断的参考，根据结节发生的机制与性质，将结节性病变分为再生性与异型增生型两大类。肝硬化肝细胞再生所形成的结节即属于再生性范畴，如果该结节被纤维组织分割包绕，即形成硬化性结节。

（三）纤维生成

纤维生成（fibrogenesis）是肝纤维化/肝硬化形成过程中的中心环节，几乎与肝细胞再生同时发生，用以修复被损害的肝组织，它是细胞外基质（extracellular matrix，ECM）合成与降解失衡（合成＞降解）过度沉积的结果，HSC 激活在纤维生成中起关键作用。

（四）肝小叶结构改建

肝小叶结构的改建即硬化性结节的形成，它是肝硬化形成的重要标志。但是肝硬化是一个渐进潜移的过程，在肝硬化形成早期，甚至在慢性肝损害阶段，肝小叶结构就有被纤维化破坏的端倪，这就是肝窦毛细血管化，它既是肝硬化的前驱病变，也是肝硬化形成过程的重要组成部分，故在此一并加以讨论。

1.肝窦毛细血管化

肝小叶结构的功能单位是由肝细胞索、Disse 间隙及肝窦组成。HSC 位于 Disse 间隙，1 个HSC 两侧分别与 2～3 个肝窦内皮细胞及 30～40 个肝细胞相接触，构成三位一体的功能单位。其中 Disse 间隙是肝细胞、HSC、肝窦内皮细胞十分重要的微环境，免疫组化研究表明，其中散在有低电子密度物质，由IV型、V型、VI型、XI型胶原及其他糖蛋白、蛋白多糖组成，类似基底膜物质，对维持驻留细胞的分化、增殖起重要作用。另外，由内皮细胞构成的肝窦是肝脏的微循环系统,其独特之处是无基底膜,肝窦内皮细胞之间有窗孔样空隙,能让血浆成分自由进出于 Disse 间隙之间,与肝细胞直接接触进行充分的物质交换,可以认为:肝窦是肝小叶功能单位的一条"黄金"通道,是肝脏实施物质代谢功能的重要保证。在慢性肝损害中,由于 HSC 在纤维化中的关键作用,这一功能单位首先受累,HSC 分泌的 I 型、IV 型等胶原首先沉积于 Disse 间隙内皮细胞下,窦内皮细胞间窗孔逐渐减少或消失,内皮细胞基底膜逐渐形成,形似连续的毛细血管网,特称之为肝窦毛细血管化,它阻碍肝细胞与肝窦血液间的充分物质交换,致使肝细胞缺血、缺氧,肝内血液分流,严重影响肝脏的多种物质代谢功能。因此,肝窦毛细血管化是肝硬化病理过程的一个重要环节,它也为肝硬化结节的形成奠定了基础,具有深远的病理生理学意义。

2.硬化性结节

随着纤维生成的积累,胶原纤维增生,各区域增生的纤维不是互相孤立的,彼此可以互相桥接,桥接的有无及其程度,视慢性肝损害的程度而定。轻症慢性肝损害一般不形成桥接纤维,只有中度以上的碎屑状坏死、桥接状坏死以及多小叶融合性坏死,才形成桥接状纤维。桥接可在汇管区与汇管区之间、汇管区与中心静脉周围之间形成,桥接后的胶原纤维形成纤维束,又称纤维间隔,包绕或分割再生的肝结节或残存的肝小叶,由此形成硬化性结节,这是肝小叶结构改建的标志。由于肝窦的毛细血管化,硬化性结节不具备正常肝小叶的功能,故又称假小叶,其形态学特征详见病理学。随着疾病的进展,纤维性胶原可以逐渐机化为纤维结缔组织,最终成为无活性的瘢痕组织,标志着肝损害创伤的修复,此时残存肝小叶功能单位的数量与质量是决定预后的关键因子。

三、病理学

(一)形态学特征

肝硬化形态学特征,是弥漫性肝纤维化所形成的纤维隔及肝小叶结构改建所形成的硬化性结节或假小叶。肝脏在慢性炎性病变不断刺激下,成纤维细胞增生,合成大量胶原纤维,导致弥漫性纤维增生及纤维束形成。肝小叶 1 带碎屑状坏死时,肝纤维化自汇管区向另一汇管区延伸,形成汇管区至另一汇管区的桥接纤维隔,肝小叶 3 带肝细胞融合性坏死时,形成肝小叶中央至汇管区的桥接纤维隔。两种纤维隔分别或同时包绕残存肝小叶或再生结节,导致肝小叶结构性改建。肝窦位于结节的外周,门静脉血流绕过结节内的功能性肝细胞而分流,致使结节中心的门静脉血氧供应相对不足。结节外周完全被纤维隔包绕时,称为完全性硬化性结节/假小叶,不完全包绕者称为不完全性硬化性结节。一旦出现硬化性结节,则提示已进展至肝硬化。肝细胞坏死是肝硬化的始动因素,但当进展至肝硬化时,肝细胞坏死可能已不复存在,因此它不是肝硬化形态学的必备条件。硬化性结节由于门静脉血供短缺,在某种应激状态下(如出血、感染、手术创伤),可诱发肝细胞继发性变性、坏死,这可解释晚期肝硬化患者往往因某种应激状态而出现的肝功能衰竭。

肝硬化形态学特征的界定,必须同时具备弥漫性肝纤维化及正常肝小叶结构被破坏的结构性改建,缺一不可。肝纤维化是肝硬化的前驱病变,但不是肝硬化的同义词,右心衰竭引起的肝小叶 3 带纤维化、胆汁淤积引起的肝小叶 1 带纤维化以及肝门静脉硬化症,它们均缺乏结节性改建,不能称为肝硬化;部分结节性转化,仅有增生性结节而无肝纤维化,亦不能称为肝硬化;先天性肝纤维化既有增生性结节,又有肝纤维束包绕,但结节内属正常肝小叶结构,也不能视为肝硬化;局灶性结节增生,即使伴有纤维化,由于病变呈局限性,同样不能认为是肝硬化。

(二)病理分类

肝硬化形态学标准,按结节大小分为 3 种类型:①小结节性肝硬化:结节大小比较均匀,一般 <3 mm,最大不超过 10 mm,纤维隔较规则,再生结节较少。②大结节性肝硬化:结节较粗大,大小不均,直径一般>3 mm,最大可达数厘米,纤维隔不规则,再生结节多见。③混合性肝硬化:小结节和大结节两种形态在同一肝脏中混合存在,两者比例基本相同。上述分类并不是固定不变的,例如小结节性肝硬化在应激状态下,通过继发性的坏死、再生、改建,可转变为大结节性或混合性肝硬化。

不同病因的肝硬化,虽有其病理学特征,但在一般情况下,不同的病因可以引起相同病理学改变,如病毒性及酒精性均可引起小结节性肝硬化;相同的病因又可引起不同病理形态学改变,例如病毒性肝炎既可引起大结节性肝硬化,也可引起小结节性肝硬化。

除根据结节的大小分类外,也可根据结节内所含腺泡功能单位分为以下 3 型:①单腺泡性肝硬化:至少 75% 的病变区是由单腺泡组成的,其特征是结节内不含有或只含有一个汇管区。②多腺泡性肝硬化:至少 75% 的病变区是由多腺泡组成的,其特征是结节内含有 1 个以上的汇管区。③混合腺泡性肝硬化:单腺泡性及多腺泡性硬化性结节至少各占病变区 25% 以上,肝静脉小支闭塞的多少,反映了单腺泡性与多腺泡性硬化性结节的功能差异。如果肝静脉小支全部闭塞,则不含或只含有 1 个汇管区,提示门静脉血流短缺,如单腺泡性硬化性结节;若肝静脉小支只部分闭塞,则含有 1 个以上的汇管区,提示仍保留有一定的门静脉供血,如多腺泡性硬化性结节。

(三)肝脏组成成分的改变

肝脏为细胞成分与非细胞成分(基质及液体间隙)所组成。细胞成分占总肝容积的 80%,基质及液体间隙占 20%。细胞成分中 80% 为具有功能的肝实质细胞,其余 20% 为非实质细胞,后者包括库普弗细胞、星形细胞、成纤维细胞等。基质成分以胶原蛋白为主,占全肝总量 7.5 g/1 500 g,其他如葡胺多糖及蛋白多糖的含量较少。正常肝细胞成分与非细胞成分呈高度有序的排列,而且细胞与细胞、细胞与基质间有极其精密的联系,例如葡胺多糖呈网状分布,包绕肝细胞并伸入肝细胞内,传递细胞内外信息,调控细胞的表型。在正常情况下,各成分保持相对的稳定性;但在病理情况下,任何一种成分的变化,必然引起另一些成分的变化,例如肝细胞坏死,必然引起另一些肝细胞再生,如成纤维细胞增生以及基质的沉积,故 Rojkind 等将肝脏的组成成分比拟为一个生态系统。肝硬化引起肝脏生态系统的变化,在形态学上有以下几方面的改变。

1.细胞成分的改变

以晚期肝硬化为例,具有功能性的肝实质细胞只有正常的 1/3,而非实质细胞如成纤维细胞较正常增加 4 倍,这种细胞成分的改变,严重影响肝脏的物质代谢功能,达一定程度时表现为肝功能衰竭。

2.基质成分的改变

胶原蛋白较正常增加 5 倍,Ⅰ 型与 Ⅲ 型胶原的比值由正常 1:1 增到 4:1 以上,基质成分量与质的改变,影响细胞内、外环境,可改变细胞的表型,例如某些蛋白的合成增加(如肌动蛋白),而另一些蛋白的合成则减少(如血清蛋白、凝血酶原等),严重者肝细胞发生间变。

3.液体间隙的改变

主要是肝血窦及 Disse 间隙的改变。毗邻血窦内皮的星形细胞转变为肌成纤维细胞,大量分泌胶原纤维,沉积于肝窦壁内外,使肝窦毛细血管化并狭窄/闭塞,既影响肝窦血循环与肝细胞间的物质交换，又使门静脉血流受阻，是为窦性梗阻；此外，小叶下肝静脉最易遭受硬化性结节的压迫、纤维组织的收缩牵引以及邻近组织炎症的刺激而闭塞扭曲，使门静脉血流输出道阻塞，是为窦后性梗阻。所有因肝细胞变性、坏死所致的肝硬化，其液体间隙的改变都以窦性、窦后性梗阻为主，这是肝硬化门静脉高压症的发病基础。

四、病理生理

肝功能损害及肝脏结构改变所致的病理生理改变，其主要特征是引起血流动力变化及生物转化功能障碍，两者互相联系与促进，构成恶性循环，是引起门静脉高压症、腹水及严重并发症的潜在因素。

（一）血流动力学变化

1.肝脏血流动力学变化

（1）肝血管阻力增加：是引起肝血流动力学变化的最基本因素，是门静脉高压症及腹水形成的基础。窦性及窦后性梗阻的器质性病变是肝血管阻力增加的主要原因；但也有非器质性因素，例如肝窦内皮细胞通过内皮素的自分泌或旁分泌，影响肝内血管阻力及血流量；纤维隔中的肌成纤维细胞，具有类似平滑肌的功能，其收缩可使门静脉阻力增加；另外，门静脉、肝静脉小支以及肝窦内皮细胞、HSC，均有肾上腺素能神经末梢分布，能调节肝内血流；肝硬化时，肝脏对儿茶酚胺类物质的清除作用减弱，它们具有收缩肝内血管的作用，并引起其阻力增加；已证明门静脉系统存在有 5-羟色胺 2 型受体（5HT-2R），肝硬化时，肠源性 5HT 生成增加，可介导肝内血管床收缩及阻力增加。器质性病变引起的肝内血管阻力增加，难以用药物来逆转，非器质性因素引起者，则能为相应的药物缓解，这为降低门静脉阻力药物的应用提供了依据。

（2）门静脉压力梯度升高：门静脉压力梯度（portal vein pressure gradient，PVPG）或肝静脉压梯度（HVPG）是指门静脉压或肝静脉嵌塞压与下腔静脉压之间的压力差。腹内压明显增高（如妊娠、鼓肠），既可使门静脉压升高，也可使腔静脉压升高，此时 PVPG/HVPG 升高不明显，不能称之为门静脉高压；肝硬化时，PVPG/HVPG 超过 1.60 kPa（12 mmHg）阈值时，即形成门静脉高压症。PVPG/HVPG 升高达一定程度时，门静脉血流淤滞，甚者由向肝血流变为逆肝血流，使门静脉引流的相关脏器发生阻性充血，最常见者为充血性脾大，胃肠、胰腺、胆囊亦发生相应血流动力学变化。在 PVPG/HVPG 升高情况下，门静脉入肝的血供极度减少，肝动脉血流代偿性增加，肝脏由原来以门静脉血供为主，转变为以肝动脉血供为主，但总肝血流量仍减少，一旦发生应激情况（出血、感染），或应用缩血管药物（如加压素），可使肝动脉血供急剧减少，诱发肝细胞再度变性坏死，严重者引发肝衰竭。

（3）门静脉微循环装置静水压升高：门静脉微循环装置是指肝窦与肠系膜静脉的毛细血管床。HVPG 升高时，首先引起肝窦静水压升高，这样就改变肝窦与窦周间隙之间的液体动态平衡。根据 Starling 液体平衡理论，毛细血管内、外液体的自由交换，决定于内、外两侧静水压梯度（血浆静水压-组织液静水压）及膨胀压梯度（血浆膨胀压-组织液膨胀压）。正常时静水压梯度等于膨胀压梯度，毛细血管壁内、外两侧液体的自由交换得以保持平衡。肝硬化 HVPG 升高时，肝窦静水压梯度显著升高，肝窦的毛细血管化及基底膜形成，阻止血浆清蛋白漏入窦周间隙，也使肝窦膨胀压梯度升高，但由于同时存在的低清蛋白血症，故肝窦膨胀压梯度升高的幅度远不如其静水压梯度升高的明显，致使窦周间隙组织液大量淤积，达一定程度时漏入腹腔，形成腹水。肝窦毛细血管化后，血清蛋白漏入腹腔者减少，其膨胀压梯度相对升高，致使血清-腹水清蛋白浓度梯度＞11 g/L,这有助于门静脉高压相关性腹水的诊断。

　　肝窦的特征是其前、后的阻力比高达50：1,而其他毛细血管床仅为4：1,肝窦的这种高阻力比是由其前、后两端括约肌的舒缩反应来调控的,用以调节肝窦血液流入与流出的速度,以保证肝窦内的生理性缓流,有利于肝窦内与肝细胞间的物质交换,故正常时肝窦内的静水压仅0.26 kPa(2 mmHg),而在其他毛细血管床则高达2.67 kPa(20 mmHg);因此,肝窦较其他毛细血管床对静水压的变化更为敏感,例如肝窦静水压仅轻度增加0.267 kPa,其静水压梯度即提高1倍,而在其他部位毛细血管床仅提高1/10;肝硬化时,肝窦静水压可升高至2.27 kPa(17 mmHg),约高于正常的10倍,肝窦静水压梯度的升高,大大超过了其膨胀压梯度的升高,这样就促使肝窦内液体外流并蓄积于窦周间隙,其蓄积量可达正常的20倍。如此大量的肝组织液(肝淋巴),通过以下3条途径转移:①沿肝淋巴管与肝包膜之间的淋巴吻合支途径,自肝包膜表面漏入腹腔,形成腹水。②沿肝内淋巴管-肝内淋巴结-乳糜池-胸导管途径注入体循环,正常时胸导管引流的肝淋巴流量为1 L/d,肝硬化时可达5～10 L/d,最高可达20 L/d,可引起腹腔内引流淋巴管扩张/曲张。一旦破裂则形成乳糜性腹水。③经纵隔障淋巴管流经纵隔障或胸膜腔,影响胸腔淋巴回流,形成胸腔积液。

　　肠系膜毛细血管床不具有肝窦的生理特征。它是一连续的膜结构,不能让血浆清蛋白漏入组织间隙,其膨胀压梯度有利于组织液的重吸收;其毛细血管前后括约肌的阻力比仅为4：1,故门静脉高压传导的静水压,虽可使其静水压梯度升高,但其升高的水平与作用,远不如肝窦者那么明显,故早期肝硬化腹水,很少是由于肠系膜组织液漏入腹腔引起。随着肝硬化的进展,门静脉高压/静水压进一步升高,血浆膨胀压进一步降低,则肠系膜组织液才有可能漏入腹腔形成腹水。

　　(4)肝内、外分流:指肝内血管床之间以及肝外门-体循环之间的交通支形成与开放,它是门静脉血管阻力增加、门静脉梗阻性充血的一种代偿机制,但却因此引起一系列病理生理现象。

　　肝内分流:用放射微球测定实验动物肝硬化活体内的肝内分流,证明有以下分流存在。

　　门静脉-肝静脉支之间的分流:直径＞15 nm,能让直径等于15 nm的放射微球通过。此种分流存在的病理生理意义,是门静脉血中需经肝脏代谢的各种物质,绕过功能性肝细胞而直接注入体循环,不经过肝脏首次通过作用的处理。

　　肝窦毛细血管化后的分流:直径＜15 nm,不能让直径等于15 nm的放射微球通过,由于肝窦壁毛细血管化形成的基底膜,隔离了肝窦与肝细胞之间的物质交换,故肝窦毛细血管化的分流,与门静脉-肝静脉支分流具有同样的病理生理意义。

　　肝动脉-门静脉支之间的分流:正常肝动脉与门静脉之间仅有很少量的吻合支,而且是关闭的,肝硬化时,肝血液供应主要来自肝动脉,且在肝动脉-门静脉支之间形成很多开放的吻合支,其病理生理意义是肝动脉的压力向门静脉传导;正常情况下,肝动脉压力至13.33 kPa(100 mmHg)时,其压力才开始向门静脉传导,而在肝硬化时,肝动脉压仅4.00 kPa(30 mmHg)时,其压力即可向门静脉传导,故这一分流的病理生理意义是门静脉高压的促进因素;此外,在有该分流存在的情况下,血容量每增加100 mL,门静脉压则上升[(0.137±0.007)kPa(1.0±0.5)mmHg],因此过量或快速扩容时(如快速输注大量甘露醇、自身腹水浓缩回输或腹腔-颈静脉分流),均可导致门静脉压急剧升高,诱发食管静脉曲张破裂大出血。

　　肝外分流:是指门静脉-体循环之间的侧支循环开放。它是门静脉高压症的一种代偿机制,用以减轻门静脉血流量的负荷及降低其门静脉压力梯度。用放射微球测定肝硬化门静脉高压鼠的分流量高达 80％。门-体侧支循环具有如此大的分流量,理应降低门静脉压力梯度/门静脉高压,但实际情况并非如此,这些血管有丰富的平滑肌,很多血管活性物质(如肠源性 5-羟色胺)能使侧支循环血管的阻力增加,也是门静脉高压症持续存在的维持因素。减少侧支循环血管的阻力,可能成为治疗门静脉高压症的新方法。

值得提出的是有些缩血管药物或内源性因子(如内皮素),能使门-体侧支血管的阻力增加,特别是那些用来治疗门静脉高压的常用药,如血管加压素、生长抑素、普萘洛尔等,它们收缩内脏血管的作用也包括门-体侧支血管在内,从而减弱了它们的降门静脉压作用。

临床上最具有病理生理意义的门-体侧支循环开放是食管胃底静脉曲张,其破裂出血是肝硬化最常见的并发症与致死原因。至于食管胃底以外的门-体侧支循环的途径,一般介于肠系膜与髂静脉之间,称为异位静脉曲张。最常见的异位静脉曲张为结肠、十二指肠,偶有腹腔出血者。肝硬化消化道出血,在排除食管、胃底静脉曲张出血以后,应多考虑异位静脉曲张出血。

2.系统血流动力学变化

肝硬化患者在出现上述肝脏血流动力学变化时,往往相继出现系统血流动力学变化,病情愈重,变化愈明显。究其原因,内源性舒血管物质泛溢并累积于系统循环,是此种变化的物质基础,它使外周及内脏 2～3 级小动脉舒张,阻力降低,动-静脉(A-V)吻合支开放,A-V 瘘形成,系统血流重新分配,有效动脉血容量不足,代偿性激活交感神经系统、肾素-血管紧张素-醛固酮系统,肾脏钠、水重吸收增强,钠、水潴留,血浆容量代偿性扩张,最终引起高动力循环。

(1)内源性舒血管活性物质泛溢并累积于系统循环:许多内源性舒血管活性物质属高摄取物,肝硬化时,由于肝脏摄取、清除功能减退以及肝内、外分流,或由于相应组织器官(如门静脉引流的内脏)在某些因子的刺激下生成增多,它们泛溢并累积于系统循环,引起全身阻力性小血管舒张,有许多舒血管物质参与这一病理生理过程,例如内毒素、胰高血糖素、胆汁酸、氨、腺苷、血管活性肠肽(VIP)、一氧化氮(NO)、内源性一氧化碳(CO)、内源性大麻素、非交感神经肽、降钙素基因相关肽(calcitonin gene-related peptide,CGRP)等,晚近备受关注的是内毒素、NO、胰高血糖素。各舒血管物质的作用详见门静脉高压症。

参与系统血流动力学变化的舒血管物质很多,其来源、结构及生物特性各不相同,但它们均作为第一信使,与血管内皮细胞膜上的相应受体结合,共用第二信使所调节的信息通路,例如NO 通过 cGMP 系统,PGI 等通过 cAMP 系统,介导血管平滑肌松弛。此外,cAMP/cGMP 引起细胞膜超极化,拮抗缩血管物质的缩血管反应,降低阻力小血管对缩血管物质的敏感性。

(2)动静脉分流(A-V):正常情况下,前毛细血管水平的动-静脉吻合支是关闭的;肝硬化时,在舒血管物质作用下,控制该吻合支的括约肌样装置松弛,吻合支开放,形成 A-V 短路,是为A-V 分流,它使血流在前毛细血管水平由 A-V 分流注入静脉支,绕过毛细血管而不入,以致组织灌流不足及缺氧。

蜘蛛痣是肝硬化 A-V 分流在皮肤上较具特征的表现,其实它不仅分布于皮肤,几乎可累及全身血管床,包括肌肉、消化道黏膜、浆膜、腹腔内脏、肺及大脑等。如果发生在大脑,则脑血管屏障可因缺氧发生通透性改变,这是促进脑水肿的因素之一。

蜘蛛痣亦可见于肺部,是引起肝肺综合征的重要因素,Berthelo 等证明肝硬化患者肺内小动脉异常扩张,并称之为肺蜘蛛痣;在远离气体交换区的较大动-静脉交通支亦呈开放,胸膜及胸膜下亦有小动脉蜘蛛痣形成。肺内 A-V 分流最重要的病理生理意义,是肺动脉血液未经气体交换进行充分的氧合作用,即注入肺静脉,形成功能性的由右至左的血流短路。肺泡-动脉血氧压差增大，动脉氧分压降低，临床上出现不同程度的低氧血症，如发绀、杵状指等，严重者出现肝肺综合征。

动-静脉分流另一重要的病理生理意义，是回心血量加速，心排血量增加，为高动力循环形成奠定了基础。

（3）外周动脉舒张有效动脉血容量充盈不足：由于 A-V 分流的出现，回心血量及心输出血量增加，故动脉血管床的总血量增加。但由于阻力血管在内源性舒血管物质强力作用下，呈高度舒张，致使有效动脉血容量（effective arterial blood volume，EABV）相对充盈不足，刺激神经体液加压系统，包括交感神经系统（SNS）、肾素-血管紧张素-醛固酮系统（RAAS）以及精氨酸加压素（AVP），它们共同作用于肾脏，致肾入球小动脉收缩，肾血流量减少，肾小球滤过率下降，钠、水重吸收增加，钠、水潴留。在早期肝硬化，钠、水潴留可以使血容量扩张，在新的水平上恢复EABV 的相对充盈不足。但在晚期肝硬化，由于舒血管物质的持续累积，以及大量血浆容量隔离于门静脉引流的内脏，致使这种代偿调节机制不足以恢复 EABV 的相对充盈不足，后者持续存在时，可引起肾功能严重损害，最终出现肝肾综合征。

（4）高动力循环：高动力循环包括外周及内脏两种，以内脏高动力循环最具有病理生理意义。内源性舒血管物质的累积是高动力循环的始作俑者。胃、肠、胰源性所释放的舒血管物质，大多为高摄取物，腹腔内脏小动脉最易受其影响；例如正常餐后，这些舒血管物质释放增加，可使腹腔内脏血循环增加 2～3 倍。胆汁酸为强效的血管扩张物质，肝硬化门静脉高压大鼠的血清胆汁酸浓度比正常者高 3.8 倍，如降低血浆胆汁酸浓度，能有效减少内脏淤血及门静脉血流入量，这提示胆汁酸可引起门静脉引流相关脏器的高动力循环。肝硬化患者血中胰高血糖素含量高达正常的 3～6 倍，内脏循环较外周循环对胰高血糖素有更高的敏感性，以引起外周循环极微小作用的胰高血糖素剂量，却可使门静脉引流相关脏器血管床舒张、血流量增加及淤血，门静脉压相应升高，这提示胰高血糖素对内脏高动力循环起更重要的作用。肝硬化时，门静脉引流的内脏生成与释放 NO 增加，这是一种强效的扩血管因子，对内脏高动力循环起更重要的作用。此外，舒血管物质可降低内脏血管床对缩血管物质的敏感性，在促进内脏高动力循环方面亦起一定作用。肾脏的水钠潴留，使血容量扩张，为高动力循环奠定了物质基础。

据上所述，系统血流动力学变化，以舒血管活性物质泛溢并累积于系统循环开启端；阻力血管扩张、EABV 充盈不足及钠、水潴留，最终血浆容量扩张及高动力循环形成，可以认为高动力循环是系统循环血流动力学变化最集中的表现，其病理生理特征如下。

外周循环：外周血管阻力降低，平均动脉压下降，脉压增大，脉搏充实有力，毛细血管搏动；动-静脉分流，并引致肝掌、蜘蛛痣及毛细血管扩张。

心肺循环：循环时间缩短，回心血流加速，心排血量增加，心脏指数升高，心动过速，左室可扩大，可闻及收缩期杂音，严重时可出现肝硬化心肌病，但一般不出现心力衰竭。内脏高动力循环通过门静脉-肺动脉之间的分流注入肺动脉，可引起肺动脉高压。

腹腔内脏循环：门静脉引流的相关脏器，在舒血管物质作用下，血管扩张，门静脉血流量增加，相关内脏淤血，并引起相关组织器官的病变，如门静脉高压性胃病、结肠病、胆囊病以及淤血性脾大等，而更重要的病理生理改变其是参与门静脉高压症及腹水的形成，并成为两者的维持及加重因素。与门静脉引流内脏相反，肾入球动脉收缩，肾皮质血流减少，肾小球滤过率下降，肾髓质血流量增加，钠、水重吸收增加，钠、水潴留。

全身血流重新分配：高动力循环本是机体进行自稳调节的一种代偿机制，以便在新的基础上,恢复全身血流动力学平衡,但当肝硬化进展至晚期时,由于严重的肝功能损害及肝血管阻力的不断加重,可使全身血流发生重新分配,即皮肤、肌肉血流量增加,门静脉引流相关内脏血流量亦增加,肾血流量减少,大量血浆容量隔离于门静脉引流的内脏,不参加或很少参加全身有效血循环。在此种情况下,高动力循环不仅无助于改善或纠正 EABV 的充盈不足,反而加重门静脉高压症,使腹水成为难治性,形成恶性循环,最终导致肝-肾综合征。

(二)肝脏生物转化功能障碍

机体不能用以作为能量来源或组织更新的物质称为异生化合物,外源性异生化合物如药物、毒物、食品添加剂、致突变物及肠源性毒素等;内源性异生化合物来自物质代谢的产物,如氨、胺、胆红素、γ-氨基丁酸等。这些异生化合物大多为非极性分子和/或亲脂性,不能自行从胆道及肾脏排泄,如果蓄积体内,其危害性之大不言而喻,为此必须经过肝脏进行处理,由非极性转变为极性,由亲脂性转变为水溶性,而后才能从胆道、肾脏排泄。肝脏的这种作用称为生物转化功能,是机体赖以维持自稳态的重要机制,常用肝脏首次通过作用来表达。内、外源性异生化合物,由血流首次抵达肝脏后,其中一部分通过肝窦至窦周间隙,由肝细胞摄取清除。首次未被摄取的部分,在以后随血流抵达肝脏时,再由肝细胞以恒定的速度和比率摄取清除。例如,靛青绿(ICG)静脉注入后,第 1 次到达肝脏时,约经 15 分钟时间,其中 65% 被肝细胞摄取清除,未被摄取滞留于血中的部分,在以后历次到达肝脏时,在相同的时间段,依次被肝细胞以同样的比率(65%)摄取清除。肝脏对物质首次通过的摄取率,称为肝脏的首次通过作用,它反映了肝脏物质代谢的重要功能,影响这一功能的因素主要是肝脏血流动力学变化与肝功能损害,特别是肝硬化肝内、外分流的影响最大。

1.肝内分流的影响(以肝窦毛细血管化分流影响最大)

肝脏对物质首次通过作用的摄取率(extraction ratio,ER),可用下列公式表示:

$$ER=(I-O)/I$$

式中 I(input)为物质进入肝内的最初含量,O(output)为离开肝脏汇入体循环前的肝静脉内的含量,I-O 为被肝细胞摄取的量,故(I-O)/I 代表肝脏首次通过的摄取率 ER。

各种物质在肝脏首次通过作用的摄取率差异很大,ER<0.2(20%)者为低摄取物,ER>0.7(70%)者为高摄取物,肝脏首次通过作用降低时,高摄取物对机体代谢紊乱的影响要比低摄取物者大得多。例如肠道吸收的某物质为低摄取物,由门静脉抵达肝脏后,其 ER 为 2%(0.02),这意味着有 98%(0.98)的物质完全不被肝细胞摄取,即使 100% 的进入体循环,那么体循环中的含量仅增加 2%,仅为正常含量的 1/50,这对机体不致造成很大的影响。如果是高摄取物,情况就截然不同,例如某高摄取物的 ER 为 98%,经肝脏首次摄取后到达体循环的量为 2%,肝硬化时如果该物质完全不被肝细胞摄取,100% 的进入系统循环,此时血中的含量就比正常含量高 50 倍;摄取率即使只有轻度减少,如 ER 由 98% 降至 96%,血循环中的含量也比正常增加 1 倍。故肝脏首次通过作用的变化,主要是高摄取物泛溢至系统循环,引起全身代谢相应的变化。

2.肝外分流的影响

根据某物质在肝内首次通过作用的 ER,可以计算出该物质经摄取后到达系统循环的利用率(systemic availability rate,SAR),任何物质在肝内摄取前均为 1(100%),肝内的摄取率为 ER,则系统循环的 SAR 可用公式(1)表示。在肝硬化有肝内、外分流同时存在时,情况有所不同。肝外分流率用 ESR(extra-hepatic shunt ratio)表示,那么到达肝内的百分率可用公式(2)表示,肝外分流后肝内的摄取率用公式(3)表示,肝内、外分流后的 SAR 可用公式(4)表示。

$SAR=1-ER$

（1）肝外分流后到达肝内的比率＝$1-ESR$。

（2）肝外分流后肝内的摄取率＝$(1-ESR)\times ER$。

（3）肝内、外分流后到达系统循环的 $SAR＝1-(1-ESR)\times ER$。

（4）例如，某物质在正常情况下，其在肝内的摄取率 $ER＝0.7$，在肝硬化情况下，因肝内分流其 ER 降至 0.5，到达系统循环的 $SAR＝1-0.5＝0.5$。如同时有肝外分流存在时，假定肝外分流率 $ESR＝0.2$，则到达肝内的百分率成为 $1-ESR＝1-0.2＝0.8$，肝外分流后肝内摄取率为：$(1-ESR)\times ER＝(1-0.2)\times 0.5＝0.4$，肝外分流后到达系统循环的 SAR 为 $1-(1-ESR)\times ER＝1-0.8\times 0.5＝0.6$，较正常情况下的 $SAR(1-0.7＝0.3)$ 升高 1 倍。可见有肝内、外分流同时存在时，对肝脏首次通过作用的影响更大，表现在对高摄取物的摄取更少，高摄取物到达系统循环的量更大，其对系统各脏器的影响也更深远。肝首次通过作用变化的病理生理，涉及许多方面，常见者如内毒素血症、高胆酸血症、高胰高血糖素血症、高氨血症、高 γ-球蛋白血症、氨基酸失衡，舒血管活性物质泛溢至系统循环所致的血流动力学变化等。

根据以上所述，肝硬化血流动力学变化与生物转化功能障碍互为因果，互相促进，在门静脉高压症、腹水形成及严重并发症的发生发展等方面扮演了重要角色，具有重要的病理生理学意义。

五、临床表现

本病起病隐匿，隐伏期自数年至 10 年以上。轻症可无临床表现，重者出现门静脉高压与肝衰竭症候。

（一）临床表现

1.症状

（1）乏力、体重减轻：乏力是失代偿性肝硬化最常见的表现，乏力的程度常与肝功能损害程度相平行，它与食欲缺乏、进食少、热量生成不足有关；此外，肝脏将乳酸转变为肝糖原的功能降低，乳酸蓄积于肌肉；或血清胆碱酯酶水平因肝功能损害而降低，致胆碱蓄积，影响神经肌肉生理功能，两者均可导致乏力。

体重减轻与消化功能障碍及营养不良有关，严重时形体憔悴，皮下脂肪消失，呈恶病质状，多见于疾病晚期。非晚期患者体重进行性减轻时，应警惕可能并发的原发性肝癌。

（2）消化系统症状：常与乏力同时出现，常见食欲缺乏、上腹不适，腹胀感，对脂肪耐受性差，易腹泻；重者恶心/呕吐。影响消化系统功能的因素为：①门静脉高压症时胃肠、胆囊、胰腺淤血水肿，其功能及形态均可发生改变，引起相应的消化系统症候。②肠道菌群失调，大量致病菌繁殖并生成大量内毒素，可引起腹泻、腹胀或鼓肠。③胆盐合成及分泌减少，胰腺功能减退，胰腺外分泌减少，影响脂肪、蛋白质的消化和吸收。

（3）发热：部分患者出现不规则低热，一般不超过 38.5 ℃。肝硬化本身引起的发热，主要由于某些代谢产物降解不全，累积于循环系统，成为致热原，如胆汁酸代谢的中间产物石胆酸有可能引起低热。在诊断肝硬化本身的发热时，需排除可能并发的感染，如胆系感染、泌尿系统感染、呼吸系统感染、自发性腹膜炎、败血症等，或其他局灶性感染（如龋齿）；经抗生素治疗无效的患者，还应排除并发原发性肝癌。

（4）出血及贫血：出血倾向常见，皮肤摩擦处易见出血点，注射部位出现瘀斑、鼻出血或齿龈出血,月经过多;严重者可发生胃肠黏膜弥漫性出血,皮肤广泛出血,也有咯血、颅内出血的报告。凝血机制障碍与下列因素有关:①肝脏合成凝血因子减少。②血小板因脾亢发生质与量的改变。③毛细血管脆性增加。④弥散性血管内凝血、原发性纤溶及循环中抗凝物质增加。

2/3 患者有轻、中度贫血,除失血及缺铁因素外,贫血的原因:①叶酸缺乏。②因红细胞形态及脆性增加引起的溶血,严重病例可见棘红细胞。③脾功能亢进,红细胞破坏增加。

(5)内分泌失调:由于肝功能减退及肝内、外分流,若干激素在肝内的摄取清除代谢减少,出现相关的临床表现。

男性患者睾丸萎缩、性功能障碍、毛发脱落、无生育率高,并出现男性女性化的乳房肿大,其机制与雄性激素在外周组织(皮肤、肌肉、骨骼)转变为雌性激素增加有关,螺内酯通过降低血清睾酮水平及肝脏雄性激素受体的活性,亦可引起乳房肿大。

女性患者有月经失调、月经量少或闭经,不孕常见,血浆雌二醇及黄体酮减少,但亦有能正常妊娠者。

部分患者因肾上腺皮质激素分泌减少,面部、颈部、上肢和黏膜等处色素沉着,掌纹、乳晕区尤为显著,下肢胫前区色素沉着较早,有一定特异性。

2.体征

(1)肝病面容:面色灰暗、黝黑,甚至呈"古铜色",常与肝功能不全程度相平行,它是下列因素在面部的综合表现:①色素沉着。②贫血及血氧饱和度下降。③黄疸。

(2)蜘蛛痣/毛细血管扩张:蜘蛛痣中心区为小动脉,外周有很多毛细血管,以中心区为圆心轴向外蜿蜒延伸,类似蜘蛛腿,故名蜘蛛痣或蜘蛛血管瘤,其直径范围为 1～10 mm,当压迫中心动脉时,则蜘蛛痣消失;该痣有特殊的分布,主要分布于上腔静脉引流的区域(面部、上肢、颈、胸、背部),上腹部罕见。随着肝功能的改善可消退,蜘蛛痣由大变小、色泽由鲜红变为暗红,直至逐渐消失。蜘蛛痣的出现与激素特别是雌激素在肝内的降解代谢减退有关。蜘蛛痣亦可见于急性病毒性肝炎,偶见于用雌激素治疗的类风湿关节炎的患者。妊娠中期亦可出现蜘蛛痣,分娩约 2 个月后消失;个别女性青少年可出现少数小的蜘蛛痣。蜘蛛痣应与樱桃红色血管瘤鉴别,后者见于 30 岁以后的正常人,为鲜红色点状凸出的血管瘤或静脉星,其外周缺乏蜘蛛腿样的毛细血管。

(3)肝掌、掌挛缩、杵状指。肝掌:又称掌红斑,是正常掌部红色斑点扩大融合后形成的片状红斑,分布于掌面的大鱼际肌、小鱼际肌,手指末节掌面及手指基底部,但掌心缺乏此改变,其色鲜红如朱砂状,故又名朱砂掌;红斑亦可见于足底,称为足底红斑;亦可见于颈胸交界处;红斑压之褪色。除见于肝硬化者外,亦见于类风湿关节炎、慢性发热性疾病、白血病、甲状腺毒症、妊娠等。

掌挛缩:系掌筋膜缩短、增厚与纤维化,使手指呈屈曲畸形,它常见于酒精性肝硬化,与酒精中毒有关,与肝硬化本身无明显关系。

杵状指、白指甲:它是长期血氧饱和度不足所致,常伴有口唇发绀。部分患者指甲从甲床到甲沿呈匙状或变扁平,其上有平滑较细的凹纹,正常粉红色消失,代之以白色的斑纹,故称白指甲,其原因不明,据认为与营养不良有关。

(4)腮腺肿大:见于 50% 酒精中毒性肝病患者,肝硬化其他体征未出现时,腮腺肿大可首先出现,呈无痛性与可逆性,肝脏失代偿改善时,肿大的腮腺亦随之缩小。叩诊时柔软、无压痛且不固定。

(5)肝脏大小质地改变及脾大、脾亢:肝脏大小及质地改变:在疾病早期,肝脏可触及或轻、中度肿大,质地坚实而硬,边缘锐利,表面粗糙不平或有结节感,肝大与肝细胞肿胀、脂肪变性有关。随着疾病的发展,肝纤维组织沉积增多,肝细胞数量不断减少,结缔组织收缩,肝体积明显缩小,最小者仅约 500 g,临床上肝脏不能触及,叩诊时其在锁骨中线的上下径缩小。肝缩小的肝硬化患者比肝大者预后差。肝缩小以右叶明显,左叶有时呈代偿性增大。肝脏大小改变与病理、病因、病程均有一定关系,小结节性肝硬化早期肝脏呈轻中度肿大,晚期缩小;大结节肝硬化多呈肿大,胆汁性肝硬化常呈明显肿大,血吸虫病肝硬化肝左叶明显肿大。

脾大、脾亢:脾内血流因肝脏血管阻力增加而输出减少,因内脏高动力循环而输入增加,大量血液淤积隔离于脾内,致使脾脏淤血肿大。此外,伴随的增生性脾大,亦可导致脾血流成比例性增加;脾脏因纤维组织增生而有质地改变,病程愈长愈硬。有消化道大出血时,脾脏可暂时缩小,甚至难以触及。并发脾周围炎时引起左上腹隐痛。

脾大起着隔离和破坏血细胞的作用,末梢血象白细胞、红细胞及血小板计数减少,称为脾功能亢进,一般以血小板减少明显,其次为红细胞,网织红细胞不增加,血细胞比容很少减至 30% 以下。

(6)侧支循环开放:是门静脉高压症的特征性表现,重要者有下列 3 种。①食管下段和胃底静脉曲张:可因黏膜炎症、粗糙或刺激性食物、胃液逆流、腹压骤增等因素,诱发曲张静脉破裂出血。②腹壁和脐周静脉曲张:这些部位可见纡曲的静脉,以脐周为中心向上及向下腹壁延伸,脐水平线以上的曲张静脉的血流向上,脐水平线以下曲张静脉血流向下,此种血流方向与下腔静脉阻塞时的两侧腰、背部的曲张静脉的血流方向不同,后者脐水平线以下的静脉血流亦向上。③痔核形成:门静脉系统的痔上静脉与下腔静脉系统的痔中、痔下静脉吻合扩张形成痔核,破裂时引起便血。

(7)黄疸、肝臭。①黄疸:是由于肝细胞摄取、结合及排泄胆红素的功能发生障碍,故黄疸性质属肝细胞性,血清结合与非结合胆红素均升高,黄疸的出现提示肝功能的损害。血清胆红素迅速上升者(每天>17.1 μmol/L)需警惕进展至慢性肝衰竭。②肝臭:当接触患者时,可嗅到一种特殊的气味,如烂苹果或腐败鸡蛋气味,它是含硫氨基酸在肠道细菌酶作用下生成的硫化物,未经肝脏处理,泛溢至体循环,从呼气中呼出,预示可发生肝性脑病。

(8)水肿、腹水、胸腔积液。①水肿:下肢踝部水肿常见,在夜间卧床后消退,常与腹水同时出现,与低清蛋白血症及钠、水潴留有关。腹水大量聚积,压迫下腔静脉,影响下半身静脉回流时,可出现阴囊/会阴部水肿。②腹水、胸腔积液:腹水是肝硬化由代偿转化为失代偿的重要标志之一,肝窦静水压升高及低清蛋白血症是其形成的基本因素,内脏高动力循环是其形成的促进、维持及加重因素,初次发生的腹水多呈轻中度,对限钠及利尿剂治疗呈易感性,随着疾病的进展,腹水呈间断性反复发作,其对利尿剂的敏感性逐渐减弱。

肝硬化腹水呈蛙腹,脐部下移,剑突至脐部连线的长度>脐部至耻骨联合连线的长度,腹部两侧水平线连线的长度>腹部前后垂直连线的长度,这有助于与癌性腹水的鉴别诊断(如腹腔肿瘤:卵巢囊肿、Meig 综合征)。腹水聚积的程度,临床上常以腋前线及锁骨中线作为粗略判断的标志,患者平卧,腹水未超过腋前线水平线称为Ⅰ度(轻),超过腋前线但不超过锁骨中线水平者称为Ⅱ度(中),超过锁骨中线水平时为Ⅲ度(重)。轻、中度腹水时,借助体位改变(侧卧),可叩出移动性浊音。长期大量腹水,腹内压明显增加,致使在腹壁脐部形成脐疝,脐疝突出,上有曲张静脉,容易因摩擦发生溃疡与感染。肝硬化腹水出现脐疝者,预后亦差。

5%～10%的患者可出现胸腔积液,绝大多数出现于腹水形成的同时或以后,极少数患者只有胸腔积液而无腹水,绝大多数胸腔积液位于右侧,单纯左侧或左、右侧同时胸腔积液者均少见,胸腔负压有利于液体从腹膜腔向胸腔转移,转移的途径通过缺损的横膈或淋巴的吻合支。

(二)并发症

1.消化道出血

食管、胃底静脉曲张出血,是肝硬化最常见且最凶险的并发症,其次,为门静脉高压性胃病、急性胃黏膜糜烂、胃和十二指肠溃疡出血,异位静脉曲张出血相对少见。

2.感染与内毒素血症

肝脏不仅作为全身物质代谢的枢纽,而且也是人体内、外环境的屏障,起着廓清、净化血液与免疫防御的重要作用。肝硬化时,此种屏障作用减退,滋生各种感染与内毒素血症,促进疾病的发展与病情加重。常见的并发感染为胆道、肠道、呼吸道及泌尿道感染,常见的严重感染为自发性腹膜炎与败血症。感染、内毒素血症与下列因素有关:①肠道菌群紊乱与过度生长和移位。②肝内、外分流,病原微生物及内毒素泛溢至体循环。③库普弗细胞功能减退。④巨噬细胞功能受损。

3.电解质平衡紊乱

以低钠、低钾、低氯血症常见,一方面由于摄入减少或排泄增多(利尿),另一方面由于细胞能量代谢障碍,细胞膜 Na^+,K^+-ATP 酶活性减弱,不能维护细胞内外钠、钾梯度,钠内流和钾外溢并排泄于体外。体内总钠是增加的,但因高动力循环及水潴留大于钠潴留,故表现为稀释性低血钠,低于 120 mmol/L 时,可出现神经-精神症状,预后极差;低钾、低氯血症常引起代谢性碱中毒,是导致肝性脑病的常见诱因;此外低钙、低镁血症亦较常见。

4.肝性脑病(hepatic encephalopathy,HE)

有自发性者,也有一定诱因引起者,常见的诱因有消化道出血,细菌感染,应用利尿剂治疗腹水引起的低钾、低氯、碱中毒,氮质血症,镇静药等。曾认为普萘洛尔可诱发肝性脑病,但未确证。晚期肝硬化因代谢改变可引起肝脑变性,临床表现有记忆减退、思维迟钝、智能障碍、动作呆板及一定程度的精神异常。发作性肝性脑病早期的特征为性格改变、语无伦次、昼夜睡眠颠倒及扑翼震颤,晚期的特征为昏睡或昏迷。轻微 HE 无临床表现,神经生理学或心理测试中发现异常可协助诊断。

5.肝肾综合征(hepatorenal syndrome,HRS)

肝肾综合征是肝硬化终末期的并发症,常伴有难治性腹水;黄疸程度不一,亦有始终不出现黄疸者。发病前常有一定诱因,如强烈利尿、大量腹腔穿刺放液、消化道出血、严重感染以及电解质紊乱。

6.肝细胞性肝癌(hepatocellular carcinoma,HCC)

肝硬化患者,男性,年龄 40 岁以上,并有乙肝和/或丙肝病毒感染者,属原发性肝癌高危人群。晚期出现典型临床表现时,诊断并不困难,早期缺乏特异症候,容易被忽视而漏诊。肝硬化出现下列非特异症候时,应高度警惕 HCC 之可能:①不明原因的发热,能排除感染者。②乏力,消瘦,体重进行性减轻者。③消化系统症候及肝区/右上腹疼痛进行性加重,用一般治疗难以缓解者。④肝脏短期内进行性肿大者。出现上述任何现象之一者,均应进行 HCC 的相关检查。

7.肝肺综合征

肝硬化时,肺部因血流动力学改变,可出现肺功能异常,称为肝肺综合征。50%的失代偿性患者,可见动脉氧分压降低、肺通气灌流比失衡,临床上出现不同程度的低氧血症,杵状指较常见,明显发绀及呼吸困难者较少见。肺前毛细血管扩张,肺循环扩张及间质水肿,肺弥散容积缩小,患者由平卧变为直立体位时,由于大量血液淤积于肺底部异常扩张的血管,动脉氧压迅速降低10%以上,可出现气短,平卧时可缓解。肝硬化门-腔分流术后,约1%的患者出现肺动脉高压,可引起呼吸困难、晕厥、咯血、心前区痛、右心增生性肥大。

8.肝硬化心肌病

由于血流动力学的影响,肝硬化时心脏β肾上腺素能受体(BAR)下调,BAR信号转导系统改变,发生心脏变性时损害,即心搏量降低时不伴有心率代偿性增加,其结果导致心排血量减少。此外,由于某些舒血管活性物质(如NO)的抑制作用,导致心脏射血分数减少,肝硬化心肌病的这种病理生理效应,在肝肾综合征发病机制中起一定作用。

9.门静脉血栓形成及海绵样变性或海绵状血管瘤

在肝硬化门静脉高压者中,门静脉血栓形成的发生率为5%~10%,实际发生率可能更高。在门静脉血栓形成者中,约1/4的患者有肝硬化。肝硬化门静脉血栓形成的因素,归纳起来有下列几点:①门静脉血流迟缓、淤积:门静脉血管阻力增加,致门静脉血流迟缓、淤积,这是门静脉血栓形成的基础。②门静脉高压相关性手术致门静脉血管床损伤:如门-腔分流术,食管、胃底静脉断流术和/或脾切除术,它们引起门静脉血栓形成率可高达22%。③创伤性检查与治疗:如经皮经肝或经脾门静脉造影、经颈静脉肝内门体支架分流术(TIPS)、门静脉介入栓塞治疗等,均有可能引起门静脉血管损伤。④腹腔内感染:如自发性腹膜炎、胆囊炎、胰腺炎、肝脓肿等,可引起门静脉血管炎症性损伤。⑤并发肝癌:通过门静脉迁徙、癌栓形成,直接侵蚀门静脉血管床,引起门静脉血栓形成。⑥肝硬化时凝血功能紊乱,凝血因子与抗凝因子比例失衡,机体处于高凝状态。

门静脉血栓形成后,门静脉血栓上游的开放部分与其下游的开放部分连接起来,形成侧支循环,以取代阻塞的门静脉,形成海绵网状结构。随着门静脉主干的阻塞,胃窦、十二指肠以及胆囊等静脉显著扩张,对大的胆管产生压迫变形,称门静脉胆管病。

(三)实验室检查

应根据肝硬化的代偿与否,有的放矢地选择相应的检查,以协助疾病的临床诊断,检测疾病的进展,测试可能发生的并发症以及评估疾病的预后,为治疗提供依据。

1.常规检查

(1)血常规:代偿期患者,血象无明显改变,失代偿期患者可有不同程度贫血,多为正红细胞、正血色素性贫血,巨幼红细胞性贫血少见。脾功能亢进者,红细胞、白细胞及血小板三者计数均减少,但以血小板计数减少明显,白细胞以多核细胞减少为主。

(2)尿液检查:代偿性患者尿常规检查无异常,失代偿性严重病例可出现肉眼或显微镜血尿、蛋白尿及管型尿;黄疸患者尿中尿胆原增加及尿胆红素阳性;腹水患者尿钠排出减少,尿比重1.020。难治性腹水患者尿钠<10 mmol/L,尿钠:尿钾比例<1.0,如空腹尿糖阳性,提示肝源性糖尿病。

(3)粪便检查:失代偿性患者由于消化功能障碍,对脂肪、肉食耐受性差,粪便中可见脂肪球和肌肉纤维,也可检出淀粉颗粒。隐血试验明显阳性,提示消化道出血。疑有血吸虫病者可进行虫卵孵化检查。

2.生物化学检查

(1)血清胆红素:血清结合与非结合胆红素均升高,而血清转氨酶活性正常者,提示肝脏摄取、结合、排泄胆红素的功能衰竭,此种黄疸常稽留难退;如同时伴有血清转氨酶活性升高,提示病变活动,肝细胞仍有炎症坏死,多发生于感染、出血等应激情况之后,或原有慢性肝病病因未清除(如 HBV、HCV);如血清胆红素升高以非结合性者为主(非结合胆红素占总胆红素 8/10),提示有潜在溶血,应进一步进行溶血方面的检查;如血清胆红素升高以结合性者为主(结合胆红素占总胆红素的 7/10),则进一步明确肝内或肝外的淤胆及其原因。

(2)血清酶学检查,包括以下 4 项。

血清转氨酶(AST、ALT):血清转氨酶活性升高<正常上限 5 倍者为轻度升高,介于正常 5～15 倍者为中度升高,>正常上限 15 倍者为明显升高。肝硬化病变静止期,血清转氨酶活性正常;肝硬化病变活动期,血清转氨酶活性常呈中度以上升高,AST 较 ALT 活性升高更多,在酒精性肝病,如 AST/ALT 比值>1,提示酒精性肝硬化。

γ-谷氨酰转肽酶(γ-GT):在慢性肝病中较 AST、ALT 及碱性磷酸酶均敏感,慢性肝病血清转氨酶活性正常、但 γ-GT 活性升高时,提示病变仍活动,但单独应用特异性差。在酒精性肝病,γ-GT 较 AST、ALT 及 ALP 活性升高更明显,γ-GT/ALT 比值>2.5 时,应高度怀疑酒精中毒性肝损害。在淤胆及并发肝癌时,γ-GT 活性升高亦明显。

碱性磷酸酶(ALP):70%的肝硬化患者血清 ALP 活性轻度升高,低于正常上限 2 倍,明显升高者提示并发原发性肝癌、原发性胆汁性肝硬化及原发性硬化性胆管炎。

胆碱酯酶:反应肝脏合成功能,对了解病情轻重和检测病情发展有帮助。它是诊断重症肝炎或肝衰竭的标志之一。

(3)血清(浆)蛋白检查,包括以下 5 项。

血清蛋白:是反映肝脏储备功能的重要标志之一,可用以评估病情的轻重及预后。轻度降低时为 35 g/L,中度降低为 28～35 g/L,明显降低时<28 g/L。血清蛋白低于 30 g/L,是腹水形成的阈值,低于 25 g/L 者,预后不良。

高 γ-球蛋白:肝硬化肝内、外分流时,肠源性抗原物质未经肝脏的首次通过作用泛溢至系统循环,刺激 B 细胞形成大量的免疫球蛋白,致血循环 γ-球蛋白升高。肝硬化患者既有低清蛋白血症又有高 γ-球蛋白血症,即清蛋白/球蛋白比例倒置,这是诊断本病的重要依据,如果仅有低清蛋白血症而无高 γ-球蛋白血症,或仅有高 γ-球蛋白血症而无低清蛋白血症,应多考虑其他相关疾病所致。肝硬化免疫球蛋白增高属多克隆性,IgA 升高多见于酒精性肝硬化,IgG 升高多见于隐源性以及自身免疫性肝炎所致的肝硬化,IgM 多见于原发性胆汁性肝硬化。

凝血酶原时间(PT):与血清蛋白一样,也是反映肝脏储备功能的重要指标,常用以定量评估肝功能不全的程度。一般慢性肝炎及代偿性肝硬化的 PT 不超过正常对照的 3 秒,超过正常对照 4～6 秒时,提示肝功能已有明显损害,超过正常对照 6 秒时,提示肝功能衰竭,预后不良。

凝血酶原活动度(PTA):表示患者的凝血酶原大概是正常的百分之几,目前在我国作为肝衰竭的判断指标之一(<40%)。

PT 国际标准化比值(INR):已用于诊断急性肝衰竭和终末期肝病模型中,对于评价肝衰竭状态有一定参考意义。

(4)肾功能及电解质检查:失代偿性肝硬化伴腹水患者,根据需要,定期检测血清尿素氮、内生肌酐以及血清钠、钾、氯、钙、镁等含量的变化,以了解肾功能障碍及电解质平衡紊乱的有无及其程度,即时调整用药,以避免可能出现的并发症。

(5)血清胆汁酸检查:肝硬化失代偿性患者,肝脏代谢(羟化)及分泌清除胆汁酸的功能减退,血清总胆汁酸含量明显升高,特别是餐后2小时升高最显著;血清中三羟胆汁酸(CA)与鹅去氧胆汁酸比值<1(正常>1),比值降低的程度与肝损害程度相平行,且常在其他肝功能异常之前出现。正常血清中甘氨酸结合胆汁酸与牛磺结合胆汁酸比值为2~3,肝硬化患者的比值<1;此外,由于肝细胞对胆汁酸的羟化作用减弱,三羟胆汁酸减少,而单羟胆汁酸明显增加。

(6)血糖、糖耐量试验、血氨:肝硬化患者常并发肝源性糖尿病,其中糖耐量试验异常(糖耐量降低)者高达30%以上,具有糖尿病临床表现(尿糖阳性及血糖升高)者8%~10%,故应检测血糖、尿糖的变化,对长期应用高糖治疗的患者,宜定期进行糖耐量试验以指导治疗。氨中毒在肝性脑病的发病机制中起重要作用,对于晚期肝硬化患者,宜酌情检测血氨。

(7)血清纤维化标志的检查:常用者为Ⅲ型前胶原(PCⅢ)、Ⅲ型前胶原氨基末端肽(PⅢNP)、Ⅳ型胶原(CⅣ)、透明质酸(HA)及层黏素(LN)。这4项血清学标志可作为肝纤维化及早期肝硬化的血清学诊断指标,能较好地反映肝脏病理的炎症分级(G)与肝纤维化分期(S),PCⅢ含量明显升高者,反映肝脏有明显的炎症变化,HA含量明显升高者,反映有早期肝纤维化,4项指标同时升高时,提示早期肝硬化。

3.病原学及免疫学检查

肝硬化的病因诊断是其诊断的重要组成部分,应根据疑似病因作相应检查。

(1)嗜肝病毒血清标志:如HBV、HCV、HDV等。

(2)自身抗体检查:抗核抗体(ANA)、抗平滑肌抗体(ASM)、抗线粒体抗体(AMA)、抗肝、肾微粒体抗体(LKM-1、2型)等。

(3)铁、铜检测:疑似铜代谢障碍者,应检查血清铜及铜蓝蛋白含量以及尿铜排泄量;疑似铁代谢障碍者,应检查血清铁、转铁蛋白含量及其饱和度等,以此类推。

(4)血清甲胎蛋白检查:定期检测甲脂蛋白(AFP),旨在早期发现与筛选肝细胞肝癌。

4.腹水检查

腹水是肝硬化由代偿性进展至失代偿性的首见症状,对肝硬化腹水患者,应常规腹腔穿刺进行腹水常规检查,这对腹水鉴别诊断是至关重要的,根据常规检查可鉴别漏出性和渗出性腹水,根据血清-腹水清蛋白浓度梯度检查,可鉴别门静脉高压相关性及非门静脉高压相关性腹水。

(四)影像学检查

1.超声检查

已作为肝硬化的常规检查,可显示肝脾的大小形态,肝脏右叶缩小,左叶可代偿性增大,边缘有细小结节,脾脏肿大;可测出少量腹水,可评估门静脉高压及其侧支循环,门静脉内径>15 mm时,诊断门静脉高压的特异性为100%,敏感性约50%,脾静脉亦相应扩张。超声多普勒更能显示侧支循环的部位及血流方向。

2.计算机断层扫描(CT)、磁共振成像(MRI)检查

CT显示肝脾的大小、形态以及腹水的敏感性与B超的检测结果相似,其评估门静脉高压的特异性则不及B超/彩色多普勒检查;它最常用于肝硬化并发肝细胞肝癌的检查,能精确测定肿瘤延伸的范围,为外科手术提供依据,亦能显示门静脉血栓形成的部位以及血栓的影响,这是它优于B超检查之处。

磁共振成像(MRI)检查与CT检查的意义相似,在MRI图上,肝硬化结节呈黑色低信号区,

肝脏缩小变形。Ito 等报道，MRI 测定脾脏及肝脏的容积指数，有助于肝硬化严重度的分级，在区别 A 级与 B/C 级的精确率为 89%，敏感度 93%，特异性为 92%。

此外，磁共振弹性成像（magnetic resonance elastography，MRE）技术诊断明显纤维化的灵敏度和特异性分别达到 86% 和 82%。

3.瞬时弹性超声检查

可测定肝脏弹性数值，是一种快速、非创伤性纤维化程度的诊断方法，诊断肝纤维化程度准确性优于现有的血清学标志物，但未得出统一的诊断肝硬度指标（liver stiffnessmeasurement，LSM）的临界值。Stebbing 等归纳了 4430 例慢性丙型肝炎肝纤维化的 fibroscan 的检查数据，诊断明显肝纤维化患者的 LSM 值为 7.71 kPa 时，敏感性为 71.9%，特异性为 82.4%；诊断肝硬化 LSM 值为 15.08 kPa 时，敏感度为 84.45%，特异性为 94.67%。其应用价值尚待确证。

（五）内镜检查

内镜：已作为食管静脉曲张的常规检查，它能确定食管静脉曲张的存在及其大小、范围与外观，据此可将曲张静脉进行分级，以提示其破裂出血的危险度。此外，还可检查胃、十二指肠，以检查门静脉高压相关性胃黏膜病变或溃疡。根据内镜所见，以确定是否采取食管、胃底静脉曲张出血的预防性治疗。内镜对其异位静脉曲张及其出血的诊断也有一定帮助。

腹腔镜检查：这是一种创伤性检查，故学者们认为，它并不是肝硬化的一种必需检查，只有在少数疑难病例，才考虑进行此项检查。

（六）肝活组织学检查

肝活检是确诊肝硬化的必需检查，可确立肝硬化的组织学分型、炎症分级以及纤维化分期，从而提示疾病的活动性与严重度。它还有助于肝硬化的病因诊断。例如，肝细胞玻璃样变性，提示慢性乙型肝炎病毒感染；小胆管损伤、增生及其周围纤维化，提示原发性胆汁性肝硬化及原发性硬化性胆管炎；肝窦扩张与充血，提示 Budd-Chiari 综合征、心力衰竭、缩窄性心包膜炎；肝细胞脂质浸润，提示酒精中毒、糖尿病、肥胖、药物中毒等。此外，对肝硬化并发肝细胞癌的确诊亦具有意义。

肝活组织学检查存在的一个主要问题是穿刺样本的抽样误差，在小结节性肝硬化，结节直径<3 mm，肝活检样本比较可靠；若为大结节性肝硬化，其结节可>10 mm 以上，其中存在正常的肝结构，故肝组织活检样本可能不是硬化的，而是正常的肝组织。此外，抽取的组织样本可能为断裂的碎片，难以辨认肝组织的完整结构，不过碎片本身就提示肝硬化。

六、临床诊断与鉴别诊断

（一）临床诊断

1.诊断条件

临床诊断需结合病史、体检、生物化学检查、影像学检查等进行综合分析判断，必要时进行特殊检查，包括肝活组织检查，以资确诊。临床诊断依据如下。

（1）病因根据：如 HBV、HCV、HDV 感染史，长期嗜酒史、药物中毒史、遗传代谢史以及引起肝硬化的相关肝外疾病史（如心源性疾病）。

（2）肝脏质地与皮肤改变：触诊时肝脏质地坚实或坚硬，边缘锐利不规则，表面不平有结节感。肝面容对诊断亦具有重要意义；蜘蛛痣、肝掌、毛细血管扩张，常见于肝硬化，偶见于其他急、慢性肝病，对诊断具有相对参考意义。

（3）门静脉高压症表现：脾大、侧支循环开放（腹壁静脉曲张及食管静脉曲张）及腹水形成是门静脉高压症的三大征象,其中侧支循环开放对诊断门静脉高压症具有特征性,腹水、脾大的原因很多,需排除其他疾病后,才具有诊断意义。

(4)肝脏储备功能受损:低血清蛋白血症伴高 γ-球蛋白血症,凝血酶原时间(PT)延长及其国际标准化比值(INR)升高、凝血酶原时间活动度(PTA)降低,胆碱酯酶活性减低,伴或不伴血清胆红素及氨基转移酶水平升高。

(5)影像学检查:提示有肝硬化及门静脉高压症的特征性改变,或内镜检查有食管、胃底静脉曲张。

具备上述 5 条中任何 4 条可确定诊断,具备 3 条者为可能诊断,对疑诊病例、隐匿性或隐源性肝硬化需借助肝活组织学检查确证。

2.诊断分期

(1)代偿性肝硬化:指早期肝硬化,一般属 Child-Pugh A 级。①可有轻度乏力、食欲减少或腹胀症状,但无明显肝功能不全的表现。②肝脏储备功能正常或基本正常,血清胆红素<2 mg/dL(<34 μmol/L),血清蛋白正常或偏低,仍≥35 g/L,凝血酶原活动度>60%。③可有门静脉高压症:轻度食管静脉曲张,但无腹水、上消化道出血及肝性脑病等。

(2)失代偿性肝硬化:指中、晚期肝硬化,一般属 Child-Pugh B/C 级。①有明显失代偿征:乏力较明显,消化道症状加重,特别是鼓肠较明显。②肝脏储备功能异常:血清蛋白<35 g/L,A/G<1.0,血清胆红素>35 μmol/L,凝血酶原活动度<60%。③出现腹水、肝性脑病及门静脉高压引起的食管-胃底静脉明显曲张或破裂出血。

代偿与失代偿根据炎症坏死的活动与否分别分为活动期与静止期,炎症坏死活动的临床标志是血清氨基转移酶水平升高,伴或不伴血清胆红素水平升高;如系淤胆性病变,其活动性则决定于血清ALP/GGT水平。上述酶学升高和/或血清胆红素升高者称为活动期,正常水平者称为静止期,但需指出肝组织炎症坏死的恢复较血清标志的恢复滞后 6 个月,所以临床静止期并不等于组织学的静止,这是在治疗停药时必须考虑的一个问题。

3.诊断分级

不少学者试图制定肝硬化预后的指标,以作为门-腔分流术或肝移植术选择患者的标准。根据这 5 个指标:①血清胆红素浓度;②血清蛋白浓度;③腹水的程度;④肝性脑病的分期;⑤营养状况。其后1973 年Pugh 等加以改良,将凝血酶原时间延长(或活动度)取代难以评估的营养状况。根据这 5 个指标的轻重程度分为 3 个层次(1、2、3)进行计分(score),5 个指标的总分最低为5 分,最高为 15 分;再根据总分进行分级(grade),即 A、B、C 三级,A 级为 5～6 分,手术危险度小;B 级 7～9 分,手术危险度中等;C 级为 10～15 分,手术危险度大。该计分评级标准(CTP)预测短期存活率的敏感性及特异性约80%。Pugh 报道门-腔分流术患者的病死率 A 级 29%,B 级38%,C 级 88%。如为 PBC 计分,其血清胆红素水平提高。

(二)鉴别诊断

1.慢性肝炎

代偿性肝硬化宜与各种原因引起的慢性肝炎鉴别,代偿性肝硬化有一定程度的门静脉高压症,慢性肝炎则否。影像学检查可协助鉴别诊断。

2.窦前性门静脉高压

代偿性肝硬化门静脉高压应与窦前性门静脉高压症鉴别,肝内外窦前性门静脉高压症包括先天性肝纤维化、肝门静脉硬化症、肝血吸虫病、门静脉血栓形成或海绵样变性,此类门静脉高压症患者的肝功能损害相对较轻,嵌塞肝静脉压不升高,借此可与肝硬化窦后性门静脉高压症鉴别,确定诊断需进行肝活组织学检查,肝外性门静脉高压症如门静脉血栓形成,超声影像学及CT等可测定血栓的部位、范围以及侧支循环的趋向,对鉴别诊断有重要参考价值。

3.腹水

失代偿性肝硬化腹水应与 Budd-Chiari 综合征、慢性肝小静脉闭塞病(chronic veno-occlusion,VOD)、缩窄性心包炎等循环障碍所致的腹水鉴别。Budd-Chiari 综合征、缩窄心包炎所致腹水,常误诊为肝硬化腹水,主要原因是在鉴别诊断时,未考虑这两种疾病,其实这两种疾病有其自身的特征表现,只要将两者纳入于鉴别诊断范围,诊断一般不难。

结核性腹膜炎、腹腔肿瘤、腹膜种植性转移癌所致的腹水性质多为渗出性、血性,其血清-腹水清蛋白浓度梯度＜11 g/L,腹水常规检查亦截然不同,这些均有助于鉴别诊断。

4.脾大

轻度肿大者,宜与慢性肝炎、特发性血小板减少性紫癜、慢性溶血性贫血、霍奇金病及慢性感染性疾病鉴别;中度以上肿大者,宜与慢性白血病、恶性淋巴瘤、慢性疟疾、戈谢(Gaucher)病、尼曼-皮克(Niemann-Pick)病、血液病(真性红细胞增多症,地中海贫血)及骨髓纤维化鉴别。

5.肝大

首先应与原发性肝癌鉴别,此外还应与肝囊肿、肝血管瘤、结缔组织病、血液病、循环障碍性肝病、结节性病变、淋巴瘤以及肝淀粉样变性等鉴别。

七、治疗

肝硬化患者一般采取综合治疗措施,消除病因是阻断病情发展的关键,在此前提下,根据肝功能代偿与否的情况,采取相应治疗措施。代偿性患者无临床表现时,无须特别治疗;出现一般非特异性症候时,宜适当休息,劳逸结合及对症治疗。失代偿性患者的治疗,旨在维护肝功能,纠正代谢紊乱,降低门静脉压,防治并发症,以及对症治疗(消退腹水)。综合治疗措施如下。

(一)病因与抗纤维化治疗

1.病因治疗

确定肝硬化病因后,宜尽可能消除或消退病因,病毒性肝炎仍有病毒复制者,宜采用适宜的抗病毒治疗;酒精性肝炎引起者绝对戒断饮酒;药物性肝损害引起者即时停药。自身免疫性肝炎宜用糖皮质激素(泼尼松);血色病宜进行除铁(沉积)治疗,Wilson 病则采用祛铜治疗等。

2.抗纤维化治疗

肝硬化虽不能逆转,但病变仍呈活动者,宜用抗纤维化治疗,可减少纤维的进一步沉积,这对缓解或延缓病情的发展有益,甚而可逆转肝纤维化。秋水仙碱是唯一一试用于临床并有对照研究的抗纤维化药物,治疗后中位存活时间 11 年,在安慰组为 3.5 年,但长期应用有不良反应,顺应性差,故迄今尚缺乏充分依据证明该药可长期用于肝硬化抗纤维化治疗。

目前报告较多的是用于抗慢性丙型肝炎肝纤维化的治疗:①聚乙二醇 IFN-α_2b。②IFN-γ。③血管紧张素 II-1 型受体拮抗剂——氯沙坦。④己酮可可碱联合维生素 E 等。但尚缺乏多中心双盲、随机对照研究,有待循证医学进一步验证。肝纤维化治疗研究的靶点已日渐明确,但多处于实验阶段,距离临床应用尚有一段距离。

中医药抗肝纤维化治疗,有较好疗效,无明显不良反应,故具有一定优势,有关中医药抗肝纤维化的研究,代表方药多为益气、活血、化瘀方药,如血府逐瘀汤、复方 861 合剂、桃红四物汤、丹参饮、强肝软坚汤等;单味药物如桃仁、冬虫草、虫草菌丝等。

(二)饮食/肠胃外营养及支持治疗

1.饮食/胃肠外营养

能进食的患者宜高热量、少刺激、不坚硬粗糙、易消化的饮食,每天热量 1 500～2 000 kcal(6 276～8 368 kJ),蛋白质每天 1.0～1.5 g/kg,再配合适量的糖类与脂肪,脂肪及肉食以能耐受为度。

腹水患者适量限钠,有稀释性低血钠者适量限水,有明显肝功能衰竭者,宜限制蛋白质摄入。不能进食或进食甚少者可用要素饮食,包括必需氨基酸、葡萄糖、新型脂肪乳剂(力保脂宁)、多种维生素、无机盐和微量元素,通过鼻饲或胃肠外营养。

2.支持疗法

旨在恢复肝功能,减轻肝坏死,促进细胞再生。治疗措施包括以下 5 项。①促肝细胞再生;肝细胞生长素。②保护肝功能:门冬氨酸-鸟氨酸注射液和/或甘草酸苷等。③抗氧化制剂:谷胱甘肽或乙酰半胱氨酸。④纠正凝血机制障碍:新鲜冷冻血浆。⑤纠正有效动脉血容量不足或低清蛋白血症:人血清蛋白。

(三)降低门静脉高压的治疗

一旦确诊肝硬化,应作上消化道内镜检查,如有 2～3 级食管静脉曲张,宜采取预防首次出血的措施,首选普萘洛尔,40～160 mg/d;次选纳多洛尔,40～80 mg/d;一旦用药,长期持续服用,以免门静脉高压反跳,诱发出血。

非选择性 β 受体阻滞剂(nonselective beta-blocker,NSBB)作为降低门静脉高压、一级或二级预防静脉曲张破裂出血,迄今仍是预防食管、胃底静脉曲张破裂出血的第一线药物。2/3 的患者对 NSBBs 的治疗有良好应答反应,应答反应的定义是:肝静脉压力梯度(HVPG)<1.60 kPa(12 mmHg),或较治疗前 HVPG 基线水平降低≥20%,故有条件者应在治疗前及治疗 1～2 个月后作 HVPG 检测,无应答者则停药。NSBBs 的适应证是食管静脉中、重度(2,3 级)静脉曲张门静脉高压患者;其禁忌证为哮喘及呼吸衰竭、严重房室传导阻滞、严重低血压、难治性/顽固性肝硬化腹水、肝硬化心肌病以及肝肾综合征。NSBBs 联合硝酸酯类或联合内镜食管曲张静脉套扎(EVL)能否提高疗效,仍存争议。

(四)腹水的程序治疗

限钠、利尿是腹水的常规标准治疗,即一线治疗。根据病情缓急轻重及其对限钠、利尿剂的治疗反应,循序渐进,适时调整利尿剂用药模式及剂量,或单一用药,或联合用药,或加用扩容和/或血管收缩药;利尿剂开始用小量,无效时阶梯式逐渐增加至最大剂量。此种用药模式可使 90% 的患者腹水消退。对一线治疗无效的张力性腹水或难治性腹水,可考虑二线(大量腹腔穿刺放液或经颈静脉肝内门-体分流或三线治疗(肝移植)。

(五)肝移植及自体干细胞移植

1.肝移植

(三线治疗)失代偿性患者有下列指征者应考虑肝移植。①肝细胞衰竭:血清蛋白浓度<30 g/L,凝血酶原活动度<30%,血清胆红素浓度>170 μmol/L。②反复发作的食管静脉曲张出血、自发性腹膜炎及肝性脑病。③难治性腹水/肝肾综合征。

2.干细胞移植

自体干细胞移植治疗肝脏疾病已取得了很大进展。江中等观察了骨髓干细胞移植

(BMSCS)和外周血干细胞(PBSCS)移植对失代偿性乙型肝炎肝硬化的临床治疗效果。结果显示：干细胞治疗后12周，两组患者清蛋白、胆碱酯酶增高，PT值缩小，与治疗前比较，差异有统计学意义。干细胞移植治疗后24周，CTP评分减少，与治疗前比较，差异有统计学意义。说明BMSCS及PBSCS移植均可改善失代偿性乙型肝炎肝硬化患者的肝功能。这一治疗方法不存在供体问题，值得循证医学进一步验证与确认。

八、预后

目前有多种方法用于评价肝硬化的严重程度及其预后，除CTP外，尚有凝血酶原时间-胆红素判别函数(Maddrey判别函数，MDF)和终末期肝病模型评分(MELD)。

(一)MDF

MDF的公式为：MDF = $4.6 \times$ PT(s)差值(即患者PT-正常对照PT)+TBil(mg/dL)。当MDF数值＞32，死亡发生率达峰值，1个月内的病死率高达$30\% \sim 50\%$，在酒精性肝炎(重症)是应用糖皮质激素的指征。

(二)MELD

可对病情的严重性和肝移植风险进行评估，MELD计分公式如下。MELD = $3.8 \times \log$(胆红素mg/dL)+ $11.2 \times \log$(INR)+$9.6 \times \log$(肌酐mg/dL)+6.4(胆汁淤积性或酒精性肝硬化)。

临床研究表明，肝硬化移植患者3个月的病死率可根据MELD预测；MELD计分≥40的3个月预计病死率为71.3%，计分30~39的3个月预计病死率为52.6%，计分20~29的3个月预计病死率为19.6%，计分10~19的3个月预计病死率为6.6%，计分<9的3个月预计病死率为1.96%。上述研究提示，该计算机数理模型对于预测3~6个月内肝硬化患者生存率比较准确，其已被世界上多个器官移植管理机构所采用，作为决定分配供体肝脏的优先权。

(历见伟)

第六章

其他病毒感染性疾病

第一节 流行性感冒

一、临床表现

(一)单纯型流感

最常见。突然起病,高热,体温可达 39～40 ℃,可有畏寒、寒战,多伴头痛、全身肌肉关节酸痛、极度乏力、食欲减退等全身症状,常有咽喉痛、干咳,可有鼻塞、流涕、胸骨后不适、颜面潮红、眼结膜外眦轻度充血等。如无并发症,呈自限性过程,多于发病 3～4 天后体温逐渐消退,全身症状好转,但咳嗽、体力恢复常需 1～2 周。轻症者,如普通感冒患者,症状轻,2～3 天可恢复。

(二)中毒型流感

极少见。表现为高热、休克及弥散性血管内凝血(DIC)等严重症状,病死率高。

(三)胃肠型流感

除发热外,以呕吐、腹泻为显著特点,儿童多于成人。2～3 天即可恢复。

二、并发症

(一)原发性流感病毒性肺炎

为严重的肺部并发症。流感症状呈急剧进展,有持久高热、呼吸困难和发绀。痰量不多,但可有血痰。重症患者肺部有弥漫性湿啰音,胸部 X 线片示弥漫性间质浸润或表现为 ARDS 的影像学改变,有低氧血症的表现。

(二)细菌性肺炎

流感症状缓解 2～3 天后,又出现发热,伴有细菌性肺炎症状和体征,包括咳嗽、咳脓性痰。胸部影像学检查示肺部实变。

(三)肺外并发症

临床特征是在出现恶心、呕吐后 1～2 天内,伴发中枢神经系统症状。常见精神状态改变,从嗜睡到昏迷,甚至出现谵妄和癫痫发作。

(四)肌炎、横纹肌溶解和肌红蛋白尿

急性肌炎时受累肌群可有非常明显的触痛,最常发生在腿部,严重时肌肉呈明显肿胀而无弹

性。血清肌酸磷酸激酶可明显增加。个别患者因肌红蛋白尿而导致肾衰竭。

三、实验室检查

（一）血常规检查

白细胞总数一般不高或降低。

（二）血生化检查

部分病例出现低钾血症,少数病例肌酸激酶、天门冬氨酸氨基转移酶、丙氨酸氨基转移酶、乳酸脱氢酶、肌酐等升高。

（三）病原学相关检查

1.病毒核酸检测

以 RT-PCR(最好采用实时 RT-PCR)法检测呼吸道标本(咽拭子、鼻拭子、鼻咽或气管抽取物、痰)中的流感病毒核酸。病毒核酸检测的特异性和敏感性最好,且能快速区分病毒类型和亚型,一般能在 4～6 小时内获得结果。

2.病毒分离培养

从呼吸道标本中分离出流感病毒。在流感流行季节,流感样病例快速抗原诊断和免疫荧光法检测阴性的患者建议也做病毒分离。

3.病毒抗原检测

快速抗原检测方法可采用免疫荧光的方法,检测呼吸道标本(咽拭子、鼻拭子、鼻咽或气管抽取物中的黏膜上皮细胞),使用单克隆抗体来区分甲、乙型流感,一般可在数小时以内获得结果。

四、治疗

（一）综合对症治疗

卧床休息,多饮水,加强护理,预防并发症。对高热烦躁者给予解热镇静剂,避免使用阿司匹林。剧咳者给予镇咳祛痰剂。继发细菌感染时给予相应抗生素(一般不必预防性用药)。

（二）抗病毒治疗

(1)奥司他韦,用于治疗甲型和乙型流感。>1 岁儿童:体重<15 kg 者,为 60 mg/d;体重 15～23 kg 者,90 mg/d;体重 24～40 kg 者,120 mg/d;体重>40 kg 者,150 mg/d,分 2 次口服,疗程 5 天。

(2)扎那米韦:用于治疗甲型和乙型流感。7 岁以上儿童用量:每次 10 mg,一天 2 次,共 10 天,最好在发病 36～48 小时内开始用药。

(3)培拉米韦:为静脉注射剂。国内建议儿童通常情况下 10 mg/kg,一次给药;也可以根据病情,连续给药 1～5 天;单次最大剂量为 600 mg。

（梁章窍）

第二节　流行性腮腺炎

流行性腮腺炎(简称腮腺炎)是由腮腺炎病毒引起的急性自限性呼吸道传染病。好发于儿童和青少年,临床以腮腺非化脓性肿胀疼痛为特征。病毒可侵犯神经系统及其他腺体组织,儿童可引起脑膜炎、脑膜脑炎,青春期后易引起睾丸炎、卵巢炎和胰腺炎等。

一、病原学

腮腺炎的病原体是腮腺炎病毒,属于副黏液病毒属的单股 RNA 病毒,状似球形,大小悬殊,直径为 85~300 nm。腮腺炎病毒的核壳蛋白为可溶性抗原(S 抗原),亦称补体结合性抗原,其相应 S 抗体在 1 周出现,似无保护性。病毒外层表面含有血凝素的神经氨酸酶(HN)糖蛋白,HN 蛋白具有病毒抗原(V 抗原),相应抗体出现晚,V 抗体属保护性抗体。该病毒抗原结构稳定,只有一个血清型,根据 S 抗原基因变异已经分离有 A~L 共 12 种基因型。

腮腺炎病毒对热及紫外线极其敏感,35 ℃下贮存的活病毒半衰期仅为数小时,加热至 55~60 ℃时 10~20 分钟即失去活力。暴露于紫外线下迅速死亡。对 1%甲酚皂、70%乙醇、0.2%甲醛也非常敏感。但耐寒,在 4 ℃时活力可保持 2 个月,在 -70 ℃可存活数年。

二、流行病学

(一)传染源

人是腮腺炎病毒唯一的天然宿主,早期患者及隐性感染者均是本病的传染源,从腮腺肿大前 6 天至发病后 9 天都有传染性,但以发病前 1~2 天至发病后 5 天的传染性最强。

(二)传播途径

病原体主要通过飞沫经呼吸道传播,也可通过接触病毒污染的物品而传播,易在幼儿和小学生中流行。妊娠早期还可经胎盘传至胚胎导致胎儿发育畸形。

(三)流行特征

发病率为 21.88/10 万,人群普遍易感,1~15 岁儿童多见,占 90%以上,尤其是 5~9 岁儿童。全年均有发病,但以 2~5 月较多见。腮腺炎病毒抗原稳定,尚未发现与免疫相关的明显变异。感染后可获得持久性免疫,甚至被认为是终身免疫,再次感染极罕见。

三、发病机制

腮腺炎病毒经上呼吸道或眼结膜侵入机体,在局部上皮细胞和淋巴结中繁殖后侵入血液循环形成第一次病毒血症并侵犯腺器官,在其中繁殖后再次入血形成第二次病毒血症并侵犯第一次病毒血症时未受累的腺器官,两次病毒血症几乎累及所有器官,致多脏器损伤并出现相应的症状。

腮腺炎病毒对神经系统有较高亲和性,儿童免疫系统发育尚未成熟,血-脑屏障功能差,病毒易侵犯中枢神经系统发生脑膜炎、脑膜脑炎等神经系统并发症。腮腺炎病毒对腺体组织也有较高亲和性,易并发睾丸炎、卵巢炎、胰腺炎等。本病毒易侵犯成熟睾丸,幼年患者很少发生睾丸炎。

腮腺炎的主要病理特征是非化脓性炎症改变,可见腺体充血、水肿,有渗出物,出血性病灶及白细胞浸润。腮腺导管壁细胞肿胀,导管周围及腺体壁有炎症细胞浸润,间质组织水肿造成腮腺导管的阻塞,其他器官受累时亦可见到炎细胞浸润和水肿。

四、临床表现

潜伏期 8~30 天,平均 18 天。大多数可无明显前驱期症状,少数有全身不适、肌肉酸痛、头痛、食欲缺乏、畏寒发热等。1~2天后出现腮腺肿痛,体温38~40 ℃不等,症状轻重个体差异较大,成人症状比儿童重。

腮腺肿大多从一侧开始,1~4天波及对侧,以耳垂为中心向前、向后、向下发展,状如梨形,少数病例肿胀巨大可达颈及锁骨上,边缘不清,胀痛明显,质坚韧有弹性,局部灼热而不红。因唾液腺管阻塞,摄入酸性食物时唾液分泌增加,而唾液的排出受阻碍,唾液潴留致使腮腺胀痛加剧。早期位于第二、三白齿相对颊黏膜的腮腺管口可见充血呈一红点,但挤压腮腺无脓性分泌物流出。病程1~3天肿胀达高峰,4~5天后渐消退。

在流行期间亦单独出现颌下腺、舌下腺炎、脑膜脑炎而无腮腺肿痛,被认为是流行性腮腺炎的特殊表现形式。

五、辅助检查

(一)血常规
白细胞计数一般正常,有并发症时白细胞计数可升高。

(二)血清和尿淀粉酶测定
发病早期90%患者血清和尿淀粉酶均升高,增高的程度往往与腮腺肿胀程度成正比,有助诊断。如血脂肪酶也增高,则提示胰腺受累。

(三)脑脊液检测
并发有脑膜炎、脑炎、脑膜脑炎者脑脊液蛋白升高,白细胞计数轻度升高,与其他病毒性脑炎改变相似。

(四)血清学检测
用特异性抗体或单克隆抗体检测腮腺炎病毒抗原可作早期诊断。特异性抗体则一般要在病程第2周后方可检出。ELISA法检测血清中特异IgM抗体可作近期感染的诊断。用放射免疫法测定唾液中腮腺炎病毒的IgM抗体,敏感性及特异性也高,且标本来源容易,可替代血清抗体的检测。应用PCR技术检测腮腺炎病毒RNA,具有高度敏感性和特异性,可大大提高可疑患者的诊断率。

(五)病毒分离
早期从患者唾液、血、尿、脑脊液等标本均可分离出腮腺炎病毒,但操作较繁杂,尚不能在临床普遍开展。

(六)鉴别诊断
根据流行病学史,当地本病流行情况及病前患者接触史,有以耳垂为中心腮腺肿大伴发热的特征,一般不难诊断。不典型的散发病例,少数脑炎患者发病时腮腺不肿大或尚未肿大,有的病例仅出现颌下腺或舌下腺肿大而无腮腺肿大极易被误诊,需要血清学检查帮助诊断。

六、鉴别诊断

(一)化脓性腮腺炎
化脓性腮腺炎常为一侧腮腺肿大,局部红肿疼痛明显,后期有波动感,挤压时有脓液从腮腺管口流出,不伴有睾丸等腺体炎,外周血白细胞和中性粒细胞计数增高。

(二)其他原因所致腮腺肿大
慢性肝病、糖尿病、营养不良或某些药物如碘化物、保泰松等引起的腮腺肿大常为对称性,质地较软,无触痛感。

(三)局部淋巴结炎

下颌、耳前、耳后淋巴结炎,多伴有局部或口腔、咽部炎症,肿大淋巴结不以耳垂为中心,外周血白细胞及中性粒细胞增高。

(四)其他病毒性腮腺炎

已知甲型流感、副流感、A型柯萨奇、单纯疱疹、巨细胞等病毒亦可引起腮腺炎,需行血清学及病毒学检测方能鉴别。

七、治疗

(一)一般治疗

患者卧床休息,隔离至腮腺肿胀消退;注意口腔卫生,给流质或半流质饮食,避免进食酸性食物;合并胰腺炎者应禁食,行静脉营养。

(二)病原治疗

干扰素每天100万～300万单位,肌内注射,疗程5～7天;或利巴韦林每天10～15 mg/kg静脉滴注,疗程5～7天。早期应用可减轻症状、减少并发症。

(三)对症治疗

高热时可物理或药物降温;头痛、腮腺肿痛明显可用镇痛剂;对中毒症状严重,尤其合并睾丸炎、脑膜脑炎、心肌炎者短期应用肾上腺皮质激素能减轻症状,缩短病程。通常给予地塞米松每天5～10 mg静脉滴注,连用3～5天;睾丸炎胀痛者局部冷敷或用棉花垫和丁字带托起以减轻疼痛。亦可加用己烯雌酚每次1 mg,每天3次口服,以促进炎症更快消失,减少睾丸萎缩等后遗症。合并脑炎、脑膜炎有颅内压增高者应及时脱水降低颅内压,预防脑病,减少病死率。

(四)中医中药

中医将腮腺炎分为风热型及痰毒型,给以疏风清热,解毒消肿,可内外兼治,以柴胡葛根汤、普济消毒饮加减,外用鲜仙人掌切片贴敷或青黛散外敷,可减轻局部胀痛。

八、预防

按呼吸道传染病隔离患者至腮腺消肿后5天。

国内外应用腮腺炎、麻疹、风疹三联减毒活疫苗皮下或皮内接种,亦可用气雾、喷鼻方法,其预防感染效果可达95%以上,减少发病率。但活疫苗对胎儿有影响,可能有致畸作用,孕妇忌用。

人免疫球蛋白、胎盘球蛋白对本病无预防作用。特异性免疫球蛋白可能有用,但来源困难,临床少用,效果尚难确定。

(赵珍珍)

第三节　幼儿急疹

幼儿急疹又称婴儿玫瑰疹,是婴幼儿常见的急性发热出疹性疾病,特点为婴幼儿在高热3～5天后,体温突然下降,同时出现玫瑰红色的斑丘疹。

该病前驱期为突发高热,呈稽留热或弛张热型,持续 3～4 天。可伴轻微咳嗽、流涕、咽部充血等呼吸道表现,少数可伴有恶心、呕吐、腹泻等消化系统症状。发热 3～4 天体温骤退同时出现皮疹,进入出疹期,热退疹出是本病的主要特征。皮疹呈斑丘疹,不痒;由颈部和躯干开始,1 天内迅速散布全身,以躯干及腰臀部较多,面部及四肢远端皮疹较少。皮疹 1～2 天内消失,不脱屑,无色素沉着。枕后及耳后淋巴结可肿大,偶有脾大。

一、流行病学

一年四季可见,但以冬春季为最多,普遍易感,6 个月～2 岁婴幼儿为主。患儿、隐性感染者和健康带毒者是传染源,可经唾液及血液传播。发病后可获得终身的免疫力。

二、病史要点

(一)流行病学
详细询问有无类似患者接触史。

(二)临床表现
前驱期认真询问有无发热、咳嗽、流涕等症状,精神、食欲等;出疹期询问发热后出疹时间、出齐时间及皮疹形态,发热与皮疹关系,皮疹持续时间,疹退后色素斑和/或脱屑。

三、体检要点

(一)前驱期
重点观察体温,咽部体征,口腔有无黏膜斑(与麻疹鉴别)。

(二)出疹期
重点观察皮疹颜色、形态、大小、分布,疹间有无正常皮肤,皮疹有无融合;有无枕后及耳后淋巴结肿大。

四、辅助检查

(一)血常规检查
白细胞不高,淋巴细胞为主。

(二)血清 IgG
恢复期较急性期 4 倍以上升高,有确诊意义。

五、诊断与鉴别诊断

根据 2 岁以内的婴幼儿高热 3～4 天,全身症状轻微,热退时或热退后出现红色斑丘疹,皮疹持续 1～2 天消退,即可作出临床诊断。需与麻疹、风疹等发热出疹性疾病相鉴别。

六、治疗

一般不需特殊治疗,主要是对症处理,尤其对高热患者应予以退热镇静剂;加强水分和营养供给。

七、预防

目前无有效预防方法。在集体儿童机构中,对接触患者的易感儿应密切观察 10 天,如有发热需暂时隔离治疗。

八、转诊指征

（1）心肌炎表现，如神色萎靡、面色差、心率快、心音低钝、心律不齐等。

（2）脑炎表现，如头痛、呕吐、烦躁不安、嗜睡、昏迷、惊厥等。

九、常见临床问题及沟通要点

（1）尚无疫苗预防。

（2）一般症状较轻，多数为良性经过。偶有高热惊厥、脑炎/脑膜炎。

（3）常在前驱期就诊，热退后出皮疹，家长会疑惑是否为药物所致皮疹，应耐心向家长解释。

（刘媛媛）

第四节　水　　痘

　　水痘是常见的急性传染病，多见于冬末和春季。本病具有高度传染性，几乎所有青春期前未免疫的儿童均易感。水痘通常呈自限性，恢复良好，但也有相当部分出现并发症，最常见的是合并肺炎、脑炎。水痘感染后可获终生免疫力。

一、流行病学

（一）病原体与传播途径

　　水痘由水痘-带状疱疹病毒引起，主要通过呼吸道飞沫和直接接触传播。此外，孕妇罹患水痘时，可将病毒经胎盘传给胎儿。

（二）流行情况

　　全世界每年 8 000 万～9 000 万例；1～6 岁是高发人群，14 岁以上病例占 10%。

（三）传染源

　　水痘和带状疱疹患者。皮疹出现前 1～2 天直至皮疹结痂均有强传染性。

（四）潜伏期

　　潜伏期为 10～21 天。

二、诊断要点

（一）病史询问要点

（1）非特异症状。发热、皮疹、腹痛、头痛、疲倦、食欲减退、咽痛、咳嗽和流涕。

（2）水痘接触史。

（3）水痘疫苗接种情况。

（4）是否有免疫缺陷，全身皮质激素应用，或罹患恶性肿瘤。

（二）体检要点

　　发热和皮疹是典型表现；病容明显时警惕神经或呼吸系统并发症，或合并细菌感染。

(1)特征性皮疹是诊断可靠依据。①皮疹初见于面部和躯干,后散布全身,伴有瘙痒。②呈向心性分布,躯干和上肢近端多,远端和下肢少。③皮疹分批出现,红斑、丘、疱、痂疹可同时存在,称为"四代同堂",是水痘皮疹的特点。④可见于口腔、生殖器黏膜。

(2)出疹时间延长或结痂、愈合延迟时警惕有无细胞免疫功能低下。

(3)皮疹红肿提示合并细菌感染。

(4)持续发热应警惕并发症或存在免疫缺陷。

(三)辅助检查要点

(1)通常根据典型症状(接触史,典型皮疹)即可诊断,无须实验室检查。

(2)某些情况下,实验室检查可以辅助诊断,识别并发症,如怀疑合并肺炎时进行胸部 X 线片检查,白细胞计数明显升高提示继发细菌感染可能,肝酶增高提示合并肝炎,怀疑中枢受累时进行脑脊液检查等。

三、并发症

(一)肺炎

主要见于年长儿和成人,呼吸道症状一般出现于皮疹后 3~4 天。

(二)继发细菌感染

发生率 5%~10%,可引起蜂窝织炎、脓毒血症。最常见的病菌是 A 组链球菌和金黄色葡萄球菌。

(三)神经系统并发症

急性感染后小脑共济失调、脑炎、无菌性脑膜炎、脊髓炎(包括吉兰-巴雷综合征)、瑞氏综合征等。

(四)带状疱疹

水痘原发感染者中约 15%在数月至数年后出现带状疱疹,这是由持续存在于感觉神经节的病毒引起。

四、重症水痘发生的高危因素

(一)新生儿

尤其母亲血清学阴性者。

(二)早产儿

尤其妊娠 28 周之前分娩的早产儿。

(三)类固醇治疗

2 周或以上的大剂量[相当于 $1~2\ mg/(kg \cdot d)$ 泼尼松龙]是引起重症水痘的明确危险因素。即使短期治疗也可能导致重症或致命。

(四)恶性肿瘤

白血病水痘患儿 30%发生病毒脏器播散,死亡率 7%。

(五)免疫缺陷

如艾滋病、先天性或获得性免疫缺陷、使用抗肿瘤药物,细胞免疫缺陷致使重症风险增加。

五、治疗

包括支持、抗病毒、免疫球蛋白等治疗。早期识别继发细菌感染和安排适当随访是处置重点。

(一)隔离

尤其避免接触孕妇、未免疫的婴儿、免疫缺陷者、接受激素治疗的患者。

(二)支持治疗

使用对乙酰氨基酚退热,避免阿司匹林;应用抗组胺药止痒等。

(三)抗病毒治疗

美国儿科协会推荐阿昔洛韦或伐昔洛韦在以下水痘患者出现皮疹 24 小时内常规使用:①12 岁以上青少年;②慢性肺病患儿;③慢性皮肤病患者,如广泛湿疹;④长期接受水杨酸治疗患者;⑤皮质激素治疗患者。

静脉阿昔洛韦应用指征:①免疫抑制患者;②合并肺炎或脑炎。

(四)水痘-带状疱疹免疫球蛋白

2012 年食品药品监督管理局(FDA)批准使用,用于高危患者暴露后预防。

(五)治疗新生儿水痘

母亲生产前 5 天内至生产后 2 天期间发生水痘,则新生儿传染重症水痘及播散风险增加。如不治疗,死亡率高达 30%。

(六)治疗继发细菌感染

早期发现,及时经验性抗生素治疗,如:①3~4 天全身症状无改善;②再次发热或加重;③情况加重应怀疑合并细菌感染。

六、患者教育

(1)保持皮肤清洁,适当应用止痒剂,剪短指甲,避免搔抓引起皮肤继发感染。

(2)建议适龄无禁忌证儿童接种水痘疫苗,首剂在 12~18 月龄,第二剂在 4 周岁接种。

(3)隔离至皮疹结痂,方可返回学校或托幼机构。

(4)告知家长,如出现下列症状,应带孩子就诊:①皮疹异常红、肿、痛;②拒绝喝水;③有脱水迹象,如尿色黄,尿少,嗜睡乏力,口唇干燥,异常口渴;④昏睡,烦躁激惹,异常虚弱;⑤头痛、颈部僵硬和/或背部疼痛;⑥频繁呕吐;⑦呼吸困难、胸痛、气喘、呼吸急促或严重咳嗽;⑧持续发热超过 4 天或热退后又发热;⑨变得更虚弱。

七、预后

(1)健康个体预后良好。

(2)免疫缺陷者面临重症和死亡的危险。新生儿因母亲感染水痘时机不同而严重程度不同。

(3)一项研究表明,水痘并发症发生率 1/50;严重并发症包括肺炎和脑炎,与高死亡率相关。此外,水痘与严重侵袭性 A 族链球菌病的相关性也引起了人们的关注。

八、转诊

发生免疫缺陷者,有并发症,高热不退,呼吸道症状加重,伴头痛、呕吐、精神萎靡的情况应及时转诊至有条件的医疗机构进一步评估治疗。

(刘媛媛)

第五节 麻　疹

麻疹是一种急性呼吸道传染病,在我国属于乙类传染病。其主要的临床表现有发热、咳嗽、流涕等卡他症状及眼结合膜炎,特征性表现为口腔麻疹黏膜斑及皮肤斑丘疹。对麻疹病毒尚无特效抗病毒药物,主要为对症治疗,加强护理,预防和治疗并发症。预防麻疹的关键措施是接种麻疹疫苗。

一、病因要点

病原体是麻疹病毒,麻疹患儿是唯一的传染源。经呼吸道飞沫传播是主要的传染途径,人群普遍易感,流行季节多为冬春季。

二、诊断要点

(一)流行病学史

(1)当地有麻疹流行,没有接种过麻疹疫苗且有麻疹患儿的接触史。

(2)急性期的患儿是最重要的传染源,发病前2天至出疹后5天内均具有传染性。

(二)临床特点

潜伏期6~21天,平均为10天左右。接种过麻疹疫苗者可延长至3~4周。典型麻疹临床过程可分为3期。

1.前驱期

从发热到出疹,一般持续3~4天。此期主要为上呼吸道及眼结合膜炎症所致的卡他症状,表现为急性起病,发热、咳嗽、流涕、流泪,眼结合膜充血、畏光,咽痛、全身乏力等。可有头痛,婴幼儿可出现胃肠道症状如呕吐、腹泻等。在病程2~3天,约90%以上患儿口腔可出现麻疹黏膜斑,是麻疹前驱期的特征性体征,具有早期诊断价值。位于双侧第二磨牙对面的颊黏膜上,为直径0.5~1.0mm针尖大小的小白点,周围有红晕,初起时仅数个,1~2天内迅速增多融合,扩散至整个颊黏膜,形成表浅的糜烂,似鹅口疮,2~3天后很快消失。一些患儿可见颈、胸、腹部一过性风疹样皮疹,数小时即退去,称麻疹前驱疹。

2.出疹期

从病程的第3~4天开始,持续1周左右。患儿体温持续升高,同时呼吸道等感染中毒症状明显加重。皮疹首先见于耳后、发际,渐及前额、面、颈部,自上而下至胸、腹、背及四肢,2~3天遍及全身,最后达手掌与足底。皮疹初为淡红色斑丘疹,大小不等,直径2~5mm,压之褪色,疹间皮肤正常。出疹高峰时皮疹可融合,颜色转暗,部分病例可有出血性皮疹,压之不褪色。随出疹达高峰,全身毒血症状加重,体温可达40℃,可有嗜睡或烦躁不安,甚至谵妄、抽搐。咳嗽加重,咽红、舌干,结膜红肿、畏光。表浅淋巴结及肝脾大,肺部可闻及干、湿啰音,可出现心力衰竭。成人麻疹中毒症状常比小儿重,但并发症较少。

3.恢复期

皮疹达高峰后,持续1~2天后迅速好转,体温开始下降,全身症状明显减轻,皮疹随之按出疹顺序依次消退,可留有浅褐色色素沉着,1～2周后消失,疹退时有糠麸样细小脱屑。

(三)辅助检查

1.血常规

白细胞总数减少,淋巴细胞比例相对增多。如果白细胞数增加,尤其是中性粒细胞增加,提示继发细菌感染;若淋巴细胞严重减少,常提示预后不好。

2.血清学检查

ELISA测定血清特异性IgM和IgG抗体,敏感性和特异性好。IgM抗体发病后5～20天最高,阳性可诊断麻疹。IgG抗体恢复期较早期增高4倍以上即为阳性,也可以诊断麻疹。抗体包括血凝抑制抗体、中和抗体或补体结合抗体。

3.病原学检查

(1)病毒分离:取早期病人眼、鼻咽分泌物或血、尿标本接种于原代人胚肾细胞,分离麻疹病毒,但不作为常规检查。

(2)病毒抗原检测:取早期病人鼻咽分泌物、血细胞及尿沉渣细胞,用免疫荧光或免疫酶法查麻疹病毒抗原,如阳性,可早期诊断。上述标本涂片后还可见多核巨细胞。

(3)核酸检测:采用反转录聚合酶链反应(RT-PCR)从临床标本中扩增麻疹病毒RNA,是一种非常敏感和特异的诊断方法,对免疫力低下而不能产生特异抗体的麻疹患儿,尤为有价值。

三、临床分型

(一)轻型麻疹

多见于对麻疹具有部分免疫力者,如6个月以内婴儿、近期接受过被动免疫或曾接种过麻疹疫苗。表现为低热且持续时间短、皮疹稀疏色淡、无麻疹黏膜斑或不典型、呼吸道症状轻等。一般无并发症,病程在1周左右。病后所获免疫力与典型麻疹患儿相同。

(二)典型麻疹

急起发热,上呼吸道卡他症状,结膜充血、畏光,口腔麻疹黏膜斑及典型的皮疹。

(三)重型麻疹

多见于全身情况差、免疫力低下,或继发严重感染者,病死率高。

1.中毒性麻疹

表现为全身感染中毒症状重,起病即高热,达40℃以上,伴有气促、发绀、心率快,甚至谵妄、抽搐、昏迷,同时皮疹也较严重。

2.休克性麻疹

除具有中毒症状外,出现循环衰竭或心力衰竭,表现为面色苍白、发绀、四肢厥冷、心音弱、心率快、血压下降等。皮疹暗淡稀少或皮疹出现后又突然隐退。

3.出血性麻疹

皮疹为出血性,形成紫斑,压之不褪色,同时可有内脏出血。

4.疱疹性麻疹

皮疹呈疱疹样,融合成大疱。高热、中毒症状重。

(四)异型麻疹

主要发生在接种麻疹灭活疫苗后4～6年,再接触麻疹病人时出现。表现为突起高热,头痛、肌痛、腹痛,无麻疹黏膜斑,病后2～3天出现皮疹,从四肢远端开始,逐渐扩散到躯干。皮疹为多形性,常伴四肢水肿,上呼吸道卡他症状不明显,但肺部可闻啰音。肝脾均可增大。异型麻疹病情较重,但多为自限性。其最重要的诊断依据是恢复期检测麻疹血凝抑制抗体高滴度,但病毒分离阴性。一般认为异型麻疹无传染性。

四、诊断标准

(1)如当地有麻疹流行,没有接种过麻疹疫苗且有麻疹患儿的接触史。

(2)典型麻疹的临床表现,如急起发热、上呼吸道卡他症状、结膜充血、畏光、口腔麻疹黏膜斑及典型的皮疹等即可做出临床诊断。

(3)麻疹特异性 IgM 抗体阳性或 IgG 抗体滴度恢复期较早期增高 4 倍以上即可确诊。

五、鉴别要点

(一)风疹

前驱期短,全身症状和呼吸道症状轻,无麻疹黏膜斑,发热 1～2 天出疹,皮疹分布以面、颈、躯干为主。1～2 天皮疹消退,无色素沉着和脱屑,常伴耳后、颈部淋巴结肿大。

(二)幼儿急疹

突起高热,持续 3～5 天,上呼吸道症状轻,热骤降后而出现皮疹,皮疹散在呈玫瑰色,多位于躯干,1～3 天皮疹退,热退后出疹为其特点。

(三)药物疹

近期服药史,皮疹多有瘙痒,低热或无热,无黏膜斑及卡他症状,停药后皮疹渐消退,血嗜酸性粒细胞可增多。

六、治疗要点

对麻疹病毒尚无特效抗病毒药物,主要为对症治疗,加强护理,预防和治疗并发症。

(一)一般治疗

单病室呼吸道隔离至体温正常或至少出疹后 5 天;卧床休息,保持室内空气新鲜,温度适宜,眼、鼻、口腔保持清洁,多饮水。

(二)对症治疗

高热者可酌情应用小剂量解热药物或物理降温;咳嗽者可用祛痰镇咳药;剧咳和烦躁不安者可用少量镇静药;体弱病重患儿可早期注射丙种球蛋白;必要时给氧,保证水、电解质及酸碱平衡等。

七、注意要点

(一)警惕肺炎

肺炎为麻疹最常见的并发症,多见于 5 岁以下患儿,占麻疹患儿死亡的 90% 以上。表现为病情突然加重、咳嗽、咳脓痰,患儿可出现鼻翼煽动、口唇发绀,肺部有明显啰音。肺炎可为麻疹病毒所致,也可合并细菌感染导致。治疗同一般肺炎,合并细菌感染较为常见,主要为抗菌治疗。

(二)警惕心肌炎

2 岁以下婴幼儿易致心肌病变,表现为气促、烦躁、面色苍白、发绀,听诊心音低钝、心率快。皮疹不能出全或突然隐退。心电图示 T 波和 ST 段改变。出现心力衰竭者应及早静脉注射强心药物如毛花苷 C 或毒毛花苷 K,同时应用利尿药,重症者可用肾上腺皮质激素保护心肌。

八、防控要点

(一)早诊断、早报告、早隔离、早治疗

对麻疹患儿应做到早诊断、早报告、早隔离、早治疗。患儿隔离至出疹后 5 天,伴呼吸道并发症者应延长到出疹后 10 天。易感的接触者检疫期为 3 周,并使用被动免疫制剂。

(二)做好防护

流行期间,儿童机构应加强检查,及时发现患儿。避免去公共场所或人多拥挤处,出入应戴口罩;无并发症的患儿在家中隔离,以减少传播。

(三)保护易感人群

1.主动免疫

接种麻疹减毒活疫苗,主要对象为婴幼儿、未患过麻疹的儿童和成人。易感者在接触患儿2 天内若接种疫苗,仍可能预防发病或减轻病情。

2.被动免疫

体弱、妊娠妇女及年幼的易感者,在接触患儿 5 天内注射人血丙种球蛋白 3 mL 可预防发病。若 5 天后注射,则只能减轻症状,免疫有效期 3～8 周。

(刘媛媛)

第六节　风　疹

风疹是由风疹病毒引起的急性出疹性传染病,以前驱期短、发热 1～2 天出疹及耳后、枕后和颈部淋巴结肿大为其临床特征。胎儿早期感染可致严重先天畸形。

一、病原和流行病学

风疹病毒属披膜病毒科,由核衣壳和包膜构成。病毒核酸为单股正链 RNA。包膜含 2 种蛋白,E1 具凝血作用,能刺激机体产生中和抗体和血凝抑制抗体,E2 抗原性不如 E1 强,亦能诱导中和抗体。此病毒较不稳定,可被脂溶剂、甲醛、紫外线、强酸和热等灭活,干燥冰冻保存 9 个月。风疹病毒可在各种猴、兔和人原代、传代及二倍体细胞中增殖。

病毒存在于患者或隐性感染者鼻咽分泌物、血、粪和尿中。在出疹前 7 天和疹退后 14 天内可从鼻咽部检出病毒。先天性风疹综合征患者生后排大量病毒可达数月至数年(1 年者约11%)。病毒主要通过空气飞沫传播。孕妇感染时,在病毒血症期可将病毒经胎盘传给胎儿。感染者排毒污染手或环境后,可经污染物—手—呼吸道或手—呼吸道途径传播病毒。人群普遍易感,5～9 岁发病率最高。四季均可发病,温带地区多见于冬春季。可在集体机构中流行,人口密集的城市常呈地方性流行。我国育龄妇女风疹病毒 IgG 抗体阳性率不同地区调查结果不同,为76%～98%,平均 88%。早期妇女特异性 IgM 阳性率为 0.46%。胎儿异常的危险性与胎龄密切相关:1～4 周:61%;5～8 周:26%;9～12 周:8%。

二、发病机制和病理改变

病毒侵入上呼吸道,在黏膜和颈部、颈下和耳后淋巴结内增殖,而后入血,形成 2 次病毒血症。风疹病毒所致的抗原抗体复合物引起真皮上层毛细血管炎,形成皮疹。淋巴结肿大,呼吸道见轻度炎症。先天性风疹的发病机制并不十分明确。风疹病毒导致血管内皮细胞受损是胎儿供血不足、组织细胞代谢失调和脏器发育不良的重要原因;病毒抑制感染细胞有丝分裂,致染色体断裂,使器官组织分化发育障碍;特异性免疫复合物和自身抗体形成可能是组织脏器损伤的另一机制。风疹病毒持续性感染可解释患儿生后出现的迟发性疾病,如生后某时期出现的听力障碍、白内障及进行性全脑炎。

三、临床表现

(一)后天性风疹

潜伏期 14～21 天,平均 18 天。多为亚临床型,典型病例表现如下。

1.前驱期

短暂或不显,易被忽略。可有低热、不适、轻微上呼吸道炎症表现,如咳嗽、流涕、结合膜充血和咽红等。软腭上可见细小红疹,能融合成片。

2.出疹期

通常于发热第 1～2 天开始出疹。皮疹首先见于脸部,然后迅速遍及颈部、躯干和四肢。出疹第一天末,全身遍布浅红色斑丘疹,略大于猩红热的疹点,散在分布。次日脸部皮疹开始消退,很少脱皮。出疹期短则 1 天,长则不超过 5 天,平均 3 天。

另一典型表现为枕后、耳后或颈部淋巴结肿大,可在皮疹出现前发生,持续 1 周或更久。有的患者伴轻度脾脏肿大,可在 3～4 周后恢复正常。部分患者可无皮疹,仅有淋巴结肿大。

(二)先天性风疹综合征

先天感染风疹病毒后可发生死胎、流产、畸形新生儿;或在出生时正常,以后出现病损,也可为隐性感染。重者出生时有低体重、肝大、脾大、血小板减少性紫癜、先天性心脏病、白内障、小头畸形、骨发育不良和脑脊液异常等。迟发性疾病包括听力丧失、内分泌病、白内障或青光眼和进行性全脑炎。

四、病原学诊断

(一)病毒分离

普通风疹患者取出疹前 5 天至出疹后 6 天鼻咽分泌物分离病毒的阳性率较高。孕妇原发感染后,取羊水或胎盘绒毛分离病毒是诊断胎儿风疹病毒感染最可靠的方法之一。先天性风疹患儿常采集鼻咽分泌物、尿、脑脊液、骨髓等标本分离病毒。

(二)特异性抗体检测

特异性 IgM 在出疹时出现,疹后 5～14 天水平较高,持续约 30 天,是近期感染的指标。双份血清(间隔 1～2 周采血)特异性 IgG≥4 倍升高有诊断意义。先天性风疹患儿特异性 IgM 在生后 6 个月内持续升高,1 岁以内均可检测到。胎血中检出特异性 IgM 可证实胎儿感染,但由于胎儿在 20 周后才能产生 IgM,故妊娠头 3 个月胎儿的风疹病毒感染不能依靠 IgM 检测。

（三）病毒抗原检测

采用免疫印迹法检测胎盘绒毛或胎儿活检标本中风疹病毒抗原。

（四）病毒基因测定

采用核酸杂交技术或 PCR 法检测羊水、绒毛膜或绒毛中病毒基因。

联合应用上述 2 种以上检测方法，可提高检出率。

五、预防和治疗

（一）一般预防

预防重点是妊娠期妇女，尤其在孕早期，无论是否患过风疹或接种过风疹疫苗，均应尽量避免与风疹患者接触，以免感染或再感染。

（二）主动免疫

风疹减毒活疫苗已广泛应用，接种者 95％产生抗体。不良反应主要有小关节疼痛、一过性发热或皮疹。尚无疫苗致畸的证据。

（三）被动免疫

妊娠早期孕妇于接触风疹患者 3 天内肌内注射高效价免疫球蛋白 20 mL，可起到预防作用。

（四）治疗

主要为对症治疗，宜卧床休息，给予富营养又易消化的食物。可给清热解毒类中药。对先天性风疹综合征患者的各种缺陷，应作相应处理。

（刘媛媛）

第七节　脊髓灰质炎

脊髓灰质炎又名小儿麻痹症，主要影响儿童，是由脊髓灰质炎病毒引起的一种急性传染病，可造成脊髓和脑干前角运动神经元损害。由于运动神经元受损，相关骨骼肌失去神经支配而发生松弛和萎缩。临床表现主要有发热、咽痛和肢体疼痛，部分患者可发生弛缓性麻痹。由于脊髓灰质炎病毒疫苗的推广使用，曾经对儿童有极大危害的脊髓灰质炎，目前已经可以通过适当的免疫接种而预防。

一、病因与发病机制

脊髓灰质炎病毒属于微小核糖核酸病毒科的肠道病毒属。已知脊髓灰质炎病毒有三个血清型，三者无交叉免疫反应。感染脊髓灰质炎后对该血清型病毒终生免疫，但对另一血清型病毒没有免疫保护作用。

脊髓灰质炎病毒经粪口途径传播进入胃肠道。在无症状的潜伏期，病毒在口咽部和胃肠道下段黏膜复制增殖，并排出至唾液和粪便中，之后，病毒进入颈部和肠系膜淋巴结，再进入血液循环，5％的受感染患者在病毒血症后有不同程度的神经系统受累。

脊髓灰质炎病毒通过血-脑屏障或周围神经轴突转运进入神经系统，引起神经系统感染，包括中央前回、丘脑、下丘脑、脑干运动神经元和周围网状结构、前庭和小脑核，以及脊髓前角和中间柱神经元。

二、流行病学

（一）传染源

脊髓灰质炎患者和病毒携带者。患者从症状出现前的 7～10 天（即潜伏期内）即有传染性，患者粪便排毒可长至数月。携带者粪便中可长期排毒。

（二）传播途径

脊髓灰质炎主要经消化道感染，摄入被患者排泄物污染的食物和水，使用卫生间后未彻底清洁双手都可导致感染。

（三）潜伏期

潜伏期可以 3～35 天，一般 7～14 天。

（四）疫苗接种

我国因疫苗的普遍接种，目前发病较低。但还有少数国家依然存在脊髓灰质炎的传播，并可蔓延到其他国家，感染那些免疫接种存在不足的儿童。

（五）流行情况

大多数急性脊髓灰质炎病例发生在 5 岁以下儿童中，无性别差异，感染后该血清型病毒终生免疫。

三、诊断要点

（一）病史询问要点

(1)脊髓灰质炎或急性弛缓性麻痹患者接触史。

(2)脊髓灰质炎疫苗接种史。

(3)有否弛缓性麻痹症状。

(4)感染脊髓灰质炎病毒后有下列 4 种表现。①无症状性感染：大多数人表现有轻度疲倦或无任何症状。②顿挫型（流产型）脊髓灰质炎：只有轻度发热、疲倦、嗜睡或恶心、呕吐、便秘、咽痛等咽炎或胃肠炎症状。③无菌性脑膜炎（非瘫痪型脊髓灰质炎）：前驱症状表现为头痛、发热、咽痛、恶心、呕吐和肌肉酸痛，1～2 周内或好转数天或相继出现背痛、颈部强直等脑膜刺激症状，儿童症状相对较轻，一般预后良好，部分患者可发展至瘫痪型。④瘫痪型脊髓灰质炎：部分患者表现为双相病程，即开始出现发热等一般轻度症状，数天后症状消失，以后又出现麻痹。下运动神经元受损害时可出现肌肉松弛性瘫痪，可单侧或双侧受累，下肢或上肢肌肉无力、瘫痪、肢体温度低于正常。肌肉瘫痪在开始几天内发展很快，继之停留在这一水平，恢复较慢，需要 6 个月或更长时间，多数患者可有跛行的后遗症。病毒侵袭脑干时可致呼吸中枢受损或呼吸肌麻痹者可出现发绀、吞咽困难、呼吸困难。

（二）体格检查要点

1.检测生命体征

检测生命体征，判断病情变化。

2.检测肌力，评估肌无力程度

(1)通常不对称近端肢体无力涉及的腰椎受累多于颈椎、脊髓受累多于脑干。

(2)躯干肌肉受累较少。

(3)深腱反射减弱或消失。

(4)感觉功能通常无明显异常。

(5)麻痹发生3周后出现肌肉萎缩,至12～15周逐渐加重,成为永久伤害。

3.脑膜刺激征

可致颈背部疼痛,部分患者可表现出自主神经功能异常。

4.中枢神经系统症状

可呈现不同表现,如第九、十脑神经受累时,咽、喉部肌肉麻痹,单侧或双侧面肌、舌、咀嚼肌可致麻痹;脑干网状结构受累可致呼吸和吞咽功能障碍、心血管系统失调。

(三)辅助检查要点

(1)脑脊液检查。包括:①压力增高;②瘫痪症状出现前淋巴细胞明显增多;③糖正常,蛋白含量轻度升高;④重症肌肉麻痹者蛋白至100～300 mg/dL,并持续数周。

(2)从粪便、咽部、脑脊液、脑或脊髓组织中分离病毒。

(3)恢复期患者血清中和抗体或特异性IgG抗体滴度比急性期有4倍升高者。

(4)脊液中特异IgG抗体明显升高。

(5)PCR检测可鉴别是否有野毒株感染。

(6)磁共振检查可显示脊髓前角局部炎症损害。

四、鉴别诊断

发现15岁以下儿童呈急性弛缓性麻痹者均应高度警惕,临床需与吉兰-巴雷综合征、乙型脑炎、急性脑膜炎进行鉴别。

五、并发症

(1)急性期可并发短暂尿路感染。

(2)肺不张、肺炎、肺水肿、心肌炎。

(3)呼吸肌麻痹或呼吸中枢损伤可致呼吸衰竭。

六、治疗

无特异性治疗,主要是对症支持处理。

(1)所有患者隔离卧床休息至热退后一周。

(2)监测患者生命体征。包括呼吸功能、脉搏和血压,以及吞咽功能。脑干呼吸中枢抑制而致呼吸衰竭者,需要立即使用呼吸机给予正压通气和/或气管切开。

(3)物理治疗。在脊髓灰质炎患者康复中起着重要的作用。肢体主动、被动运动和关节夹板有助于防止肌肉挛缩和关节强直。

(4)严重肢体畸形者可进行外科矫形手术。

七、预后

(1)绝大部分患者预后良好。

(2)急性麻痹型脊髓灰质炎患者因心肺功能受累,约有5%的死亡率。大部分患者可从呼吸衰竭中恢复;3～4个月后可恢复60%的肌力,恢复过程可持续1年左右。

（3）脊髓灰质炎后综合征 急性脊髓灰质炎后的不对称肌力下降,肌肉软弱与萎缩,发展过程缓慢,甚至可达 10 年以上,也可发生于急性期没有明显受累的肌肉。患者可有肌肉震颤、肌肉关节疼痛、对冷不耐受等主诉。

八、转诊

发热患者伴肢体麻痹、瘫痪、呼吸困难时应及时转诊至有条件的医疗机构进一步评估治疗。

（刘媛媛）

第八节 登革热和登革出血热

一、概述

登革热(dengue fever,DF)和登革出血热(dengue hemorrhagic fever,DHF)都是由登革病毒(dengue virus,DENV)引起的虫媒病毒性传染病。登革热的主要临床表现为发热、头痛、肌痛和关节痛。登革出血热则以高热、出血、易休克和高病死率为临床特征,若伴有休克,即称之为登革休克综合征(dengue shock syndrome,DSS)。

二、病因及流行病学特征

登革病毒属于黄病毒科黄病毒属,基因组为单股正链 RNA,含 3 种结构蛋白和 7 种非结构蛋白。膜蛋白 M 和包膜蛋白含有保护性抗原;非结构蛋白 NS1 亦可诱生高价保护性抗体。登革病毒有 4 个血清型,每个血清型又分为不同的基因型。全球登革热发病率在过去 50 年中已增加 30 倍,每年约有 5 千万人次感染。流行区域主要在东南亚、拉美和非洲南部地区等热带和亚热带地区。人、低等灵长类动物和蚊是登革热病毒的自然宿主。患者和隐性感染者是主要传染源,在发病前 1 天至病后 5 天内的病毒血症期传染性最强;轻型患者不易被发现,且数量远多于典型患者,是更为危险的传染源。主要传播媒介为埃及伊蚊和白纹伊蚊。多为输入性流行,发生在高温多雨季节。我国病例多发生在 3～11 月份,7～9 月达到高峰。人群普遍易感,感染后可获同型持久免疫力。再次感染异型病毒后较易发生登革出血热和登革休克综合征。

三、诊断

（一）流行病学史
居住在流行区域,或病前 15 天内去过流行地区,或有野外丛林活动史;在流行季节发病。

（二）临床表现
潜伏期为 2～15 天,一般为 5～8 天。

1.登革热

（1）典型登革热。①发热期:急性起病,体温快速升高达 39.5～41.0 ℃,常伴有寒战;周身疼痛包括头痛、眼眶后痛和周身肌肉与骨关节痛;热初 1～2 天内可见短暂皮肤结膜充血和全身散在斑疹;半数以上有轻度浅表淋巴结肿大,束臂试验阳性,部分有相对缓脉,少见肝大。②缓解期:多于病后 4 天迅速热退,症状减轻或消失,历时 1～3 天。部分患者就此病愈。③出疹期:病后 4～7 天再次高热伴初期症状,并出现全身麻疹样皮疹或斑丘疹至手心和足心,1～5 天后消退,很少脱屑。部分患者有四肢或腋窝瘀点或瘀斑,偶有牙龈或鼻出血,罕见消化道出血。

(2)轻症登革热,多见于婴幼儿。突起发热,体温较低,周身疼痛较轻,伴鼻咽部炎症和轻咳,浅表淋巴结肿大,常无出血,皮疹少,持续 1～5 天。

2.登革出血热

初期有登革热样表现,在病程中出现下述重症表现。①出血:皮肤瘀点向瘀斑和紫癜发展,继之可有消化道出血、鼻出血、子宫和阴道出血,偶有肺出血,罕见颅内出血。②休克:多于病程 4～5 天出现,与出血量可不平行。③中毒性脑病:表现为意识改变、肌张力增强、惊厥、呼吸衰竭和昏迷等。④肝大:大多数有肝大伴轻触痛,休克者几乎均有。⑤浆膜腔积液:最多见于胸腔,还可见心包积液。⑥腹痛:约半数有明显腹痛,以脐周和上腹部多见。

3.并发症

(1)急性血管内溶血:见于海南地区病例,发生率约为 1.5%,表现为寒战、发热、腰痛、血红蛋白尿、血红蛋白急剧下降和黄疸。

(2)神经系统并发症:约 0.5% 有精神障碍,大多短期内恢复,个别反复发作达半年以上。其他包括继发性癫痫、吉兰-巴雷综合征、急性脊髓炎、面神经瘫痪及神经性耳聋等。

4.实验室检查

(1)血常规:登革热患者白细胞总数常减少,可降至 $4×10^9$/L 以下,血小板大多正常或轻度减少($70×10^9$/L～$100×10^9$/L)。登革出血热时约半数患者白细胞总数和中性粒细胞增高伴中毒颗粒;2/3 有血小板减少;血细胞比容增加(血液浓缩)。

(2)血生化、凝血功能和免疫学检查:约 1/3 登革热病例有轻至中度转氨酶升高。登革出血热病例可见白蛋白降低、转氨酶和尿素氮增高、酸中毒等。血纤维蛋白原下降,凝血酶原时间和部分活化凝血酶原时间延长;血清补体下降。

(3)病原学检查。①血清学检查:初次或二次感染登革病毒,ELISA 法检测特异性 IgM 均有早期诊断价值,起病后 3～5 天阳性率为 50%,5～10 天可达 80%～99%。双份血清特异性 IgG 或血凝素抑制试验(hemagglutinin inhibition test,HI)抗体滴度 4 倍以上增高有诊断意义。②病毒分离:在发病后 5 天内收集血清、血浆、白细胞或尸检肝、脾及淋巴结组织样本,采用颅内和腹腔联合接种于乳鼠,观察其临床疾病表现;或接种于敏感细胞,观察细胞病变,特异性单克隆抗体可对病毒进行鉴定。③病毒抗原和基因检查:起病后 5 天内取全血或组织,采用 ELISA 法可直接检测样本中病毒抗原。采用 RT-PCR 法检测病毒核酸,可用于鉴定病毒型别。

四、鉴别诊断

(一)钩端螺旋体病

鉴别要点:①有疫水接触史;②腓肠肌疼痛和压痛明显;③常有尿蛋白和管型;④对青霉素治疗有特效;⑤病原学检查。

(二)立克次体病

鉴别要点:①恙虫病有特征性焦痂或溃疡;②外斐反应阳性;③对氯霉素和四环素类抗生素治疗有效;④病原学检查。

（三）恶性疟疾

直接在血涂片或骨髓片中寻找疟原虫就可确定诊断，必要时可采取抗疟疾药诊断性治疗帮助鉴别。

五、治疗

主要是对症治疗。

（一）登革热的治疗

（1）一般治疗：卧床休息，多饮水，宜营养丰富和易消化的流质和半流质饮食，注意眼部、皮肤和口腔清洁，避免感染。

（2）对症治疗：维持水电解质平衡；退热（避免使用阿司匹林）；止痛；有出血倾向者常规给予维生素 K、C 等。

（二）登革出血热的治疗

（1）病情监测：包括生命体征、血小板计数与血细胞比容和病情变化，以了解血浆外渗程度和及早发现休克。

（2）持续高热和血液浓缩时补液：纠正水、电解质和酸碱失衡。

（3）纠正休克。

（4）大出血处理：①止血剂：可选用酚磺乙胺、卡巴克络、维生素 K 和大剂量维生素 C；局部填塞止血和使用局部止血剂；②补充凝血因子：输注冰冻血浆，冷沉淀物或凝血酶原复合物；③输注血小板，1U 血小板可提高血小板计数（5～10）×10^9/L。

（5）控制脑水肿：①亚冬眠疗法，特别适合于脑水肿伴高热者，首先给予复方氯丙嗪（等量的氯丙嗪和异丙嗪）1 mg/kg 肌内注射，同时 1 mg/kg 静脉注射，以后每 2～4 小时注射 1 次，肌内注射或静脉注射持续 8～12 小时；同时头部加敷冰袋或冰帽，温湿毛巾敷于腋窝、腹股沟等大血管走向部位。②脱水疗法：常用 20% 甘露醇，0.5～1.0 g/kg，每 4～8 小时 1 次静脉注射。心功能不全者宜用利尿剂。③皮质激素：地塞米松 0.5 mg/kg，每 12 小时 1 次。④氧疗和辅助呼吸，必要时行机械通气。

（6）防治 DIC：消除 DIC 诱因如防治休克和纠正酸中毒，当纤维蛋白原和 D-二聚体增高时应尽早使用低分子肝素钙，75 U/kg 加入等渗氯化钠 100 mL 静脉滴注，1 小时内滴完；当纤溶亢进时则宜选用抗纤溶制剂和补充凝血因子。

六、预防

（一）管理传染源

早期诊断和及时隔离患者于有防蚊设施的房间内至病后 1 周。

（二）阻断传播途径

进行群众性灭蚊活动如消灭伊蚊滋生地和放养食蚊鱼诱导灭蚊和药物灭蚊等。

（三）保护易感人群

主要是加强疫区的个人防护。目前尚无可供临床使用的疫苗，研制中的新型四联登革热疫苗对 3 种登革热病毒株有预防效果，Ⅱ 期临床试验接种者抗体阳转率为 88%，预期在未来数年内投入临床使用。

（刘媛媛）

第九节 肾综合征出血热

一、概述

肾综合征出血热(hemorrhagic fever with renal syndrome,HFRS)也称为流行性出血热(epidemic hemorrhagic fever,EHF),是由汉坦病毒(Hantaviruses,HVs)引起,由带病毒鼠类传播的自然疫源性疾病。其主要病理变化是全身广泛小血管和毛细血管损害,临床表现为发热、出血及肾脏损害三大主要症状,典型病例分为五期,即发热期、低血压休克期、少尿期、多尿期和恢复期。

二、病因及流行病学特征

汉坦病毒属于布尼亚病毒科汉坦病毒属,是一种有包膜、分节段的负链RNA病毒。根据其核酸序列可分为40个血清型/基因型,其中22个型可在人类引起疾病,7个型可引起肾综合征出血热,15个型可引起汉坦病毒肺综合征(hantavirus pulmonary syndrome,HPS)。我国主要流行汉滩型(HTN)和汉城型(SEO)病毒,其主要宿主分别为黑线姬鼠和褐家鼠。主要传染源是小型啮齿动物。以气溶胶形式通过呼吸道传播是主要途径,还可通过破损皮肤接触、被带病毒动物咬伤、食用被污染食物和水、虫媒传播和宫内垂直传播而获得感染。本病主要分布在亚洲,我国有29个省市自治区发现本病,病例数占全球的90%以上。人群普遍易感,多见于青壮年,儿童发病占全部病例的3%~7%。具有明显季节性,与鼠类繁殖和人群活动有关。绝大多数姬鼠型疫区发病呈双峰型,即冬季和春季为发病高峰;家鼠型发病高峰多在4~6月。

三、诊断

(一)流行病学史
在流行季节发病或在发病前2个月内有疫区居住或逗留史。

(二)临床表现
1.临床分期

典型临床经过分为5期。

(1)发热期:病毒血症期,血液及尿液中存在病毒,具有传染性,持续3~7天。主要表现有:①发热及中毒症状:体温38~40 ℃,热型以弛张热和稽留热为多,热程3~7天。常伴剧烈头痛、腰痛及眼眶痛,合称为"三痛"。常有口渴、食欲下降、恶心呕吐和腹痛腹泻等消化系统症状。大便可为黏液血便。重者可有嗜睡、烦躁、谵语等神经系统症状。②毛细血管损害征象:有充血征(眼结膜、颜面、颈及上胸部充血潮红,呈醉酒貌)、出血(软腭、球结膜、腋下及胸背部皮肤出血点,呈特征性搔抓样或条痕样排列。重症见大片皮肤瘀痕、血尿、呕血及便血,束臂试验强阳性)和渗出(球结膜和眼睑水肿,面部和四肢肿胀或静脉推注)表现。③肾脏损害:早期最常见为蛋白尿,可有血尿和尿量减少。

(2)低血压休克期:一般在病后4~6天或热退同时出现血压下降,呈"热退症状更重"的特点,持续 1～3 天。此期消化系统和精神神经症状及球结膜水肿明显加重;重者发生休克;尿少、蛋白尿及出血症状更为明显。

(3)少尿期:多发生于病程 5～8 天,持续 2～5 天,以急性肾衰竭为主。表现为尿毒症、酸中毒、电解质紊乱及高血容量综合征。前述各期症状可加重,颅内压增高时出现烦躁、谵妄、昏迷及抽搐等。

(4)多尿期:于病程 9～14 天进入多尿期,持续 1～2 周,可分为移行阶段(从少尿增至正常尿量)、多尿早期和多尿后期。前两阶段内氮质血症逐日升高,症状持续加重。进入多尿后期症状逐渐减轻,氮质血症好转,酸中毒和高血容量得以纠正。值得注意的是,若过度利尿、继发性感染或出血等可诱发二次休克或再次肾衰。

(5)恢复期:于病程 4～6 周进入此期。尿量减少至正常,肾功能恢复,症状体征消失,各种生化指标逐渐恢复正常。

2.儿童病例特点

儿童病例的临床特点:①5 个病期经过不完全;②热型不规则,全身中毒症状较轻;③消化系统症状明显,多有肝功能异常;④皮肤潮红、眼结膜水肿和出血倾向不明显;⑤头痛和腹痛为主,腰痛和眼眶痛不明显;⑥发生休克少,病程持续时间短;⑦肾损害轻;⑧病死率低,预后较好。

(三)并发症

(1)颅内出血和内脏出血:颅内出血可发生惊厥和昏迷;咯血可致窒息;消化道大出血可致休克。

(2)心功能衰竭和肺水肿:多见于休克和少尿期。常突然发作,病情急剧加重,有明显高血容量征象。

(3)呼吸窘迫综合征:多见于休克期和少尿期,与肺间质水肿有关。出现胸闷和进行性呼吸困难,肺部听诊可闻及湿啰音,胸部 X 线片示弥漫性小片状影和透亮度降低,动脉血气分析 PO_2 明显降低。

(4)继发感染:少尿期至多尿期易发生呼吸道和泌尿系统感染及二重感染等。

(5)自发性肾破裂:多发生于急性肾衰竭极期,表现为突然腰痛、面色苍白,血压下降,腰肌呈板状,X 线片示肾脏与腰大肌阴影消失,B 超可协助诊断。

(四)实验室检查

(1)血常规:白细胞总数于病程第 3～4 天开始升高,达 $(15～30)\times10^9/L$,少数 $50\times10^9/L$ 以上;早期中性粒细胞升高,核左移,可见中毒颗粒和类白血病反应;病程 5～8 天后淋巴细胞升高,异型淋巴细胞出现于病程早期。血红蛋白因血液浓缩而升高。血小板不同程度下降,DIC 时更为明显。

(2)尿常规:蛋白尿为肾损害的早期征象,可伴血尿及管型尿,尿中可出现膜状物。尿中溶菌酶和 N-乙酰-β-D 氨基葡萄糖苷酶(NAG)可增高。

(3)血生化检查:血尿素氮及肌酐于发热晚期开始升高,少尿及多尿早期达高峰。血钠、氯、钙浓度在全病程均降低,而血磷、镁、铁浓度升高。血钾在发热及休克期降低,少尿期升高。常见代谢性酸中毒合并呼吸性碱中毒。心肌受损时,血清肌酸磷酸激酶、乳酸脱氢酶和肌红蛋白升高。

(五)病原学检查

(1)病毒分离及鉴定:取急性期血、尿或尸检材料制成 10% 悬液,接种于敏感单层细胞如 Vero 细胞,再用免疫荧光法检测细胞内病毒特异性抗原。

(2)病毒抗原:采用免疫荧光法检测组织细胞中的病毒抗原。早期患者白细胞中病毒抗原检出率 90% 以上;组织内病毒抗原阳性率可达 100%;而血液和体液中病毒抗原检出率低。

(3)特异性抗体:特异性 IgM 阳性是近期感染的指标;双份血清(间隔 2 周以上)特异性 IgG ≥4 倍增高有确诊价值。

(4)病毒核酸:用原位杂交法和 RT-PCR 技术可检测组织细胞内病毒核酸片段。后者也可用于汉坦病毒基因分型。

四、鉴别诊断

(一)根据不同病期的主要表现需与其他相关疾病鉴别

(1)以发热为主要症状者应与流行性感冒、流脑、败血症、斑疹伤寒及钩端螺旋体病等鉴别。

(2)以休克为主要症状者应与暴发型流脑、败血症休克及过敏性休克等鉴别。

(3)以出血为主要症状者应与血小板减少性紫癜、伤寒肠出血及溃疡病出血等鉴别。

(4)以肾损害为主要症状者应与肾小球性肾炎、急性肾盂肾炎及其他原因的肾功能不全相鉴别。

(5)以腹痛为主要症状者应与外科急腹症,如急性阑尾炎、腹膜炎、肠梗阻及急性胆囊炎相鉴别。

(6)有类白血病样血象者应与急性粒细胞性白血病鉴别。流行病学资料、临床表现和实验室检查的综合分析,尤其是病原学检查结果是鉴别要点。

(二)登革出血热

登革出血热是由伊蚊传播登革病毒所致,在我国沿海地区流行,发病季节以 5～10 月份为多;临床上以发热、多形性皮疹及多器官较大量出血为特征;病程中可有休克但无肾损害;病原学检查有助于鉴别。

五、治疗

(一)综合治疗

原则是早发现、早休息、早治疗和就近治疗;针对各期病理生理变化综合性治疗;重点防治休克、肾衰竭和并发症。

1.发热期治疗

卧床休息;给予高热量高维生素易消化食物。发热以物理降温为主,体温过高中毒症状重者给予小剂量皮质激素,疗程 2～3 天或热退即停。不能进食者给予静脉补液,出血明显时可用酚磺乙胺、云南白药或维生素 K 和维生素 C。

2.低血压休克期治疗

包括:①补充血容量。按早期、快速、适量的原则,用 2:1 含钠液或等张氯化钠 20 mL/kg,1 小时内输入,或用右旋糖酐-40 和血浆等扩容。本期因血液浓缩,不宜用全血,排尿后方可补钾,酌情补钙。②纠正酸中毒。③强心剂。血容量基本补足而心率仍快者给予毛花苷 C(<2 岁 0.03～0.04 mg/kg;>2 岁 0.02～0.03 mg/kg)。④血管活性药物。血容量补足而血压仍不稳定者可选用,如多巴胺(每分钟 5～15 μg/kg)或间羟胺(每分钟 1～20 μg/kg)等持续泵入。⑤肾上腺皮质激素:地塞米松,每次 1.0～2.5 mg,1～2 次/天;或甲基泼尼松龙,1～2 mg/(kg·d)。

3.少尿期治疗

主要是稳定机体内环境、加强利尿,促进肾功能恢复。

(1)稳定机体内环境:①控制氮质血症:给予高糖高维生素低蛋白饮食维持热量;②严格限制入量:每天液体入量＝(前一天尿量＋每天不显性失水量＋吐泻丢失量)-内生水量;③维持电解质和酸碱平衡。

(2)促进利尿:可用呋塞米 $0.5\sim1.0$ mg/kg,静脉或肌内注射;或多巴胺 $0.5\sim4.0$ $\mu g/(kg \cdot min)$ 静脉滴注,扩张肾血管。

(3)透析疗法:有明显氮质血症、高血钾、高血容量综合征者可采用腹膜或血液透析治疗。

4.多尿期治疗

主要保持水电解质平衡和防止继发感染。尿量增加后应适当补充液体和电解质,防止第二次肾衰竭,补液以口服为主。蛋白质宜逐步增加,以防止多尿性氮质血症。

5.恢复期治疗

补充营养,逐步恢复活动。

6.其他治疗

肾破裂时及时手术治疗;高血容量、高血钾、心力衰竭、肺水肿、呼吸衰竭、中枢神经系统并发症及腔道出血时立即采取相应抢救措施。

(二)抗病毒治疗

利巴韦林是我国广泛应用的抗汉坦病毒药物,早期使用(病程前 4 天内)效佳,可改善症状和降低病死率。有两种用药方案。①大剂量疗法:首剂 33 mg/kg,以后 16 mg/kg,每 6 小时 1 次,连续 4 天;第 $5\sim7$ 天 8 mg/kg,每 8 小时 1 次,静脉滴注。不良反应有可逆性骨髓抑制和红细胞减少;②小剂量疗法:$10\sim15$ mg/(kg·d),分 2 次静脉滴注,疗程 3 天。

六、预防

(一)阻断传播途径

主要是灭鼠和防鼠与防螨灭螨,加强个人防护。

(二)疫苗接种

有 3 类疫苗,即鼠脑纯化灭活疫苗、细胞培养灭活疫苗和新型疫苗(痘苗病毒载体疫苗、亚单位疫苗及核酸疫苗等)。国内目前应用前 2 类疫苗,包括 2 种Ⅰ型疫苗(沙鼠疫苗和鼠脑疫苗)、1 种Ⅱ型疫苗(地鼠疫苗)和 1 种双价疫苗(沙鼠Ⅰ、Ⅱ型双价疫苗)。

(1)鼠脑纯化灭活疫苗(Ⅰ型):于 0、14、28 天接种 3 针,保护率为 92% 以上。但 1 年后抗体水平明显降低,需加强接种。

(2)细胞培养灭活疫苗:①沙鼠肾细胞Ⅰ、Ⅱ型双价灭活疫苗(双价疫苗):于 0、14、180 天接种 3 针,1 年时加强 1 针,保护率为 100%。②沙鼠肾细胞Ⅰ型灭活疫苗:于 0、14、28 天接种 3 针。1 年时加强 1 针。保护率达 95.55%。③地鼠肾Ⅱ型灭活疫苗:于 1、14、180 天接种 3 针,保护率达 98%。

(刘媛媛)

第十节　传染性单核细胞增多症

一、概述

传染性单核细胞增多症(infectious mononucleosis,IM),简称传单。临床以发热、咽扁桃体炎和淋巴结肿大以及外周血淋巴细胞和异型淋巴细胞增多为特征。典型传单主要由 EB 病毒(Epstein-Barr virus,EBV)感染引起,除免疫缺陷者有严重并发症外,大多恢复较好。其他病原如人巨细胞病毒(human cytomegalovirus,HCMV)、HHV-6、弓形虫、腺病毒、风疹病毒、甲型和乙型肝炎病毒等也可引起类似临床表现,又称单核细胞增多症样综合征,或称类传单。本节主要介绍 EB 病毒相关性传单。

二、病因及流行病学特征

EBV 属于疱疹病毒科 γ 亚科,为 DNA 病毒,表达核抗原(nuclear antigen,NA)、膜抗原(membrane antigen,MA)、早期抗原(early antigen,EA)和病毒衣壳抗原(viral capsid antigen,VCA)等多种抗原。EBV 主要感染有 CD21 受体的成熟 B 淋巴细胞,具有使靶淋巴细胞无限增殖的能力和潜伏-活化的特性。绝大多数原发感染后 EBV 进入潜伏状态。少数患者可呈慢性持续性感染(病毒基因在细胞内形成环化游离小体,依赖细胞酶进行复制,仅表达 6 种核蛋白、3 种膜蛋白和 2 种小 RNA 产物),可引起感染的 T 细胞、NK 细胞或 B 细胞发生克隆性增生,导致各种淋巴细胞增殖性疾病,还与 Burkitt 淋巴瘤、鼻咽癌、多克隆 B 细胞淋巴瘤及某些风湿病如干燥综合征等发生有关。

EBV 感染呈全球性分布,我国 3～5 岁儿童抗 VCA IgG 阳性率已达 90% 以上。原发感染者为传染源,往往持续或间歇从唾液中排病毒数月之久。接触带病毒的唾液是主要传播方式。偶可经输血传播。EBV 也可从宫颈分泌物中排出,但无性传播和母婴传播的流行病学证据。

三、诊断

(一)病史

常无明确接触史。

(二)临床表现

潜伏期一般 30～50 天,在年幼儿童可较短。

(1)无症状或不典型感染:多见于年幼儿。显性表现常较轻微,如上呼吸道感染、扁桃体炎、持续发热伴或不伴淋巴结肿大。

(2)急性传染性单核细胞增多症:常先有 2～3 天前驱表现:头痛、不适、乏力及畏食等,然后出现下列典型征象:①发热、咽扁桃体炎和淋巴结肿大三联症:几乎均有发热,体温常≥39.5℃,可持续 10 天,个别长达 1～2 个月。约 80% 有咽扁桃体炎,半数以上有白色膜状渗出,约 5% 伴链球菌感染。>90% 起病不久全身浅表淋巴结迅速肿大,颈部最为明显。纵隔淋巴结肿可致咳嗽和气促,肠系膜淋巴结肿可致腹痛。②脾大:见于 50%～70% 病例,质柔软。脾破裂罕见,却为严重并发症。③肝大及肝功能异常：40％以上有肝酶增高；肝大见于 30％～50％；2％～15％有黄疸。少数呈重症肝炎样表现。④其他表现：可有皮疹。少见血液系统（贫血、血小板减少及粒细胞减少）、肺部（肺炎）、神经系统（脑炎、脑膜脑炎、吉兰-巴雷综合征及周围性面瘫）、心血管（心肌炎和心包炎）和肾脏（肾小球肾炎）等并发症。若无并发症，病程一般为 2～4 周。

（3）免疫缺陷儿童 EBV 感染：常发生致死性单核细胞增多症、继发性低或无免疫球蛋白血症、恶性多克隆源性淋巴瘤、再生障碍性贫血及慢性淋巴细胞性间质性肺炎等。病死率高达 60％。

（4）慢性活动性 EBV 感染(chronic active Epstein-Barr virus infection，CAEBV)：主要表现为持续性或反复发热，伴有淋巴结肿大和肝脾大，常有肝功能异常、贫血、血小板减少或全血减少、黄疸、皮疹和蚊虫叮咬过敏、视网膜炎等，若抗 VCA-IgG、抗 EAIgG 异常增高或抗 VCA-IgA 和抗 EA-IgA 阳性，或病变组织包括外周血单个核细胞内 EBV DNA 载量增高即可诊断。病情常反复发作，根据临床征象和 EBV 载量分为活动性疾病和非活动性疾病状态。大多预后不良，常死于疾病活动期的严重脏器功能损伤，继发感染，并发 EBV 相关性噬血细胞综合征、间质性肺炎、神经系统并发症或恶性肿瘤等。

（三）实验室检查

病后 1～4 周内出现典型血象改变，包括淋巴细胞增多≥5×10⁹/L 或 50％和异型淋巴细胞增多≥10％，白细胞计数一般为(10～20)×10⁹/L。

（四）病原学诊断

(1)血清学检查：抗 VCA-IgG 阳性表明既往或现症 EBV 感染；抗 VCA-IgM 是急性原发感染指标(持续 2～3 个月)，但＜4 岁者该抗体水平低，消失快(病后 3～4 周内消失)；抗 EA 在急性晚期出现；抗 NA 在恢复期出现。抗 VCA IgG 和抗 NA 抗体将持续存在。在慢性活动性感染时，可见抗 VCA IgG 高滴度；抗 EA 常增高；抗 NA 阳性；或抗 VCA-IgA 和/或抗 EA-IgA 阳性；而抗 VCA-IgM 通常阴性。

(2)病毒标志物检测：用核酸杂交和 PCR 法检测唾液或口咽洗液脱落上皮、外周血单个核细胞或血浆或血清和病变组织中 EBV DNA 或 EBERs 是最特异方法。还可用免疫标记法检测样本中病毒抗原。

(3)病毒分离：利用 EBV 感染使培养 B 细胞(人脐血或外周淋巴细胞)无限增殖的特性进行病毒分离鉴定，需耗时 6～8 周。

四、鉴别诊断

（一）链球菌性扁桃体炎

缺乏传单的其他体征，外周血白细胞总数、中性粒细胞和 C 反应蛋白增高。但若抗链球菌治疗 48 小时后发热等仍无缓解应考虑到本病。

（二）单核细胞增多症样综合征

异型淋巴细胞增多不如传单明显。风疹时咽峡炎不明显，少见淋巴结和脾肿大；腺病毒感染时咳嗽等呼吸道症状突出，淋巴结肿大少见；肝炎病毒感染时肝功能异常更严重，且无咽峡炎；HCMV 感染时淋巴结肿和咽峡炎少见等特点有助鉴别。病原学检查是确定病原的重要手段。

（三）早期出现严重并发症

易因突出的器官或系统损害而误诊为其他疾病。此时，应注意动态观测血象变化、监测

EBV 特异性抗体,及时检测外周血淋巴细胞或组织中病毒基因帮助诊断。

(四)继发其他疾病如川崎病、噬血细胞综合征或类风湿关节炎

已陆续有临床报道,可在本病急性阶段发生,更多见于 CAEBV 患儿。此时,综合分析病情演变特点、寻找病原学证据显得尤其重要,必要时可考虑相应诊断性治疗。

五、治疗

(一)支持对症治疗

急性期需卧床休息,给予对症治疗如退热、镇痛及护肝等。症状严重者可慎用短期常规剂量地塞米松;发生因扁桃体肿大明显或气管旁淋巴结肿致喘鸣或有血液或神经系统并发症时亦常需使用皮质激素。根据咽拭培养或抗原检测证实继发链球菌感染时需加用敏感抗生素。脾大者恢复期应避免明显身体活动或运动,以防脾破裂;脾破裂时应紧急外科处理或非手术治疗。因深部上呼吸道炎症致完全呼吸道梗阻时宜行气管插管。

(二)抗病毒治疗

目前尚缺乏对 EBV 感染有明显疗效的抗病毒药物。更昔洛韦体外有抑制 EBV 效应,临床急性期应用可缩短热程和减轻严重的扁桃体肿胀,但尚缺乏适宜的临床研究评估。可按抗 HCMV 诱导治疗方案给药,待体温正常或扁桃体肿胀明显减轻即可停药,无需维持治疗。

(三)慢性活动性 EBV 感染的治疗

目前认为,造血干细胞移植是 CAEBV 的治愈性手段。在造血干细胞移植前,如果处于疾病活动状态需应用联合化疗方案,控制病情。如果化疗期间,疾病持续处于活动状态,应尽快接受造血干细胞移植。日本学者提出三步策略和化疗方案可供参考。①第一步:抑制被激活的 T 细胞、NK 细胞和巨噬细胞。可选择泼尼松龙:$1\sim2$ mg/(kg·d);依托泊苷(VP-16):每周 150 mg/m^2;环孢素:3 mg/(kg·d),共 $4\sim8$ 周。②第二步:清除 EBV 感染的 T 细胞和 NK 细胞。如果 EBV 载量下降小于 1 个 log 数量级,可重复化疗或换用新的化疗方案。联合化疗方案:(A)改良的 CHOP 方案(环磷酰胺:750 mg/m^2,第 1 天;吡柔比星:25 mg/m^2,第 1、2 天;长春新碱 2 mg/m^2,第 1 天;泼尼松龙 50 mg/m^2,第 $1\sim5$ 天);(B)Capizzi 方案(阿糖胞苷:3 g/m^2,每 12 小时一次,共 4 次;L-天门冬酰胺酶:10 000U/m^2,在阿糖胞苷滴注 4 小时后一次静脉滴注;泼尼松龙 30 mg/m^2,第 1、2 天);(C)高剂量阿糖胞苷方案(阿糖胞苷 1.5 g/m^2,每 12 小时一次,共 12 次;泼尼松龙 30 mg/m^2,第 $1\sim6$ 天);(D)VPL 方案(VP-16:150 mg/m^2,第 1 天;泼尼松龙:30 mg/m^2,第 $1\sim7$ 天;L-天门冬酰胺酶:6000 U/m^2,第 $1\sim7$ 天)。③第三步:接受造血干细胞移植。若患者表现为 EBV 相关性噬血细胞综合征,可按噬血细胞综合征的化疗方案进行治疗。

六、预防

传单患者恢复期时仍可存在病毒血症,故在发病 6 个月后才能献血。已有 2 种 EBV 疫苗用于志愿者:表达 EBV gp320 的重组痘病毒疫苗和提纯病毒 gp320 膜糖蛋白的疫苗,有望开发应用于 EBV 感染的预防。

(刘媛媛)

第十一节 巨细胞病毒感染性疾病

一、概述

巨细胞病毒感染由人巨细胞病毒（HCMV）引起，多在儿童时期发生。绝大多数感染者无症状，但在先天感染和免疫抑制个体可引起严重疾病。婴幼儿期感染常累及肝脏。

二、病因及流行病学特征

HCMV属疱疹病毒β亚科。为DNA病毒，表达即刻早期抗原（IEA）、早期抗原（EA）和晚期抗原（LA，病毒结构蛋白），暂定一个血清型。HCMV具严格种属特异性和潜伏-活化特性。初次感染称原发感染；在免疫功能低下时潜伏病毒活化或再次感染外源性病毒则称再发感染。

我国一般人群HCMV抗体阳性率为86%～96%，孕妇95%左右；儿童至周岁时已达80%左右。感染者是唯一传染源，HCMV存在于鼻咽分泌物、尿、宫颈及阴道分泌物、乳汁、精液、眼泪和血中。原发感染者可持续排病毒数年之久；再发感染者可间歇排病毒。传播途径主要有两种：①母婴传播，先天感染（经胎盘传播）和围生期感染（产时或母乳）；②水平传播，主要通过密切接触和输血等医源性传播。

三、诊断

（一）病史

常无明确接触史。先天感染患儿可有早产、小于胎龄或足月小样儿病史。输血后综合征患儿在病前1～6周（平均3～4周）有血制品输注史。

（二）临床表现

（1）先天感染：生后2周内实验室证实有HCMV感染可诊断之。5%～10%有典型多系统器官受损表现，旧称巨细胞包涵体病（cytomagalic inclusion disease，CID）。黄疸（直接胆红素升高为主）和肝脾大最常见；可有血小板减少所致瘀斑、头小畸形、脑室扩大伴周边钙化、视网膜脉络膜炎、神经肌肉功能障碍如肌张力低下和瘫痪以及感音神经性耳聋；外周血异型淋巴细胞增多，脑脊液蛋白增高和血清肝酶增高，Coombs阴性的溶血性贫血；可有腹股沟疝、腭裂、胆道闭锁、心血管畸形和多囊肾等畸形。另有5%为非典型者，可以上述1种或多种组合表现，单独存在头小畸形、肝脾大、血小板减少或耳聋相对常见。非神经损害多可恢复，但神经性损害常不可逆，可有智力障碍、感音神经性耳聋（显性感染发生率25%～50%，不显性感染10%～15%，可呈晚发性或进行性加重）、神经缺陷和眼部异常等后遗症。部分患儿可出现语言发育障碍和学习困难。

（2）婴儿围生期及生后感染：生后3～12周内开始排毒者为围生期感染。出生12周后开始排病毒为生后感染。显性表现包括：①HCMV肝炎。呈黄疸型或无黄疸型，轻～中度肝大，常伴脾大，黄疸型常有不同程度淤胆，血清肝酶轻～中度升高。②HCMV肺炎。多无发热，可有咳嗽、气促，偶闻肺部啰音。影像学检查多见弥漫性肺间质病变，可有支气管周围浸润伴肺气肿和结节性浸润。③输血后综合征。临床表现多样,可有发热、黄疸、肝脾大、溶血性贫血、血小板减少、淋巴细胞和异型淋巴细胞增多。常见皮肤灰白色休克样表现。亦可有肺炎,甚至呼吸衰竭。在早产儿,特别是极低体重儿病死率可达 20% 以上。早产儿和高危足月儿,特别是生后 2 个月内开始排病毒的早产儿发生后遗症的危险性增加。生后感染者不发生后遗缺陷。

(3)免疫正常儿童感染:显性感染在 4 岁以下可致支气管炎或肺炎;在 7 岁以下可表现为无黄疸型肝炎;在青少年则可表现为单核细胞增多症样综合征:不规则发热、不适和肌痛等,全身淋巴结肿大较少见,渗出性咽炎极少,多在发热 1~2 周后出现血象改变(白细胞总数达 $10 \times 10^9/L \sim 20 \times 10^9/L$,淋巴细胞 $>50\%$,异型淋巴细胞 $>5\%$);90% 以上有肝酶轻度增高,仅约 25% 有肝脾大,黄疸极少见。

(4)免疫抑制儿童感染:最常表现为单核细胞增多症样综合征,但异型淋巴细胞少见。部分因免疫抑制治疗有白细胞减少伴贫血和血小板减少。其次为肺炎,在骨髓移植者最为多见和严重,病死率高达 40%。HCMV 肝炎在肝移植受者常与急性排斥反应同时存在,以持续发热,肝酶升高,高胆红素血症和肝衰竭为特征。肾移植者可发生免疫复合物性肾小球肾炎。胃肠道疾病常见于艾滋病及骨髓、肾和肝移植者,病变常累及整个胃肠道,内镜可见溃疡,严重时见出血性和弥散性糜烂。还可发生脑膜脑炎、脊髓炎、周围神经病和多发性神经根炎等神经系统疾病。

(三)病原学检查

(1)病毒分离。最可靠,特异性最强。采用小瓶培养技术检测培养物中病毒抗原可缩短检出时间至 24~32 小时。常采用尿样本,也可取体液和组织样本。

(2)HCMV 标志物检测。在各种组织或细胞标本中检测 HCMV 标志物如包涵体、病毒抗原、病毒颗粒和病毒基因(DNA 或 mRNA 片段),前 3 项任一项阳性或检出 HCMV mRNA 均表明有活动性感染。实时荧光定量 PCR 法检测病毒 DNA 载量与活动性感染呈正相关,高载量或动态监测中出现载量明显升高提示活动性感染可能。血清或血浆样本 HCMV DNA 阳性是活动性感染的证据;全血或单个核细胞阳性时存在潜伏感染的可能,高载量支持活动性感染。在新生儿期检出病毒 DNA 是原发感染的证据。

(3)血清学检查。①动态观察到抗 HCMV IgG 抗体阳转;②抗 HCMV-IgM 阳性而抗 HCMV-IgG 阴性或低亲和力 IgG 阳性。近期活动性感染证据:①双份血清抗 HCMV IgG 滴度 $\geqslant 4$ 倍增高;②抗 HCMV IgM 和 IgG 阳性。新生儿期抗 HCMV IgM 阳性是原发感染的证据。6 个月内婴儿需考虑来自母体的 IgG 抗体;严重免疫缺陷者或幼婴可出现特异性 IgM 抗体假阴性。

(四)诊断标准

(1)临床诊断:具备活动性感染的病毒学证据,临床上又具有 HCMV 性疾病相关表现,排除现症疾病的其他常见病因后可做出临床诊断。

(2)确定诊断:从活检病变组织或特殊体液如脑脊液、肺泡灌洗液内分离到 HCMV 病毒或检出病毒复制标志物(病毒抗原和基因转录产物)是 HCMV 疾病的确诊证据。

四、鉴别诊断

HCMV 感染的临床表现常难与其他病原感染相区别,故病原学检查是鉴别诊断的唯一可靠依据。由于 HCMV 致病力弱,免疫正常时无论原发或再发感染,绝大多数无症状,故在免疫正常个体应先排除其他病因,谨慎诊断 HCMV 疾病。在 CID 时,应与其他宫内感染如先天性风疹、弓形虫、梅毒螺旋体及单纯疱疹病毒等感染相鉴别。HCMV 引起单核细胞增多症样综合征时应与其他病原,特别是 EBV 相关性传染性单核细胞增多症鉴别。输血后综合征应排除 HBV 和 HCV 等输血后感染。

五、治疗

(一)抗病毒治疗

(1)更昔洛韦(ganciclovir,GCV):治疗方案参照国外儿科经验。诱导治疗:5 mg/kg(静脉滴注＞1 小时),每 12 小时一次,共 2～3 周;维持治疗:5 mg/kg,1 天 1 次,连续 5～7 天,总疗程3～4 周。若诱导期疾病缓解或病毒血症/尿症清除可提前进入维持治疗;若诱导治疗 3 周无效,应考虑原发或继发耐药或现症疾病为其他病因所致;若维持期疾病进展,可考虑再次诱导治疗;若免疫抑制因素未能消除则应延长维持疗程,采用①5 mg/kg,1 天 1 次;或②6 mg/kg,每周 5 天;或③序贯口服更昔洛韦 30 mg/kg,每 8 小时 1 次,或缬更昔洛韦,以避免病情复发。用药期间应监测血常规和肝肾功能,若肝功能明显恶化、血小板和粒细胞下降≤25×10^9/L 和 0.5×10^9/L 或至用药前水平的 50% 以下应停药。粒细胞减少重者可给予粒细胞集落刺激因子,若需再次治疗,仍可使用原剂量或减量,或联合应用集落刺激因子以减轻骨髓毒性。有肾损害者应减量。

(2)缬更昔洛韦(valganciclovir,VGCV):为 GCV 缬氨酸酯。2001 年获准用于 18 岁以上 AIDS 患者 HCMV 视网膜炎的治疗和移植患者预防用药。在先天感染新生儿的 II 期临床研究显示,口服单剂 16 mg/kg 与静脉用 6 mg/kg 更昔洛韦等效。成人 900 mg 相当于静脉注射 GCV 5 mg/kg,诱导治疗 900 mg,1 天 2 次,持续 21 天;维持治疗 900 mg,1 天 1 次。肾功能不全者剂量酌减。需与食物同服。主要不良反应有胃肠反应、骨髓抑制和眩晕、头痛、失眠等。

(3)膦甲酸钠(foscarnet,PFA):一般作为替代用药。诱导治疗:60 mg/kg,每 8 小时 1 次(静脉滴注＞1 小时),连用 2～3 周;免疫抑制者需维持治疗:90～120 mg/kg,1 天 1 次(静脉滴注＞2 小时)。维持期间疾病进展,则再次诱导或与 GCV 联用。主要有肾毒性,患者耐受性不如 GCV。

(二)对症治疗

对 HCMV 相关疾病予以相应处理,如肝炎时降酶、退黄及护肝治疗;肺炎有呼吸困难时给予氧疗等;注意防治二重感染。

六、预防

(一)一般预防

避免暴露是最主要的预防方法。手部卫生是预防的主要措施。使用 HCMV 抗体阴性血制品或洗涤红细胞(去除白细胞组分)可减少输血后感染。

(二)阻断母婴传播

(1)易感孕妇应避免接触已知排病毒者分泌物;注意手部卫生。

(2)带病毒母乳处理:已感染 HCMV 婴儿可继续母乳喂养,无需处理;早产和低出生体重儿需处理带病毒母乳。−15 ℃以下冻存至少 24 小时后室温融解可明显降低病毒滴度,再加短时巴斯德灭菌法(62～72 ℃,5 秒钟)可消除病毒感染性。

(三)药物预防

主要用于骨髓移植和器官移植患者。

(1)伐昔洛韦(valacyclovir,VACV):已在多个国家获准使用。主要用于移植后预防。口服剂量:肾功能正常时,2 g,1 天 4 次;肾功能不良(尤其肾移植后)者剂量酌减,减量范围是 1.5 g 1 天 4 次到 1.5 g 1 天 1 次。一般需服药 90～180 天不等,总剂量不超过 2 000 g。

(2)GCV:同治疗剂量诱导治疗 7～14 天后维持治疗至术后 100～120 天。

(3)VGCV:2009 年获准用于 4 月龄～16 岁接受心脏或肾移植儿童的预防。儿童剂量(mg)= 7×体表面积(BSA)×肌酐清除率(CrCl),单剂不超过 900 mg;每天 1 次,术后 10 天内开始口服直至移植后 100 天。

(刘媛媛)

第十二节　新型冠状病毒肺炎

对于新型冠状病毒肺炎(简称新冠肺炎)病例的诊断和医疗救治工作,全国的医疗专家在诊疗过程中不断认识和总结,并不断更新发布权威的新型冠状病毒肺炎治疗方案。本节内容就新冠肺炎临床工作总结和发布的最新诊疗方案进行全面的介绍和解读,以便普通人群加强对疾病的认识,提高个人防护;对于医疗工作者同样可以提高对疾病的认识,增强防护意识,提高医疗诊治水平。

一、临床表现

基于目前的流行病学调查,潜伏期多为 1～14 天,中位潜伏期为 3 天,个别患者最长可达 24 天。潜伏期虽无明显症状,但具有传染性,因此在接触传染源 14 天以内需要医学观察和相对隔离。

新冠肺炎的临床症候群缺乏特异性,发热(87.9%)、乏力(69.6%)和咳嗽(67.7%)是最常见的症状,大约 1/3 的患者有呼吸困难。部分患者伴有鼻塞、流涕、咽痛、头痛和肌痛等症状,腹痛、腹泻和呕吐等消化道症状很少见。但有报道指出,部分患者在发热和呼吸困难前 1～2 天以恶心和腹泻为首发症状。轻症患者仅表现为低热、轻微乏力等,无肺炎表现。重症患者病情进展迅速,多在发病 1 周后出现呼吸困难和/或低氧血症,严重者快速进展为急性呼吸窘迫综合征(ARDS)、脓毒症休克、难以纠正的代谢性酸中毒、出凝血功能障碍和多脏器功能不全等,需要入住 ICU 治疗。与轻症患者相比,入住 ICU 的重症患者更容易出现呼吸困难、腹痛和厌食。需要注意的是发热程度与病情严重程度并无相关性,重症、危重症患者病程进度中可为中低热,甚至无明显发热。

年龄和合并疾病是新冠肺炎预后不佳的独立危险因素。尽管各年龄段普遍易感,但总体来讲 40 岁以上人群是发病的高峰群体。与不需要入住 ICU 的患者(中位年龄 51 岁)相比,这些需要入住 ICU 治疗的重症患者年龄更大(中位年龄 66 岁),更容易出现合并疾病,如糖尿病、高血压、心脑血管疾病和恶性肿瘤等,与成人相比,儿童患病后的症状相对较轻。男性和女性均为易感人群,但对多项描述性研究的汇总分析发现,男性的发病率略高于女性。患有新冠肺炎的孕产妇其临床表现及病程经过与同龄人无明显差异。

二、影像学特征

细菌性肺炎以实质损伤为主,影像学以叶段分布的实变为主要表现(图 6-1)。而病毒性肺炎以间质损伤为主,其影像学以磨玻璃加网格的间质样改变为主要特征(图 6-2)。

由于新冠肺炎是以肺间质改变为主,因此高分辨率 CT 的诊断价值远高于胸部 X 线片。尤其对于早期轻症患者,胸部 X 线片检查的漏诊率达到 54.5%,而 CT 诊断的准确率可达到92.4%,因此胸部 CT 检查是新冠肺炎的主要诊断手段。早期 CT 呈现多发小斑片影即间质改变,以肺外带明显。进而发展为双肺多发磨玻璃影、浸润影,严重者可出现肺实变,胸腔积液少见。

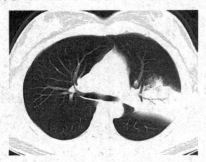

图 6-1　细菌性肺炎

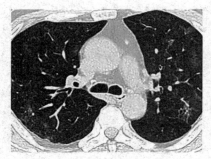

图 6-2　病毒性肺炎

新冠肺炎的病灶分布特点:单肺和/或双肺,单发和/或多发病灶,以多发病灶为主,病变主要分布于肺外周带胸膜下区和肺内深部肺小叶区。

新冠肺炎的病灶形态特点:病灶呈小斑片状、大片状磨玻璃密度影(GGO),其内可见增粗肺血管影、微血管增多;斑片状混合密度影,可见支气管气像结节影;随着疾病进展,病灶中的实性成分增多,呈现磨玻璃结节或混合密度结节,周围可有"晕征";双肺弥漫性实变影(白肺),胸腔积液少见;病程后期病灶可出现肺纤维化。需要指出的是影像学表现典型但多次核酸检测阴性的仍然不能排除新冠肺炎;影像表现正常仍不能排除新冠肺炎;病灶吸收或病灶不变化不能除外新冠肺炎。进展期病变影像学,短期(2~3 天)复查影像学检查对于病情的评估及指导治疗有一定的帮助。肺内病变在短期内迅速进展被认为是重型和危重型的临床预警指标。

三、实验室检查

(一)血液学检查
外周血白细胞总数正常或降低,淋巴细胞计数减少,淋巴细胞降低程度和病情严重程度相关。淋巴细胞绝对值如果小于 $0.8×10^9/L$,或出现 CD4 及 CD8 T 细胞计数明显下降者需要高度关注,一般建议 3 天后复查血常规。

（二）病原学检查

采用实时荧光 RT-PCR 方法进行新型冠状病毒的核酸检测具有重要诊断意义,尽管有假阴性出现,核酸检测仍然是新冠肺炎的诊断金标准。排除样本质量、样本收集时机、污染和技术问题的情况下,从咽拭子、痰、肺泡灌洗液等呼吸道样本中检测出新型冠状病毒的 RNA,对病原学诊断有重要支持意义。此外,血液、粪便等多种标本中也可检测出新型冠状病毒核酸,与其他部位的标本相比,下呼吸道标本的检测结果更加准确。为提高核酸检测阳性率,建议尽可能留取痰液,实施气管插管者留取下呼吸道标本,标本采集后尽快送检。除核酸检测之外,还可通过二代测序技术对呼吸道标本或血液标本进行病毒基因测序,若与已知的新型冠状病毒高度同源,视为病原学检测阳性。与核酸检测相比,二代测序技术费用较高,耗时较长。

（三）其他实验室检查

新型冠状病毒特异性 IgM 抗体多在发病 3～5 天后开始出现阳性,IgG 抗体滴度恢复期较急性期有 4 倍及以上增高。多数患者 CRP 和红细胞沉降率升高,部分患者出现肝酶、肌酶、乳酸脱氢酶（LDH）和肌红蛋白含量升高。部分危重者可见肌钙蛋白增高。血气分析有助于判断中、重症患者的氧合情况,结合其中乳酸的升高可以筛查高危的氧合障碍患者。炎症因子如 IL-6、IL-10 和 TNF-a 等检查可以初步评估患者的免疫功能状态。降钙素原（PCT）的检测对鉴别是否合并肺部的细菌感染有一定价值。大部分重症患者 D-二聚体明显升高,同时出现凝血功能的障碍。对实验室检测指标的动态观察有助于对患者的临床进程及转归做出判断。以下指标可用于重型及危重型临床预警:①外周淋巴细胞数进行性下降;②外周血炎症因子如 IL-6、CRP 进行性上升;③乳酸进行性身高。

以往在严重急性呼吸综合征（SARS）和中东呼吸综合征（MERS）病例中发现了与其他呼吸道病毒的双重感染。因此除新型冠状病毒之外,一方面,我们需要对所有可疑病例进行更为详细的微生物学研究,另一方面,即便已经检出其他呼吸道病原体,我们依然需要筛查新型冠状病毒。上呼吸道和下呼吸道标本均可测试其他呼吸道病毒,例如,甲型和乙型流感（包括人畜共患的甲型流感）,呼吸道合胞病毒,副流感病毒,鼻病毒,腺病毒,肠病毒（例如 EVD68）,人间质肺病毒和地方性人类冠状病毒（例如 HKU1,OC43,NL63 和 229E）。下呼吸道标本还可以检测包括军团菌等细菌病原体。

三、诊断

病原学检测:对于疑似病例,具备以下病原学证据之一者,即可确诊新冠肺炎。①呼吸道标本或血液标本实时荧光 RT-PCR 检测新型冠状病毒核酸阳性。②呼吸道标本或血液标本病毒基因测序,与已知的新型冠状病毒高度同源。对于临床高度怀疑患有新冠肺炎的患者,单个上呼吸道样本不能排除诊断的,建议增加下呼吸道样本。下呼吸道样本相对于上呼吸道样本更可能呈阳性,在下呼吸道样本易于获得的情况下（如机械通气的患者）,临床医师可以选择仅收集下呼吸道样本。③血清新型冠状病毒特异性 IgM 抗体和 IgG 抗体阳性;血清新型冠状病毒特异性 IgG 抗体由阴性转为阳性或恢复期较急性期 4 倍及以上升高。

四、鉴别诊断

症状轻微,影像学未见异常的轻症患者需要与其他病原体引起的上呼吸道感染相鉴别。新冠肺炎主要需与流感病毒、腺病毒、呼吸道合胞病毒等其他已知病毒性肺炎鉴别,以及与肺炎支原体、衣原体肺炎及细菌性肺炎等鉴别。目前在 SARS 和 MERS 病例中发现了与其他呼吸道病毒感染的双重感染，因此需要对所有可疑病例进行详细的微生物学研究，排除双重感染。

此外，还要与非感染性疾病，如血管炎、皮肌炎和机化性肺炎等鉴别。医师将从多个方面进行详细检查并判断。此次新冠肺炎最主要特点是起病不典型，高热较少，多数 38 ℃ 左右，部分可不发热，干咳为主，与流感相比，重症进展略慢，潜伏期一般为 3～7 天，最终确诊需要依赖病原学检测结果。

五、治疗

为避免疫情扩散，治疗前需要根据病情确定治疗场所，疑似和确诊病例均应在具备有效隔离防护条件的定点医院隔离治疗，疑似病例应单人单间隔离治疗，确诊病例可多人收治在同一病室。危重症患者应当尽早收入 ICU 治疗。

(一)支持对症治疗

(1)卧床休息，加强支持治疗，保证热量充分。注意水电解质平衡，维持内环境稳定。密切监测生命体征、指氧饱和度等。

(2)及时有效的氧疗措施，给氧方式包括鼻导管、面罩和经鼻高流量氧疗。有条件可采用氢氧混合吸入气（H/O$_2$:66.6%/33.3%）治疗。

(3)根据病情监测血常规、尿常规、CRP、生化指标、凝血功能、动脉血气、肺部影像等。有条件可进行细胞因子检测。

(二)抗病毒治疗

目前尚无针对新型冠状病毒的确切有效的抗病毒药物。根据 RNA 病毒特性以及既往在 SARS 和 MERS 中的治疗经验，推荐如下抗病毒治疗。

(1)α-干扰素雾化吸入（成人 500 万单位或剂量，加入灭菌治疗用水 2 mL，每天两次雾化吸入）：α-干扰素属于广谱抗病毒药物，雾化时可采用射流式雾化器（空气压缩雾化器）、振动筛孔雾化器雾化或氧气驱动雾化法。INF-a 为基因重组蛋白，遇热可能发生变性，不建议采用超声雾化。

(2)洛匹那韦/利托那韦（成人 200 mg，每粒 50 mg，每次 2 粒，每天 2 次，疗程不超过 10 天）：目前的体外研究表明，洛匹那韦/利托那韦能够抑制中东呼吸综合征冠状病毒（MERS-CoV）以及重症急性呼吸综合征冠状病毒（SARS-CoV）的复制，发挥抗病毒作用。有研究表明，若错过了早期治疗窗，晚期应用则无显著疗效，目前的研究并不支持针对普通人群用于预防冠状病毒感染。

(3)利巴韦林（建议与干扰素或洛匹那韦/利托那韦联合应用，成人每次 500 mg，每天 2 至 3 次静脉注射，疗程不超过 10 天）：为广谱抗病毒药，能抑制肌苷酸-5-磷酸脱氢酶，阻断肌苷酸转化为鸟苷酸，从而抑制病毒的 RNA 和 DNA 合成，对 DNA 病毒和 RNA 病毒均有抑制复制作用。常见的不良反应有贫血、乏力等，停药后即消失。

(4)磷酸氯喹（成人 500 mg，每天 2 次，疗程不超过 10 天）：氯喹是潜在广谱抗病毒药物，并具有免疫调节功能。口服一般可能出现的反应有头晕、头痛、眼花、食欲减退、恶心、呕吐、腹痛、腹泻、皮肤瘙痒、皮疹，甚至剥脱性皮炎、耳鸣、烦躁等。

(5)阿比多尔（成人 200 mg，每天 3 次，疗程不超过 10 天）：主要是通过激活体内 2′-5′-寡聚腺苷酸合成酶(抗病毒蛋白),特异性抑制病毒脂质囊膜与宿主细胞膜的接触、黏附及融合,并阻断病毒基因穿入细胞核,从而抑制病毒 DNA 和 RNA 合成。主要不良反应有恶心、腹泻、头晕和血清转氨酶增高。

需要强调的是,目前仍然没有经过严格的随机对照临床试验(RCT)证实确切有效的抗病毒药物,临床工作中应防止抗病毒药物的滥用,不建议同时应用 3 种及以上抗病毒药物。

(三)抗菌药物治疗

考虑合并细菌感染时,可以给予经验性抗菌药物,但应避免盲目或不恰当使用抗菌药物,尤其是广谱抗菌药物。对于脓毒症患者,应在初次患者评估后 1 小时内给予抗感染治疗。对孕产妇患者的抗病毒治疗应考虑妊娠周数,尽可能选择对胎儿影响较小的药物,必要时考虑终止妊娠后再进行治疗。

(赵法东)

第七章

透析患者的免疫缺陷和感染

随着血液透析技术的发展,透析患者感染导致的病死率明显下降,但感染仍是次于心脑血管疾病的第二位死因。透析患者较高的感染率一定程度上提示患者存在免疫功能缺陷。尿毒症毒素能引起免疫系统紊乱从而继发炎症或感染,血液透析又加剧其炎症状态。

一、免疫功能缺陷机制

血透患者体内可产生一系列复杂的免疫反应,包括补体、单核细胞激活、细胞因子合成和释放、反应活性氧及一氧化氮产生等,这一系列免疫反应导致感染易感性增加。营养不良和维生素D(VitD)缺乏等也起一定的作用。血液透析患者的免疫功能失调与透析器的生物相容性有关。腹膜透析时还可清除患者循环中免疫球蛋白和补体等。

(一)补体激活

在血透患者中,补体是导致血管炎症的重要因素。血透患者体内补体多经旁路途径激活。细胞壁成分如脂多糖、纤维素透析膜均可激活补体C3,最终引起补体瀑布反应,诱导单核细胞、多核细胞、血小板产生细胞毒性作用,激活氧化应激系统,诱导组织损伤。聚砜膜、聚酰胺膜、聚维酮碘膜等基本无此作用。

(二)C反应蛋白(CRP)的促炎症作用

血透患者血液与透析膜接触发生生物不相容反应时,CRP可持续性升高。CRP与其配体结合可促进补体经典途径激活,加剧组织损伤。

(三)免疫细胞功能受损

参与免疫反应的细胞包括T淋巴细胞、B淋巴细胞及单核细胞,与透析方式、尿毒症毒素密切相关。通常认为尿毒症患者B细胞功能正常,而T细胞功能存在缺陷。研究提示,透析患者T细胞本身并无缺陷,由于抗原递呈细胞的共刺激因子作用能力减弱,使细胞因子分泌明显减少,导致T淋巴细胞增殖能力减弱。

(四)氧化应激

血透患者氧化-抗氧化系统严重失衡,即反应活性氧生成增加而抗氧自由基物质功能减弱。研究证实,血透患者体内晚期糖基化终末产物(AGEs)浓度较正常人群高,其能与特异性受体结合促进炎症细胞因子的生成。蛋白质氧化终末产物与AGEs紧密相关,是单核细胞呼吸暴发强烈的催化剂。这些氧化应激产物可与一氧化氮相互作用,生成羟基或过氧化自由基,造成组织损害。另一方面,血透患者抗氧化物质如维生素C、硒等不同程度丢失,且生物活性减弱。此外,血透生物不相容性也加重了患者体内的氧化应激状态。

(五)一氧化氮(NO)的作用

血透患者使用生物相容性差的透析膜时,可促进诱导性一氧化氮合成酶合成增加,刺激内皮细胞产生 NO,诱导细胞凋亡,参与透析患者血管病变的发生和发展。

二、体温调节异常

(一)尿毒症患者基础体温低

约 50％的尿毒症患者基础体温偏低,具体原因不明。

(二)对感染的反应性发热减弱

尿毒症本身不影响机体对致热原的反应,且患者的单核细胞对各种刺激的反应亦正常。但是部分患者合并严重感染时无发热表现,这可能与患者基础体温低、营养不良有关。

三、透析患者的细菌感染

(一)与透析通路相关

1.血液透析

血透患者 50％～80％的细菌感染与血管通路相关。细菌感染可导致心内膜炎、脑膜炎、骨髓炎,以及椎旁脓肿的形成。

(1)病因,分临时性血管通路的感染、永久性血管通路的感染、致热原反应 3 种病因。

临时性血管通路的感染:股静脉导管留置时间在 72 小时内感染率很低。股静脉导管留置时间一旦超过 3～7 天,感染率立即迅速上升。如临时性导管需留置较长时间,宜选择颈内静脉插管,但随着导管留置时间的延长,发生菌血症的概率仍会增加,如留置时间长于 3 周,则感染率相当高。因此对那些需保留临时性血管通路 3 周以上的患者,可采用以下措施预防感染:①采用带涤纶套的导管可使感染的机会大大降低。②3 周后重新在其他部位插管。③如无感染迹象,可在导引钢丝的帮助下,在原处更换导管。

永久性血管通路的感染:动静脉内瘘和移植血管的感染率较静脉导管低。此外,动静脉内瘘的感染率比移植血管低,它是最安全、使用时间最长的血管通路。现有的资料显示,使用永久性导管 9 个月以上的透析人群中 40％的患者至少有 1 次导管感染,其中 22％的病例出现感染播散,并发骨髓炎、心内膜炎和化脓性关节炎等。几乎所有的并发症为革兰阳性细菌感染。

致热原反应:细菌污染透析液,其毒素可通过透析膜进入血透患者体内,引起发热、寒战、肌痛、恶心、呕吐和低血压等致热原反应。通常小分子致热原通过扩散,中分子致热原通过对流穿过透析膜进入血液循环。致热原的发生常取决于下列因素:①透析液细菌量和内毒素量;②高通量透析时的反超滤作用;③透析器复用中细菌或内毒素残留量;④透析水质情况。热程的特点有助于鉴别致热原反应和感染。致热原相关的发热仅在透析过程中出现,并随透析的结束而终止。而血管通路感染所引起的败血症,透析前即有发热,而且可持续至透析结束(使用静脉导管者例外,当导管被细菌污染后,可在透析开始或透析结束时因进行相关操作使细菌播散,从而出现发热)。对任何有发热症状的透析患者,即使高度怀疑致热原反应,仍应将血液细菌培养作为常规检查。

(2)临床表现:透析患者发生菌血症时常伴寒战、发热等毒血症状;但有时候上述症状或体征不明显或缺失。尽管皮肤的红肿、压痛和渗出可提示感染的部位,然而多数情况下,感染的血管通路无异常表现。当进行导管操作后(如透析开始或结束时)立即出现发热或寒战,则强烈提示存在导管相关的菌血症。

（3）治疗：血管通路感染诊断明确后，应尽早抗感染治疗。延迟治疗可导致透析患者致残率和死亡率上升。

（4）预防：①预防创伤性操作引起的菌血症。透析患者在进行可能导致菌血症的创伤性操作前预防性使用抗生素。这些创伤性检查和治疗包括口腔治疗（尤其是拔牙），食管狭窄部位的扩张、注射硬化剂治疗食管静脉曲张、胆管梗阻时行内镜下逆行胆管造影等胃肠道操作，以及膀胱镜检查、尿道扩张、前列腺穿刺等泌尿生殖系统操作。常用的抗生素有阿莫西林 2 g 术前 1 小时使用，或术前半小时氨苄西林 2 g 肌内注射或静脉滴注。对青霉素过敏的患者，如进行牙齿和食管检查，可选用克林霉素 600 mg 术前口服或静脉滴注；进行其他消化道操作或泌尿生殖道操作时可选用万古霉素 1 g 静脉滴注。②长程持续预防用药。血透患者皮肤或鼻黏膜携带金黄色葡萄球菌的发生率约为 50%。有报道预防性使用利福平可有效降低金黄色葡萄球菌感染。鼻腔内使用莫匹罗星软膏可根治金黄色葡萄球菌的携带。

2.腹膜透析

（1）病因。①临时性腹透管感染：无涤纶套管的临时性腹透管在腹腔内留置时间不宜超过48～72 小时，留置时间一旦延长，则腹腔感染的发生率显著上升。②永久性腹透管感染：腹透相关感染并发症包括腹透相关性腹膜炎、出口处感染和隧道感染，后两者统称为导管相关感染。腹透相关性腹膜炎指患者在腹透治疗过程中由于接触污染、胃肠道炎症、导管相关感染及医源性操作等原因造成致病原侵入腹腔引起的腹腔内急性感染性炎症。

（2）预防：术前 1 小时及术后 12 小时应预防性静脉滴注抗生素，推荐第一代头孢菌素 1 g。

（二）其他部位感染

1.泌尿道感染

由于透析患者尿量减少，因而其尿路感染发生率高，尤其是多囊肾病患者。在合并神经性膀胱炎（如糖尿病）和膀胱积脓（脓液积聚在失功能的膀胱中）的患者中，治疗基础疾病是控制感染的关键。

2.肺炎

肺炎是导致透析患者死亡的重要原因之一。在医院血透中心接受透析治疗的患者容易罹患革兰阴性杆菌感染。少数患者由于肺间质钙化导致肺部的异常浸润，其临床表现与肺炎相似。即使在感染存在的情况下，患者胸腔积液也多为渗出液。

3.腹腔感染

透析患者常合并憩室病和憩室炎，尤见于多囊肾病患者。当透析患者发生腹膜炎时，不容易鉴别腹膜炎是与透析相关还是继发于腹腔脏器感染。透析患者尚可合并胆囊炎。有腹膜炎表现的患者若在透析过程中或透析间期出现低血压，要警惕小肠梗阻的可能。对那些反复发作的、难治性的中毒性休克患者要高度怀疑结肠、直肠梗阻的可能。由于不少患者在肾移植失败或激素治疗肾小球疾病无效后才开始腹透，故易合并肾上腺皮质功能不全，患者可出现腹痛、低血压等与腹膜炎相似的症状。

4.结核

透析患者结核的感染率约为普通人群的 10 倍。血透患者感染结核后，常以肺外表现为主要临床特征，故胸部 X 线片可无异常表现。由于患者皮肤对抗原反应低下，使得结核菌素诱发的迟发性变态反应减弱或丧失，给临床诊断带来许多困难。患者的临床表现常常不典型，可仅以间歇性发热和腹水为主要临床表现,或伴消瘦、食欲缺乏和肝大。腹膜或肝组织活检发现典型的干酪样肉芽肿,或活检标本培养出结核杆菌时可确诊。当临床上高度怀疑结核感染但缺乏足够证据时,诊断性抗结核治疗是可行的。有文献报道透析患者合并结核的死亡率约为40%。

5.李斯特菌病

李斯特菌病又称细菌L型,是细菌细胞壁部分缺陷或完全丧失而造成的。细胞壁的缺失可以是自发的或人工诱导的。细菌变成L型后形态呈多形性,染色多变。在非免疫缺陷的患者中少见。

四、病毒感染

(一)甲型肝炎

甲型肝炎病毒通过粪-口途径传播,因而透析患者甲型肝炎的发病率与普通人群相仿,其病程经过也同普通人群,只有极少数患者会发展为慢性。

(二)乙型肝炎

1.流行病学

(1)血液透析。近年来血透患者乙型肝炎病毒的感染率呈下降趋势,原因有对献血者进行严格的肝炎病毒筛检;促红细胞生成素的使用从而减少输血的次数;血透过程的操作、透析器重复使用等措施加强。偶有血透中心暴发乙型肝炎。所有易感患者均应接种乙型肝炎疫苗,但调查发现仅50%~60%的患者在接种疫苗后能产生保护性抗体。

(2)腹膜透析。发生获得性乙型肝炎病毒感染的机会很小,但乙肝病毒可通过腹透引流液传播。

2.临床表现

透析患者感染乙肝病毒时常无症状或仅感不适,仅少数患者出现巩膜或皮肤黄染。血清丙氨酸转氨酶(ALT)或门冬氨酸转氨酶可上升2~3倍,血清胆红素水平和碱性磷酸酶水平可正常或轻度升高。

3.治疗

(1)抗病毒治疗。干扰素以及核苷类似物拉米夫丁、阿德福韦、恩替卡韦可能有效。鉴于干扰素的不良反应较大,核苷类似物是更好的选择。

(2)常规筛检。血透患者首次入住透析中心应该进行HBsAg、HBsAb和HBcAb筛查。对乙肝疫苗接种有反应者,只需每年检测一次HBsAg;无应答者应至少每6个月检测一次。一旦发现HBsAg阳性,应进行HBV DNA检测。对于HBsAg和HBsAb阴性而HBcAb阳性的患者也可以考虑进行HBV DNA检测,因为少数此类患者也可能存在乙肝感染。

(三)丙型肝炎

透析患者丙型肝炎病毒抗体(anti-HCV)检出率较一般人群高。使用第二代和第三代ELISA检测法可提高检出率,降低假阳性率。透析患者丙型肝炎病毒感染的高发病率和高患病率与输血的次数、每周透析的时间、透析的方式(腹透患者感染HCV的概率小)、既往有无器官移植史或吸毒史等因素有关。随着患者输血次数减少和对感染的加强控制,HCV感染率逐年下降。若医护人员能严格遵循正确的操作程序,每治疗一个患者更换一次手套,可有效地防止丙型肝炎的暴发。

(四)巨细胞病毒和单核细胞增多症

患者感染巨细胞病毒、EB病毒后,可有同乙型肝炎和丙型肝炎相似的临床表现。

(五)人类免疫缺陷性病毒(HIV)

血透患者HIV感染的危险性高于正常人群,且有上升趋势。HIV感染患者临床表现呈两极化:无AIDS的临床表现或出现典型的AIDS综合征。在某些HIV感染的患者中,艾滋病相关的肾小球疾病是导致肾衰竭的重要原因。

家庭透析能够减少HIV在患者和医护人员中的传播,但HIV感染者的腹透超滤液具有传染性的,应当正确处置。若患者选择血液透析治疗时,CDC只要求医护人员在接触此类患者时严格遵循关于预防感染的特殊操作,而不提倡专设透析机给HIV阳性患者使用,也不禁止其复用透析器。尽管未报道透析医务工作人员因接触HIV感染患者而被传染HIV,但确实有报道卫生保健工作者因为皮肤或黏膜接触HIV感染患者的血液而感染HIV病毒。因此CDC可能低估了透析操作过程中预防HIV感染的重要性。

(六)庚型肝炎病毒

为新发现的一种肠道外传播的肝炎病毒,血透患者的感染率为3%左右,一般人群中感染率为1%。半数患者合并丙型肝炎病毒感染,但其肝脏无活动性病变。

五、疫苗接种

透析患者在接种疫苗后,抗体的产生不及非透析患者多。但透析患者仍应注射疫苗以预防肺炎球菌肺炎、流感及肝炎等疾病。除乙肝病毒疫苗外,其他疫苗的剂量与一般人群相同。

除HBsAg阳性或HBsAb阳性患者外,所有透析患者均应接受乙肝疫苗接种。为了提高接种的成功率,乙肝疫苗的剂量应为常人的2倍。首次接种40mcg HBsAg后,分别在1、2、6个月后重复接种,每次40 mcg。选择肱三头肌肌内注射,不要选择臀部肌内注射,因为无论是尿毒症患者还是非尿毒症患者,选择臀部肌肉作为接种部位,抗体生成少或抗体在接种6～12个月后消失。

透析患者在接种疫苗后应进行血清学检查。血清学检查应在最后一次接种后1～2个月进行。血清学检查需检测HBsAb的量,如HBsAb<10 m IH/mL,应进行第2次接种。对疫苗接种无免疫应答的患者应进行HBsAg检查。检查结果为阴性的患者应被认为是乙肝易感人群,需接受咨询以尽量避免乙肝感染。在接触已知或可能的HBsAg阳性的血制品后须接受乙肝免疫球蛋白注射预防感染。

六、透析患者抗生素的使用

(一)一般说明

当透析患者使用主要经肾脏排泄或可经透析清除的药物时,所用剂量应做调整,尤其是万古霉素。鉴于上述原因,用药时需监测血药浓度,对有残余肾功能的患者尽可能测量肌酐或尿素氮的清除率。

(二)特别药物的说明

1.四环素类

四环素类抗生素包括金霉素、土霉素、四环素和去甲金霉素,以及多西环素、甲烯土霉素和米诺环素等半合成四环素,具有抗代谢作用,主要通过肾脏排泄,肾功能不全时易在体内积聚,可使血清尿素氮升高并加重酸中毒,故肾功能不全患者应避免使用四环素。但多西环素可安全用于肾功能不全者。尽管后者也有抗代谢作用,但它经肾排泄 40％左右,且几乎不被透析清除。米诺环素和盐酸金霉素只有少部分经肾排泄,透析患者应用时不需调整剂量。

2.大环内酯类和酮内酯类

在非尿毒症患者中,5％～20％的红霉素经肾排泄,故肾功能不全者不需调整剂量。近年来红霉素已经被新的大环内酯类药物,如阿奇霉素、克拉霉素等替代。后者的毒副作用以及药物之间的相互作用较红霉素明显减少。

3.青霉素类

肾功能正常时,青霉素类药物 40％～80％经肾脏排泄,血透和腹透治疗过程中药物可被中等程度清除,因此透析患者所用剂量应较正常人少,并且需要在透析后追加用药。萘夫西林和苯唑西林与其他青霉素类不同,它们由肝脏和肾脏共同排泄,肝功能正常时不必调整剂量。青霉素类药物在临床上应用广泛,通常无需监测血药浓度。

4.头孢菌素类

正常情况下头孢菌素类大部分(30％～96％)经肾排泄,透析患者几乎都需减少用药剂量。只有头孢曲松蛋白质结合率高并且经肝脏代谢,不需要调整剂量。近年来,一些较新的长效头孢菌素类药物(如头孢唑林、头孢羟甲噻肟、头孢唑肟等)只需每周使用 3 次(如对每周透析 3 次的患者可在每次透析后给予)。

5.氨基糖苷类

氨基糖苷类药物 90％以上经肾排泄,透析患者必需延长给药间隔。透析中药物大部分被清除,故在血透后需补充药量或在腹膜透析液中添加药物。这类药物有明确的耳毒性(包括前庭功能损害和听力减退)和肾毒性,有致残余肾功能丧失的危险,故尽量避免使用。

(1)庆大霉素和妥布霉素。①血透患者。对于每周三次血液透析的患者,通常的负荷剂量为 2～3 mg/kg,而后根据不同病情给予维持剂量:轻度尿路感染每 48～72 小时追加 1 mg/kg;中重度尿路感染推荐每 48～72 小时追加 1.5 mg/kg。尽管庆大霉素和妥布霉素主要经肾排泄,但有报道透析患者每天的肾外排泄量可达 20～30 mg。透析后的用药量包括透析过程中被透出的部分、肾外排泄的部分以及残余肾组织排泄的部分。②腹透患者。早期在无腹膜感染的连续不卧床腹膜透析(CAPD)和持续循环性腹膜透析(CCPD)患者中使用上述抗生素时,常规静脉给予负荷量后,在每升腹透液中加入 6 mg 药物。尽管该方法简单,但缺乏药效学和用药安全性的评价。另一种给药方法是 CAPD 和 CCPD 患者注射常规负荷量后,根据血药浓度予小剂量静脉滴注或肌内注射,也可腹腔内给药。对非腹腔感染患者不主张腹腔内用药。③持续性肾脏替代治疗(CRRT)。CRRT 能够有效清除氨基糖苷类药物。CRRT 时氨基糖苷类药物的半衰期是 18～60 小时。CRRT 时的负荷剂量是 2～3 mg/kg,此后根据不同病情给予维持剂量:轻度尿路感染每 24～36 小时追加 1.0～1.5 mg/kg;中重度尿路感染推荐每 24～48 小时追加 1.5～2.5 mg/kg。

(2)阿米卡星:用药原则同庆大霉素和妥布霉素。负荷量为 5.0～7.5mg/kg。血透患者透析后的用药量为 4～5 mg/kg。腹膜透析患者推荐的用药方案是在每升腹透液中加入 18～25 mg 药物。CRRT 的推荐负荷剂量是 10 mg/kg,而后每 24～48 小时给予维持剂量 7.5 mg/kg。

(3)奈替米星:负荷剂量为 2.0 mg/kg,透析后的剂量为 1～2 mg/kg。腹透患者的用药同庆大霉素和妥布霉素。

(4)链霉素:血透患者透析后通常给予正常剂量(非尿毒症者用量)的一半;对 CAPD 患者,可在每升腹透液中加入 20 mg;CRRT 患者每 24～72 小时给药并监测药物浓度。

（5）血药浓度监测：所有的血透患者使用氨基糖苷类药物时均需监测血药浓度，发生腹膜炎时腹腔用药可不必监测。当出现严重感染，且细菌只对氨基糖苷类敏感时，或因治疗疗程延长而导致听力减退和前庭功能受损的危险性升高时，血药浓度的监测尤为重要。

6.甲氧苄啶-磺胺甲唑

甲氧苄啶 80%～90% 自肾脏排泄。甲氧苄啶可使肾功能不全患者血清肌酐水平有所上升，主要是因为药物可抑制肾小管分泌肌酐，该现象不受肾小球滤过率下降的影响。肾功能正常者，磺胺甲唑 20%～30% 由肾排泄。血透时上述两种药物都能被较好地清除，但腹膜透析对其清除效果差。治疗尿路感染可一天两次口服甲氧苄啶 80 mg 和磺胺甲唑 400 mg。静脉大剂量用药（治疗卡氏肺孢子虫病）时，通常给予常规剂量（20 mg/kg）的一半。药物可增加透析患者白细胞减少的发生率，因此需加强此类药物的监控。

7.戊烷脒

近年来广泛地应用于合并卡氏肺孢子虫病的艾滋病患者。药物有潜在的肾毒性，经肾排泄量极少，血透时不被清除，常规剂量为每天 300～600 mg。

8.糖肽类万古霉素

用于治疗透析患者严重的革兰阳性细菌感染尤为有效。正常情况下药物经肾脏排泄，因而在肾功能不全时可延长用药间期。使用普通透析器时药物几乎不被透出，但高通量透析器可清除部分药物。目前临床上已不再提倡以往的用药原则（初始量 20 mg/kg，以 15 mg/kg 的剂量追加，每 7 天一次），有报道在每次高通量透析后给药 500 mg，可成功地控制感染。但对于有残余肾功能或接受连续性肾脏替代疗法的患者，万古霉素的剂量要加大。为了达到有效的杀菌效果同时又避免耳毒性，应监测血药浓度，治疗所需的血药峰浓度和谷浓度分别为 30～40 mg/L 和 5～10 mg/L。对于严重感染的危重患者，开始以 25～30 mg/kg 的剂量给予，半小时后测量药物的峰浓度，之后连续 6 天测量血药浓度，根据测量结果指导下一步的用药方案。对于病情尚不严重的门诊透析患者，可在透析结束后静脉给药 500 mg。

9.利福平

利福平在透析患者中的使用率有所上升，主要是由于皮肤出口处金黄色葡萄球菌感染。在非尿毒症患者中药物仅 7% 经肾排泄，故透析患者使用时不必调整用药剂量。

10.异烟肼、乙胺丁醇、链霉素

异烟肼通过肾脏排泄的百分率取决于患者对药物乙酰化速度是快代谢型（肾排泄率为 7%）还是慢代谢型（肾排泄率为 30%）。异烟肼可被透析清除，肾功能不全时药物经肾排泄减少可通过透析时的清除所抵消，因此通常不需调整剂量。但有些学者建议对药物乙酰化程度慢的透析患者可适当减少用药量，如可将 300 mg/d 调整为 200 mg/d。

肾功能正常时，乙胺丁醇和链霉素经肾排泄量分别为 80% 和 40%，在肾衰竭时需要减少用药剂量。

11.克拉维酸

克拉维酸是一种 β-内酰胺酶抑制剂，该药可延缓细菌对青霉素类和头孢类药物的耐药性。临床上广泛应用的奥格门汀和替卡西林钠克拉维酸钾是克拉维酸和阿莫西林或替卡西林的混合物。肾衰竭时克拉维酸可被部分清除，它的半衰期为 0.075～5.0 小时。克拉维酸与青霉素的混合制剂的用量与青霉素用量相近。

12.氟喹诺酮类

终末期肾病患者需减少左旋氧氟沙星的剂量。左旋氧氟沙星和右旋氧氟沙星的混合制剂现已很少使用,以往肾功能不全患者使用这种消旋药物时都需调整剂量。

13.抗逆转录病毒药物

非核苷逆转录酶抑制剂,如尼维拉平、地拉维定等药物的肾清除率与核苷逆转录酶抑制剂不同。大多数蛋白酶抑制剂,如利托那韦、印地那韦、奈非那韦等在肾衰竭患者中也需要减少用量。但是,药物与药物之间的相互作用,药物与其经肝脏细胞色素酶 P450 同工酶体系作用的代谢产物间的相互作用十分复杂,这些因素都会影响肾衰竭患者的用药剂量。

14.其他抗病毒药

(1)治疗流感的药物:金刚烷胺主要用于甲型流感的预防,药物几乎全部以原形经肾排除,因此血透患者使用时要格外慎重。该药的分布容积很大,血透或腹透时只有少量被清除。金刚乙胺为金刚烷胺的衍生物,作用与后者相似,但对甲型流感病毒的活性比后者强 2~4 倍,口服后约 25% 经肾排泄,其余通过肝脏排泄,血透时药物不被清除。透析患者预防和治疗流感的常规剂量为每天 200 mg,连续用 5~7 天,在症状出现的 48 小时内用药效果最佳。奥司他韦是一种神经胺酶抑制剂,能针对甲型流感病毒及乙型流感病毒的神经胺活性而消灭病毒。此药物尚未在 Ccr<10 mL/min 的人群中应用,但是药物经肝脏代谢成为生物活性物质后,通过肾小球滤过和肾小管重吸收而排出体外,因此 ESRD 患者需要减少药物的剂量。

(2)无环鸟苷、法昔洛韦、伐昔洛韦:这 3 种药物均用于治疗单纯疱疹病毒和带状疱疹病毒感染。根据文献和临床经验,透析患者尤其是 CAPD 患者若使用常规剂量的无环鸟苷(800 mg,每 12 小时 1 次)可能出现神经毒性等不良反应,故透析患者需减少剂量。

一些抗病毒药(膦甲酸钠、丙氧鸟苷、西多福韦、缬更昔洛韦)目前主要用于治疗免疫缺陷患者的疱疹病毒感染和 CMV 病毒感染。丙氧鸟苷的剂量需减少 75% 左右。由于在血透治疗中药物可被大量清除,故通常在透析后给药。关于膦甲酸钠和双去氧肌苷在终末期肾病患者中的用药剂量所知甚少,但鉴于其半衰期的延长,理论上用药次数和用药总量应减少。在肾功能正常者中,西多福韦治疗 CMV 感染的用法为肾功能正常者,先以 5 mg/kg 的剂量给予,每周 1 次,连续 2 周;随后以 5 mg/kg 的剂量每 2 周 1 次维持。内生肌酐清除率低于 55 mL/min 是用药的禁忌证之一。目前认为膦甲酸钠按每周 3 次,每次 60 mg/kg 的剂量透析后给药是安全的。缬更昔洛韦是丙氧鸟苷的口服制剂,口服药物的生物利用度好,但药物生产方建议血液透析患者避免使用。上述药物经血透或腹透的清除率不详,用药时均需密切随访血象,了解有无骨髓抑制的发生。

15.抗真菌药物

系统性的吡咯类抗真菌药物包括氟康唑、伊曲康唑、酮康唑以及最为常用的伏立康唑。氟康唑最常用于白念珠菌感染的治疗。氟康唑曾经对光滑念珠菌的治疗有效,然而光滑念珠菌对于氟康唑的耐药率在增加。伏立康唑相比氟康唑有更加广的抗菌谱,包括曲霉菌、镰刀菌属、足放线菌属以及念珠菌属的抗菌活性。唯一一种需要在肾功能不全时调整剂量的吡咯类抗真菌药物是氟康唑,肾功能不全的患者可以将剂量减半,也可以将用药间隔延长至 48 小时而维持原有剂量。由于氟康唑为剂量依赖型药物(例如,剂量越大,血药浓度越高于微生物的 MIC),后一种做法可能更为合适。尽管口服伊曲康唑和伏立康唑在肾功能不全患者不需要调整剂量,两种药物的静脉剂型分别在肌酐清除率<30 mL/min 以及达到 50ml/min 时需要停药。这是由于静脉剂

型的赋形剂会产生蓄积。虽然伊曲康唑,酮康唑以及伏立康唑在肾功能不全时不需进行剂量调整,这些抗真菌药物在肝脏代谢,并会产生明显的药物相互作用。患者给予上述药物时,用药记录需要仔细检查,特别是在合用伏立康唑时有几种药物是禁止使用的。

卡泊芬净和米卡芬净属于一类称为棘白菌素的抗真菌药物。这类抗真菌药物作用于真菌细胞壁。相对的,两性霉素 B 以及吡咯类抗真菌药物是作用于真菌的细胞膜。卡泊芬净有很广的抗菌活性,包括体外的抗曲霉以及念珠菌属活性(包括光滑念珠菌以及克柔念珠菌)。卡泊芬净只有静脉制剂。卡泊芬净在肾功能不全时不需要调整剂量(70 mg 负荷剂量,之后每天予以 50 mg)。然而,患者中度肝功能不全(Child-Pugh 评分 7~9 分)时,维持剂量需要减少到 35 mg 每天。卡泊芬净相关的毒副作用总体而言相当轻微。由于可能会发生肝功能检查异常,使用环孢素 A 的患者应用卡泊芬净时需要谨慎。

米卡芬净具有体外抗念珠菌属活性。这种抗真菌药物最近被批准用于食道念珠菌病和造血干细胞移植患者预防念珠菌感染。这两种指征的推荐剂量分别为每天 150 mg 和 50 mg。肝肾功能不全时不需要调整剂量。类似于卡泊芬净,这种抗真菌药物只有静脉制剂。

(王文洁)

第八章

艾滋病高危行为人群干预技术

第一节 性工作者人群行为干预技术

艾滋病作为严重威胁人民健康的传染病正在中国广泛流行,其中性工作者的人类免疫缺陷病毒(HIV)感染率不断上升。由于性工作者在频繁的无保护的性活动中很容易被 HIV 感染和传染他人,因此,遏制艾滋病在性工作者等高危人群中的流行,防止艾滋病从性工作者等高危人群向一般人群传播,已成为当前乃至今后相当长一段时期艾滋病防治工作的一项重要而艰巨的任务。

一、干预目的

开展行为干预就是为了保护性工作者免受艾滋病、性病感染和将艾滋病、性病传染他人,降低暴露于 HIV 的风险,降低因感染 HIV 而对自身和社会造成伤害的可能性和危害程度。其主要目的是:提高其艾滋病、性病预防知识水平与自我保护能力;促进其降低危险行为,采取或保持低危或安全行为;降低或预防其感染艾滋病、性病的危险;预防和控制艾滋病、性病在性工作者人群中及社会上的传播与流行。

二、干预原则

干预中应注意遵循尊重、保密、无伤害、有益、公正基本的伦理原则。

三、干预策略

(一)开展有针对性的艾滋病/性病健康教育
在性工作者中开展形式多样的、与性病诊疗服务相结合的健康教育活动,提高其对艾滋病/性病的知识知晓水平和自我健康保护意识,以及改变他们的求医行为。
(二)促进安全套的推广与正确使用
以商业营销和社会营销相结合的方式提供优质安全套普及性和可获得性;通过有效的健康教育、外展干预和咨询服务,促进性工作者每次性行为都全程、正确使用安全套。
(三)提供规范的性病诊疗服务及生殖健康服务
整顿规范性病诊疗市场,改善性病服务质量。为性工作者提供有效的、可接受的、负担得起的、规范的性病诊疗服务和生殖健康服务。

四、干预程序

(一)工作会议

1.专科门诊医师会议

由艾滋病防治工作委员会办公室,组织各性病门诊、妇科门诊、医院泌尿科门诊的门诊医师召开工作会议,提高他们对艾滋病/性病防治工作的认识,要求他们在对就医的性工作者进行规范诊治的同时,积极为性工作者提供有关预防性病/艾滋病及安全套使用方法的知识咨询。

2.娱乐服务场所业主会议

娱乐场所老板的积极参与和配合是确保干预活动顺利进行的关键。因此,需要同娱乐场所的老板们建立良好的合作关系。

在公安部门的配合下,由艾滋病防治工作委员会办公室或各级疾控中心艾滋病工作小组组织各娱乐场所的业主召开动员会议,就如何进行干预活动听取他们的意见,并争取他们的支持。

(二)人员培训

人员培训的主要内容包括知识培训和技能培训。

1.健康教育宣传员(高危人群干预工作队)的培训

(1)知识培训。对于选定的健康教育宣传员,他们可能已经具备一些基本的艾滋病知识,但培训工作还是有必要的。培训可以帮助工作人员进一步提高认识,加深理解,纠正错误认识。知识培训的内容:艾滋病/性病防治方面的基本知识,包括艾滋病/性病传播途径、预防方法,性病症状和正确就医的重要性,正确使用安全套的知识,以及健康教育方法等。

(2)技能培训。技能的培训主要是实战能力训练,内容包括:如何接触高危人群;健康教育的技巧;组织开展现场调查的技能;示范正确使用安全套的技能;教会性工作者劝说客人使用安全套的技巧;提供艾滋病/性病和生殖健康咨询的技巧,以及如何做好现场记录与现场报告。

2.同伴教育宣传员培训

(1)知识培训。当前我国艾滋病/性病流行趋势的知识,艾滋病/性病的传播途径知识(血液传播、性传播、母婴传播)艾滋病性病的有效预防方法,艾滋病与性病的关系,性病症状和求医知识等。

(2)技能培训。练习并掌握同伴宣传的技能,演示安全套使用的技能,与客人协商使用安全套的技巧,如何影响同伴使用安全套的技巧,做好现场记录与现场报告。

3.性病诊疗、咨询人员培训

(1)知识和技术培训。当前我国有关艾滋病的法规和政策,艾滋病/性病的流行趋势,艾滋病/性病的传播途径,艾滋病/性病的预防知识,自我保护及预防感染的知识,艾滋病/性病咨询服务的技能,性病诊治的标准技术等。

(2)咨询技能培训。了解咨询的目的、形式和咨询原则,以及咨询技巧,包括:仔细倾听,尊重、不歧视,让咨询者感到轻松并得到对方的信任,尽可能使用开放性问题,引导对方说出心里话,使用易于理解的语言,观察咨询者的反应,如音调、手势、面部表情等肢体语言。

(三)开展宣传教育和同伴教育活动

通过有关部门及业主的协助,健康教育宣传员在娱乐服务场所开展宣传教育活动;为使宣传教育活动深入、持久,同伴教育宣传员负责在同伴中继续进行艾滋病的宣传教育,提高性工作者的艾滋病/性病知识水平,倡导安全的性行为。

1.深入娱乐场所开展宣传教育

健康教育宣传员要深入到娱乐场所开展宣传教育工作。宣传教育内容包括:艾滋病/性病基本知识(传播途径和预防方法),性病的症状及危害,演示正确使用安全套,说服对方使用安全套的技巧等。除此以外,对于日常碰到的妇女健康问题能随时给予解答。

建议每个场所每月不能少于1次,并做到每月能对所干预的娱乐场所进行一次宣传。

每次宣传教育活动持续30分钟左右,一般不宜超过1小时,在开展干预活动过程中,注意挑选若干名同伴教育宣传员,由同伴教育宣传员负责组织同伴经常谈论有关艾滋病/性病的话题。如果培训的同伴宣传员离开当地,在下一次宣传活动时,再重新挑选新的同伴宣传员。

要根据娱乐场所的性工作者数量及分布特点,确定每个健康教育宣传员的工作职责,健康教育宣传员的主要任务是:鼓励其坚持使用安全套;传授安全套的使用技巧;发放宣传教育材料;提供安全套;提供有关性病、生殖健康方面的咨询服务等。

健康教育宣传员要定期进行经验交流和总结,定期召集同伴教育宣传员,听取并交流反馈信息。

此外,健康教育宣传员还需要对每次的外展活动进行记录。

2.同伴教育宣传员进行宣传教育

在干预现场,由同伴教育宣传员在娱乐场所利用休闲时间,与同伴们讨论有关预防艾滋病/性病问题,讨论的内容可以包括:艾滋病/性病传播途径及预防方法、正确认识艾滋病/性病的症状及其危害、正确使用安全套等问题。也可以组织同伴教育宣传员之间进行交流,互相学习。

同伴教育宣传员要根据性工作者对艾滋病知识的理解和掌握情况,在健康教育宣传员的帮助下,对宣教内容和方式做适当调整。

记录性工作者间交流的信息以及每次提供安全套、发放宣传材料的具体数量。

(四)提供综合性的规范性病及生殖健康服务

医院、疾病预防控制中心、妇幼工作服务站等的性病防治门诊应该按照卫生健康委制定的相关标准和规范来开展性病诊治服务。同时,性病门诊工作人员还应具有同情心,保护患者的隐私,尊重其人格,提供符合她们需求的、方便的候诊服务,创造宽松、匿名、适宜的诊疗环境。

(1)性病门诊应贯彻执行《性病防治管理办法》的规定,对患者采取对症治疗措施,建立治疗档案。

(2)按照《性病诊疗规范和推荐治疗方案》,为患者提供规范的诊疗服务,并保护其隐私。

(3)对于检验设备缺乏的基层性病诊疗机构,推荐使用病征处理方案。然而,在性病病征处理中,对于女性阴道分泌物异常病征的临床处理其敏感性、特异性和阳性预期值尚不够理想。

(4)提供及时、方便的转诊服务。

(5)发现艾滋病、淋病和梅毒等病例或疑似患者时,及时上报疫情。

(6)为性病患者治疗期间,提供合格的艾滋病/性病咨询服务。

(五)扩大宣传教育的覆盖面

为了创造良好的防治艾滋病/性病的支持性环境,卫生部门应密切配合宣传部门,利用电台广播、电视、报纸等宣传工具,大力宣传艾滋病/性病基本知识,适度扩大对一般人群的健康教育。在流动人口较多的大型厂矿企业、农贸市场、商场,或流动人口较集中的居住区,进行艾滋病一般知识的宣传教育,提高流动人口的健康意识,倡导健康的生活方式。

（六）在性工作者中开展自愿咨询检测工作

结合外展工作，鼓励性工作者进行艾滋病、梅毒的检测。

五、干预的资料收集与信息管理

（一）活动记录

做好干预工作记录：各地在开展性工作者、吸毒等高危行为人群干预活动时，要做好活动记录。

（二）网络直报

及时网上直报《____省____市/县____年____月高危行为干预工作基本信息报表》。

（三）整理归档

做好各种原始资料的收集、整理、存档与保存。

六、干预的督导与评估质量

卫生健康行政部门将定期组织对各级高危人群干预工作队建设及工作进展情况进行督导。

（陈　翠）

第二节　吸毒高危行为人群干预技术

在当前的社会环境下，毒品滥用越来越严重，特别是通过注射吸毒。通过这样的吸毒方式，且共用针具注射毒品，人类免疫缺陷病毒可能在吸毒人群中很快传播开来，并传播给其他人群。由于艾滋病传播非常快，控制毒品供应和需求这些治本措施，是长远之计，不能满足近期控制经吸毒引起艾滋病流行的需要。很多国家积极探索控制吸毒人群中艾滋病流行的措施，目标一致，内容相似，这些措施为"减少毒品危害"或"危害最小化"。目前采取的两种主要有效干预措施，即是美沙酮维持治疗和针具交换。

一、美沙酮维持治疗

美沙酮是一种人工合成的麻醉药品，属于国家严格管制的麻醉药品之一，可以用来治疗海洛因及鸦片的成瘾。其化学结构与吗啡相差甚远，但药理作用却与吗啡相似，临床上用做镇痛，成瘾性比吗啡小。

美沙酮维持治疗是为减轻吸毒者对海洛因的依赖，控制艾滋病在吸毒人群中的传播，并减少与毒品有关的违法犯罪。我们国家是由卫生健康部门、公安部门、食品药品监督管理部门三部委牵头在部分毒品泛滥的地区在吸毒人群中开展的减低毒品危害工作。美沙酮维持治疗是通过较长时期或长期服用美沙酮口服液来治疗吸毒者的海洛因成瘾，同时配合心理治疗、行为干预等综合措施，以最终达到减少毒品危害和需求的目的。服用美沙酮口服液可以有效地控制海洛因、鸦片毒瘾达 24～36 小时，在维持治疗中服用恰当剂量的美沙酮口服液，不会使服用者过度镇静和产生快感，同时美沙酮的不良反应很小。这种方法要求吸毒人员每天到指定地点，在工作人员监督下口服一定剂量的美沙酮，从而减少非法毒品的使用和相关高危行为的发生。它可以有效地控制艾滋病在吸毒人群中的传播,是目前世界上预防人类免疫缺陷病毒传播的最佳策略技术之一。

(一)美沙酮维持治疗工作组织机构

1.组织机构

根据国家《滥用阿片类物质成瘾者社区药物维持治疗工作方案》要求,滥用阿片类物质成瘾者社区药物维持治疗工作实行分级管理。中央成立国家级工作组,各省成立省级工作组,开展维持治疗工作的医疗机构所在地成立地市级工作组,组织实施维持治疗工作。

2.各部门职责

国家级工作组:由国家卫生健康委、公安部和国家食品药品监督管理局及有关技术单位组成国家级工作组,负责维持治疗工作的宏观管理;审定各省级工作组申报的维持治疗机构;核准维持治疗药物的申购计划、生产和供应;培训省级维持治疗工作骨干;对维持治疗工作实施监督、指导和评估等。

国家级工作组下设秘书处,具体负责全国维持治疗工作的协调和日常管理。

(1)省级工作组:由开展维持治疗工作的省级卫生健康委、公安厅(局)和食品药品监督管理局(药品监督管理局)及指定的省级相关卫生技术部门组成省级工作组,负责本辖区内维持治疗工作的规划、组织、管理实施和监督;卫生健康部门负责审核维持治疗机构资格、麻醉药品使用资格;组织人员培训;监督指导维持治疗工作;公安机关负责对参加维持治疗、但没有经过强制戒毒或劳教戒毒的滥用阿片类物质成瘾者进行备案,保障维持治疗药品运输、储存安全和维持治疗机构正常工作秩序;食品药品监督管理部门负责药物配制质量、药物供应等相关环节的监督管理。省级工作组下设秘书处,负责本辖区内维持治疗工作的协调及日常管理。

(2)地市级工作组:由开展维持治疗工作所在地的市(县、区)级卫生健康局、公安局和食品药品监督管理局(药品监督管理局)组成地市级工作组,负责当地维持治疗工作的监督与管理。卫生健康部门负责审核维持治疗工作人员执业注册情况,监督管理维持治疗机构内维持治疗药物的使用和有关医疗活动。公安机关负责审核曾经接受强制戒毒或劳教戒毒的滥用阿片类物质成瘾者参加维持治疗的条件;对维持治疗期间仍滥用阿片类物质或其他毒品的人员,依法予以处理。食品药品监督管理部门负责药品安全监管。市(县、区)级工作组下设秘书处,负责本辖区内维持治疗工作的协调及日常管理。

(二)美沙酮维持治疗工作技术

1.成立地市级工作组

根据原卫生部、公安部和国家食品药品监督管理局联合下发的《滥用阿片类物质成瘾者社区药物工作方案》(卫疾控发[2006]1256号)等有关文件精神,已开展和即将开展美沙酮维持治疗工作所在的市、县都要求成立本地美沙酮社区药物维持治疗工作组,成员主要由当地卫生健康局、公安局和食品药品监督管理局(药品监督管理局)等部门领导和成员组成,负责当地美沙酮维持治疗工作的监督与管理,此项工作将作为考核当地美沙酮维持治疗工作指标之一。

2.美沙酮口服液配制和管理

美沙酮口服溶液必须按照国家标准进行配制,确保质量;各门诊不得从其他任何渠道获得美沙酮。

美沙酮口服溶液生产单位必须严格按照国家规定的计划配制美沙酮口服溶液。美沙酮原料供应和美沙酮口服溶液的配制、使用部门,必须严格执行《中华人民共和国药品管理法》《麻醉药品和精神药品管理条例（国务院令第 44 号）》以及国家食品药品监督管理局、公安部、原卫生部《关于戒毒治疗中使用麻醉药品和精神药品有关规定的通知（国食药监安［2006］230 号）》等有关规定。

各门诊负责人负责监督本机构治疗药物发放和治疗工作。省级工作组定期或不定期抽查各维持治疗机构药物发放记录，药物供应和使用情况。

3.美沙酮门诊的筛选、申报与审批

省美沙酮维持治疗工作组根据各省海洛因成瘾者的分布情况，组织指导各地的美沙门诊的申报工作，由省级工作组各成员单位初步审批后，汇总各地申报材料报国家工作组秘书处。国家工作组根据各地申报单位准备情况现场考察结果最终审批各门诊，并对批准的门诊进行有关设备支持及人员的培训。所需申报材料为：开展社区药物维持治疗工作申请表、医疗机构所在地周围环境及公共设施情况草图、医疗机构拟用房屋内部布局平面图、申请单位《医疗机构执业许可证》正副本（复印件）、有关规章制度。

经自治区工作组书面和现场初审合格，对符合《开展社区药物维持治疗工作基本条件》的，上报国家工作组，经国家工作组复审合格后予以确认。

4.美沙酮门诊工作基本条件

（1）选址：在确定维持治疗机构时，应充分利用现有的医疗资源，按照交通便利、就医方便的原则，由当地卫生和公安部门统一规划布局，在吸毒人员相对集中的市区和城镇选址。所选地址应远离政府机关、学校托幼机构及其他人群密集的公共场所。

（2）工作人员：申请开展维持治疗工作的医疗机构，应根据机构的规模和实际需要配备卫生技术人员和其他工作人员，必须达到要求：确定专门的负责人，负责人及主要卫生技术人员必须是本单位在职人员，并报省级卫生行政部门备案；专门负责人应具有主治医师以上技术职称，从事精神卫生专业工作或有戒毒治疗工作经验，并具有一定的管理经验和能力；至少有 2 名具有主治医师以上技术职称，并接受过精神卫生和艾滋病咨询培训，具备麻醉药品处方权的人员从事维持治疗工作；至少有 2 名具有护士以上技术职称，并接受过精神卫生和艾滋病咨询培训的人员从事维持治疗工作；至少有 1 名具有药剂师以上技术职称的人员负责维持治疗药物的管理工作；至少配备 1 名保安人员；每个维持治疗机构必须保证有 8 名以上维持治疗专职工作人员。工作时间内，必须保证至少有 4 名工作人员同时在岗。

（3）门诊部门设置、功能与条件：设有候诊室、咨询室、治疗（体检）室、资料录入室、服药室、卫生间等功能分区；配备病历柜（架）、铁皮文件柜、饮水机、直拨电话、宣传资料架、办公桌椅、药品/器械柜、电子秤等设备；具备临时储存麻醉药品的条件；具备诊治常见并发症及临时抢救急危重症的条件，备有纳洛酮注射剂（每支 0.4 mg）至少 10 支；备有体检设备（包括体重秤、血压计、检查床等）；备有艾滋病相关宣传材料和安全套等；门诊管理与制度。

维持治疗机构要加强管理，健全各项维持治疗管理制度，并公布上墙：行政管理制度；医疗管理制度；维持治疗机构治安管理制度；药物治疗登记报告制度；麻醉品管理和使用制度；麻醉性药品容器及包装材料的监督销毁制度；卫生健康行政部门认为应建立的其他制度；门诊工作人员培训及开诊筹备。

美沙酮门诊一经国家工作组审批通过，须按照工作方案要求进行门诊装修，安排工作人员参加培训、建立和完善各种规章制度及做好美沙维持治疗工作的社区宣传与动员等工作。一切准备工作就绪，经国家级工作组复审合格的维持治疗机构在人员安排、设备采购、药品储备等工作准备就绪后向省级工作组提出开诊申请,省级工作组按照《开展社区药物维持治疗工作验收标准》验收合格后,书面报国家级工作组秘书处。国家级工作组秘书处将协调安排有关专家赴现场指导开诊,门诊可以开诊接收患者。

5.美沙酮门诊工作程序

接受治疗者(下称"受治者")的核准(入组条件)。受治者必须同时具备的条件:滥用阿片类物质成瘾者(诊断标准参见《中国精神疾病障碍分类和诊断标准-3》中的"药物依赖诊断标准");年龄在 20 周岁以上(特殊情况除外);本市户籍居民或在本市居住 6 个月以上且具有当地暂住证的外地户籍居民;其有完全民事行为能力。对于已感染人类免疫缺陷病毒的滥用阿片类物质成瘾者,可以不要求第 2 项条件。

(1)受治者须提供申请材料:参加社区药物维持治疗个人申请表;滥用阿片物质的医疗证明;身份证、户口本复印件,或暂住证复印件;2 张 1 寸免冠照片;如果是人类免疫缺陷病毒感染者,提供其感染状态的相关证明;受治者的核准,受治者经医疗机构按规定要求体检、成瘾鉴定后予以核准,并准确登记其真实身份信息。

开始药物维持治疗前,医疗机构要与获准的受治者及其家属共同签订《参加社区药物维持治疗知情同意书》,并发放统一制作的《社区药物维持治疗卡》。此项包含的检查内容应在受治者正式开始药物维持治疗前完成。

(2)常规检查项目指标:内科检查、外科检查、胸透或胸部 X 线摄片、心电图;肝功能检查[谷丙转氨酶(ALT/SGPT),参考值 0～55 U/L;碱性磷酸酶(AKP),参考值 40～150 IU/L];肾功能检查:[肌酐,参考值 44～10³ mol/L;尿素氮(BUN),参考值 2.8～8.2 mol/L]。

(3)评估项目指标:此项包含的检查内容应在开展评估调查(包括基线调查和随访调查)时完成;HIV 抗体检测(检测时间:入组 1 次,每半年 1 次);HCV 抗体检测(检测时间:入组 1 次,每年 1 次);梅毒检测(检测时间:入组 1 次,每年 1 次);尿吗啡检测(每月 1 次)。

对于申请参加社区药物维持治疗的阿片类物质成瘾者,必须经体检合格后方可进入维持治疗。有以下情况之一者,不能或暂时不宜接受维持治疗:美沙酮过敏史;支气管哮喘史;急性肝炎或慢性肝炎活动期;严重肝、肾功能损伤及心功能障碍;传染期肺结核;伴有严重精神疾病;因其他疾病住院治疗期间。

对于有上述情况的患者,医务人员要建议其先到医院进行诊治待其疾病痊愈或病情好转,符合条件后方可考虑接受维持治疗。

(4)受治者管理:根据受治者使用阿片类物质的量和最后 1 次使用时间,确定首次用药的时间和剂量。根据受治者情况,逐步调整,确定维持剂量;受治者在治疗期间不得继续吸食或注射阿片类物质及其他毒品;医疗机构应定期或不定期对受治者进行尿检,观察其是否仍在继续使用阿片类物质及其他毒品;尿检仅作为医疗观察、判定用药行为,由医疗机构的医师具体负责,并在受治者病历中记录结果;其他任何人员在医疗机构内不得对受治者进行尿检。

受治者资料严格保密,除法律法规规定的情况外,未经受治者本人或其监护人同意,医疗机构不得向任何单位和个人提供受治者的个人信息资料。

受治者在治疗期间如有下列情况应终止治疗:无正当理由连续 7 天以上(含 7 天)不参加治疗的;不遵守制度、无理取闹、干扰正常治疗工作、不服从医师治疗计划的;因法律方面的因素不能继续接受治疗的;因各种并发症或其他原因无法坚持治疗的。

受治者由于各种原因终止治疗,当再次要求进行药物维持治疗时,必须说明脱失原因,并书面保证以后不再出现类似情况,可以恢复其参加维持治疗(如有上述情况第 2 条者另行处理)。医疗机构应将受治者再次入组的情况记录在案。

(5)受治者维持治疗。①首次用药:根据受治者自述的毒品用量和最后 1 次吸毒时间,确定首次用药的时间和剂量。推荐首次用药时间在用阿片类物质 4 小时后,或用美沙酮、丁丙诺啡 24 小时之后;首次剂量为 15～30 mg,原则上不超过 40 mg,在无法忍受戒断症状的情况下,可在 3 小时之后,24 小时之内再用药 1 次,间隔时间越短者,追加剂量越小,第 1 天总量原则上不超过 50 mg。②初始阶段:目标为缓解戒断症状,达到耐受水平。以不出现戒断症状和减少不良反应为原则。初始阶段为 1～2 天。③调整阶段:目标为确定合适剂量,减轻受治者渴求感。根据受治者情况调整剂量,每 5～10 天调整 5～10 mg,可达到 60～80 mg/d 或更高。调整阶段为 3～10 天。④维持阶段:目标为阻断渴求,保持尿检阴性。一般大约需 60 mg 才能保持。大部分受治者每天用药 1 次即可,少数患者需要分 2 次服药。

(6)注意事项:用药期间严禁饮酒;严禁合并用苯二氮䓬类药物,如地西泮、三唑仑等;过量处理:出现昏迷和呼吸抑制时可使用纳洛酮,每 2～4 分钟静脉注射 1 次,直到意识和呼吸恢复正常,之后持续给药并观察 24 小时;至少 2 名维持治疗机构工作人员同时监督每个受治者当场服药。

6.开展后期综合干预服务

地市级工作组与有关部门相互配合,以维持治疗工作为平台,利用与受治者接触的机会,为其提供综合服务,如宣传艾滋病防治知识、培训就业技能、落实“四免一关怀”政策等。

鼓励患者坚持维持治疗和接受心理、行为干预及治疗,尽快地恢复个人、家庭和社会功能,减轻患者经济负担,降低脱失率。

鼓励参与各种小组活动、文体活动、社会公益活动和家访工作,鼓励同伴教育小组开展宣传艾滋病知识、美沙酮维持治疗知识、倡导安全性行为。

实施对社区工作人员及公安干警的激励方案。鼓励介绍或转介吸毒人员参加维持治疗,公安干警在门诊开展法制教育宣传。

举办部门间协调会议;对各社区、村转介参加维持治疗患者数按比例年度奖励;对各镇、办事处(辖区派出所)开展维持治疗工作进行年终评奖等措施。

(三)监督和效果评估

地市级工作组将所辖区门诊的管理和监督工作纳入艾滋病防治的常规工作计划中,定期或不定期到试点现场监督指导工作;省级工作组定期或不定期对试点机构进行抽查,现场监督指导工作,对于不合格者,撤销其开展社区药物维持治疗资格。如发现治疗药物流失或其他违法行为,按照国家有关法律、法规,追究有关单位和个人的法律责任。

为了解和评价社区药物维持治疗工作在减少与艾滋病传播有关的高危行为、预防新感染的发生、减少与吸毒有关的违法犯罪行为及改善家庭社会功能等方面的工作成效,总结工作开展的情况和服务对象对工作所提供的服务的评价,为在更大范围内更好地推广此项工作提供科学依据,开诊时间在两年以上的门诊须对当地美沙酮维持治疗工作开展效果评估。

1.评估调查对象

受治者、维持治疗门诊负责人及资料管理员、维持治疗门诊所在地公安部门负责人。

2.评估方法与内容

通过对以上三类调查对象的问卷调查、对受治者的实验室检查(包括定期的 HIV、HCV 检测和不定期的吗啡定性尿检),结合现场观察、查阅有关工作记录及报表等方法,了解受治者、维持治疗门诊所在地的有关情况。

二、针对注射吸毒者针具交换

针具交换工作是减低毒品危害工作中的一种。注射吸毒者对毒品的依赖是一种极易复发的慢性脑部疾病,在目前尚没有彻底戒断毒瘾的办法的情况下,控制吸毒者通过共用注射器传播艾滋病等经血液途径传播疾病就显得非常现实。因此国际上提出了针具交换,目前许多国家推行,实践证明对控制吸毒者共用注射器传播艾滋病、减低吸毒危害有很好的效果。2003年国家启动艾滋病综合防治示范区工作,提出针具交换作为综合防治措施之一。2004年4月6日在北京召开的全国艾滋病防治大会上,国务院吴仪副总理宣布为预防控制艾滋病,针对高危人群我国要实施包括针具交换在内的行为干预措施。

为注射吸毒人群提供针具交换服务,并不是唯一、最终的目的,它可以作为一个切入点,使我们可以同吸毒者常规的接触,利用这个平台开展健康教育,引导吸毒人群接受美沙酮维持治疗、摆脱毒品的依赖,最终达到恢复个人、家庭、社会功能的道路。

(一)针具交换技术

1.成立组织机构,明确职责

成立以分管卫生的市(县、区)领导为组长,公安、药监工商、新闻、卫生健康等多部门参与的领导小组,明确各部门工作职责,负责组织管理与协调。领导小组下设办公室,负责日常工作,定期或不定期召开领导小组成员会议,协调部门之间共同开展的活动。

成立技术专家小组,负责对相关工作人员进行技术培训,指导当地工作的开展,不定期组织相关技术专家为工作开展提供现场技术指导,为顺利开展工作提供技术保证,成员以卫生健康和公安等单位的技术骨干为主。

省级疾病预防控制中心负责技术指导,组织培训,针具的采购由各省自定,同时安排工作人员参加省级和国家组织的有关部门培训。市、县级疾病预防控制中心为针具交换工作承担单位,负责针具交换工作的实施,定期按要求上报针具交换工作情况报表。

2.开展基线调查

目的:为掌握吸毒人员的基本情况,了解他们的规模、毒品滥用情况、行为特征和艾滋病感染状况等信息,以便开展有针对性的干预活动,评估项目进展和效果,为进一步制订干预计划开展干预活动提供依据。

摸清当地现有吸毒人员数量、分布,绘制吸毒人员的分布标点图。同时,进行吸毒人群的基数估计,为健康教育和干预活动的开展提供依据。吸毒人员基数估计可采用乘数法、枚举法、捕获-再捕获法、抽样调查法、普查法、德尔菲法、提名法＋乘数法。应采用两种以上的方法进行估计。

开展问卷调查工作,内容包括一般情况、艾滋病预防知识、吸毒及性行为、HIV实验室结果等。每市、县(区)调查100~150名吸毒人员,其中戒毒所(包括自愿戒毒所、强制戒毒所和劳教戒毒所)内的吸毒人员不超过50人。

与个别有影响力的吸毒者接触,接近更多的吸毒者,同时召集10~15名吸毒者进行小组座谈,了解吸毒人员的需求和对开展针具交换的看法和建议。包括:吸毒人员获得艾滋病防治知识的途径;吸毒人员获得注射器的主要渠道;吸毒人员习惯(喜欢)使用的注射器品牌、型号及价格;

吸毒人员能够接受的注射器价格;吸毒人员每天注射次数等。

挑选和培训调查员(工作人员),并招募调查对象,完成基线调查。

获得吸毒人员 HIV 感染率,调查结果的统计与分析。

3.开展干预活动技术

(1)政策倡导:使政府官员、多部门工作人员、吸毒者和社区群众知道针具交换工作,获得政府和其他部门的支持,社会舆论的重视和正确引导,让社会大众的理解。

(2)召开启动会议:邀请政府分管领导,卫健委、公安局,食品药品监督局等单位的负责人参加针具交换工作启动会议,介绍项目活动主要内容及操作方法,明确各有关部门职责,协调部门之间共同开展项目活动;取得部门的理解和支持。

(3)针具交换点的选择:交换点可以设立在当地疾病预防控制中心、医疗门诊、药店或其他固定场所。

(4)选择针具交换点原则:该地区吸毒者比较集中且多;吸毒者愿意参与干预活动;当地群众能接受干预活动;交通便利;容易为吸毒者识别;远离政府、公安、学校等机关,位置相对隐蔽,使吸毒者感到安全。

4.同伴教育员招募、培训和职责

(1)确定人数:共5~6名,最好男女都有(如果同伴宣传员由于各种原因无法继续工作时须尽快招募并培训新的同伴宣传员,保证每月有5~6名同伴宣传员同时开展工作)。建议每个同伴宣传员管理10~30个吸毒者。

(2)挑选条件:本人愿意参加这项工作;受过一定的文化教育,最好是初中毕业以上;有一定的口才,语言表达清楚;认识当地较多的吸毒人员,具有一定的影响力;同伴宣传员的地域分布应与当地的吸毒人员分布一致;既往或目前正在吸毒的人员均可。

(3)挑选方法:从戒毒所内即将离所的吸毒人员中挑选;从认识的吸毒者中寻找;社区工作人员推荐和介绍。

(4)同伴教育员培训:由当地疾控中心技术人员对招募的同伴教育员进行包括预防艾滋病知识、如何开展针具交换工作、如何领取和发放注射器及宣传资料、同伴之间交流的技巧、相关表格的填写等方面内容的培训;培训方式可以为培训班、讨论会、座谈会、知识讲座、交流活动、一对一的讲解等。每个同伴宣传员第一年累计培训时间应不少于3小时。

(5)同伴宣传员工作职责:发放宣传材料,同时对吸毒者进行面对面的宣传;发放注射器给需要的注射吸毒人员;填写每周发放记录,以及宣传材料发放记录;每周到当地疾控中心汇报本周的发放情况并领取下一周的注射器和宣传材料;回收吸毒者用过的注射器,记录数量并妥善保存,每周交到当地疾控中心集中焚烧销毁。

(6)同伴宣传员的劳务报酬:同伴宣传员的劳务报酬采用每周或每月发放的办法,各地根据当地的具体情况进行发放;发放劳务费前要检查同伴宣传员上一周或上一月的工作情况,及时指出他们在发放过程中存在的问题和需要进一步改进的地方;每次领取劳务费时要让同伴宣传员签名。

5.戒毒所内干预活动技术

定期进行健康教育:艾滋病传播途径和预防知识;毒品的危害和学会拒绝朋友的引诱;共用注射器知识和减少危险吸毒行为的方法;安全性行为的知识;如何参加美沙酮维持治疗;张贴预防艾滋病宣传海报;宣传海报可张贴在宿舍内、食堂、运动场,或者戒毒学员经常活动的其他地方。

（1）发放宣传材料：保证在戒毒期间每位吸毒人员人手一份宣传材料，并且定期组织他们学习该宣传材料，要求每人都能理解并记住其内容，保证每位新戒毒学员进所时都能及时得到宣传材料。

（2）其他：如果当地条件允许，可以制作预防艾滋病知识宣传板报或每3个月给戒毒学员播放一次预防艾滋病方面的宣传录像，或者增加广播宣传等形式。

6.社区内干预措施技术

（1）张贴宣传海报：在当地一些吸毒者经常出现的地方，如电影院门外、诊所和药店门前、一些录像店门外等地方张贴宣传海报，每两个月检查一次海报，损坏时进行更换，坚持长期宣传。

（2）发放宣传材料：由工作人员或同伴宣传员负责发放；让同伴宣传员发到每一个吸毒人员手中；吸毒人员到当地疾控中心领取注射器时发放；由当地疾控中心工作人员定期到吸毒者家里或其集中的地方进行流动发放。

（3）发放注射器：由当地疾控中心工作人员负责一次发放不超过7支注射器给每位来疾控中心的吸毒人员；疾控中心工作人员负责每周发放一定数量的注射器给同伴宣传员。（根据同伴宣传员认识的吸毒者人数，按照给每位吸毒人员7支注射器/每周的原则进行发放）；疾控中心工作人员负责定期或不定期到吸毒人员聚集的地方进行流动发放；由同伴宣传员一次发7支注射器给每位吸毒者，每个月发给个吸毒者的注射器数量不要超过30支。

（4）面对面的宣传：每月当吸毒人员领取注射器时由疾控中心工作人员或同伴宣传员进行面对面的宣传；宣传的内容重点突出"共用注射器能够传播艾滋病，使用避孕套可以预防艾滋病"等信息。

（5）回收销毁旧注射器：设计制作或购买几个"利器回收垃圾箱"，如硬塑料或铁制小桶或盒；疾控中心工作人员在疾控中心或定期到吸毒人员家里，他们集中的地方回收吸毒人员交回的使用过的注射器；将"利器回收垃圾箱"放到同伴宣传员家中，由他们回收后再每周交到疾控中心进行集中销毁；由同伴宣传员专门到吸毒者那里去回收旧注射器，然后每周交到疾控中心进行销毁；同伴宣传员每回收一支使用过的注射器给他们一些奖品（具体可根据当地情况调整）。

（二）督导与效果评估

1.督导目的

为确定工作完成的程度和范围，使工作的负责人和相关领导了解项目的进度，存在的困难，设计中的活动与人、财物等资源是否配套，判定项目是按原计划继续进行，还是应修改项目的设计，总结、推广和交流工作的经验，分析推广工作的效益。

地市级疾病预防控制中心每季度对所辖县、区针具交换工作开展情况进行一次督导，并形成督导报告，内容包括：年度工作计划是否合理、工作是否按计划和方案开展；工作是否按要求的方式在执行，执行的质量和资源使用情况，分析项目中遇到的问题和困难，提出整改建议；目标人群覆盖的比例，比例越高，说明工作宣传发动越好、受益面越广；参加者对针具交换工作的看法，同伴宣传员及吸毒人员对项目受益的体会及态度，将影响项目的持续性发展。

2.效果评估

针具交换的效果评估包括基线调查和在干预工作开展后每年一次的随访评估调查（包括问卷调查和 HIV、HCV 抗体检测）。

（林　毅）

第九章

医院感染管理

第一节　医务人员职业暴露与防护

一、医务人员职业暴露及医院感染的危害

(一)概述

医务人员因与感染或传染病患者接触或经职业暴露而自身受到感染的危险,同时医院工作人员又可通过与易感的患者、工作人员、家属等成员接触,把感染传播给患者和其他工作人员。因此,医务人员医院感染的危险,已成为医疗领域中引人关注的职业性问题;医务人员医院感染的预防是医院感染管理工作者必须重视和关注的工作之一。

医务人员因一次血液暴露,可能感染 HBV 的危险概率为 $6\%\sim30\%$,感染 HCV 的危险概率为 $0.4\%\sim1.8\%$,感染 HIV 的危险概率为 0.3%。医务人员因职业暴露感染 HBV 的危险性明显高于 HIV 及 HCV。尽管 AIDS 对医务人员职业性感染是低的,但是一旦被 HIV 感染,后果将是灾难性的。

1.职业暴露

职业暴露是指医护人员、实验室工作人员及有关监管、保洁等人员,在从事血源性传播疾病的防治及相关工作时,意外地被患者或病毒感染者的血液、体液污染了破损的皮肤或眼睛、口腔内黏膜;或被血液、体液污染的针头、手术刀等锐器刺破皮肤,而具有被这些病毒感染的可能性。

2.普遍预防

控制血源性病原体传播的策略之一,其理念就是将所有来源于人体血液或体液的物质都视作已感染了 HBV、HCV、HIV 或其他血源性病原体而加以防护。主张在不明确患者是否有传染性时,均按传染患者对待,执行严密的消毒隔离和操作规程,充分利用各种保护用具(如手套、口罩、隔离衣、防护眼镜等),养成良好的操作习惯,减少各种危险行为(如对手传递锐器,裸手接触血液、体液,使用后的针头再套回盖内等)。

3.标准预防

在普遍预防原则的基础上,将患者的血液、体液、分泌物、排泄物均视为有传染性,需隔离预

防,无论是否有明显的血液污染或是否接触非完整的皮肤与黏膜。医务人员在医疗工作中(无论患者是否具有传染性或是否有症状)均需采取标准预防措施。其基本特点如下所述:①既要防止血源性疾病的传播,也要防止非血源性疾病的传播。②强调双向防护,即防止疾病从患者传至医务人员,又防止疾病从医务人员传至患者。③根据疾病的主要传播途径,采取相应的隔离措施,包括接触隔离、空气隔离和微粒隔离。

(二)主要危险因素

医院医务人员作为一个特殊的职业群体,职业暴露或医院感染的危险因素,主要来自防御意识淡漠和生物、物理、自身躯体、超负荷工作。

1.生物因子

医院是微生物聚集的场所,空气和设施中存在大量的病原体。医务人员在为患者进行医疗护理活动时,经常近距离接触各种微生物,若不慎发生职业暴露,大大提高了医务人员医院感染的危险性。

2.医疗利器损伤

医务人员使用针、刀、剪、玻璃片、安瓿等锐器时,若不慎被刺伤或割伤,可能发生经血液传播的疾病,如艾滋病、乙型肝炎、丙型肝炎等。

3.超负荷工作

在医疗优势资源较集中的综合医院,季节、气候交替及传染病流行高发时段、外科医师的连台手术、抢救危重患者时、医务人员超负荷工作、心理状态欠佳、操作不规范等,极易发生职业暴露或医院感染。

4.防护意识淡漠

医务人员在一定程度上仍存在防护意识淡漠、防护知识缺乏、不注重自我防护,未使用防护用品或不规范使用防护用品等,进而导致职业暴露或医院感染。

5.基础设施设备落后

医院建筑设计不合理,没有充分考虑预防医院感染的因素,病原微生物能通过多种渠道(空气、医疗设备、交通路线、卫生设施、污水和污物处理等)污染医院环境。工作环境不通风、隔离设施不完善、实验室安全设备缺乏,这些都为医务人员职业暴露或医院感染埋下隐患。

(三)医务人员职业暴露或医院感染的高危人群

1.最易发生职业暴露的人群

医院或医务人员中的护理、外科、口腔科、ICU病房、急诊科、检验、血库、血透、病理等科室医务人员及医疗废物收集转运人员。

2.常见的职业暴露和医务人员医院感染

(1)锐器损伤:抽血、注射、输液、换药、手术等医疗护理操作时,污染的针头等刺入皮肤,直接导致职业暴露或存在职业暴露的危险;或被金属瓶盖、玻璃安瓿等割伤,皮肤黏膜破损时,天然屏障作用消失,接触带病毒的血液、体液即有被感染的危险。

(2)接触污染:在医疗护理,特别是紧急抢救外伤出血、昏迷、呕吐、腹泻等患者时,沾染了患者的血液、体液或呕吐、排泄物;被喷溅的血液、体液等直接污染面部、眼结膜等;被污染了患者的血液、体液等物品和环境再污染,没有及时清洗或消毒。

(3)气溶胶污染:口腔科诊室空气中被高速旋转的手机形成的血液气溶胶,进入眼结膜、鼻黏膜、口腔及面部、手部等造成职业暴露或医院感染。或吸入患者咳出、呕出大量血液或分泌物形成的气溶胶,导致细菌或病毒的感染。

(4)手污染:医务人员手直接被患者的血液等污染或通过污染的物品,如病历夹、抢救仪器、床头、桌面、门把手等再污染,未及时或不认真清洗,再摸自己的脸、揉眼睛、抠鼻孔等,病原体可经破损皮肤和黏膜进入体内导致医院感染。

二、医务人员职业暴露及医院感染的预防

(一)目的与原则

1.目的

医务人员医院感染风险的存在,完全有可能被职业防护的正确运用所预防和避免。在抗击SARS的过程中,认识到新出现的急性传染病,是由具有很强呼吸道传染性的冠状病毒所引起后,全国防治非典型肺炎指挥部下发了一系列有关传染性非典型肺炎防治管理办法,制订了具体的预防控制、隔离防护消毒措施。医务人员认真、严格的执行相关防护措施,此后全国医务人员零感染。可见重视并落实医务人员医院感染的预防措施,加强职业防护,才能避免或减少医务人员医院感染和职业暴露。

2.原则

医务人员预防职业暴露和医院感染必须遵循标准预防的基本原则。

(二)管理措施

1.设施设备

医院提供必要的设施设备,如洗手设施(洗手池、非接触式水龙头、干手纸、免洗手消毒液)、锐器盒、洗眼器、各种个人防护用品(隔离衣、口罩、手套、面罩等),重点科室需设置洗澡间。必要的设施设备对于预防医务人员的医院感染和预防患者的医院感染有重要的意义,可能会增加一些费用,但出现医务人员职业暴露或感染的检查费用和感染后的治疗费用及对工作的影响,损失会更大。保护员工的健康,无论社会效益或经济效益都不言而喻。

2.员工管理

(1)职业暴露与医务人员个人防护的培训:反复多次不同形式、不同层次地开展医务人员医院感染预防的培训工作,提高医务人员对职业暴露认知与处理的知晓率,强化职业安全防护的意识,强调标准预防措施的实施。

(2)建立医务人员健康档案:对新上岗人员进行健康体检,包括经血液传播疾病的检查,组织员工定期体检,检查项目包括乙肝、丙肝标志物、肝功能等,对体检结果进行详细记录和分析;对高危人员进行定期随访和检查。

(3)接种疫苗:如对乙肝标志物阴性员工予以乙肝疫苗全程免疫注射,弱阳性员工必要时加强免疫注射 1 次,在流感流行季节组织流感疫苗注射等。如在诊疗工作中与特殊情况出现职业暴露根据具体情况及时接受相应疫苗免疫注射。

(4)职业暴露报告与随访追踪:医务人员出现职业暴露或感染情况,立即进行正确的应急处理措施,逐级报告,及时填写职业暴露报告卡,由医院感染管理科对其进行随访、追踪调查、监测其健康状况,并报告主管部门,记录资料存档。

(5)工作调整或限制:医院感染管理科对出现职业暴露或已出现感染的医务人员根据随访、追踪结果对工作安排、调整或工作限制、休息等提出建议。

(三)预防措施

首先应培训员工建立"标准预防"的概念和意识,提高防护知识水平,培养良好的工作作风和习惯,严格执行预防职业暴露的相关措施。

1.锐器伤的预防

(1)改善操作室、治疗室光线不足现象。

(2)对多发、易发锐刺伤的科室进行工作流程再造。

(3)熟练掌握各项操作技能,避免不必要的锐器损伤。

(4)加强环节控制。①锐器处理:使用后的锐器应直接放入耐刺、防渗漏的锐器盒,以避免整理收集使用后锐器而发生锐器伤;小心处理利器盒、锐器盒使用 3/4 即封盖。②推广使用针头或刀片处理器进行安全处置,禁止直接用手接触使用后的针头、刀片等锐器。③手术中用弯盘传递刀、剪等器械。④不徒手分离锐器,禁止回套针帽,禁止将锐器对着人传递,掰安瓿时垫纱布或使用工具。

2.呼吸道传播性疾病职业暴露和医院感染预防

(1)患者明确诊断或疑为飞沫传播性疾病时,医务人员需戴帽、戴医用防护口罩或 N95 口罩;进行可能产生喷溅操作时戴护目镜或防护面罩,穿隔离衣或防护服;操作或接触患者血液、体液、分泌物、排泄物时戴手套。

(2)患者明确诊断或疑为空气传播性疾病时,在飞沫传播性疾病预防措施基础上,必要时使用 N95 防护口罩。

(3)加强环节控制:①正确的戴口罩是呼吸道传播疾病预防的第一步,不正确戴口罩等同于没有戴口罩。②取下口罩后,应避免触摸口罩朝外的部分,因为这部分可能布满了细菌或病毒。③不要在可能有病原体存在的空间戴口罩,尽量在进入室内空间前就戴好口罩。④使用中绝对不能用手压口罩。包括 N95 口罩都只能把病原体隔离在口罩表层,如果用手挤压口罩,使得病原体随飞沫湿透口罩,可能发生感染。⑤口罩不能悬挂与颈上或放于口袋内再次使用。⑥离开房间前将用过的口罩放入医疗垃圾桶内。⑦特别注意穿脱隔离衣、戴口罩、护目镜或面罩、戴手套的顺序,否则容易导致感染。

3.接触传播疾病的职业暴露和医院感染预防

(1)患者明确诊断或疑为接触传播疾病时,医务人员要注意手卫生、戴手套,必要时穿隔离衣。

(2)近距离操作如插管、吸痰等应戴防护镜或面罩。

(3)加强环节控制:①若医务人员手皮肤有破损或伤口时,应戴双层手套。②与患者直接接触的医疗器械(具)及物品(听诊器、体温计、血压计、输液泵等)专人专用,及时消毒;不能专人专用的器械和物品(担架、轮椅、心电图机等)须在每次用后擦拭消毒。③完成医疗护理操作后及时脱去隔离衣、手套等,并立即洗手;隔离衣须每天更换清洗消毒;污染区域的医务人员,未经手卫生不能接听电话或随意触摸清洁物品。④如果腿或足有可能被污染,则应确保用防渗透的手术衣或围裙将腿覆盖,穿防渗透鞋,尽量选用高腰套靴,以降低腿和脚被污染的风险。⑤手术结束后,在患者离开手术室之前,确保彻底清洁患者皮肤上的血迹。⑥离开污染区时,脱下所有的防护服,包括防渗透鞋。所有被污染的、能重复使用的防护服,包括防渗透鞋,都应当进行清洁和消毒或灭菌处理,防渗透鞋在使用之后应当充分去污。

三、医务人员分级防护措施与一般性预防原则

（一）分级防护措施

1.基本防护（一级防护）

（1）适用对象：医院传染病区、发热门（急）诊以外的从事诊疗工作的医护技人员。

（2）防护配备：白大衣、工作裤、工作鞋、戴工作帽和外科口罩。

（3）防护要求：按照标准预防的原则。

2.加强防护（二级防护）

（1）防护对象：进行接触血液、体液、排泄物、分泌物等可视污染物的操作时的医、护、技人员；进入传染病区的医护技工作人员；传染病流行期间的发热门诊等。

（2）防护配备：隔离衣（进入传染病区时）、防护镜（进入传染病区时，进行可能被体液喷溅操作时）、医用口罩（进入传染病区时）、手套（医技人员皮肤破损或接触体液、血液可能污染时）、面罩（有可能被体液、血液分泌物喷溅时）、鞋套（进入传染病房或病区）。

3.严密防护（三级防护）

（1）防护对象：进行有创操作，如给呼吸道传染病患者进行气管插管、切开吸痰时。

（2）防护要求：在加强防护的基础上，可使用面罩。

（二）一般性预防原则

1.应禁止行为

（1）可能发生血源性病原体职业接触的工作场所，应禁止进食、饮水、吸烟、化妆和摘戴隐形眼镜等。

（2）禁止食品和饮料混置于储存血液或其他潜在污染物质的冰箱、冰柜、抽屉、柜子和桌椅面等。

（3）禁止弯曲被污染的针具，禁止双手回套针帽，禁止用手分离使用过的针具和针管。

（4）禁止用手直接拿取被污染的破损玻璃物品，应使用刷子、垃圾铲和夹子等器械处理。

2.应注意事项

（1）尽可能应用不接触技术。

（2）洗手与戴手套是完全独立的措施，不能相互替代。

（3）在需要更换拖鞋的病区或工作场所，医务人员必须穿防刺穿（不暴露足部皮肤）易清洗的拖鞋。

（4）在收集、处理、操作、储藏和运输过程中，可能造成血液或其他潜在传染性物质污染的标本应放在防泄漏的容器中。

（5）在维修或者运输可能被血液或其他潜在传染性物质污染的设备前应当检查，并进行必要的清洁和消毒。

（6）任何设备、环境或工作台面被血液或其他潜在传染物污染后应立即清洁和消毒。

（7）工作结束后，应使用适当的消毒剂消毒被污染的工作台面。当工作台面被血液、体液或其他潜在传染物明显污染后，或在上次清洁后工作台面又被污染，应立即消毒。

（8）当工作台面的保护性覆盖物（如塑料盖布、铝箔、防渗透的吸水纸等）被明显污染时，应及时更换。

（刘艳文）

第二节　医院环境管理

医院环境管理是医院管理的重要部分,其作用是减少或控制污染源的扩散,保障医院患者、工作人员、社会人群免受有害因素的侵袭和影响,保证医院安全。

一、医院环境感染危险度分类及管理

医院内部环境感染危险度分区,应依据是否有患者存在以及是否存在潜在的被患者血液、体液、分泌物、排泄物等污染的可能而进行划分,并针对不同环境感染危险度采取相应的环境清洁卫生等级管理。一般按风险等级划分为低度风险区域、中度风险区域和高度风险区域。不同风险区域相应等级的环境清洁与消毒管理具体要求如下。

(一)低度风险区域

1.环境清洁等级分类

清洁级。

2.定义及范围

基本没有患者或患者只作短暂停留的区域。患者血液、排泄物、分泌物等体液对环境或物表的污染主要以点污染为主。如行政管理部门、图书馆、会议室、病案室等。

3.方式

湿式卫生。

4.频率

1~2次/天。

5.标准

要求达到区域内环境干净、干燥、无尘、无污垢、无碎屑、无异味等。

(二)中度风险区域

1.环境清洁等级分类

卫生级。

2.定义及范围

有普通患者居住,患者体液、血液、分泌物、排泄物对环境表面存在潜在污染可能性的区域。如普通住院患者、门诊科室、功能检查室等。

3.方式

湿式卫生,可采用清洁剂辅助清洁。

4.频率

两次/天。

5.标准

要求达到区域内环境表面菌落总数≤10 CFU/cm²,或自然菌减少一个对数值以上。

(三)高度风险区域

1.环境清洁等级分类

消毒级。

2.定义及范围

有感染或定植患者居住的区域以及高度易感患者采取保护性隔离措施的区域,如感染性疾病病房、手术室、产房、重症监护病房、器官移植病房、烧伤科病房、新生儿病房、导管室、腔镜室、血液透析室及普通病房的隔离病房等。

3.方式

湿式卫生,可采用清洁剂辅助清洁;高频接触的环境表面,实施中、低水平消毒。

4.频率

≥两次/天。

5.标准

要求达到区域内环境表面菌落总数I、II类环境≤5 CFU/cm²,III、IV、类环境≤10 CFU/cm²。

二、医院治疗环境类别及管理

医院治疗环境分为 4 个类别,对不同类别的治疗环境应制订相应的管理方法及卫生学标准,以达到医院感染控制管理的要求。

(一)I类环境管理要求

1.I类环境

采用空气洁净技术的诊疗场所,分洁净手术室和其他洁净场所。

2.I类环境卫生标准

空气平均菌落数空气采样器法检测≤150 CFU/m³,平板暴露法检测≤4 CFU/(III·30 分钟),物体表面平均菌落数≤5 CFU/cm²。

3.I类环境的空气消毒方法

采用空气净化技术,把手术环境空气中的微生物粒子及微粒总量降到允许水平,达到IV级及以上洁净度要求。

(二)II类环境管理要求

1.II类环境

II类环境包括非洁净手术室,产房,导管室,血液病病区、烧伤病区等保护性隔离病区,重症监护病区,新生儿室等。

2.II类环境卫生标准

要求空气平均菌落数≤4 CFU/(III·15 分钟),物体表面平均菌落数≤5 CFU/cm²。

3.II类环境的空气消毒方法

室内应定时清洁、通风换气,必要时可采用下述空气消毒方法。

(1)循环风紫外线空气消毒器:适用于有人状态下室内空气的消毒。这种消毒器由高强度紫外线灯和过滤系统组成,可有效地杀灭进入消毒器空气中的微生物,并有效地滤除空气中的尘埃粒子。使用方法应遵循产品的使用说明,在规定的空间内正确安装使用。消毒时应关闭门窗,进风口、出风口不应有物品覆盖或遮挡。

(2)静电吸附式空气消毒器:适用于有人状态下室内空气的净化。这类消毒器采用静电吸附和过滤材料,消除空气中的尘埃和微生物。使用方法应遵循产品的使用说明,在规定的空间内正确安装使用。消毒时应关闭门窗,进风口、出风口不应有物品覆盖或遮挡,消毒器的循环风量(m³/h)要大于房间体积的 8 倍以上。

(3)紫外线空气消毒:适用于无人状态下的室内空气消毒。紫外线灯采用悬吊式或移动式直接照射。安装时紫外线灯(30 W 紫外线灯,在 1 m 处的强调应≥70 μW/cm²)应≥1.5 W/m³,照射时间≥30 分钟,室内温度＜20 ℃或＞40 ℃时,或相对湿度＞60％时,应适当延长照射时间。应保持紫外线灯表面清洁,每周用 75％(体积比)的乙醇纱布擦拭一次,发现灯管表面有灰尘、油污应及时清除。

(4)化学消毒方法。①超低容量喷雾法:适用于无人状态下的室内空气消毒。将消毒液雾化成 20 μm 以下的微小粒子,在空气中均匀喷雾,使之与空气中微生物颗粒充分接触,以杀灭空气中微生物。采用 3％过氧化氢、5 000 mg/L 过氧乙酸、500 mg/L 二氧化氯等消毒液,按照 20～30 mL/m³ 的用量加入电动超低容量喷雾器中,接通电源,即可进行喷雾消毒。消毒前关好门窗,喷雾时按先上后下、先左后右、由里向外,先表面后空间,循序渐进的顺序依次均匀喷雾。作用时间:过氧化氢、二氧化氯为 30～60 分钟,过氧乙酸为 60 分钟。消毒完毕,打开门窗彻底通风。喷雾时消毒人员应做好个人防护,佩戴防护手套、口罩,必要时戴防毒面具,穿防护服。喷雾前应将室内易腐蚀的仪器设备,如监护仪、显示器等物品盖好。②熏蒸法:适用于无人状态下的室内空气消毒。利用化学消毒剂具有的挥发性,在一定空间内通过加热或其他方法使其挥发达到空气消毒。采用 0.5％～1.0％(5 000～10 000 mg/L)过氧乙酸水溶液(1 g/m³)或二氧化氯(10～20 mg/m³)加热蒸发或加激活剂;或采用臭氧(20 mg/m³)熏蒸消毒。消毒剂用量、消毒时间、操作方法和注意事项等应遵循产品的使用说明。消毒前应关闭门窗,消毒完毕,打开门窗彻底通风。消毒时房间内温度和湿度应适宜,盛放消毒液的容器应耐腐蚀,大小适宜。

(三)Ⅲ类环境管理要求

1.Ⅲ类环境

Ⅲ类环境包括母婴同室,消毒供应中心的检查包装灭菌区和无菌物品存放区,血液透析中心(室),其他普通住院病区等。

2.Ⅲ类环境卫生标准

要求空气平均菌落数≤4 CFU/(Ⅲ·5分钟),物体表面平均菌落数≤10 CFU/cm²。

3.Ⅲ类环境的空气消毒方法

室内应定时清洁、通风换气,必要时可采用上述空气消毒方法。

(四)Ⅳ类环境管理要求

1.Ⅳ类环境

Ⅳ类环境包括普通门(急)诊及其检查、治疗室,感染性疾病科门诊和病区。感染性疾病科的设置要相对独立,内部结构做到布局合理,分区清楚,便于患者就诊,并符合医院感染预防与控制要求。二级综合医院感染性疾病科门诊应设置独立的挂号收费室、呼吸道(发热)和肠道疾病患者的各自候诊区和诊室、治疗室、隔离观察室、检验室、放射检查室、药房(或药柜)、专用卫生间;三级综合医院感染性疾病科门诊还应设置处置室和抢救室等。感染性疾病科门诊应配备必要的医疗、防护设备和设施。设有感染性疾病病房的,其建筑规范、医疗设备和设施应符合国家有关规定。

2.Ⅳ类环境卫生标准

要求空气平均菌落数≤4 CFU/(Ⅲ·5分钟),物体表面平均菌落数≤10 CFU/cm²。

3.Ⅳ类环境的空气消毒方法

加强环境的卫生清洁和通风换气,必要时可采用上述空气消毒方法。呼吸道传染病患者所处场所宜采用负压隔离病房。条件受限制的医院可采用通风包括自然通风和机械通风,宜采用机械排风。或选用安装空气净化消毒装置的集中空调通风系统。

三、医院环境感染与控制管理要求

医院环境、物体表面污染已成为各种病原体储存的空间。人们可以通过诊疗、生活接触等方式成为感染的传播来源,因此,医院环境、物体表面的清洁与消毒应作为医院感染预防与控制的重要环节。地面和物体表面应保持清洁,当遇到明显污染时,应及时进行消毒处理,所用消毒剂应符合国家相关要求。

(一)地面的清洁与消毒

地面无明显污染时,采用湿式清洁。当地面受到患者血液、体液等明显污染时,先用吸湿材料去除可见的污染物,再清洁和消毒。

(二)物体表面的清洁与消毒

室内用品如桌、椅、床旁桌等的表面无明显污染时,采用湿式清洁。当地面受到明显污染时,先用吸湿材料去除可见的污染物,然后再清洁和消毒。

(1)环境物体表面根据手的接触频率分为手低频率接触表面和手高频率接触表面。对于高频率接触的物体表面如门把手、床栏、床旁桌椅、遥控器、设备开关、调节按钮和卫生间的环境表面等,应更加频繁地进行清洁与消毒。对高频接触、易污染、难清洁与消毒的表面,可采取屏障保护措施,如使用塑料薄膜、铝箔等覆盖物,并实行一用一更换。邻近患者诊疗区域手高频接触的物体表面,建议采用目测法、化学法(荧光标记法、荧光粉剂法、ATP法)、微生物法等清洁质量监测方法,确保环境控制持续有效。

(2)实施环境表面清洁单元化,指在终末及日常清洁时,以邻近患者区域内所有高频接触的环境物体表面作为独立区域进行清洁,要求湿式打扫避免扬尘,擦拭物体表面的布巾不同患者之间和洁污区域之间应更换,擦拭地面的地巾不同病房及区域之间应更换。用后集中清洗、消毒、干燥保存。清洁剂/消毒剂应按单元使用,现用现配,使用后立即更换。对于接触隔离的患者,宜每一位患者为清洁单元,若接触隔离预防的患者处于同一病区,视该病区为清洁单元。

推荐使用一次性消毒湿巾,避免交叉传播。一次性使用消毒湿巾用后按医疗废物处置。

(3)清洁病房或诊疗区域时,应有序进行,由上而下,由里到外,由轻度污染到重度污染;有多名患者共同居住的病房。应遵循清洁单元化操作。

(4)环境物体表面如有少量血液、体液、分泌物、排泄物等感染性物质小范围污染时,应立即进行清洁和消毒处理,避免污染物因干燥而凝固在物体表面而形成生物膜。如污染量较大时,应使用吸湿材料进行清理后,再行清洁与消毒,以此减少清洁过程被感染的危险,使用后按医疗废物处置。

(5)医疗设备表面清洁与消毒:是指各种医疗仪器、设备,如血液净化机、X线机、仪器车和牙科治疗椅等的手柄、监护仪、呼吸机、麻醉机、血压计袖带、听诊器等物体表面,这些仪器通常直接或间接地与健康完整的皮肤相接触,因此属于低度危险性物品,使用后立即清洁或低水平消毒。接触隔离患者的低度危险设备宜专人专用。

(6)使用中的新生儿床和保温箱内表面,日常清洁应以清水为主,不应使用任何消毒剂。若需进行终末消毒后应用清水彻底冲净,干燥备用。

(7)患者出院、转出、死亡后,应对环境、物体表面实施终末清洁与消毒,彻底清除传染性病原体,如多重耐药菌。

(8)不要使用高水平消毒剂或灭菌剂对环境进行消毒,不得在患者诊疗区域采用消毒剂进行环境喷雾消毒。

(三)感染高风险的部门其地面和物体表面的清洁与消毒

感染高风险的部门如手术室、产房、导管室、洁净病房、骨髓移植病房、器官移植病房、重症监护病房、新生儿室、血液透析病房、烧伤病房、感染疾病科、口腔科、检验科等病房与部门的地面与物体表面,应保持清洁、干燥,每天进行消毒,遇明显污染时去污、清洁与消毒。地面消毒采用含有效氯 500 mg/L 的消毒液擦拭,作用 30 分钟。物体表面消毒方法同地面或采用 1 000～2 000 mg/L 季铵盐消毒液擦拭。

避免在重点区域如烧伤病房、手术室、重症监护室和实验室等使用地垫,以防发生血液、体液等污染,不宜清洁与消毒。

(四)清洁工具的消毒

应分区使用,实行颜色标记。擦拭布巾用后清洗干净,在含有效氯 250 mg/L 的消毒液(或其他有效消毒液)中浸泡 30 分钟,冲净消毒液,干燥备用。地巾用后清洗干净,在含有效氯 500 mg/L 的消毒液中浸泡 30 分钟,冲净消毒液,干燥备用。或采用自动清洗与消毒,将使用后的布巾、地巾等物品放入清洗机内,按照清洗器产品的使用说明进行清洗与消毒,一般程序包括水洗、洗涤剂洗、清洗、消毒、烘干,取出备用。

(刘艳文)

第三节　普通病房的医院感染管理

建立健全病区医院感染管理组织是防控医院感染的前提,科室应成立医院感染管理小组,成员包括科主任、护士长、兼职感控医师、兼职感控护士。医院感染管理小组主要职责是在医院感染管理委员会的领导下,负责科室医院感染管理的各项工作,认真执行《医院感染管理办法》《医院消毒技术规范》等法律法规及技术规范。根据本科室医院感染的特点,制订管理制度及防控措施并组织实施,使科室医院感染管理做到管理科学化、行动规范化、工作制度化;定期开会总结近期本科室医院感染发生情况;监督本科室人员执行无菌技术操作规程及消毒隔离制度;组织本科室预防、控制医院感染知识的培训;做好对卫生员、配膳员、陪住、探视者的卫生学管理;对医院感染病例及感染环节进行监测,采取有效措施,降低本科室医院感染发生率;发现有医院感染流行趋势时,及时报告医院感染管理科,并积极协助调查;一旦发生医院感染暴发事件,应按照《医院感染管理办法》规定,逐级上报。在建章立制的基础上,病区的医院感染管理主要体现在对环境、人员、医用物品以及医疗废物的管理以及消毒隔离措施的执行等几个方面。国家卫健委于2016 年 12 月 27 日颁布了《病区医院感染管理规范》WS/T510,于 2017 年 6 月 1 日正式实施,该标准规定了病区医院感染的管理要求、布局与设施、医院感染监测与报告、医院感染预防与控制、职业防护。

一、管理要求

(一)医院感染管理小组

应建立职责明确的病区医院感染管理小组,负责病区医院感染管理工作,小组人员职责明确,并落实。

1.人员构成

(1)病区负责人为本病区医院感染管理第一责任人。

(2)医院感染管理小组人员包括医师和护士。

(3)医院感染管理小组人员宜为病区内相对固定人员,医师宜具有主治医师以上职称。

2.职责

(1)医院感染管理小组负责本病区医院感染管理的各项工作,结合本病区医院感染防控工作特点,制订相应的医院感染管理制度,并组织实施。

(2)根据本病区主要医院感染特点,如医院感染的主要部位、主要病原体、主要侵袭性操作和多重耐药菌感染,制订相应的医院感染预防与控制措施及流程,并组织落实。

(3)配合医院感染管理部门进行本病区的医院感染监测,及时报告医院感染病例,并应定期对医院感染监测、防控工作的落实情况进行自查、分析,发现问题及时改进,并做好相应记录。

(4)结合本病区多重耐药菌感染及细菌耐药情况,落实医院抗菌药物管理的相关规定。

(5)负责对本病区工作人员医院感染管理知识和技能的培训。

(6)接受医院对本病区医院感染管理工作的监督、检查与指导,落实医院感染管理相关改进措施,评价改进效果,做好相应记录。

(二)工作人员

(1)应积极参加医院感染管理相关知识和技能的培训。

(2)应遵守标准预防的原则,落实标准预防的具体措施,手卫生应遵循《医务人员手卫生规范》WS/T313的要求;隔离工作应遵循《医院隔离技术规范》WS/T311的要求;消毒灭菌工作应遵循《医疗机构消毒技术规范》WS/T367的要求。

(3)应遵循医院及本病区医院感染相关制度。

(4)应开展医院感染的监测,按照医院的要求进行报告。

(5)应了解本病区、本专业相关医院感染特点,包括感染率、感染部位、感染病原体及多重耐药菌感染情况。

(6)在从事无菌技术诊疗操作如注射、治疗、换药等时,应遵守无菌技术操作规程。

(7)应遵循国家抗菌药物合理使用的管理原则,合理使用抗菌药物。

(8)保洁员、配膳员等应掌握与本职工作相关的清洁、消毒等知识和技能。

(三)教育与培训

(1)病区医院感染管理小组应定期组织本病区医务人员学习医院感染管理相关知识,并做好考核。

(2)病区医院感染管理小组应定期考核保洁员的医院感染管理相关知识,如清洁与消毒、手卫生、个人防护等,并根据其知识掌握情况开展相应的培训与指导。

(3)病区医院感染管理小组应对患者、陪护及其他相关人员进行医院感染管理相关知识如手卫生、隔离等的宣传及教育。

二、布局与设施

(1)病区内病房(室)、治疗室等各功能区域内的房间应布局合理,洁污分区明确。

(2)收治传染病患者的医院应具备隔离条件,独立设区,病房内通风良好。

(3)设施、设备应符合医院感染防控要求,应设有适于隔离的房间和符合《医务人员手卫生规范》WS/T313要求的手卫生设施。

(4)治疗室等诊疗区域内应分区明确,洁污分开,配备手卫生设施;应保持清洁干燥,通风良好。没有与室外直接通风条件的房间应配置空气净化装置。

(5)新建、改建病房(室)宜设置独立卫生间,多人房间的床间距应>0.8 m,床单元之间可设置隔帘,病室床位数单排不应超过 3 床;双排不应超过 6 床。

三、医院感染监测与报告

(一)医院感染病例监测

(1)病区医务人员应按照医院要求配合医院感染管理部门开展医院感染及其相关监测,包括医院感染病例监测、医院感染的目标性监测、医院感染暴发监测、多重耐药菌感染的监测等,监测方法应遵循《医院感染监测规范》WS/T312 的要求。

(2)病区医务人员应按照医院要求报告医院感染病例,对监测发现的感染危险因素进行分析,并及时采取有效控制措施。

(3)病区医务人员应根据本病区医院感染防控主要特点开展针对性风险因素监测。怀疑医院感染暴发时,应及时报告医院感染管理部门,并配合调查,认真落实感染控制措施。

(4)如发现传染病疫情或者发现其他传染病暴发、流行以及突发原因不明的传染病时,应当遵循疫情报告属地管理原则,按照国务院或者卫生计生行政部门规定的内容、程序、方式和时限报告。

(二)消毒相关监测

(1)应根据病区采用的消毒方法,按照《医疗机构消毒技术规范》WS/T367 的要求开展相应监测。使用不稳定消毒剂如含氯消毒剂、过氧乙酸等时,应现配现用,并在每次配制后进行浓度监测,符合要求后方可使用。

(2)采用紫外线灯进行物体表面及空气消毒时,应按照《医疗机构消毒技术规范》WS/T367的要求,监测紫外线灯辐照强度。

(3)怀疑医院感染暴发与空气、物体表面、医务人员手、消毒剂等污染有关时,应对空气、物体表面、医务人员手、消毒剂等进行监测,并针对目标微生物进行检测。

四、医院感染预防与控制

(一)标准预防措施

(1)进行有可能接触患者血液、体液的诊疗、护理、清洁等工作时应戴清洁手套,操作完毕,脱去手套后立即洗手或进行卫生手消毒。

(2)在诊疗、护理操作过程中,有可能发生血液、体液飞溅到面部时,应戴医用外科口罩、防护眼镜或防护面罩;有可能发生血液、体液大面积飞溅或污染身体时,应穿戴具有防渗透性能的隔离衣或者围裙。

(3)在进行侵袭性诊疗、护理操作过程中,如在置入导管、经椎管穿刺等时,应戴医用外科口罩等医用防护用品,并保证光线充足。

(4)使用后针头不应回套针帽,确需回帽应单手操作或使用器械辅助;不应用手直接接触污染的针头、刀片等锐器。废弃的锐器应直接放入耐刺、防渗漏的专用锐器盒中;重复使用的锐器,应放在防刺的容器内密闭运输和处理。

(5)接触患者黏膜或破损的皮肤时应戴无菌手套。

(6)应密封运送被血液、体液、分泌物、排泄物污染的被服。

(7)有呼吸道症状(如咳嗽、鼻塞、流涕等)的患者、探视者、医务人员等应采取呼吸道卫生(咳嗽礼仪)相关感染控制措施。

(二)手卫生

(1)应配备符合《医务人员手卫生规范》WS/T313要求的设施,包括洗手池、清洁剂、干手设施如干手纸巾、速干手消毒剂等,设施位置应方便医务人员、患者和陪护人员使用;应有醒目、正确的手卫生标识,包括洗手流程图或洗手图示等。

(2)清洁剂、速干手消毒剂宜为一次性包装。

(3)应有医务人员手卫生正确性和依从性的自查和监督检查,发现问题,及时改进。

(三)清洁与消毒

(1)应保持病区内环境整洁、干燥,无卫生死角。

(2)应按照《消毒管理办法》的要求,执行医疗器械、器具的消毒工作技术规范,所使用物品应达到以下要求。①进入人体无菌组织、器官、腔隙,或接触人体破损皮肤、破损黏膜、组织的诊疗器械、器具和物品应进行灭菌。②接触完整皮肤、完整黏膜的诊疗器械、器具和物品应进行消毒。③各种用于注射、穿刺、采血等有创操作的医疗器具应一用一灭菌。④使用的消毒药械、一次性医疗器械和器具应符合国家有关规定。⑤一次性使用的医疗器械、器具应一次性使用。

(3)诊疗用品的清洁与消毒。①重复使用的器械、器具和物品如弯盘、治疗碗等,应遵循《医院消毒供应中心 第1部分:管理规范》WS310.1《医院消毒供应中心 第2部分:清洗消毒及灭菌技术操作规范》WS310.2《医院消毒供应中心 第3部分:清洗消毒及灭菌效果监测标准》310.3的规定进行清洗、消毒或灭菌;接触完整皮肤的医疗器械、器具及物品如听诊器、监护仪导联、血压计袖带等应保持清洁,被污染时应及时清洁与消毒。②湿化水、湿化瓶、呼吸机管路、呼吸机等的清洁、消毒与更换,应遵循有关标准的规定。③治疗车上物品应摆放有序,上层放置清洁与无菌物品,下层放置使用后物品;治疗车应配备速干手消毒剂,每天进行清洁与消毒,遇污染随时进行清洁与消毒。

(4)患者生活卫生用品的清洁与消毒。①生活卫生用品如毛巾、面盆、痰盂(杯)、便器、餐饮具等,应保持清洁,个人专用,定期消毒;患者出院、转院或死亡后应对其使用过的生活卫生用品应进行终末消毒。②有条件的病区污物间可配置便器清洗消毒器。③对传染病患者及其用物应按传染病管理的有关规定,采取相应的消毒、隔离和管理措施。

(5)床单元的清洁与消毒。①应进行定期清洁和/或消毒,遇污染应及时清洁与消毒;患者出院时应进行终末消毒。②床单、被套、枕套等直接接触患者的床上用品,应一人一更换;患者住院时间超过1周时,应每周更换;被污染时应及时更换。更换后的用品应及时清洗与消毒。③被芯、枕芯、褥子、病床隔帘、床垫等间接接触患者的床上用品,应定期清洗与消毒;被污染时应及时更换、清洗与消毒。④甲类及按甲类管理的乙类传染病患者、不明原因病原体感染的患者,使用后的床上用品及患者尸体等应按照《疫源地消毒准则》GB19193 相关要求处理。⑤消毒方法应合法、有效,其使用方法与注意事项等应遵循产品的使用说明。

(6)物体表面、地面的清洁与消毒。①物体表面(包括监护仪器、设备等的表面)应每天湿式清洁,保持清洁、干燥;遇污染时应及时清洁与消毒。②擦拭物体表面的布巾,不同患者之间和洁污区域之间应更换,擦拭地面的地巾不同病房及区域之间应更换,用后集中清洗、消毒,干燥保存。

(7)应保持通风良好,发生呼吸道传染病(麻疹除外)时应进行空气消毒,消毒方法应遵循《医院空气净化管理规范》WS/T368 的相关要求。

(四)隔离

(1)隔离措施应遵循《医院隔离技术规范》WS/T311 的要求。

(2)应根据疾病传播途径的不同,采取接触隔离、飞沫隔离或空气隔离措施,标识正确、醒目。

(3)隔离的确诊或疑似传染病患者或隔离的非传染病感染患者,除确诊为同种病原体感染之外,应安置在单人隔离房间。

(4)隔离患者的物品应专人专用,定期清洁与消毒,患者出院或转院、死亡后应进行终末消毒。

(5)接触隔离患者的工作人员,应按照隔离要求,穿戴相应的隔离防护用品,如穿隔离衣、戴医用外科口罩、手套等,并进行手卫生。

(五)主要发病部位的预防与控制

呼吸机相关性肺炎、导管相关血流感染、导尿管相关泌尿道感染、手术部位感染、多重耐药菌感染等的预防与控制应遵循有关标准的规定。

(六)抗菌药物的使用管理

(1)应遵照《抗菌药物临床应用管理办法》进行抗菌药物使用的管理。

(2)应对感染患者及时采集标本送检,并参考临床微生物标本检测结果,结合患者的临床表现等,合理选用抗菌药物。

(3)应对抗菌药物临床应用实行分级管理。

(4)使用特殊使用级抗菌药物应掌握用药指征,经抗菌药物管理工作组指定的专业技术人员会诊后,由具有相应处方权的医师开具处方。

(5)手术预防使用抗菌药物时间应控制在术前 0.5~2 小时(剖宫产手术除外),抗菌药物品种选择和使用疗程应合理。

(七)消毒物品与无菌物品的管理

(1)应根据药品说明书的要求配置药液,现用现配。

(2)抽出的药液和配制好的静脉输注用无菌液体,放置时间不应超过 2 小时;启封抽吸的各种溶媒不应超过 24 小时。

(3)无菌棉球、纱布的灭菌包装一经打开,使用时间不应超过 24 小时;干罐储存无菌持物钳使用时间不应超过 4 小时。

(4)碘伏、复合碘消毒剂、季铵盐类、氯己定类、碘酊、醇类皮肤消毒剂应注明开瓶日期或失效日期,开瓶后的有效期应遵循厂家的使用说明,无明确规定使用期限的应根据使用频次、环境温湿度等因素确定使用期限,确保微生物污染指标低于 100 cfu/mL。连续使用最长不应超过

7 天;对于性能不稳定的消毒剂如含氯消毒剂,配制后使用时间不应超过 24 小时。

(5)盛放消毒剂进行消毒与灭菌的容器,应达到相应的消毒与灭菌水平。

(八)一次性医疗器械的管理

(1)一次性医疗器械应一次性使用。

(2)一次性医疗器械应由医院统一购置,妥善保管,正确使用。

(3)使用前应检查包装的完好性,有无污损,并在有效期内使用。

(4)使用过程中密切观察患者反应,如发生异常,应立即停止使用,做好留样与登记,并及时按照医院要求报告;同批未用过的物品应封存备查。

(5)用后的一次性医疗器械的处理,应按下边第九部分医疗废物及污水管理中的要求管理。

(九)医疗废物及污水的管理

(1)应做好医疗废物的分类。

(2)医疗废物的管理应遵循《医疗废物管理条例》及其配套文件的要求。正确分类与收集,感染性医疗废物置黄色废物袋内,锐器置于锐器盒内。

(3)少量的药物性废物可放入感染性废物袋内,但应在标签上注明。

(4)医疗废物容器应符合要求,不遗洒;标识明显、正确,医疗废物不应超过包装物或容器容量的3/4。应使用有效的封口方式,封闭包装物或者容器的封口。

(5)隔离的(疑似)传染病患者或隔离的非传染病感染患者产生的医疗废物应使用双层包装物包装,并及时密封。

(6)不应取出放入包装物或者容器内的医疗废物。

(7)应有具体措施防止医疗废物的流失、泄漏、扩散,一旦发生前述情形时,应按照本单位的规定及时采取紧急处理措施。

(8)具有污水消毒处理设施并达标排放的医疗机构,患者的引流液、体液、排泄物等,可直接排入污水处理系统;无污水消毒处理设施或不能达标排放的,应按照国家规定进行消毒,达到国家规定的排放标准后方可排入污水处理系统。

(9)应与医院内转运人员做好交接登记并双签字,记录应保存 3 年。

五、职业防护

(一)医务人员

(1)应遵循标准预防的原则,在工作中执行标准预防的具体措施。

(2)存在职业暴露风险者,如无免疫史并有相关疫苗可供使用,宜接种相关疫苗。

(3)发生职业暴露后,应及时进行局部处理,并按照要求和流程进行报告。

(4)发生职业暴露后应根据现有信息评估被传染的风险,现有信息包括源患者的液体类型(例如血液,可见体液,其他潜在的传染性液体或组织和浓缩的病毒)和职业暴露类型(即经皮伤害、经黏膜或破损皮肤和叮咬)。

(5)对于乙型肝炎病毒职业暴露者,应通过乙肝疫苗接种史和接种效果对职业暴露者评估乙肝病毒感染的免疫状况,并针对性采取相应预防措施。

(6)职业暴露后应追踪检测相关指标。

(7)具体评估、处理、预防及检测流程应遵循《血源性病原体职业接触防护导则》GBZ/T213 及

《医务人员艾滋病病毒职业暴露防护工作指导原则》的相关要求。

（二）其他工作人员

其他工作人员的职业防护参照医务人员职业防护执行。

（刘艳文）

第四节　门急诊的医院感染管理

门急诊是医院的前沿阵地，由于人员繁多，病情复杂，人员流动大，不可避免地存在门急诊感染风险，最容易引起交叉感染，门急诊感染是医院感染管理中的1项重点内容与难点。做好门急诊感染管理的质量控制，是降低医院感染的发生率。国家卫健委于2018年5月10日颁布了《医疗机构门急诊医院感染管理规范》WS/T591，于2018年11月1日正式实施，该标准规定了医疗机构门诊和急诊科（部、室）（以下简称门急诊）医院感染管理要求、宣教和培训、监测与报告、预检分诊、预防和控制感染的基本措施、基于传播途径的预防措施、医疗废物处置等。

一、管理要求

（一）医院感染管理制度

（1）医疗机构的门急诊应成立医院感染管理小组，全面负责门急诊的医院感染管理工作，明确小组及其人员的职责并落实。小组由门急诊负责人担任组长，人员应包括医师和护士，小组成员为本区域内相对固定人员，应至少配备医院感染管理兼职人员1名。

（2）门急诊医院感染管理小组应依据医疗保健相关感染特点和门急诊医疗工作实际，制订门急诊医院感染管理相关制度、计划、措施和流程，开展医院感染管理工作。

（3）门急诊医院感染管理小组负责组织工作人员开展医院感染管理知识和技能的培训，宜对患者及陪同人员开展相应的宣传教育。

（4）门急诊医院感染管理小组应接受医疗机构对医院感染管理工作的监督、检查与指导，落实医院感染管理相关改进措施，评价改进效果，做好相应记录。

（二）工作人员

（1）应参加医院感染管理相关知识和技能的培训。

（2）应掌握并遵循医院感染管理的相关制度及流程，特别是落实标准预防的具体措施，手卫生应符合《医务人员手卫生规范》WS/T313的要求，隔离工作应符合《医院隔离技术规范》WS/T311的要求，消毒灭菌工作应符合《医疗机构消毒技术规范》WS/T367的要求。

（3）注射、穿刺、治疗、换药、手术、清创等无菌诊疗操作时，应遵守无菌技术操作规程。

（三）设备设施

医疗机构的门急诊应配备合格、充足的感染预防与控制工作相关的设施和物品，包括体温计（枪）、手卫生设施与用品、个人防护用品、卫生洁具、清洁和消毒灭菌产品和设施等。

二、宣教和培训

(一)门急诊工作人员的培训

1.门急诊医院感染管理小组

应每年制订培训计划,并依据工作人员岗位特点开展有针对性培训。

2.培训内容

(1)门急诊医疗保健相关感染预防与控制工作的特点。

(2)医院感染管理相关制度。

(3)基本的感染预防与控制措施,如手卫生、血源性病原体职业防护、个人防护用品的正确选择和使用等标准预防措施以及清洁消毒的方法和频率、医疗废物管理等;并依据国家及地方颁布的法律、法规、标准、规范等及时更新。

(4)有疫情发生时,培训内容应包括相应的预防与控制知识及技能。

(5)对兼职人员培训还应包括手卫生依从性观察、医疗保健相关感染病例监测、多重耐药菌管理等。

3.培训要求

(1)新到门急诊工作的人员均应参加岗前培训。

(2)在岗人员应定期接受培训,每年至少1次,并做好记录。

(3)根据传染病疫情发生情况,在岗人员应及时接受针对性培训。

4.培训效果评估

(1)宜每次培训后进行考核或考查。

(2)形式包括现场抽问、填写考卷、现场操作等。

(二)患者和家属、陪同人员的宣教

(1)可利用折页、宣传画、宣传海报、宣传视频等开展多种形式的宣教。

(2)宣教内容宜包括手卫生、呼吸道卫生/咳嗽礼仪和医疗废物的范围等。

(3)对确诊或疑似经空气或飞沫传播疾病的患者,应进行正确使用口罩的培训;对确诊或疑似经接触传播疾病的患者,应宣教相应的隔离措施。

(4)宜对留置透析导管、经外周静脉穿刺中心静脉置管、导尿管等侵入性装置的患者和家属宣教相应的感染预防和控制措施。

三、监测与报告

(一)监测内容与频率

(1)可根据《医院感染监测规范》WS/T312的要求,结合本机构实际情况,设计并开展医疗保健相关感染病例的综合监测和目标监测,如导管相关血流感染、手术部位感染等。

(2)宜定期开展手卫生依从性的监测,至少每季度1次。手卫生依从性的监测方法宜参照世界卫生组织《手卫生技术参考手册》执行。

(3)应按照《医院消毒卫生标准》GB15982《医疗机构消毒技术规范》WS/T367《医院空气净化管理规范》WS/T368和《医疗机构环境表面清洁与消毒管理规范》WS/T512等的要求开展环境卫生学监测。

（二）医疗保健相关感染暴发或疑似暴发的流行病学调查

医疗机构门急诊短时间内出现 3 例以上的症状相似的医疗保健相关感染病例时，应参照《医院感染暴发控制指南》WS/T524 的要求及时开展医疗保健相关感染病例的流行病学调查，并采取针对性的控制措施。

（三）医疗保健相关感染病例报告

（1）发现医疗保健相关感染病例应遵照本机构门急诊医疗保健相关感染病例报告制度进行报告。

（2）工作人员工作期间出现感染症状，应遵照本机构门急诊医疗保健相关感染病例报告制度及时报告。

（3）应按照《医院感染暴发报告及处置管理规范》和《医院感染暴发控制指南》WS/T524 的要求及时报告医疗保健相关感染暴发和疑似暴发病例。

四、预检分诊

（1）医疗机构应严格执行《医疗机构传染病预检分诊管理办法》的规定，根据本机构的服务特性建立相应的预检分诊制度。

（2）医疗机构应根据传染病的流行季节、周期、流行趋势和卫生行政部门发布的特定传染病预警信息，或者按照当地卫生行政部门的要求，加强特定传染病的预检、分诊工作。

（3）二级以上综合医院应设立感染性疾病科，没有设立感染性疾病科的医疗机构应当设立传染病分诊点。

（4）医疗机构在门急诊可通过挂号时询问、咨询台咨询和医师接诊时询问等多种方式对患者开展传染病的预检；在必要时，可建立临时预检点（处）进行预检。

（5）预检、分诊点（处）应配备体温计（枪）、手卫生设施与用品、个人防护用品和消毒产品等，以便随时取用。

（6）医疗机构各科室的医师在接诊过程中，应注意询问患者有关的流行病学史、职业史，结合患者的主诉、病史、症状和体征等对来诊的患者进行传染病的预检。

（7）经预检为需要隔离的传染病患者或者疑似患者的，应将患者分诊至感染性疾病科或分诊点就诊，同时对接诊处采取必要的消毒措施。

（8）医疗机构应设置醒目标识、告示、指引牌等，指引需要隔离的确诊或疑似传染病患者至感染性疾病科门诊或分诊点就诊。医疗机构不具备传染病救治能力时，应及时将患者转诊到具备救治能力的医疗机构诊疗。

（9）从事预检、分诊的工作人员接诊患者时，应采取标准预防的措施。如怀疑其患有传染病时，应依据其传播途径选择并使用适宜的防护用品，并正确指导患者使用适宜的防护用品。防护用品应符合国家相关标准要求。

五、预防和控制感染的基本措施

（一）手卫生

（1）手卫生设施应符合以下要求：①门急诊每间诊室均应设置手卫生设施，包括流动水洗手设施、洗手液、干手设施或速干手消毒剂。②可能高频率接触血液、体液、分泌物的诊疗室如换药室、皮肤科、烧伤科、耳鼻喉科、妇科、口腔科、感染性疾病科等应设置流动水洗手设施和干手设施。新建、改建的门急诊每间诊室均应设置流动水洗手设施和干手设施。

（2）手卫生指征、方法和注意事项应符合《医务人员手卫生规范》WS/T313 的要求。

（二）个人防护用品的选用

（1）根据标准预防的原则选用个人防护用品（手套、外科口罩、医用防护口罩、护目镜或防护面屏、隔离衣和防护服等），见表 9-1，并符合《医院隔离技术规范》WS/T311 的要求。

表 9-1　接触不同传播途径感染时医务人员个人防护用品的选择

传播途径	个人防护用品类别							
	帽子	外科口罩	医用防护口罩	护目镜或防护面屏	手套	隔离衣	防护服	鞋套或防水靴
接触传播预防措施	＋	±a	－	±a	＋	±b	－	±c
飞沫传播预防措施	＋	±	±	＋	＋	＋	±d	±c
空气传播预防措施	＋	－	＋	＋	＋	＋	±d	±c

注：＋指需采取的防护措施；±指根据工作需要可采取的防护措施；a 为预计可能出现血液、体液、分泌物、排泄物喷溅时使用；b 为大面积接触患者或预计可能出现血液、体液、分泌物、排泄物喷溅时使用；c 为接触霍乱、SARS、人感染高致病性禽流感、埃博拉病毒病等疾病时按需使用；d 为疑似或确诊感染经空气传播疾病的患者进行产生气溶胶操作时，接触 SARS、人感染高致病性禽流感、埃博拉病毒病等疾病时按需使用。

（2）使用个人防护用品的注意事项如下：①工作人员应掌握个人防护用品使用方法和注意事项，具体穿脱方法参照《医院隔离技术规范》WS/T311 的要求执行。②在进行任何一项诊疗、护理操作之前，工作人员应评估人体被血液、体液、分泌物、排泄物或感染性物质暴露的风险，根据评估结果选择适宜的个人防护用品，注意使用适合个体型号的个人防护用品。③摘除个人防护用品时应避免污染工作服和皮肤。④如需戴手套和穿隔离衣，在不同患者诊疗操作间应更换手套和隔离衣。⑤使用医用防护口罩前应进行密合性测试。

（三）安全注射

（1）医务人员应掌握治疗和用药的指征。

（2）注射应使用一次性的灭菌注射装置。

（3）对患血源性传播疾病的患者实施注射时宜使用安全注射装置。

（4）尽可能使用单剂量注射用药。多剂量用药无法避免时，应保证"一人一针一管一用"，不应使用用过的针头及注射器再次抽取药液。

（5）使用后的注射针头等锐器应及时放入符合规范的锐器盒内。

（四）医用物品的管理

（1）进入人体无菌组织、器官、腔隙，或接触人体破损黏膜、组织的诊疗器械、器具和物品应进行灭菌；接触完整皮肤、完整黏膜的诊疗器械、器具和物品应进行消毒。

（2）一次性使用医疗用品用后应及时按医疗废物处理。

（3）按照规定可以重复使用的诊疗器械、器具和物品使用后应按照产品说明书、技术规范等要求选择适宜的方法进行清洁、消毒或灭菌，并符合《医疗机构消毒技术规范》WS/T367 的要求。

（五）环境及物体表面清洁消毒

（1）应遵循《医疗机构环境表面清洁与消毒管理规范》WS/T512 的要求对不同污染程度的区域环境及物体表面进行清洁与消毒。门急诊环境按污染程度可分为以下 3 区：①轻度环境污染风险区域，包括门急诊办公室、门急诊药房内部、挂号室内部等区域。②中度环境污染风险区域，包括门急诊大厅、挂号和缴费窗口、候诊区、普通诊室、心电图室、超声科和其他功能检查室等区域。③高度环境污染风险区域,包括采血室、换药室、穿刺室、注射室、耳鼻喉科诊室、妇科诊室、感染性疾病诊室、肠道门诊、发热门(急)诊、门急诊手术室、口腔科、血透室、内镜室等区域。

(2)卫生间环境及物体表面的清洁和消毒,工作人员在开始清洁、消毒前,应穿戴好必要的个人防护用品。保持卫生间的环境卫生,至少每天清洁或消毒一次,遇污染时随时清洁和消毒。

(3)可使用《医疗机构环境表面清洁与消毒管理规范》WS/T512描述的方法对环境清洁、消毒的依从性进行评估。环境微生物评估方法按《医院消毒卫生标准》GB15982的要求执行。

(六)空气净化

(1)空气净化措施应符合《医院空气净化管理规范》WS/T368的要求。

(2)普通诊室首选自然通风,自然通风不良可采用机械通风、集中空调通风系统、循环风紫外线空气消毒器或其他合格的空气消毒器。应根据产品特性、使用区域空间大小配置适宜的消毒器。

(3)诊治经空气或飞沫传播疾病的患者时,其诊室宜采用安装空气净化消毒装置的集中空调通风系统,或使用空气净化消毒设备。有条件的医疗机构,可使用负压隔离诊室。

(七)呼吸道卫生

(1)宜在就诊和等候就诊区域张贴呼吸卫生宣传画,发放或播放宣传资料。

(2)对有呼吸道症状的患者,当其能够耐受时,应指导其戴口罩。

(3)应避免与有呼吸道症状患者的不必要近距离(<1 m)接触。

(4)有呼吸道症状的工作人员在工作期间需戴外科口罩。

六、基于传播途径的预防措施

(1)宜早期识别有呼吸道症状、腹泻、皮疹、引流伤口或皮肤损伤等可能有活动性感染的患者。

(2)应在标准预防的基础上,遵循《医院隔离技术规范》WS/T311的规定,根据疾病的传播途径,采取以下相应的隔离与防护措施。①接触传播的隔离与预防:对经接触传播疾病如肠道感染、多重耐药菌感染、皮肤感染,及存在大小便失禁、伤口引流、分泌物、压疮、安置引流管或引流袋以及有皮疹的患者,应采取接触传播的隔离与预防措施。②飞沫传播的隔离与预防:对《医院隔离技术规范》WS/T311中规定的情况及A群链球菌感染治疗的最初24小时内,应采取飞沫传播的隔离与预防措施。宜将患者安置于房门可关闭的诊室,特别是剧烈咳嗽和痰多的患者;患者病情容许且能耐受时应戴外科口罩,并执行呼吸道卫生/咳嗽礼仪。③空气传播的隔离和预防:对《医院隔离技术规范》WS/T311中规定的情况及播散型带状疱疹等疾病的患者或免疫缺陷并局部患有带状疱疹的患者,应做好空气传播的隔离和预防措施。接诊此类患者的诊室宜与普通诊室分开,并将患者安置于房门可关闭的单间。有条件的医疗机构,宜尽快将患者安置于负压隔离诊室。患者病情容许且能耐受时应戴外科口罩,并执行呼吸道卫生/咳嗽礼仪。

七、医疗废物处置

(1)应符合《医疗废物管理条例》和《医疗卫生机构医疗废物管理办法》的要求,对医疗废物进行分类、密闭运送,相关登记保存3年。

(2)门急诊公共区域应放置生活垃圾桶,内装黑色垃圾袋。但特殊科室如采血室、注射室等患者可能丢弃医疗废物的区域应放置医疗废物桶,内装黄色医疗废物袋。

（3）门急诊换药室、采血室、注射室、耳鼻喉科诊室、妇科诊室、感染性疾病科诊室、肛肠科诊室、泌尿外科诊室等可能进行诊疗操作的房间应放置医疗废物桶,内装黄色医疗废物袋。

（4）普通诊室宜放置生活垃圾桶。

（5）放置生活垃圾桶或医疗废物桶的区域应有醒目、清晰的标识。

（刘艳文）

第五节　重症监护病房的医院感染管理

重症医学(CCM)是研究危及生命的疾病状态的发生、发展规律及其诊治方法的临床医学学科。2005年3月,中华医学会重症医学分会成立,同时颁布了第一个《中国重症加强治疗病房(ICU)建设和管理指南》。2009年1月,卫健委(原卫生部)发文,临床增加一级诊疗科目——重症医学科,重症医学的发展步入了快车道,国家卫健委于2016年12月27日颁布了《重症监护病房医院感染预防与控制规范》WS/T509,于2017年6月1日正式实施,该标准规定了医疗机构重症监护病房医院感染预防与控制的基本要求、建筑布局与必要设施及管理要求、人员管理、医院感染的监测、器械相关感染的预防和控制措施、手术部位感染的预防与控制措施、手卫生要求、环境清洁消毒方法与要求、床单元的清洁与消毒要求、便器的清洗与消毒要求、空气消毒方法与要求等。

危重症医学的发展离不开现代化的医疗技术和设备,这其中包含了心肺复苏、气管插管技术的出现、数代呼吸机的更新、心电监测、血流动力学监测技术的发展等。随着医师对危重疾病认识水平的提高和新医疗设备和技术的不断出现,危重症医学正处于快速发展的阶段。但在ICU患者抢救成功率大大提高的同时,越来越多的医疗干预措施,尤其是介入性操作已经成为医院感染发生的危险因素。加之ICU患者的病情危重、自身免疫力低下,不合理使用抗菌药物,环境因素以及患者间的交叉感染等,导致ICU患者无论是发生内源性或是外源性医院感染的机会都有所增加,ICU成为医院感染的高发区域,医院感染成为导致抢救失败的重要原因。

一、医院感染预防与控制的基本要求

（1）ICU应建立由科主任、护士长与兼职感控人员等组成的医院感染管理小组,全面负责本科室医院感染管理工作。

（2）应制订并不断完善ICU医院感染管理相关规章制度,并落实于诊疗、护理工作实践中。

（3）应定期研究ICU医院感染预防与控制工作存在的问题和改进方案。

（4）医院感染管理专职人员应对ICU医院感染预防与控制措施落实情况进行督查,做好相关记录,并及时反馈检查结果。

（5）应针对ICU医院感染特点建立人员岗位培训和继续教育制度。所有工作人员,包括医师、护士、进修人员、实习学生、保洁人员等,应接受医院感染预防与控制相关知识和技能的培训。

（6）抗菌药物的应用和管理应遵循国家相关法规、文件及指导原则。

（7）医疗废物的处置应遵循《医疗废物管理条例》《医疗卫生机构医疗废物管理办法》和《医疗

废物分类目录》的有关规定。

（8）医务人员应向患者家属宣讲医院感染预防和控制的相关规定。

二、建筑布局、必要设施及管理要求

（1）ICU应位于方便患者转运、检查和治疗的区域。

（2）ICU整体布局应以洁污分开为原则，医疗区域、医疗辅助用房区域、污物处理区域等应相对独立。

（3）床单元使用面积应不少于15 m²，床间距应＞1 m。

（4）ICU内应至少配备1个单间病室（房），使用面积应不少于18 m²。

（5）应具备良好的通风、采光条件。医疗区域内的温度应维持在24±1.5 ℃，相对湿度应维持在30%～60%。

（6）装饰应遵循不产尘、不积尘、耐腐蚀、防潮防霉、防静电、容易清洁和消毒的原则。

（7）不应在室内摆放干花、鲜花或盆栽植物。

三、人员管理

(一)医务人员的管理要求

（1）ICU应配备足够数量、受过专门训练、具备独立工作能力的专业医务人员，ICU专业医务人员应掌握重症医学的基本理论、基础知识和基本操作技术，掌握医院感染预防与控制知识和技能。护士人数与实际床位数之比应不低于3∶1。

（2）护理多重耐药菌感染或定植患者时，宜分组进行，人员相对固定。

（3）患有呼吸道感染、腹泻等感染性疾病的医务人员，应避免直接接触患者。

(二)医务人员的职业防护

（1）医务人员应采取标准预防，防护措施应符合《医院隔离技术规范》WS/T311的要求。

（2）ICU应配备足量的、方便取用的个人防护用品，如医用口罩、帽子、手套、护目镜、防护面罩、隔离衣等。

（3）医务人员应掌握防护用品的正确使用方法。

（4）应保持工作服的清洁。

（5）进入ICU可不更鞋，必要时可穿鞋套或更换专用鞋。

（6）乙肝表面抗体阴性者，上岗前宜注射乙肝疫苗。

(三)患者的安置与隔离

（1）患者的安置与隔离应遵循以下原则：①应将感染、疑似感染与非感染患者分区安置。②在标准预防的基础上，应根据疾病的传播途径（接触传播、飞沫传播、空气传播），采取相应的隔离与预防措施。

（2）多重耐药菌、泛耐药菌感染或定植患者，宜单间隔离；如隔离房间不足，可将同类耐药菌感染或定植患者集中安置，并设醒目的标识。

(四)探视者的管理

（1）应明示探视时间，限制探视者人数。

（2）探视者进入ICU宜穿专用探视服。探视服专床专用，探视日结束后清洗消毒。

（3）探视者进入ICU可不更鞋，必要时可穿鞋套或更换专用鞋。

（4）探视呼吸道感染患者时,探视者应遵循《医院隔离技术规范》WS/T311 的要求进行防护。

（5）应谢绝患有呼吸道感染性疾病的探视者。

四、器械相关感染的预防和控制措施

（一）中央导管相关血流感染的预防和控制措施

（1）应严格掌握中央导管留置指征,每天评估留置导管的必要性,尽早拔除导管。

（2）操作时应严格遵守无菌技术操作规程,采取最大无菌屏障。

（3）宜使用有效含量≥2 g/L 氯己定乙醇(70％体积分数)溶液局部擦拭 2～3 遍进行皮肤消毒,作用时间遵循产品的使用说明。

（4）应根据患者病情尽可能使用腔数较少的导管。

（5）置管部位不宜选择股静脉。

（6）应保持穿刺点干燥,密切观察穿刺部位有无感染征象。

（7）如无感染征象时,不宜常规更换导管;不宜定期对穿刺点涂抹送微生物检测。

（8）当怀疑中央导管相关性血流感染时,如无禁忌,应立即拔管,导管尖端送微生物检测,同时送静脉血进行微生物检测。

（二）导尿管相关尿路感染的预防和控制措施

（1）应严格掌握留置导尿指征,每天评估留置导尿管的必要性,尽早拔除导尿管。

（2）操作时应严格遵守无菌技术操作规程。

（3）置管时间＞3 天者,宜持续夹闭,定时开放。

（4）应保持尿液引流系统的密闭性,不应常规进行膀胱冲洗。

（5）应做好导尿管的日常维护,防止滑脱,保持尿道口及会阴部清洁。

（6）应保持集尿袋低于膀胱永平,防止反流。

（7）长期留置导尿管宜定期更换,普通导尿管 7～10 天更换,特殊类型导尿管按说明书更换。

（8）更换导尿管时应将集尿袋同时更换。

（9）采集尿标本做微生物检测时应在导尿管侧面以无菌操作方法针刺抽取尿液,其他目的采集尿标本时应从集尿袋开口采集。

（三）呼吸机相关肺炎的预防和控制措施

（1）应每天评估呼吸机及气管插管的必要性,尽早脱机或拔管。

（2）若无禁忌证应将患者头胸部抬高 30°～45°,并应协助患者翻身拍背及震动排痰。

（3）应使用有消毒作用的口腔含漱液进行口腔护理,每 6～8 小时 1 次。

（4）在进行与气道相关的操作时应严格遵守无菌技术操作规程。

（5）宜选择经口气管插管。

（6）应保持气管切开部位的清洁、干燥。

（7）宜使用气囊上方带侧腔的气管插管,及时清除声门下分泌物。

（8）气囊放气或拔出气管插管前应确认气囊上方的分泌物已被清除。

（9）呼吸机管路湿化液应使用无菌水。

（10）呼吸机内外管路应按照第 6 部分环境清洁消毒中的呼吸机及附属物品消毒的方法做好清洁消毒。

（11）应每天评估镇静药使用的必要性,尽早停用。

(四)手术部位感染预防与控制措施

(1)应严格掌握患者出入 ICU 的指征,缩短住 ICU 天数。

(2)应符合国家关于外科手术部位医院感染预防与控制的相关要求。

五、手卫生

(1)应配备足够的非手触式洗手设施和速干手消毒剂,洗手设施与床位数比例应不低于1:2,单间病房应每床 1 套。应使用一次性包装的皂液。每床应配备速干手消毒剂。

(2)干手用品宜使用一次性干手纸巾。

(3)医务人员手卫生应符合《医务人员手卫生规范》WS/T313 的要求。

(4)探视者进入 ICU 前后应洗手或用速干手消毒剂消毒双手。

六、环境清洁消毒

(1)物体表面清洁消毒方法:①物体表面应保持清洁,被患者血液、体液、排泄物、分泌物等污染时,应随时清洁并消毒。②医疗区域的物体表面应每天清洁消毒 1～2 次,达到中水平消毒。③计算机键盘宜使用键盘保护膜覆盖,表面每天清洁消毒 1～2 次。④一般性诊疗器械(如听诊器、叩诊锤、手电筒、软尺等)宜专床专用。⑤一般性诊疗器械(如听诊器、叩诊锤、手电筒、软尺等)如交叉使用应一用一消毒。⑥普通患者持续使用的医疗设备(如监护仪、输液泵、氧气流量表等)表面,应每天清洁消毒 1～2 次。⑦普通患者交叉使用的医疗设备(如超声诊断仪、除颤仪、心电图机等)表面,直接接触患者的部分应每位患者使用后立即清洁消毒,不直接接触患者的部分应每周清洁消毒 1～2 次。⑧多重耐药菌感染或定植患者使用的医疗器械、设备应专人专用,或一用一消毒。

(2)地面应每天清洁消毒 1～2 次。

(3)安装空气净化系统的 ICU,空气净化系统出、回风口应每周清洁消毒 1～2 次。

(4)呼吸机及附属物品的消毒如下:①呼吸机外壳及面板应每天清洁消毒 1～2 次。②呼吸机外部管路及配件应一人一用一消毒或灭菌,长期使用者应每周更换。③呼吸机内部管路的消毒按照厂家说明书进行。

七、床单元的清洁与消毒

(1)床栏、床旁桌、床头柜等应每天清洁消毒 1～2 次,达到中水平消毒。

(2)床单、被罩、枕套、床间隔帘应保持清洁,定期更换,如有血液、体液或排泄物等污染,应随时更换。

(3)枕芯、被褥等使用时应保持清洁,防止体液浸湿污染,定期更换,如有血液、体液或排泄物等污染,应随时更换。

八、空气消毒

(1)ICU 空气应达到《医院消毒卫生标准》GB15982 的要求。

(2)空气消毒可采用以下方法之一,并符合相应的技术要求:①医疗区域定时开窗通风。②安装具备空气净化消毒装置的集中空调通风系统。③空气洁净技术:应做好空气洁净设备的维护与监测,保持洁净设备的有效性。④空气消毒器:应符合《消毒管理办法》的要求。使用者应按照产品说明书正确使用并定期维护,保证空气消毒器的消毒效果。⑤紫外线灯照射消毒:应遵循《医疗机构消毒技术规范》WS/T367的规定。⑥能够使空气达到卫生标准值要求的合法有效的其他空气消毒产品。

九、便器的清洗与消毒要求

(1)便盆及尿壶应专人专用,每天清洗、消毒。

(2)腹泻患者的便盆应一用一消毒。

(3)有条件的医院宜使用专用便盆清洗消毒机处理,一用一消毒。

十、医院感染的监测

(1)应常规监测 ICU 患者医院感染发病率、感染部位构成比、病原微生物等,做好医院感染监测相关信息的记录。监测内容与方法应遵循《医院感染监测规范》WS/T312 的要求。

(2)应积极开展目标性监测,包括呼吸机相关肺炎(VAP)、血管导管相关血流感染(CLBSL)、导尿管相关尿路感染(CAUTI)、多重耐药菌监测,对于疑似感染患者,应采集相应标本做微生物检验和药敏试验。具体方法参照《医院感染监测规范》WS/T312 的要求。

(3)早期识别医院感染暴发,实施有效的干预措施,具体如下:①应制订医院感染暴发报告制度,医院感染暴发或疑似暴发时应及时报告相关部门。②应通过收集病例资料、流行病学调查、微生物检验,分析确定可能的传播途径,据此制订并采取相应的控制措施。③对疑有某种微生物感染的聚集性发生时,宜做菌种的同源性鉴定,以确定是否暴发。

(4)应每季度对物体表面、医务人员手和空气进行消毒效果监测,当怀疑医院感染暴发、ICU 新建或改建以及病室环境的消毒方法改变时,应随时进行监测,采样方法及判断标准应依照《医院消毒卫生标准》GB15982 的要求。

(5)应对监测资料进行汇总,分析医院感染发病趋势、相关危险因素和防控工作存在的问题,及时采取积极的预防与控制措施。

(6)宜采用信息系统进行监测。

(刘艳文)

第六节　消毒供应中心的医院感染管理

消毒供应中心(CSSD)是医院内承担各科室所有重复使用诊疗器械、器具和物品清洗消毒、灭菌,以及无菌物品供应的部门,在医院感染/医源性预防与控制中发挥着举足轻重的作用。医院 CSSD 管理模式分为集中式和分散式。集中式是将医院所有需要清洗消毒和灭菌的器械、器具和物品回收至消毒供应中心进行处理。分散型的特点为既有消毒供应中心,又有手术室消毒物品供应中心,也有的医院采用在手术室清洗、打包后送消毒供应中心(室)灭菌,使用物品由各个使用部门分别进行管理,消毒供应中心处于从属地位。结合我国国情,卫健委(原卫生部)于2009 年 4 月 1 日正式颁布了 WS310.1《医院消毒供应中心 第 1 部分:管理规范》、WS310.2 医院消毒供应中心 第 2 部分:清洗消毒及灭菌技术操作规范》和 WS310.3《医院消毒供应中心 第 3 部分:清洗消毒及灭菌效果监测标准》3项强制性卫生行业标准(以下简称"3项标准"),并于2009年12月1日正式实施。国家卫健委于2016年对"3项标准"进行了修订,《医院消毒供应中心 第1部分:管理规范》(WS310.1－2016)、《医院消毒供应中心 第2部分:清洗消毒及灭菌技术操作规范》(WS310.2－2016)、《医院消毒供应中心 第3部分:清洗消毒及灭菌效果监测标准》(WS310.2－2016),于2016年12月27日颁布,2017年6月1日正式实施。"3项标准"规定了医院消毒供应中心的管理要求、基本原则、人员要求、建筑要求、设备设施、耗材要求及水与蒸汽质量要求、诊疗器械、器具和物品处理的基本要求、操作流程、消毒与灭菌效果监测的要求、方法、质量控制过程的记录与可追溯要求。

国外为保证CSSD的消毒灭菌质量,预防医院感染的发生,采用了不同的标准和措施。在美国,医院CSSD执行美国医疗器械协会推荐的美国医疗器械促进协会(AMMI)标准,除了控制过程质量外,十分强调对工作效果的监测,如清洗效果及灭菌效果。强调通过物理监测、化学监测和生物监测确定灭菌物品是否合格。这与我国医院消毒供应工作的质量管理比较相似。在欧洲,医院CSSD执行工业行业标准,主张通过第三方的质量认证予以保证最终的质量,质量认证是从工作起始环节开始,包括CSSD的资质、工作人员及管理人员的资质、各阶段清洗(初洗、漂洗、终末漂洗及灭菌蒸汽)用水标准、各种设备与器械的标准等。工作人员操作必须严格遵循规范、标准的流程,并有记录证明执行的正确性。灭菌过程的监测,在医院从灭菌器的安装质量确认开始,贯穿于操作过程及灭菌结束整个过程。在我国香港地区,在香港医院管理局统一管理下,多数医院采取集中消毒供应的工作方式。

医院CSSD中医院感染防控最主要的对象为通过诊疗器械、器具及用品导致的医院感染和医源性感染。诊疗器械从以往单一的金属材质发展为集光学、电子等技术,由混合材质(金属、塑胶等)构成的复合型产品,形状、结构复杂,管腔类器械增加,向传统的清洗、消毒/灭菌技术提出挑战,医院感染防控对其用后的处置要求提高,难度加大。器械的清洗消毒和/或灭菌效果与手术切口或各种侵袭性诊疗之后患者的感染密切相关。某些发达国家研究证实,手术切口感染在住院患者医院感染总数中占有重要比例,有的排第三位,有的为第二位,占14%～16%,感染原因约20%与器械相关。说明手术切口和侵袭性诊疗部位感染的预防,除加强手术室及医务人员无菌技术操作、相关环境等管理外,加强器械与用品清洗、消毒灭菌工作的管理是极其重要的环节。我国一些医疗机构以缩短平均住院日、降低医疗支出而逐步深化的医院改革,手术台次同期相比大幅增长,部分医院根据"以患者为中心"的宗旨不断调整着各部门的职责,医院消毒供应工作承担的任务和内容都在发生改变,从玻璃注射器、输液瓶变为手术器械与复杂、精密的器械等,消毒供应中心已成为医院感染防控的心脏。

一、CSSD医院感染管理要求

(1)应采取集中管理的方式,对所有需要消毒或灭菌后重复使用的诊疗器械、器具和物品由CSSD负责回收、清洗、消毒、灭菌和供应。

(2)内镜、口腔器械的清洗消毒,可以依据国家相关标准进行处理,也可集中由CSSD统一清洗、消毒和/或灭菌。

(3)CSSD应在院领导或相关职能部门的直接领导下开展工作。

(4)应将CSSD纳入本机构的建设规划,使之与本机构的规模、任务和发展规划相适应;应将消毒供应工作管理纳入医疗质量管理,保障医疗安全。

（5）宜将 CSSD 纳入本机构信息化建设规划，采用数字化信息系统对 CSSD 进行管理。

（6）医院对植入物与外来医疗器械的处置及管理应符合以下要求。①应以制度明确相关职能部门、临床科室、手术室、CSSD 在植入物与外来医疗器械的管理、交接和清洗、消毒、灭菌及提前放行过程中的责任。②使用前应由本院 CSSD［或依据规定与本院签约的消毒服务机构］遵照《医院消毒供应中心 第 2 部分：清洗消毒及灭菌技术操作规范》WS310.2 和《医院消毒供应中心 第 3 部分：清洗消毒及灭菌效果监测标准》WS310.3 的规定清洗、消毒、灭菌与监测；使用后应经 CSSD 清洗消毒方可交还。③应与器械供应商签订协议，要求其做到提供植入物与外来医疗器械的说明书（内容应包括清洗、消毒、包装、灭菌方法与参数）。应保证足够的处置时间，择期手术最晚应于术前天15 小时前将器械送达 CSSD，急诊手术应及时送达。③应加强对 CSSD 人员关于植入物与外来医疗器械处置的培训。

（7）鼓励符合要求并有条件医院的 CSSD 为附近医疗机构提供消毒供应服务。

（8）采用其他医院或消毒服务机构提供消毒灭菌服务的医院，消毒供应管理应符合以下要求：①应对提供服务的医院或消毒服务机构的资质（包括具有医疗机构执业许可证或工商营业执照，并符合环保等有关部门管理规定）进行审核。②应对其 CSSD 分区、布局、设备设施、管理制度（含突发事件的应急预案）及诊疗器械回收、运输、清洗、消毒、灭菌操作流程等进行安全风险评估，签订协议，明确双方的职责。③应建立诊疗器械、器具和物品交接与质量检查及验收制度，并设专人负责。④应定期对其清洗、消毒、灭菌工作进行质量评价。⑤应及时向消毒服务机构反馈质量验收、评价及使用过程存在的问题，并要求落实改进措施。

二、相关部门管理职责

应在主管院长领导下，在各自职权范围内，履行对 CSSD 的相应管理职责。

（一）主管部门职责

（1）会同相关部门，制订落实 CSSD 集中管理的方案与计划，研究、解决实施中的问题。

（2）会同人事管理部门，根据 CSSD 的工作量合理调配工作人员；负责 CSSD 清洗、消毒、包装、灭菌等工作的质量管理，制订质量指标，并进行检查与评价。

（3）建立并落实对 CSSD 人员的岗位培训制度；将消毒供应专业知识、医院感染相关预防与控制知识及相关的法律、法规纳入 CSSD 人员的继续教育计划，并为其学习、交流创造条件。

（二）护理管理、医院感染管理、设备及后勤管理等部门职责

（1）对 CSSD 清洗、消毒、灭菌工作和质量监测进行指导和监督，定期进行检查与评价。

（2）发生可疑医疗器械所致的医源性感染时，组织、协调 CSSD 和相关部门进行调查分析，提出改进措施。

（3）对 CSSD 新建、改建与扩建的设计方案进行卫生学审议；对清洗消毒与灭菌设备的配置与性能要求提出意见。

（4）负责设备购置的审核（合格证、技术参数）建立对厂家设备安装、检修的质量审核、验收制度；专人负责 CSSD 设备的维护和定期检修，并建立设备档案。

（5）保证 CSSD 的水、电、压缩空气及蒸汽的供给和质量，定期进行设施、管道的维护和检修。

（6）定期对 CSSD 所使用的各类数字仪表如压力表、温度表等进行校验，并记录备查。

（三）物资供应、教育及科研等其他部门职责

应在 CSSD 主管院长或职能部门的协调下履行相关职责，保障 CSSD 的工作需要。

(四)消毒供应中心职责

(1)应建立健全岗位职责、操作规程、消毒隔离、质量管理、监测、设备管理、器械管理及职业安全防护等管理制度和突发事件的应急预案。

(2)应建立植入物与外来医疗器械专岗负责制,人员应相对固定。

(3)应建立质量管理追溯制度,完善质量控制过程的相关记录。

(4)应定期对工作质量进行分析,落实持续改进。

(5)应建立与相关科室的联系制度,并主要做好以下工作:①主动了解各科室专业特点、常见的医院感染及原因,掌握专用器械、用品的结构、材质特点和处理要点。②对科室关于灭菌物品的意见有调查、反馈、落实,并有记录。

三、基本原则

(1)CSSD 的清洗消毒及监测工作应符合《医院消毒供应中心 第 2 部分:清洗消毒及灭菌技术操作规范》WS310.2 和《医院消毒供应中心 第 3 部分:清洗消毒及灭菌效果监测标准》WS310.3的规定。

(2)诊疗器械、器具和物品使用后应及时清洗、消毒、灭菌,再处理应符合以下要求:①进入人体无菌组织、器官、腔隙,或接触人体破损的皮肤和黏膜的诊疗器械、器具和物品应进行灭菌。②接触完整皮肤、黏膜的诊疗器械、器具和物品应进行消毒。③被朊病毒、气性坏疽及突发原因不明的传染病病原体污染的诊疗器械、器具和物品,应执行《医疗机构消毒技术规范》WS/T367的规定。

四、人员要求

(1)医院应根据 CSSD 的工作量及各岗位需求,科学、合理配置具有执业资格的护士、消毒员和其他工作人员。

(2)CSSD 的工作人员应当接受与其岗位职责相应的岗位培训,正确掌握以下知识与技能:①各类诊疗器械、器具和物品的清洗、消毒、灭菌的知识与技能。②相关清洗消毒、灭菌设备的操作规程。③职业安全防护原则和方法。④医院感染预防与控制的相关知识。⑤相关的法律、法规、标准、规范。

(3)应建立 CSSD 工作人员的继续教育制度,根据专业进展,开展培训,更新知识。

五、建筑要求

(一)基本原则

医院 CSSD 的新建、扩建和改建,应遵循医院感染预防与控制的原则,遵守国家法律法规对医院建筑和职业防护的相关要求,进行充分论证。

(二)基本要求

(1)CSSD 宜接近手术室、产房和临床科室,或与手术室之间有物品直接传递专用通道,不宜建在地下室或半地下室。

(2)周围环境应清洁、无污染源,区域相对独立;内部通风、采光良好。

(3)建筑面积应符合医院建设方面的有关规定并与医院的规模、性质、任务相适应,兼顾未来发展规划的需要。

(4)建筑布局应分为辅助区域和工作区域。辅助区域包括工作人员更衣室、值班室、办公室、休息室、卫生间等。工作区域包括去污区、检查包装及灭菌区(含独立的敷料制备或包装间)和无菌物品存放区。

(5)工作区域划分应遵循以下基本原则:①物品由污到洁,不交叉,不逆流。②空气流向由洁到污;采用机械通风的,去污区保持相对负压,检查包装及灭菌区保持相对正压。

(6)工作区域温度、相对湿度、机械通风的换气次数宜符合表 9-2 要求;照明宜符合表 9-3 的要求。

表 9-2　工作区域温度、相对湿度及机械通风换气次数要求

工作区域	温度/℃	相对湿度/%	换气次数(次/小时)
去污区	16~21	30~60	≥10
检查包装及灭菌区	20~23	30~60	≥10
无菌物品存放区	低于 24	低于 70	4~10

表 9-3　工作区域照明要求

工作面/功能	最低照度 lx	平均照度 lx	最高照度 lx
普通检查	500	750	1 000
精细检查	1 000	1 500	2 000
清洗池	500	750	1 000
普通工作区域	200	300	500
无菌物品存放区域	200	300	500

(7)工作区域中化学物质浓度应符合《工作场所有害因素职业接触限值 第 1 部分:化学有害因素》GBZ2.1 的要求。

(8)工作区域设计与材料要求,应符合以下要求:①去污区、检查包装及灭菌区和无菌物品存放区之间应设实际屏障。②去污区与检查包装及灭菌区之间应设物品传递窗;并分别设人员出入缓冲间(带)。③缓冲间(带)应设洗手设施,采用非手触式水龙头开关。无菌物品存放区内不应设洗手池。④检查包装及灭菌区设专用洁具间的应采用封闭式设计。⑤工作区域的天花板、墙壁应无裂隙,不落尘,便于清洗和消毒;也面与墙面踢脚及所有阴角均应为弧形设计;电源插座应采用防水安全型;也面应防滑、易清洗、耐腐蚀;也漏应采用防返溢式;污水应集中至医院污水处理系统。

（三）采用院外服务的要求

采用其他医院或消毒服务机构提供消毒灭菌服务的医院,应分别设污染器械收集暂存间及灭菌物品交接发放间。两房间应互不交叉、相对独立。

六、设备设施

(1)清洗消毒设备及设施:医院应根据 CSSD 的规模、任务及工作量,合理配置清洗消毒设备及配套设施。设备设施应符合国家相关规定。应配有污物回收器具、分类台、手工清洗池、压力水枪、压力气枪、超声清洗装置、干燥设备及相应清洗用品等。应配备机械清洗消毒设备。

（2）检查、包装设备：应配有器械检查台、包装台、器械柜、敷料柜、包装材料切割机、医用热封机、清洁物品装载设备及带光源放大镜、压力气枪、绝缘检测仪等。

（3）灭菌设备及设施：应配有压力蒸汽灭菌器、无菌物品装、卸载设备等。根据需要配备灭菌蒸汽发生器、干热灭菌和低温灭菌及相应的监测设备。各类灭菌设备应符合国家相关标准，并设有配套的辅助设备。

（4）应配有水处理设备。

（5）储存、发放设施：应配备无菌物品存放设施及运送器具等。

（6）宜在环氧乙烷、过氧化氢低温等离子、低温甲醛蒸汽灭菌等工作区域配置相应环境有害气体浓度超标报警器。

（7）防护用品：根据工作岗位的不同需要，应配备相应的个人防护用品，包括圆帽、口罩、隔离衣或防水围裙、手套、专用鞋、护目镜、面罩等。去污区应配置洗眼装置。

七、耗材要求

（一）医用清洗剂

应符合国家相关标准和规定。根据器械的材质、污染物种类，选择适宜的清洗剂，使用遵循厂家产品说明书。

（二）碱性清洗剂

pH＞7.5，对各种有机物有较好的去除作用，对金属腐蚀性小，不会加快返锈的现象。

（三）中性清洗剂

pH6.5～7.5，对金属无腐蚀。

（四）酸性清洗剂

pH＜6.5，对无机固体粒子有较好的溶解去除作用，对金属物品的腐蚀性小。

（五）酶清洗剂

含酶的清洗剂，有较强的去污能力，能快速分解蛋白质等多种有机污染物。

（六）消毒剂

应符合国家相关标准和规定，并对器械腐蚀性较低。

（七）医用润滑剂

应为水溶性，与人体组织有较好的相容性。不应影响灭菌介质的穿透性和器械的机械性能。

（八）包装材料

最终灭菌医疗器械包装材料应符合《最终灭菌医疗器械包装 第1部分：材料、无菌屏障系统和包装系统的要求》GB/T19633的要求。皱纹纸、无纺布、纺织品还应符合《最终灭菌医疗器械包装材料 第2部分：灭菌包裹材料 要求和试验方法》YY/T0698.2的要求；纸袋还应符合《最终灭菌医疗器械包装材料 第4部分：纸袋 要求和试验方法》YY/T0698.4的要求；纸塑袋还应符合《最终灭菌医疗器械包装材料 第5部分：透气材料与塑料膜组成的可密封组合袋和卷材 要求和试验方法》YY/T0698.5的要求；硬质容器还应符合《最终灭菌医疗器械包装材料 第8部分：蒸汽灭菌器用重复性使用灭菌容器 要求和试验方法》YY/T0698.8的要求。普通棉布应为非漂白织物，除四边外不应有缝线，不应缝补；初次使用前应高温洗涤，脱脂去浆。开放式储槽不应用作无菌物品的最终灭菌包装材料。

(九)消毒灭菌监测材料

应符合国家相关标准和规定,在有效期内使用。自制测试标准包应符合《医疗机构消毒技术规范》WS/T367 的相关要求。

八、水与蒸汽质量要求

(一)清洗用水

应有自来水、热水、软水、经纯化的水供应。自来水水质应符合《生活饮用水卫生标准》GB5749 的规定;终末漂洗用水的电导率≤15 μS/cm(25 ℃)。

(二)灭菌蒸汽

灭菌蒸汽供给水的质量指标见表 9-4。蒸汽冷凝物用于反映压力蒸汽灭菌器蒸汽的质量,主要指标见表 9-5。

表 9-4 压力蒸汽灭菌器供给水的质量指标

项目	指标
蒸发残留	≤10 mg/L
氧化硅(SiO_2)	≤1 mg/L
铁	≤0.2 mg/L
镉	≤0.005 mg/L
铅	≤0.05 mg/L
除铁、镉、铅以外的其他重金属	≤0.1 mg/L
氯离子(Cl^-)	≤2 mg/L
磷酸盐(P_2O_5)	≤0.5 mg/L
电导率(25 ℃时)	≤5 μS/cm
pH	5~7.5
外观	无色、洁净、无沉淀
硬度(碱性金属离子的总量)	≤0.02 mmol/L

表 9-5 蒸汽冷凝物的质量指标

项目	指标
氧化硅(SiO_2)	≤0.1 mg/L
铁	≤0.1 mg/L
镉	≤0.005 mg/L
铅	≤0.05 mg/L
除铁、镉、铅以外的重金属	≤0.1 mg/L
氯离子(Cl^-)	≤0.1 mg/L
磷酸盐(P_2O_5)	≤0.1 mg/L
电导率(25 ℃时)	≤3 μS/cm
pH	5~7
外观	无色、洁净、无沉淀
硬度(碱性金属离子的总量)	≤0.02 mmol/L

九、器械清洗消毒及灭菌

(一)诊疗器械、器具和物品处理的基本要求

(1)通常情况下应遵循先清洗后消毒的处理程序。被朊毒体、气性坏疽及突发原因不明的传染病病原体污染的诊疗器械、器具和物品应遵循《医疗机构消毒技术规范》WS/T367的规定进行处理。

(2)应根据《医院消毒供应中心 第1部分:管理规范》WS310.1的规定,选择清洗、消毒或灭菌处理方法。

(3)清洗、消毒、灭菌效果的监测应符合《医院消毒供应中心 第3部分:清洗消毒及灭菌效果监测标准》WS310.3的规定。

(4)耐湿、耐热的器械、器具和物品,应首选热力消毒或灭菌方法。

(5)应遵循标准预防的原则进行清洗、消毒、灭菌,CSSD人员防护着装要求应符合表9-6的规定。

(6)设备、器械、物品及耗材使用应遵循生产厂家的使用说明或指导手册。

(7)外来医疗器械及植入物的处置应符合以下要求:①CSSD应根据手术通知单接收外来医疗器械及植入物;依据器械供应商提供的器械清单,双方共同清点核查、确认、签名,记录应保存备查。②应要求器械供应商送达的外来医疗器械、植入物及盛装容器清洁。③应遵循器械供应商提供的外来医疗器械与植入物的清洗、消毒、包装、灭菌方法和参数。急诊手术器械应及时处理。④使用后的外来医疗器械,应由CSSD清洗消毒后方可交器械供应商。

(二)诊疗器械、器具和物品处理的操作流程

1.回收

(1)使用者应将重复使用的诊疗器械、器具和物品与一次性使用物品分开放置;重复使用的诊疗器械、器具和物品直接置于封闭的容器中,精密器械应采用保护措施,由CSSD集中回收处理;被朊病毒、气性坏疽及突发原因不明的传染病病原体污染的诊疗器械、器具和物品,使用者应双层封闭包装并标明感染性疾病名称,由CSSD单独回收处理。

表 9-6 CSSD 人员防护及着装要求

区域	操作	防护着装					
		圆帽	口罩	防护服/防水围裙	专用鞋	手套	护目镜/面罩
诊疗场所	污染物品回收	√	△			√	
去污区	污染器械分类、核对、机械清洗装载	√	√	√	√	√	△
	手工清洗器械和用具	√	√	√	√	√	√
检查、包装及灭菌区	器械检查、包装	√	△			△	
	灭菌物品装载	√					
	无菌物品卸载	√			√	△#	
无菌物品存放区	无菌物品发放	√					

注:√表示应使用;△表示可使用;#表示具有防烫功能的手套。

(2)使用者应在使用后及时去除诊疗器械、器具和物品上的明显污物,根据需要做保湿处理。

（3）不应在诊疗场所对污染的诊疗器械、器具和物品进行清点，应采用封闭方式回收，避免反复装卸。

（4）回收工具每次使用后应清洗、消毒，干燥备用。

2.分类

（1）应在 CSSD 的去污区进行诊疗器械、器具和物品的清点、核查。

（2）应根据器械物品材质、精密程度等进行分类处理。

3.清洗

（1）清洗方法包括机械清洗、手工清洗。

（2）机械清洗适用于大部分常规器械的清洗。手工清洗适用于精密、复杂器械的清洗和有机物污染较重器械的初步处理。

（3）清洗步骤包括冲洗、洗涤、漂洗、终末漂洗。

（4）精密器械的清洗，应遵循生产厂家提供的使用说明或指导手册。

4.消毒

（1）清洗后的器械、器具和物品应进行消毒处理。方法首选机械湿热消毒，也可采用 75％乙醇、酸性氧化电位水或其他消毒剂进行消毒。

（2）湿热消毒应采用经纯化的水，电导率≤15 μS/cm（25 ℃）。

（3）湿热消毒方法的温度、时间应符合表 9-7 的要求。消毒后直接使用的诊疗器械、器具和物品，湿热消毒温度应≥90 ℃，时间≥5 分钟，或 A_0 值≥3 000；消毒后继续灭菌处理的，其湿热消毒温度应≥90 ℃，时间≥1 分钟，或 A_0 值≥600。

（4）其他消毒剂的应用遵循产品说明书。

5.干燥

（1）宜首选干燥设备进行干燥处理。根据器械的材质选择适宜的干燥温度，金属类干燥温度 70～90 ℃；塑胶类干燥温度 65～75 ℃。

表 9-7　湿热消毒的温度与时间

湿热消毒方法	温度/ ℃	最短消毒时间/分钟
消毒后直接使用	93	2.5
	90	5
	90	1
消毒后继续灭菌处理	80	10
	75	30
	70	100

（2）不耐热器械、器具和物品可使用消毒的低纤维絮擦布、压力气枪或≥95％乙醇进行干燥处理。

（3）管腔器械内的残留水迹，可用压力气枪等进行干燥处理。

（4）不应使用自然干燥方法进行干燥。

6.器械检查与保养

（1）应采用目测或使用带光源放大镜对干燥后的每件器械、器具和物品进行检查。器械表面及其关节、齿牙处应光洁,无血渍、污渍、水垢等残留物质和锈斑;功能完好,无损毁。

(2)清洗质量不合格的,应重新处理;器械功能损毁或锈蚀严重,应及时维修或报废。

(3)带电源器械应进行绝缘性能等安全性检查。

(4)应使用医用润滑剂进行器械保养。不应使用液状石蜡等非水溶性的产品作为润滑剂。

7.包装

(1)包装应符合《最终灭菌医疗器械包装 第1部分:材料、无菌屏障系统和包装系统的要求》GB/T19633的要求。

(2)包装包括装配、包装、封包、注明标识等步骤。器械与敷料应分室包装。

(3)包装前应依据器械装配的技术规程或图示,核对器械的种类、规格和数量。

(4)手术器械应摆放在篮筐或有孔的托盘中进行配套包装。

(5)手术所用盘、盆、碗等器皿,宜与手术器械分开包装。

(6)剪刀和血管钳等轴节类器械不应完全锁扣。有盖的器皿应开盖,摆放的器皿间应用吸湿布、纱布或医用吸水纸隔开,包内容器开口朝向一致;管腔类物品应盘绕放置,保持管腔通畅;精细器械、锐器等应采取保护措施。

(7)压力蒸汽灭菌包重量要求:器械包重量不宜超过 7 kg,敷料包重量不宜超过 5 kg。

(8)压力蒸汽灭菌包体积要求:下排气压力蒸汽灭菌器不宜超过 30 cm×30 cm×25 cm;预真空压力蒸汽灭菌器不宜超过 30 cm×30 cm×50 cm。

(9)包装方法及要求:灭菌物品包装分为闭合式包装和密封式包装。包装方法和要求如下:①手术器械若采用闭合式包装方法,应由两层包装材料分两次包装。②密封式包装方法应采用纸袋、纸塑袋等材料。③硬质容器的使用与操作,应遵循生产厂家的使用说明或指导手册,每次使用后应清洗、消毒和干燥。④普通棉布包装材料应一用一清洗,无污渍,灯光检查无破损。

(10)封包要求如下:①包外应设有灭菌化学指示物。高度危险性物品灭菌包内还应放置包内化学指示物;如果透过包装材料可直接观察包内灭菌化学指示物的颜色变化,则不必放置包外灭菌化学指示物。②闭合式包装应使用专用胶带,胶带长度应与灭菌包体积、重量相适宜,松紧适度。封包应严密,保持闭合完好性。③纸塑袋、纸袋等密封包装其密封宽度应≥6 mm,包内器械距包装袋封口处应≥2.5 cm。④医用热封机在每天使用前应检查参数的准确性和闭合完好性。⑤硬质容器应设置安全闭锁装置,无菌屏障完整性破坏后应可识别。⑥灭菌物品包装的标识应注明物品名称、包装者等内容。灭菌前注明灭菌器编号、灭菌批次、灭菌日期和失效日期等相关信息。标识应具有可追溯性。

8.灭菌

(1)压力蒸汽灭菌。①耐湿、耐热的器械、器具和物品应首选压力蒸汽灭菌。②应根据待灭菌物品选择适宜的压力蒸汽灭菌器和灭菌程序。常规灭菌周期包括预排气、灭菌、后排汽和干燥等过程。快速压力蒸汽灭菌程序不应作为物品的常规灭菌程序,应在紧急情况下使用,使用方法应遵循《医疗机构消毒技术规范》WS/T367 的要求。③灭菌器操作方法应遵循生产厂家的使用说明或指导手册。④压力蒸汽灭菌器蒸汽和水的质量符合表9-6和表9-7。⑤管腔器械不应使用下排气压力蒸汽灭菌方式进行灭菌。⑥压力蒸汽灭菌器灭菌参数见表9-8。⑦硬质容器和超大超重包装,应遵循厂家提供的灭菌参数。

表 9-8　压力蒸汽灭菌器灭菌参数

设备类别	物品类别	灭菌设定温度	最短灭菌时间	压力参考范围
下排气式	敷料	121 ℃	30 分钟	102.8～122.9 kPa
	器械		20 分钟	
预真空式	器械、敷料	132 ℃	4 分钟	184.4～201.7 kPa
		134 ℃		201.7～229.3 kPa

　　压力蒸汽灭菌器操作程序包括灭菌前准备、灭菌物品装载、灭菌操作、无菌物品卸载和灭菌效果的监测等步骤。具体内容如下所述。①灭菌前准备:每天设备运行前应进行安全检查,包括灭菌器压力表处在"零"的位置;记录打印装置处于备用状态;灭菌器柜门密封圈平整无损坏,柜门安全锁扣灵活、安全有效;灭菌柜内冷凝水排出口通畅,柜内壁清洁,电源、水源、蒸汽、压缩空气等运行条件符合设备要求。遵循产品说明书对灭菌器进行预热。大型预真空压力蒸汽灭菌器应在每天开始灭菌运行前空载进行 B-D 试验。②灭菌物品装载:应使用专用灭菌架或篮筐装载灭菌物品,灭菌包之间应留间隙;宜将同类材质的器械、器具和物品,置于同一批次进行灭菌;材质不相同时,纺织类物品应放置于上层、竖放,金属器械类放置于下层;手术器械包、硬质容器应平放;盆、盘、碗类物品应斜放,玻璃瓶等底部无孔的器皿类物品应倒立或侧放;纸袋、纸塑包装物品应侧放;利于蒸汽进入和冷空气排出;选择下排气压力蒸汽灭菌程序时,大包宜摆放于上层,小包宜摆放于下层。③灭菌操作:应观察并记录灭菌时的温度、压力和时间等灭菌参数及设备运行状况。④无菌物品卸载:从灭菌器卸载取出的物品,冷却时间>30 分钟;应确认灭菌过程合格,结果应符合《医院消毒供应中心 第 3 部分:清洗消毒及灭菌效果监测标准》WS310.3 的要求;应检查有无湿包,湿包不应储存与发放,分析原因并改进;无菌包掉落地上或误放到不洁处应视为被污染。⑤灭菌效果的监测:灭菌过程的监测应符合《医院消毒供应中心 第 3 部分:清洗消毒及灭菌效果监测标准》WS310.3 中的相关规定。

　　(2)干热灭菌:适用于耐热、不耐湿,蒸汽或气体不能穿透物品的灭菌,如玻璃、油脂、粉剂等物品的灭菌。灭菌程序、参数及注意事项应符合《医疗机构消毒技术规范》WS/T367 的规定,并应遵循生产厂家使用说明书。

　　(3)低温灭菌:①常用低温灭菌方法主要包括环氧乙烷灭菌、过氧化氢低温等离子体灭菌、低温甲醛蒸气灭菌。②低温灭菌适用于不耐热、不耐湿的器械、器具和物品的灭菌。③应符合以下基本要求:灭菌的器械、物品应清洗干净,并充分干燥;灭菌程序、参数及注意事项符合《医疗机构消毒技术规范》WS/T367 的规定,并应遵循生产厂家使用说明书;灭菌装载应利于灭菌介质穿透。

　　9.储存

　　(1)灭菌后物品应分类、分架存放在无菌物品存放区。一次性使用无菌物品应去除外包装后,进入无菌物品存放区。

　　(2)物品存放架或柜应距地面高度≥20 cm,距离墙≥5 cm,距天花板≥50 cm。

　　(3)物品放置应固定位置,设置标识。接触无菌物品前应洗手或手消毒。

　　(4)消毒后直接使用的物品应干燥、包装后专架存放。

　　(5)无菌物品存放要求如下:①无菌物品存放区环境的温度、湿度达到《医院消毒供应中心第 1 部分:管理规范》WS310.1 的规定时,使用普通棉布材料包装的无菌物品有效期宜为 14 天。

②未达到环境标准时,使用普通棉布材料包装的无菌物品有效期不应超过 7 天。③医用一次性纸袋包装的无菌物品,有效期宜为 30 天;使用一次性医用皱纹纸、医用无纺布包装的无菌物品,有效期宜为 180 天;使用一次性纸塑袋包装的无菌物品,有效期宜为 180 天。硬质容器包装的无菌物品,有效期宜为 180 天。

10.无菌物品发放

(1)无菌物品发放时,应遵循先进先出的原则。

(2)发放时应确认无菌物品的有效性和包装完好性。植入物应在生物监测合格后,方可发放。紧急情况灭菌植入物时,使用含第 5 类化学指示物的生物 PCD 进行监测,化学指示物合格可提前放行,生物监测的结果应及时通报使用部门。

(3)应记录无菌物品发放日期、名称、数量、物品领用科室、灭菌日期等。

(4)运送无菌物品的器具使用后,应清洁处理,干燥存放。

十、清洗、消毒及灭菌效果监测

(一)监测要求及方法

(1)应专人负责质量监测工作。

(2)应定期对医用清洗剂、消毒剂、清洗用水、医用润滑剂、包装材料等进行质量检查,检查结果应符合《医院消毒供应中心 第 1 部分:管理规范》WS310.1 的要求。

(3)应进行监测材料卫生安全评价报告及有效期等的检查,检查结果应符合要求。自制测试标准包应符合《医疗机构消毒技术规范》WS/T367 的有关要求。

(4)应遵循设备生产厂家的使用说明或指导手册对清洗消毒器、封口机、灭菌器定期进行预防性维护与保养、日常清洁和检查。

(5)应按照以下要求进行设备的检测:①清洗消毒器应遵循生产厂家的使用说明或指导手册进行检测。②压力蒸汽灭菌器应每年对灭菌程序的温度、压力和时间进行检测。③压力蒸汽灭菌器应定期对压力表和安全阀进行检测。④干热灭菌器应每年用多点温度检测仪对灭菌器各层内、中、外各点的温度进行检测。⑤低温灭菌器应每年定期遵循生产厂家的使用说明或指导手册进行检测。⑥封口机应每年定期遵循生产厂家的使用说明或指导手册进行检测。

(二)清洗质量的监测

1.器械、器具和物品清洗质量的监测

(1)日常监测:在检查包装时进行,应目测和/或借助带光源放大镜检查。清洗后的器械表面及其关节、齿牙应光洁,无血渍、污渍、水垢等残留物质和锈斑。

(2)定期抽查:每月应至少随机抽查 3～5 个待灭菌包内全部物品的清洗质量,检查的内容同日常监测,并记录监测结果。

(3)清洗效果评价:可定期采用定量检测的方法,对诊疗器械、器具和物品的清洗效果进行评价。

2.清洗消毒器及其质量的监测

(1)日常监测:应每批次监测清洗消毒器的物理参数及运转情况,并记录。

(2)定期监测:①对清洗消毒器的清洗效果可每年采用清洗效果测试物进行监测。当清洗物品或清洗程序发生改变时,也可采用清洗效果测试指示物进行清洗效果的监测。②清洗效果测试物的监测方法应遵循生产厂家的使用说明或指导手册。

307

3.注意事项

清洗消毒器新安装、更新、大修、更换清洗剂、改变消毒参数或装载方法等时,应遵循生产厂家的使用说明或指导手册进行检测,清洗消毒质量检测合格后,清洗消毒器方可使用。

(三)消毒质量的监测

1.湿热消毒

应监测、记录每次消毒的温度与时间或 A_0 值。监测结果应符合《医院消毒供应中心 第 2 部分:清洗消毒及灭菌技术操作规范》WS310.2 的要求。应每年检测清洗消毒器的温度、时间等主要性能参数。结果应符合生产厂家的使用说明或指导手册的要求。

2.化学消毒

应根据消毒剂的种类特点,定期监测消毒剂的浓度、消毒时间和消毒时的温度,并记录,结果应符合该消毒剂的规定。

3.消毒效果监测

消毒后直接使用物品应每季度进行监测,监测方法及监测结果应符合《医院消毒卫生标准》GB15982 的要求。每次检测 3~5 件有代表性的物品。

(四)灭菌质量的监测

1.原则

(1)对灭菌质量采用物理监测法、化学监测法和生物监测法进行,监测结果应符合本标准的要求。

(2)物理监测不合格的灭菌物品不得发放,并应分析原因进行改进,直至监测结果符合要求。

(3)包外化学监测不合格的灭菌物品不得发放,包内化学监测不合格的灭菌物品和湿包不得使用。并应分析原因进行改进,直至监测结果符合要求。

(4)生物监测不合格时,应尽快召回上次生物监测合格以来所有尚未使用的灭菌物品,重新处理;并应分析不合格的原因,改进后,生物监测连续 3 次合格后方可使用。

(5)植入物的灭菌应每批次进行生物监测。生物监测合格后,方可发放。

(6)使用特定的灭菌程序灭菌时,应使用相应的指示物进行监测。

(7)按照灭菌装载物品的种类,可选择具有代表性的 PCD 进行灭菌效果的监测。

(8)灭菌外来医疗器械、植入物、硬质容器、超大超重包,应遵循厂家提供的灭菌参数,首次灭菌时对灭菌参数和有效性进行测试,并进行湿包检查。

2.压力蒸汽灭菌的监测

(1)物理监测法。①日常监测:每次灭菌应连续监测并记录灭菌时的温度、压力和时间等灭菌参数。灭菌温度波动范围在 ±3 ℃内,时间满足最低灭菌时间的要求,同时应记录所有临界点的时间、温度与压力值,结果应符合灭菌的要求。②定期监测:应每年用温度压力检测仪监测温度、压力和时间等参数,检测仪探头放置于最难灭菌部位。

(2)化学监测法。①应进行包外、包内化学指示物监测。具体要求为灭菌包包外应有化学指示物,高度危险性物品包内应放置包内化学指示物,置于最难灭菌的部位。如果透过包装材料可直接观察包内化学指示物的颜色变化,则不必放置包外化学指示物。根据化学指示物颜色或形态等变化,判定是否达到灭菌合格要求。②采用快速程序灭菌时,也应进行化学监测。直接将一片包内化学指示物置于待灭菌物品旁边进行化学监测。

(3)生物监测法:①应至少每周监测 1 次。②紧急情况灭菌植入物时,使用含第 5 类化学指示物的生物 PCD 进行监测,化学指示物合格可提前放行,生物监测的结果应及时通报使用部门。③采用新的包装材料和方法进行灭菌时应进行生物监测。④小型压力蒸汽灭菌器因一般无标准生物监测包,应选择灭菌器常用的、有代表性的灭菌物品制作生物测试包或生物 PCD,置于灭菌器最难灭菌的部位,且灭菌器应处于满载状态。生物测试包或生物 PCD 应侧放,体积大时可平放。⑤采用快速程序灭菌时,应直接将一支生物指示物,置于空载的灭菌器内,经一个灭菌周期后取出,规定条件下培养,观察结果。⑥生物监测不合格时,应尽快召回上次生物监测合格以来所有尚未使用的灭菌物品,重新处理;并应分析不合格的原因,改进后,生物监测连续 3 次合格后方可使用。

(4)B-D 试验:预真空(包括脉动真空)压力蒸汽灭菌器应每天开始灭菌运行前空载进行 B-D 测试,B-D 测试合格后,灭菌器方可使用。B-D 测试失败,应及时查找原因进行改进,监测合格后,灭菌器方可使用。小型压力蒸汽灭菌器的 B-D 试验应参照《小型压力蒸气灭菌器灭菌效果监测方法和评价要求》GB/T30690。

(5)灭菌器新安装、移位和大修后的监测:应进行物理监测、化学监测和生物监测。物理监测、化学监测通过后,生物监测应空载连续监测 3 次,合格后灭菌器方可使用,监测方法应符合《医疗保健产品灭菌医疗保健机构湿热灭菌的确认和常规控制要求》GB/T20367 的有关要求。对于小型压力蒸汽灭菌器,生物监测应满载连续监测 3 次,合格后灭菌器方可使用。预真空(包括脉动真空)压力蒸汽灭菌器应进行B-D测试并重复 3 次,连续监测合格后,灭菌器方可使用。

3.干热灭菌的监测

(1)物理监测法:每灭菌批次应进行物理监测。监测方法包括记录温度与持续时间。温度在设定时间内均达到预置温度,则物理监测合格。

(2)化学监测法:每一灭菌包外应使用包外化学指示物,每一灭菌包内应使用包内化学指示物,并置于最难灭菌的部位。对于未打包的物品,应使用一个或者多个包内化学指示物,放在待灭菌物品附近进行监测。经过一个灭菌周期后取出,据其颜色或形态的改变判断是否达到灭菌要求。

(3)生物监测法:应每周监测 1 次。

(4)新安装、移位和大修后的监测:应进行物理监测法、化学监测法和生物监测法监测(重复 3 次),监测合格后,灭菌器方可使用。

4.低温灭菌的监测

(1)原则:低温灭菌器新安装、移位、大修、灭菌失败、包装材料或被灭菌物品改变,应对灭菌效果进行重新评价,包括采用物理监测法、化学监测法和生物监测法进行监测(重复 3 次),监测合格后,灭菌器方可使用。

(2)环氧乙烷灭菌的监测。①物理监测法:每次灭菌应监测并记录灭菌时的温度、压力、时间和相对湿度等灭菌参数。灭菌参数应符合灭菌器的使用说明或操作手册的要求。②化学监测法:每个灭菌物品包外应使用包外化学指示物,作为灭菌过程的标志,每包内最难灭菌位置放置包内化学指示物,通过观察其颜色变化,判定其是否达到灭菌合格要求。③生物监测法:每灭菌批次应进行生物监测。

(3)过氧化氢低温等离子灭菌的监测。①物理监测法:每次灭菌应连续监测并记录每个灭菌周期的临界参数如舱内压、温度、等离子体电源输出功率和灭菌时间等灭菌参数。灭菌参数应符合灭菌器的使用说明或操作手册的要求。②可对过氧化氢浓度进行监测。③化学监测法:每个灭菌物品包外应使用包外化学指示物,作为灭菌过程的标志;每包内最难灭菌位置应放置包内化学指示物,通过观察其颜色变化,判定其是否达到灭菌合格要求。④生物监测法:每天使用时应至少进行一次灭菌循环的生物监测。

(4)低温蒸汽甲醛灭菌的监测。①物理监测法:每灭菌批次应进行物理监测。详细记录灭菌过程的参数,包括灭菌温度、相对湿度、压力与时间。灭菌参数应符合灭菌器的使用说明或操作手册的要求。②化学监测法:每个灭菌物品包外应使用包外化学指示物,作为灭菌过程的标志;每包内最难灭菌位置应放置包内化学指示物,通过观察其颜色变化,判定其是否达到灭菌合格要求。③生物监测法:应每周监测 1 次。

(5)其他低温灭菌方法的监测要求及方法应符合国家有关标准的规定。

(五)质量控制过程的记录与可追溯要求

(1)应建立清洗、消毒、灭菌操作的过程记录,内容包括:①应留存清洗消毒器和灭菌器运行参数打印资料或记录。②应记录灭菌器每次运行情况,包括灭菌日期、灭菌器编号、批次号、装载的主要物品、灭菌程序号、主要运行参数、操作员签名或代号,及灭菌质量的监测结果等,并存档。

(2)应对清洗、消毒、灭菌质量的日常监测和定期监测进行记录。

(3)记录应具有可追溯性,清洗、消毒监测资料和记录的保存期应≥6 个月,灭菌质量监测资料和记录的保留期应≥3 年。

(4)灭菌标识的要求如下:①灭菌包外应有标识,内容包括物品名称、检查打包者姓名或代号、灭菌器编号、批次号、灭菌日期和失效日期;或含有上述内容的信息标识。②使用者应检查并确认包内化学指示物是否合格、器械干燥、洁净等,合格方可使用。同时将手术器械包的包外标识留存或记录于手术护理记录单上。③如采用信息系统,手术器械包的标识使用后应随器械回到 CSSD 进行追溯记录。

(5)应建立持续质量改进制度及措施,发现问题及时处理,并应建立灭菌物品召回制度如下:①生物监测不合格时,应通知使用部门停止使用,并召回上次监测合格以来尚未使用的所有灭菌物品。同时应书面报告相关管理部门,说明召回的原因。②相关管理部门应通知使用部门对已使用该期间无菌物品的患者进行密切观察。③应检查灭菌过程的各个环节,查找灭菌失败的可能原因,并采取相应的改进措施后,重新进行生物监测 3 次,合格后该灭菌器方可正常使用。④应对该事件的处理情况进行总结,并向相关管理部门汇报。

(6)应定期对监测资料进行总结分析,做到持续质量改进。

(刘艳文)

第十章

传染病的预防控制与监督

第一节　结核病的预防与控制

一、结核病患者的发现

结核病患者的发现是指通过公认的、可靠的流行病学手段和临床程序，以及以痰菌检查为代表的实验室方法完成对结核病患者的诊断，继而进行规范的抗结核病治疗，达到治愈患者，控制传染源的目的。目前世界卫生组织在全球推广应用并取得良好效果的现代结核病控制策略认为，发现和治愈肺结核患者是当前控制结核病疫情的最有效措施。至 2005 年底，新涂阳肺结核患者发现率达到 79%，新涂阳肺结核患者治愈率达到 91%。随着我国结核病防控体系不断扩展和完善，结核病患者将获得更高治愈率，以此为前提，加大患者发现的力度，使更多的结核病患者得到及时、规范的治疗对控制结核病疫情至关重要。

(一)发现对象

按照我国新修订的肺结核诊断标准(WS288－2008)，肺结核分疑似病例、确诊病例和临床诊断病例。其中，确诊病例和临床诊断病例是发现对象，痰涂片阳性的肺结核患者是主要的发现对象。在临床工作中，肺结核可疑症状者和疑似病例是发现结核病患者的重要线索，应引起包括结防机构、各级综合医疗机构的广大医务工作者高度重视。

1.肺结核可疑症状者和疑似病例

(1)肺结核可疑症状者：咳嗽、咳痰≥2 周、咯血或血痰是肺结核的主要症状，具有以上任何一项症状者为肺结核可疑症状者。此外，胸闷、胸痛、低热、盗汗、乏力、食欲减退和体重减轻等为肺结核患者的其他常见症状。这里需要提出的是，虽然多数肺结核病患者有咳嗽症状，但咳嗽并非结核病所特有。急性呼吸道感染、哮喘和慢性阻塞性肺病等一系列呼吸系统疾病也有咳嗽、咳痰症状，同样，咳嗽 2 周以上也不是一个特异性的条件，但按照惯例和早期的一些研究结果，2 周以上的咳嗽、咳痰一直被作为怀疑患有结核病的标准而被多数国家指南和国际指南所采纳，在结核病疫情高发地区尤其如此。

(2)肺结核疑似病例：5 岁以下儿童有肺结核可疑症状时，一般不主张以放射性检查为首选检查手段，如果有肺结核可疑症状同时有与涂阳肺结核患者密切接触史，或结核菌素试验强阳性,即可判断为肺结核疑似病例。5 岁以上就诊者,无论有无可疑症状,只要胸部影像学检查显示活动性肺结核影像学可疑的表现,即可作为肺结核疑似病例处理。特别需要强调的是,除了 X 线检查外,还需结合其他检查来确立结核病的诊断,否则容易导致结核病的过诊、漏诊和其他疾病的漏诊。

2.确诊病例

包括涂阳肺结核、仅培阳肺结核和病理学诊断为肺结核 3 类。

(1)涂阳肺结核:对所有肺结核疑似患者或具有肺结核可疑症状的患者(包括成年人、青少年和能够排痰的儿童)均应至少收集两份最好是 3 份痰标本用于显微镜或结核分枝杆菌培养检查,而 3 份痰标本中,至少含有一份清晨痰标本。随着实验室诊断技术不断发展,免疫学、分子生物学方法的探索和应用广受重视,但直至目前,结核菌培养阳性仍然是诊断结核病的"金标准"。而通过显微镜检查发现痰涂片中抗酸杆菌虽然对结核分枝杆菌不具有绝对特异性,但在结核病疫情高发地区,仍然作为确诊手段在结核病控制工作中广泛应用。

由于目前我国尚有很多结防机构的实验室因资源有限而不能开展培养,因此,从可操作性和服务可及性出发,将标准定为凡符合下列任一条件者可诊断为涂阳肺结核病例:①2 份痰标本直接涂片抗酸杆菌镜检阳性。②1 份痰标本直接涂片抗酸杆菌镜检阳性加肺部影像学检查符合活动性肺结核影像学表现,或者加 1 份痰标本结核分枝杆菌培养阳性。

(2)仅培阳肺结核:与培养相比,痰涂片镜检的敏感性只有 $30\%\sim40\%$。痰涂片阴性,同时肺部影像学检查符合活动性肺结核影像学表现加 1 份痰标本结核分枝杆菌培养阳性者可归为仅培阳肺结核。因此,在有条件的情况下,应对涂片检查为阴性的疑似病例收集痰标本进行培养,一方面为了避免结核病的过诊和漏诊,一方面还可使结核病患者得到明确的病原学诊断而获得及时治疗。

(3)病理学诊断:对肺部病变标本病理学诊断为结核病变者,即使没有病原学支持,也可确诊为肺结核。但由于开展此项检查技术要求高,不适用于大范围人群的结核病防治,目前一般仅限于疑难病例的鉴别诊断使用。

3.临床诊断病例

所谓临床诊断病例,也可称为活动性涂阴肺结核。此类病例诊断一般应包括 3 个方面依据:一是至少3 个痰涂片镜检均为阴性且其中至少 1 份为清晨痰标本;二是胸部 X 线片显示与结核相符的病变,即与原发性肺结核、血行播散性肺结核、继发性肺结核、结核性胸膜炎任意一种肺结核病变影像学表现相符;三是对于一般广谱抗生素的治疗反应不佳或无反应,而在诊断性抗感染治疗过程中,注意不应使用氨基糖苷类或氟喹诺酮类等对结核分枝杆菌有杀灭作用的广谱抗生素。对经抗感染治疗仍怀疑患有活动性肺结核的患者可进行诊断性抗结核治疗,推荐使用初治活动性肺结核治疗方案,一般治疗 1~2 月。此类患者可登记在"结核病患者登记本"中,如最后否定诊断,应变更诊断。

临床诊断病例的确定因情况复杂多变,既需要系统性,又需要灵活性,临床医师根据患者实际情况掌握好这两方面的平衡对于避免结核病的过诊和漏诊具有重要意义。另外,结核菌素实验强阳性、抗结核抗体检查阳性、肺外组织病理检查为结核病变等均可作为涂阴肺结核的诊断参考,诊断流程详见"接诊和诊断程序"。符合临床诊断病例的特点,但确因无痰而未做痰菌检查的未痰检肺结核患者也可按涂阴肺结核的治疗管理方式采取治疗和管理。

(二)发现方式

长期以来,我国大部分地区在结核病防治工作中采用了"因症就诊"为主的被动的发现方式。目前随着我国疾病控制网络化建设的不断完善,以综合医院转诊和结核病防治机构追踪为标志的主动发现模式在结核病发现工作中发挥了越来越重要的作用。下文将以《中国结核病防治规划实施工作指南》中有关内容为线索,将目前我国肺结核患者发现方式做一系统阐释。

1.因症就诊

因症就诊指患者出现肺结核可疑症状后主动到结防机构就诊,是我国结核病控制患者发现的最主要方式。目前我国已经将完善社会动员和健康促进工作列为中国结核病控制策略的重要内容之一,制订并在全国范围内实施倡导、交流和社会动员策略(ACSM),与多部门合作,开展结核病防治健康促进工作。通过建立并充分利用《结核病防治健康教育材料资源库》,有计划、有针对性地在诸如学校、工厂、社区等地开展多种形式的健康促进活动,取得了较好的成效。随着社会民众结核病防治知识知晓率逐步提高,越来越多具有可疑症状的患者能够主动到疾控中心、结核病防治所、慢性病防治中心等结防机构就诊。

2.转诊和追踪

全国结核病防治规划(2001—2010年)中,特别强调了结核病患者归口管理和督导治疗,相应的在我国的结核病防治规划实施工作指南中也要求,各级综合医疗机构和结核病防治机构要在患者的发现、治疗等环节开展紧密合作,共同遏制结核病流行,简称"医防合作"。在医防合作中,卫生行政部门负责领导、协调开展转诊和追踪工作;要将肺结核患者转诊和追踪实施情况纳入对医疗卫生机构和结防机构目标考核内容,至少每年考核一次;应建立例会制度,定期听取医疗卫生机构和结防机构关于转诊和追踪工作的进展情况汇报,解决实施过程中出现的问题,并提出下一步工作要求。

转诊和追踪是医防合作的重要组成部分,是两个主体不同,相互关联的环节,其中转诊指患者出现肺结核可疑症状后到医疗卫生机构(不包括结防机构)就诊,经胸部X线或痰菌检查等诊断为肺结核或疑似肺结核患者后,患者携带医师填写的转诊单到结防机构就诊。医疗机构在具体执行的过程中,可以根据自身情况,采取感染科、呼吸科、实验室、放射科多科室共同转诊,或采取由医院预防保健科统一登记、转诊等模式,及时将应转诊对象转诊到结防机构接受治疗管理。

转诊的必要性是由结核病的特点和治疗要求决定的。结核病作为一种慢性传染性疾病,治疗需要长时间规则服药,否则极易产生耐药而治疗失败。在一般的综合医疗机构,结核病患者或许可以得到准确的诊断和正确的治疗方案,但是在至少6~9个月的治疗过程中,难以实施严格的治疗管理措施来保证患者规范治疗,而结核病专业机构则可以在诊断、治疗、跟踪随访、不良反应处理等各个环节实施严格管理和密切监测,保证患者坚持治疗和规律服药,提高结核病治愈率,减少因不规则服药而产生耐药、耐多药等不良后果。

追踪可以说是对转诊工作的重要补充,指对于医疗卫生机构疫情报告并转诊的肺结核和疑似肺结核患者,未按时到结防机构就诊,则须由结防机构或乡、村医师进行追踪,使其到结防机构接受检查和治疗。追踪工作与结核病网络报告关系密切,结防机构需要指定专人负责,对医疗卫生机构在疾病监测信息报告管理系统(以下简称"网络直报")中报告的肺结核患者或疑似肺结核患者信息进行浏览、核实,并与结防机构临床医师紧密协作,对转诊未到位的患者进行追踪。下面分别就转诊、追踪两个环节进行阐述。

(1)转诊,转诊详情介绍如下。

转诊主体:各综合医疗单位、私营医疗机构门诊或住院部的医务人员,特别是呼吸科、感染科等密切相关科室的医师,通常采取首诊医师负责制原则。

转诊对象:在各综合医疗单位、私营医疗机构门诊就诊的不需要住院治疗的肺结核患者或疑似肺结核患者;需住院治疗者,出院后仍需治疗的肺结核患者均为转诊对象。在我国结核病网络报告系统中,对应转诊对象有更为明确的要求。

转诊程序:①填写转诊单和转诊登记本。转诊单一般由省级或市级结防机构根据国家结核病防治规划实施手册要求统一印制逐级分发至各级医疗机构,对需转诊对象,医疗卫生机构除填写传染病报告卡外,还要填写"肺结核患者或疑似肺结核患者转诊/推荐单"一式 3 份,一般采用复写纸方式以减少工作量,提高工作效率。一份留医疗卫生机构存档;一份由医疗卫生机构送达指定的结防机构;一份由患者携带,到指定的结防机构就诊。各级医疗机构应在感染科、医疗保健科或其他指定科室安排人员每天收集院内转诊单,并及时核对填写资料,对患者相关信息,尤其是患者联系信息不详的,要督促转诊医师及时更正。同时填写"医院肺结核患者及疑似肺结核患者转诊登记本"。②转诊前健康教育。结核病防治机构应在卫生行政部门协调下,积极开展对综合医疗机构医务人员在结核病健康教育方面的培训,使医疗卫生机构转诊医师或护士能够熟练掌握宣传教育技巧和内容,以保证患者转诊前能接受良好的健康教育。良好的健康教育即可由医师实施、也可由护士实施,许多医院根据自身实际情况,采取了委派专门护士进行健康教育的方式,效果非常理想。健康教育的内容应包括:向患者解释其可能患了肺结核,并讲解结核病相关知识和国家为结核病患者提供的各项优惠和减免政策,以及转诊到结防机构的必要性或原因等内容。③转诊。一般在进行健康教育后,即嘱咐患者及时到结防机构就诊。部分结核病防治机构为院所合一的模式或结核病防治专科医院,在患者的住院管理和门诊管理之间、普通门诊和肺结核门诊之间要建立规范的转诊机制,保证患者及时接受规范的督导治疗。

转诊要求:及时转诊;按照转诊程序规范转诊;患者转诊单填写不能漏项,患者联系地址和电话须填写清楚、准确;患者的住院和出院情况要及时在传染病信息报告系统中进行订正;各医疗机构根据自身特点,制订规范的转诊流程图。

转诊评价指标:转诊率和转诊到位率是目前评价转诊工作的主要指标。

在实际工作中,评价指标还应包括一些过程指标,例如,是否将结核病转诊纳入了医疗机构考核体系;是否制订转诊制度和流程;是否建立了转诊患者登记本等,还要特别强调医疗卫生机构内各有关科室要及时详细填写门诊工作日志、放射科结核病患者登记本、实验室登记本、出入院登记本等,保证基础资料的完善。应鼓励部分有条件的医院对部分病情较重、传染性较强或耐药、耐多药患者采取救护车转送到结防机构等更为积极的做法,以提高转诊到位率、减少结核病的传播。

(2)追踪,具体介绍如下。

追踪主体:各级结防机构或乡村卫生医疗机构的医务人员。

追踪对象:辖区内、外医疗卫生机构报告或转诊现住址为本辖区的非住院肺结核患者或疑似肺结核患者,在报告后 24 小时内未到当地结防机构就诊者;在医疗卫生机构进行住院治疗的肺结核患者,出院后 2 天内未与当地结防机构取得联系。

有关追踪对象的确定需要综合临床和网络信息,主要包括以下几个环节:①结防机构的工作人员需要每天将前一天医疗卫生机构网络直报的确诊或疑似肺结核患者逐一进行浏览、查重,对于重复报告的传染病报告卡按照有关要求进行删除。②查重后网络直报中的肺结核患者基本信息转录到"县（区）结防机构肺结核患者和疑似肺结核患者追踪情况登记本"（简称"追踪登记本"），追踪登记本也可以通过网络导出装订成册。③将"追踪登记本"信息与结防机构"初诊患者登记本"和"肺结核患者或疑似肺结核患者转诊/推荐单"进行核对并记录所有具有报告信息患者"转诊日期"及"追踪、到位信息"。④对"传染病报告卡""备注"栏中注明的住院患者，通过与报告医疗卫生机构住院部核实，确定患者已住院，则应在追踪登记本"备注"栏中注明。

追踪方法：①电话追踪是目前最为常用的追踪方法。由县（区）结防机构负责追踪的人员直接与患者电话联系了解患者未就诊原因，劝导患者到结防机构就诊和治疗。该方法的前提是转诊单或报告卡所填患者联系电话必须准确可靠，这也是转诊、报病阶段对临床医师和信息填报人员须反复强调的重点。②逐级开展现场追踪。对报病信息或转诊单上没有电话或通过电话追踪3天内未到位的患者，县（区）结防机构追踪人员与乡镇级卫生服务机构的医师电话联系，或将"患者追访通知单"传真或邮寄至乡镇医师，告知患者的详细情况。乡镇医师接到信息后，及时通知村医与患者进行联系，通过对患者进行结核病相关知识健康教育，说服患者到结防机构就诊；若5天内未到结防机构就诊，乡镇医师应主动到患者家中家访并劝导患者到结防机构就诊。同时电话通知或填写"患者追访通知单"第二联，向县（区）级结防机构进行反馈。经电话、乡（村）医师追踪，7天内仍未到位的患者，县（区）结防机构追踪人员应主动到患者家中，充分与患者交流，了解患者未能及时到结防机构就诊的原因并努力劝导患者到结防机构就诊。

追踪评价指标：追踪率和追踪到位率是主要评价指标。

关于追踪工作的评价同样包括一些非量化指标，如：是否建立了追踪流程和追踪制度；是否设立了结核病患者转诊、追踪登记本；是否与综合医疗机构建立了良好的反馈机制等。

（3）转诊、追踪的总体评价：转诊、追踪是两个紧密衔接的环节，实施的总体情况在很大程度上反映一个地区的医防合作成效。在数据录入质量较高的情况下，转诊追踪总体到位率目前可通过网络报表统计得出，是对转诊追踪情况的总体评价指标。

（4）转诊和追踪结果的反馈与激励措施：为强化各级医疗机构和结防机构医务人员对转诊追踪的认识，县（区）结防机构应每月采用反馈表的方式将患者转诊和追踪到位情况、结核病的核实诊断情况反馈给转诊单位、参与追踪的乡镇卫生院（社区卫生服务中心）医师和村卫生室（社区卫生服务站）医师，对他们的合作表示感谢，并结合本地实际和相关政策给予一定激励。

3.因症推荐

因症推荐大多适用于技术条件相对不足，自己没有能力对患者进行进一步诊治的单位。一般来说，咳嗽、咳痰≥2周、咯血或血痰是肺结核的主要症状，具有以上任何一项症状者均可考虑为肺结核可疑症状者。医务人员或有关人员应将发现的肺结核可疑症状者推荐并督促其到结防机构接受检查。积极、及时地推荐病例非常关键，常常取决于接诊医师对结核病防治工作的认识和重视程度。因此，有计划地开展结核病防治知识、政策等培训，是促进因症推荐成效的重要因素。

4.接触者检查

指对涂阳肺结核患者的密切接触者进行结核病可疑症状筛查或结核病检查。涂阳肺结核病患者是公认的传染源。据统计，一个涂片阳性肺结核病患者如果得不到正规治疗，一年中可传染10~15人，被感染者一生中发生结核病的可能性为5%~10%。因此，对涂阳肺结核患者的密切接触者进行筛查是更为积极地干预结核病传播链的重要举措。目前，我国已经将涂片阳性肺结核病患者的密切接触者筛查和检查纳入结核病防治免费政策,密切接触者检查已经成为结核病控制日常工作的重要内容。

(1)密切接触者含义:一般指新登记痰涂片阳性肺结核病患者(含初治和复治患者)的密切接触者,包括与痰涂片阳性肺结核病患者直接接触的家庭成员、同事、同学或同宿舍居住者。在判定密切接触者,分析其感染、发病可能性时,要综合考虑与病例接触时,病例是否处于传染期、病例临床表现、与病例的接触方式、接触时所采取的防护措施,以及暴露于病例污染的环境和物体的程度等因素,进行综合判断,在进行检查的同时,建议及时采取有针对性的防控措施。

(2)检查程序:①对每一位新登记涂片阳性肺结核病患者进行常规询问,调查其密切接触者信息,接触者中有肺结核可疑症状者,应填写在"涂阳肺结核病患者密切接触者登记本"上。②结防机构人员对新登记涂阳患者需进行有关密切接触者检查重要性的宣传教育。根据密切接触者范围、场所等实际情况,开展有针对性的结核病防治知识宣传或请患者将防治知识宣传卡或其他宣传资料转交给密切接触者,特别要注意通知已经出现或近期曾经出现肺结核病可疑症状的密切接触者到结防机构检查。③密切接触者接受检查后,应及时将检查结果记录到"涂阳肺结核病患者密切接触者登记本"中。

(3)密切接触者检查方法及处理原则如下。

检查方法:①PPD皮试。适用于0～14岁儿童有肺结核病可疑症状者。②胸部X线片。适用于0～14岁儿童PPD硬结平均直径≥15 mm或有水疱等强烈反应者、≥15岁有肺结核可疑症状者。③痰涂片检查。适用于对0～14岁儿童胸部X线片有异常阴影者、≥15岁有肺结核可疑症状者。

处理原则:①凡符合上述拍片和查痰标准的密切接触者的信息及检查结果,要登记在涂阳肺结核病患者密切接触者登记本上,也要登记在"初诊患者登记本"上。②对检查发现的肺结核患者,按照《中国结核病防治规划实施工作指南》的要求进行治疗管理。③经检查没有异常发现的密切接触者,进行结核病知识宣传。宣传重点:一旦出现可疑肺结核病症状,应立即到指定的结防机构就诊;肺结核不可怕,绝大多数是可以治愈的。④对于学校内、工厂车间内等人群比较密集的场所,建议采取尤其积极主动的措施来进行密切接触者检查,避免结核病疫情暴发和流行。

5.健康检查

健康体检是一种主动发现结核病患者的手段,成本效益比较低,一般不作为患者发现的常规方法。更多适用情况是结核病防治机构积极与开展健康体检的机构合作,在进行健康体检时,特别关注结核病高发人群和重点行业人群,以便及时发现肺结核患者或疑似肺结核患者。健康体检的主要对象如下。

(1)高危人群:①农民工或来自结核病高发地区移民及求职者。②儿童及青少年中结核菌素反应强阳性者。③涂阳肺结核病患者的密切接触者。④糖尿病、接受免疫抑制剂治疗、硅肺、艾滋病病毒感染者及艾滋病患者。结核病和艾滋病病毒双重感染防治是目前结核病防治的重要挑战之一,在艾滋病病毒感染者和艾滋病患者中常规开展结核病调查已经逐步纳入我国艾滋病防治和结核病防治工作体系。⑤羁押人群。对于羁押人群中的结核病患者,大多地区采取了属地化管理的原则,其发现和治疗管理需要司法、监狱、当地结核病防治机构、卫生行政部门等有关各方充分沟通合作。由于羁押人群相对的独立性和固有的特殊性,因此,需要结核病防治机构进一步研究和探讨。

（2）重点人群：①教育系统的工作人员，主要包括托幼机构职工及大、中、小学教职工。②入伍新兵。③食品、卫生服务行业职工和劳动密集型企业职工。④来自偏远少数民族地区，到大中城市就读的学生。

6.结核病流行病学调查

虽然流行病学调查的主要目的是了解一个地区结核病疫情状况，但在调查过程中也会发现一部分结核病患者。

（三）接诊和诊断程序

1.问诊

问诊是接诊的第一环节，问诊的过程也是医师与患者交流的过程，富于技巧的良好问诊对于病情的判断、初步建立医患互信，乃至对后期患者的治疗都会产生深刻的影响。接诊医师应该详细询问初诊患者是否有咳嗽、咳痰、咯血、胸痛、发热、乏力、食欲减退、盗汗等症状，症状出现和持续时间，既往史（结核病史、抗结核治疗史、肝肾病史、药物过敏史、粉尘接触史与肺结核患者密切接触史等），是否已在其他地区结防机构登记和治疗等内容。

对推荐或转诊来的患者要询问发病过程、诊疗经过、诊断结果和治疗情况，并保存其推荐/转诊单，特别要关注治疗方案是否准确、治疗过程中是否有中断现象、不良反应发生等方面的信息，为患者病情判断和治疗管理打下良好基础。

对已在其他地区登记和治疗的患者，要按照"跨区域管理"有关流程（见第五节）在网络直报系统中查阅本单位是否收到该患者转入信息，若无转入信息，则要通过电话等方式与首次登记治疗单位联系，获取该患者既往治疗信息，确保患者得到准确、及时、规范的治疗。

2.填写"初诊患者登记本"

"初诊登记本"是目前结防机构普遍使用的结核病患者登记工具，记录内容是重要的"第一手资料"，由县（区）结防机构接诊医师认真填写。凡初次就诊患者都要在"初诊患者登记本"上登记。目前全国结防机构统一执行《中国结核病防治规划实施工作指南》中的规范，部分地区开始逐步推广电子病案、无纸化办公系统，"初诊患者登记本"纸质版仍然需要妥善保留存档。下表为"初诊患者登记本"样板及其填写说明。

3.痰涂片显微镜检查

随着现代结核病诊断技术不断进展，越来越多的快速诊断技术开始在临床应用，但作为结核病控制工作中广泛应用的结核病诊断技术，痰涂片显微镜检查仍是目前肺结核患者诊断不可替代的重要手段。

（1）查痰对象：前来就诊的肺结核患者、疑似肺结核患者和肺结核可疑症状者，对转入患者或在经住院治疗后转诊者，如在外院或外地结防机构就诊时已经做过痰检，根据病历资料或网上转入信息核实后，可参考结果直接登记。

（2）收集3份合格痰标本：对初诊患者，要求当日在门诊留1份"即时痰"标本，同时发给患者两个标记患者姓名的痰标本盒，嘱患者次日带"夜间痰"和"晨痰"进行检查。应告诉初诊患者留取合格痰标本的方法，保证其提供的痰标本是从肺深部咳出的黏性或脓性痰。

（3）乡镇查痰点：一般查痰在县或区级结防机构实验室进行，为减轻部分边远地区、交通不便地区的患者负担，提高结核病防治服务可及性，我国在部分地区设置了乡镇查痰点，一般设立在镇级中心卫生院检验室，相关人员需要接受结防机构检验人员专业培训，工作环境和实验操作要接受上级实验室的质量控制。特别强调所有检查玻片要妥善保存，阳性涂片由当地县级结防机构进行复核后才生效,以保证结果准确性。

4.痰分枝杆菌培养和菌型鉴定

鉴于痰涂片检查无法区别结核分枝杆菌和非结核分枝杆菌,建议在有条件的实验室在进行直接痰涂片检查结果的同时,开展痰分枝杆菌培养、药敏试验、菌型鉴定甚至分子生物学检测等技术资源要求较高的项目以更好地明确诊断和指导治疗。

5.胸部影像学检查

胸部 X 线检查目前对结核病诊断仍然是重要的手段之一,特别是在基层医疗单位。病原学检查和组织病理检查是肺结核诊断的确切依据,但在上述两项无法满足的时候,胸部 X 线检查结果就显得尤为关键。因此,大部分肺结核患者均采用 X 线诊断技术。但为减少放射性损伤,对于孕妇、婴幼儿、儿童患者或疑似病例,应严格掌握指征,防止滥用;对成人亦应尽量减少不必要的重复检查。一般来说,0~14 岁儿童肺结核可疑症状者、结核菌素试验强阳性者拍胸部正位片 1 张,胸部 X 线正位片显示异常可加拍侧位片1张;对≥15 周岁肺结核可疑症状者直接拍摄胸部 X 线片检查,但如患者可提供近 2 周内胸部 X 线片或胸部 X 线片报告单,可借阅其胸部 X 线片核实情况,不再重复拍胸部 X 线片检查。

胸部 CT 扫描在结核病诊断与鉴别诊断中的价值已经得到了广泛的认可,其优点主要在于:对缺乏病原学诊断的肺部肿块、囊肿阴影、空洞、结节和浸润型阴影的鉴别诊断;血行播散型肺结核早期发现;胸内肿大淋巴结、淋巴结隐匿部位病灶的鉴别诊断;胸腔积液,特别是少量、包裹性胸腔积液和胸膜病变的鉴别诊断等。

6.结核菌素试验

我国是结核病高流行国家,儿童普种卡介苗,因此阳性结果对诊断结核病、区别人工和自然感染结核菌的意义不大。但强阳性结果仍然对结核病诊断具有一定的参考价值。临床上结核菌素试验常应用于0~14 岁儿童肺结核可疑症状者、与涂阳肺结核患者密切接触的 0~14 岁儿童或需与其他疾病鉴别诊断的患者。

7.结核病分类

按照 2001 年《中华人民共和国卫生行业标准》,结核病分为以下 5 类。

(1)原发性肺结核(简写为Ⅰ),为原发结核杆菌感染所致病症,包括原发综合征和胸内淋巴结结核。

(2)血行播散性肺结核(简写为Ⅱ),包括急性、亚急性、慢性血行播散性肺结核。

(3)继发性肺结核(简写为Ⅲ),是肺结核中的最常见类型,包括浸润性、纤维空洞性及干酪性肺炎、气管支气管结核、结核球等。

(4)结核性胸膜炎(简写为Ⅳ),包括干性、渗出性结核性胸膜炎和结核性脓胸。

(5)其他肺外结核(简写为Ⅴ),包括骨关节结核、结核性脑膜炎、肾结核、肠结核等。

8.结核性胸膜炎诊断要点

(1)确诊依据包括病原学和病理学两方面:①病原学,胸腔积液涂片或培养查到结核分枝杆菌。②病理学,胸膜活检符合结核病变病理学特征。

(2)诊断:缺乏上述两项依据者,若具有典型的胸膜炎症状及体征,同时符合以下辅助检查指标中至少一项者或临床上可排除其他原因引起的胸腔积液,可诊断为结核性胸膜炎。①结核菌素皮肤试验反应强阳性或血清抗结核抗体阳性。②胸腔积液常规及生化检查符合结核性渗出改变。③肺外组织病理检查证实为结核病变。

（四）肺结核疫情报告

1.报告依据

2004 年 12 月 1 日起施行的《中华人民共和国传染病防治法》中，将肺结核病列为乙类传染病。各责任报告单位和报告人应按照乙类传染病报告要求，对肺结核病例限时进行报告。

2.责任报告单位及报告人

各级疾病预防控制机构、各类医疗卫生机构和采供血机构均为责任报告单位；其执行职务的人员、乡村医师和个体开业医师均为责任疫情报告人。

3.报告对象

凡在各级各类医疗卫生机构就诊的肺结核患者（包括确诊病例、临床诊断病例和疑似病例）均为病例报告对象，在报告中分为涂阳、仅培阳、菌阴和未痰检 4 类。需特别提出的是，为使报告信息准确反映疫情状况，对于明确的陈旧性肺结核病例、刚刚完成规范疗程的肺结核病例，均不作为报告对象。

4.报告时限

根据我国《传染病法实施办法》有关规定，责任疫情报告人发现乙类传染病患者、病原携带者和疑似传染病患者时，城镇于 12 小时内，农村于 24 小时内向发病地的卫生防疫机构报出传染病报告卡。

结合上述要求和目前我国肺结核病监测网络现状，我国《结核病防治规划实施工作指南》中要求，凡肺结核或疑似肺结核病例诊断后，实行网络直报的责任报告单位应于 24 小时内进行网络报告；未实行网络直报的责任报告单位应于 24 小时内寄出或送出"中华人民共和国传染病报告卡"（以下简称"传染病报告卡"）给属地疾病预防控制机构。县（区）级疾病预防控制机构收到无网络直报条件责任报告单位报送的传染病报告卡后，应于 2 小时内通过网络直报进行报告。

5.报告程序与方式

传染病报告实行属地化管理。传染病报告卡由首诊医师或其他执行职务的人员负责填写。现场调查时发现的传染病病例，由属地结防机构的现场调查人员填写报告卡。肺结核病疫情信息实行网络直报，没有条件实行网络直报的医疗卫生机构，应在 24 小时内将传染病报告卡寄出或送给属地县级疾病预防控制机构。军队医疗卫生机构向社会公众提供医疗服务时，发现传染病疫情应当按照国务院卫生行政部门的规定向属地疾病预防控制机构报告。

6.传染病报告卡的订正与查重

各级政府卫生行政部门指定的结核病防治机构应当对辖区内各类医疗保健机构的结核病疫情登记报告和管理情况定期进行核实、检查、指导，及时对报告卡进行订正和查重，内容主要如下。

（1）重新填写传染病报告卡：同一医疗卫生机构发生报告病例诊断变更、死亡或填卡错误时，应由该医疗卫生机构及时进行订正报告，并重新填写传染病报告卡，卡片类别选择"订正"项，并注明原报告病名。对报告的疑似病例，应及时进行排除或确诊。转诊病例发生诊断变更或死亡时，由转诊医疗卫生机构填写订正卡并向患者现住址所在地县（区）级结防机构报告。

（2）患者现住址和联系方式的核实：强调准确填写患者联系电话，便于后期对患者进行随访，对于调查核实现住址查无此人的病例，应由核实单位更正为地址不详。

（3）对肺结核患者进行追踪及报告卡订正：结防机构对其他单位报告的病例进行追踪调查，发现报告信息有误、变动或排除病例时应及时订正。

（4）重报卡的删除：结防机构及具备网络直报条件的医疗卫生机构每天对报告信息进行查重，对重复报告信息进行删除。

（5）追踪到位情况订正：在"追踪登记本"的"到位情况"和"到位诊断结果"栏目中填写患者的到位情况和核实诊断结果；根据实际情况对网络直报中的原始报告信息予以订正，对于需抗结核治疗的患者进行"收治"并录入患者的相关信息。

二、肺结核患者的登记管理

通过世界银行贷款结核病控制项目，国家"十五""十一五"结核病防治规划，全球基金结核病防治项目等结核病防治项目的实施，我国逐步建立起一套较为完善的肺结核患者登记管理体系。其主要内容包括患者诊断、治疗、随访、转归等各环节情况，主要形式有纸质登记资料和 2004 年建立并投入使用的结核病网络登记管理系统，本节仅就纸质登记系统管理进行阐述，网络登记系统将在有关章节作详细介绍。

（一）结核病患者登记的意义和方法

对肺结核患者进行登记管理是现代结核病控制策略的重要基础，是实现肺结核患者规范治疗的基本保证，根本目的在于提高结核病治愈率，控制结核病疫情。目前全国结核病防治机构采用统一内容的结核病患者登记本，初步实现了肺结核病患者登记和管理标准化。对耐药、耐多药等特殊情况下的结核病患者登记管理体系尚处于项目试点阶段，有待进一步完善并逐渐推广。

1.对确诊结核病患者进行登记的必要性

首先，长期以来的结核病控制工作实践表明，以县为单位对结核病患者登记是对患者实施较长时间的科学管理，保证和监测治疗效果的有效方法。2005 年底，我国结核病防治工作实现十一五规划和全球要求的 DOTS 覆盖率达到 100%，发现率达到 70%，治愈率达到 85% 的阶段性目标，不断完善的登记系统发挥了重要的基础性作用；其次，及时、准确登记患者，全程系统地收集每一个个案的治疗管理信息，不仅有利于患者的治疗效果，更重要的是将个案信息分类汇总获取的防治信息，对于及时发现防治工作中出现的问题、考核评价整体防治效果和调整改进防治措施都具有指导意义；最后，通过不断完善登记系统，获取高质量的年度登记率等流行病学数据可以更为准确地反映结核病发病和患病趋势，节约开展大规模流行病学调查所需的人力、物力和财力等宝贵资源。

2.登记单位和责任人

县（区）级结防机构或承担患者治疗管理任务的市级结防机构负责本辖区结核病患者的登记工作。由于目前采用纸质和网络信息并行的方法，门诊医师和信息资料管理人员应紧密沟通，共同负责，保证网络报告数据的高质量。一般来讲，门诊医师负责纸质材料的填写，信息资料管理人员负责将门诊原始资料进行网络录入，也有部分结防机构可在门诊直接完成电脑录入患者病案信息，减少了重复环节，提高了数据的准确性和及时性。

3.登记对象和分类

随着我国结核病控制工作的拓展，目前，所有的活动性肺结核患者都被纳入登记管理。同时，新结核性胸膜炎患者和其他肺外结核患者也成为登记对象。此外，下列患者也应进行重新登记：复发、返回、初治失败、其他几类。

4.结核病患者登记本登记内容和登记方法

结核病患者登记本主要填写患者基本信息、登记分类、治疗期间随访检查结果以及转归等内容。结合我国结核病防治工作进展和新挑战,结核病患者登记本也进行了相应的调整,增加了流动人口跨区域管理、TB/HI V检测、耐多药结核病管理、系统管理率等内涵。《中国结核病防治规划实施工作指南》在患者登记本填写说明中详细列出了登记本中相关名词的定义和具体填写方法,是我国统一标准、统一要求的登记管理模式。

随着中国结核病管理信息系统的不断完善,病案资料录入良好的县(区),可通过计算机直接生成"结核病患者登记本",可定期打印留存以便于工作中浏览和核查。但无论是纸质还是网络记录资料,均为重要的原始资料,要求准确、完整、及时、妥善保管,并不得随意涂改。

(二)肺结核患者病案记录

我国目前已经在全国结防机构推广使用了统一内容的肺结核患者病案,下简称"病案记录"。对登记并进行治疗的活动性肺结核患者、结核性胸膜炎患者,应按"病案记录"的内容和要求进行记录;对未在结防机构治疗管理的肺外结核病患者,只填写病案首页的主要内容,包括姓名、性别、出生日期、职业、登记号、身份证号、民族和现住址等,然后存档保留。

但现有通用的结核病患者登记和病案记录尚未能满足耐药、耐多药结核病患者管理的需要。如何将全部的肺结核病患者整合入同一病案记录系统或网络报告系统,以更高效地利用各项数据资料是目前我国结核病控制工作面临的亟待解决的问题。2006年以来,我国已经通过在部分省市实施"中国第五轮全球基金结核病防治项目耐多药结核病防治项目"积累了一定的经验,对于耐药、耐多药等将来设计应用涵盖所有结核病患者的登记和病案记录系统作出了有益探索。

(三)肺结核患者联系卡

良好的医患沟通是提高患者治疗依从性的重要基础。为方便患者与医师保持联系,县(区)结防机构门诊医师要为每位确诊肺结核患者免费发放"联系卡",同时要对所有肺结核患者进行充分的结核病相关知识健康教育,告知规律治疗重要性和中断治疗的危害,提高患者治疗依从性。部分结核病防治机构设立健康教育室,安排专人(护士或医师)对患者进行更为专业的健康教育,收到了良好效果,值得借鉴。

对于流动人口结核病患者,必要时可采取一定的补助或激励措施,鼓励患者在治疗期间尽量不要离开居住地,如必须离开,提前通知负责治疗的医师,以便启动结核病跨区域管理机制,确保患者离开后在异地继续获得治疗及管理。

三、结核病患者的治疗管理

化学疗法已成为当今控制结核病流行的首要措施。在不住院条件下,采用统一的标准化治疗方案之后,实施有效的治疗管理是化疗成败的关键。只有积极有效地落实患者的治疗管理工作,确保患者能规律治疗,才能取得化疗的成功。活动性肺结核患者均为治疗管理对象。其中,涂阳肺结核患者是重点管理对象。

(一)治疗管理的目的

治疗管理的目的是在医务人员的督导下,确保肺结核病患者在全疗程中,规律、联合、足量和不间断地实施化疗,最终获得治愈。

(二)治疗管理的原则

化学疗法应以传染源为主要对象,即对全部痰细菌学检查阳性(含涂片、集菌和培养阳性)的肺结核病患者,实施在医务人员直接面视下的短程化疗,确保患者全程规律化疗。

（三）治疗管理的组织与分工

在不住院条件下，对活动性肺结核患者进行治疗管理的机构及相关人员分工如下。

1.县（区）结防机构

（1）执行统一的短程标准化治疗方案，为肺结核患者提供免费抗结核药品。

（2）向患者做好有关治疗的健康教育，使每一位患者了解治疗及管理的注意事项。

（3）给患者发放肺结核患者联系卡，与其签订治疗管理协议。

（4）通过电话、结核病管理信息系统或书面等形式，将患者的诊断信息告知乡镇卫生院（社区卫生服务中心）、村卫生室（社区卫生服务站）和厂矿、企事业单位医务室的医护人员，并指导其开展对患者的治疗管理工作。

（5）定期对乡镇卫生院（社区卫生服务中心）、村卫生室（社区卫生服务站）和厂矿、企事业单位医务室的医护人员和肺结核患者进行督导。

（6）对肺结核患者的治疗效果进行考核、分析和评价。

2.乡（镇）卫生院（社区卫生服务中心）

（1）接到县（区）结防机构确诊的肺结核患者诊断信息后，应立即对患者进行访视，并落实患者的治疗管理工作。同时要在"乡（镇）肺结核患者管理登记本"上进行登记。

（2）对每位患者在全疗程中至少访视4次，了解患者治疗情况，督导村卫生室（社区卫生服务站）医师和其他督导人员实施直接面视下的短程化疗。并将访视结果记录在"肺结核患者治疗记录卡"上。

3.村卫生室（社区卫生服务站）及企事业单位医务室的医护人员

（1）每次督导患者服药后按要求填写"肺结核患者治疗记录卡"。

（2）患者如未按时服药，应及时采取补救措施，防止患者中断服药。

（3）一旦发现患者出现不良反应或中断用药等情况，及时报告上级主管医师并采取相应措施。

（4）督促患者定期复查，协助收集痰标本。

（5）患者完成全程治疗后，督促患者将"肺结核患者治疗记录卡"送至县（区）结防机构归档保存。

（6）在村卫生室（社区卫生服务站）医师实施督导化疗有困难的地区，可选择具备一定文化水平的志愿者（如村干部、小学教师、学生等）或家庭成员进行培训，以代替村卫生室（社区卫生服务站）医师实施督导化疗。

（四）治疗管理的参与人员职责

1.参与肺结核患者督导治疗管理人员

（1）医务人员：县（区）结防机构、乡镇卫生院（社区卫生服务中心）和村卫生室（社区卫生服务站）承担预防保健工作任务的医务人员可对结核病患者进行督导治疗管理。

（2）家庭成员：结核病患者的配偶、父母、子女及与患者一起生活的其他家庭成员，年龄在15岁以上，具备小学及以上文化程度，经过村级医师培训后能够督促管理患者服药、复查和填写相关记录者也可对结核病患者进行督导治疗管理。

（3）志愿者：除医务人员和家庭成员外志愿承担对结核病患者治疗管理工作的人员，如教师、学生、已治愈的结核病患者及其他人员等。年龄在18岁以上，具备初中及以上文化程度，经过结防医师培训后能够督促管理患者服药、复查和填写相关记录者也可对结核病患者进行督导治疗管理。

2.督导治疗管理人员的选择

患者的治疗管理原则上由医务人员进行督导。如果患者居住地离村卫生室(社区卫生服务站)的距离超过1.5公里或者村级医师无法承担督导任务时,可以实行家庭成员督导或者志愿者督导。接受国家耐多药结核病治疗方案的患者必须由医务人员进行督导。

3.督导治疗管理人员的职责

(1)应根据肺结核患者实际情况确定服药地点和时间,面视患者服药。

督导治疗管理人员必须经过培训后方可参与患者服药督导工作。医务人员的培训应纳入常规的业务技术培训,家庭督导员和志愿者由村卫生室(社区卫生服务站)医师进行培训。

培训方法:由村卫生室(社区卫生服务站)医师向家庭督导员或志愿者讲述培训内容。培训结束后,考核督导员培训的主要内容。对不能正确回答的相关内容要重复培训。

培训内容:①结核病防治基本知识,如防止结核病传染的方法、治疗疗程等。②患者所用药物的名称、每次用药剂量和方法。③做到送药到手、看服到口,按照化疗方案的要求每天或隔天服药。患者误期未服,每天服药者应顺延服药时间,隔天服药者请在24小时内补上。④药物常见不良反应,如有不良反应及时督促患者找医师处理。⑤在患者服药期间,原则上在治疗满2个月、5个月、6个月(复治8个月)时,督促患者带晨痰和夜间痰到结防机构复查,具体时间详见"肺结核患者治疗记录卡"。⑥做好患者每次服药记录。

(2)患者如未按时服药,应及时采取补救措施。

(3)每次督导服药后按要求填写"肺结核患者治疗记录卡"。

(4)一旦发现患者出现不良反应或中断用药等情况,及时报告上级主管医师并采取相应措施。

(5)督促患者定期复查,协助收集痰标本。

(6)患者完成全程治疗后,督促患者及时将"肺结核患者治疗记录卡"送至县(区)结防机构归档保存。

(五)治疗管理的主要内容

(1)督导患者服用抗结核药物,确保患者做到全疗程规律服药。

(2)观察患者用药后有无不良反应,对有不良反应者应及时采取措施,最大限度地保证患者完成规定的疗程。

(3)督促患者定期复查,掌握其痰菌变化情况,并做好记录。痰菌检查结果是判断治疗效果的主要标准,国家对治疗期间随访的肺结核患者进行免费痰涂片检查。①初治涂阳、涂阴肺结核患者在治疗至第2个月末、5个月末和疗程末(6个月末);复治涂阳肺结核患者在治疗至第2个月末、5个月末和疗程末(8个月末)要分别收集晨痰和夜间痰各1份进行涂片检查。②初、复治涂阳肺结核患者在治疗第2个月末,痰菌仍为阳性者,应在治疗第3个月末增加痰涂片检查1次。③确诊并登记的涂阴肺结核患者,即使患者因故未接受治疗,也应在登记后满2个月和满6个月时进行痰菌检查。

(4)采取多种形式对患者及其家属进行结核病防治知识的健康教育,提高患者的治疗依从性及家属督促服药的责任心。

(5)保证充足的药品储备与供应。

(六)治疗管理的方式

为保证肺结核患者在治疗过程中能坚持规律用药,完成规定的疗程,必须对治疗中的患者采取有效的管理措施。肺结核患者的治疗管理方式有全程督导化疗、强化期督导化疗、全程管理和自服药。

1.全程督导化疗

指在肺结核患者的治疗全过程中,患者每次用药均在督导人员直接面视下进行。涂阳患者和含有粟粒、空洞的新涂阴患者应采用全程督导化疗的治疗管理方式。

2.强化期督导

指在肺结核患者治疗强化期内,患者每次用药均在督导人员直接面视下进行,继续期采用全程管理。非粟粒、空洞的新涂阴肺结核以及结核性胸膜炎患者应采用强化期督导的治疗管理方式。

3.全程管理

指在肺结核患者治疗全过程中,通过对患者加强宣传教育,定期门诊取药,家庭访视,复核患者服药情况(核查剩余药品量、尿液抽检等),误期(未复诊或未取药)追回等综合性管理方法,以保证患者规律用药。具体做法如下。

(1)做好对肺结核患者初诊的宣传教育,内容包括解释病情、介绍治疗方案、药物剂量、用法和不良反应以及坚持规则用药的重要性。

(2)定期门诊取药,建立统一的取药记录,强化期每2周或1个月取药1次,继续期每月取药1次。凡误期取药者,应及时通过电话、家庭访视等方式追回患者,并加强教育,说服患者坚持按时治疗。对误期者城镇要求在3天内追回,农村在5天内追回。

(3)培训患者和家庭成员,使其能识别抗结核药物,了解常用剂量和用药方法,以及可能发生的不良反应,并督促患者规则用药。

(4)全程管理也应使用"肺结核患者治疗记录卡",由患者及家庭成员填写。

(5)家庭访视则是建立统一的访视记录,村卫生室(社区卫生服务站)医师接到新的治疗患者报告后应尽早做家庭访视,市区1周内,郊区10天内进行初访,化疗开始后至少每月家庭访视1次。内容包括健康教育,核实服药情况,核查剩余药品量,抽查尿液,督促患者按期门诊取药和复查等。

(6)做好痰结核菌的定期检查工作,治疗期间按规定时间送痰标本进行复查。

4.自服药

其指虽然已对肺结核患者进行了规范化疗的宣传教育,但因缺少有效管理而自服药的患者。

(七)治疗管理的步骤

1.化疗前宣传教育

向患者及家庭成员详细说明肺结核治疗期间的各项要求,使患者能够主动配合治疗。每个患者宣传教育时限不少于10分钟,宣传内容简明扼要,以便患者能够记住。宣传教育主要内容:①结核病是呼吸道传染病,在治疗的前2个月一定注意家人及周围人群的空气传播。②结核病是可以治好的,要树立坚定信心,充分与医师配合。③坚持按医师制订的化疗方案规则治疗,完成规定的疗程是治好结核病的关键。④服药后可能出现不良反应。如一旦出现不良反应,及时找医师处理,不要自行停药。⑤治疗满2个月、5个月、6个月(复治菌阳患者8个月)定期送痰到结防机构检查。每次复查痰时,请留好当天的晨痰进行检查。

2.发放联系卡

为每位确诊的肺结核患者免费发放"联系卡",方便患者与医师保持联系。

3.签订治疗协议

县(区)结防机构要与患者签订1份"××县(区)结核病控制免费治疗协议"。

4.落实督导治疗

县(区)级结防医师确定患者化疗方案后,填写"肺结核患者治疗管理通知单",并由患者带回,交给村卫生室(社区卫生服务站)医师保存。村卫生室(社区卫生服务站)医师接到"肺结核患者治疗管理通知单"后,马上落实督导治疗(医务人员、家庭成员或志愿者等督导)。县(区)结防机构同时填写1份"肺结核患者治疗管理通知单"发至乡镇卫生院(社区卫生服务中心)结防医师,乡镇卫生院(社区卫生服务中心)结防医师收到"肺结核患者治疗管理通知单"后,必须在3天内访视村卫生室(社区卫生服务站)医师和患者,了解患者治疗管理落实情况。县(区)级结防医师也可用电话将肺结核患者通知和落实治疗管理的反馈告知乡镇卫生院(社区卫生服务中心)医师。在肺结核患者治疗过程中,治疗管理人员应加强患者治疗依从性的健康教育,避免患者发生中断治疗。一旦发生中断治疗,督导人员应尽快采取措施追回中断治疗的患者,保证规范治疗。

(1)追踪对象:超过规定时间1周未到县结防机构取药的患者为追踪对象。

(2)追踪方式:①县结防机构电话与患者联系,了解中断原因,并督促患者及时到结防机构取药。同时电话通知乡、镇防痨医师,由乡、镇防痨医师通知村医师到患者家了解中断原因,督促患者到结防机构取药,并将追踪结果向县结防机构电话反馈。②若通知患者1周后仍未到县结防机构取药,县结防机构应到患者家进行家访,了解原因。③若患者离开当地,县结防机构应了解患者去向,同患者居住地结防机构联系,确保患者完成全程治疗。

5.药品保管

患者将抗结核药品带回后,交给村卫生室(社区卫生服务站)医师保存。对实施家庭成员或志愿者督导的患者,村卫生室(社区卫生服务站)医师每2周向负责督导治疗管理的人员发放1次药品。

6.实施督导服药

督导员必须为每例接受抗结核治疗的肺结核患者填写1份"肺结核患者治疗记录卡"。该卡由督导员保存并填写治疗记录。患者取药时要携带"肺结核患者治疗记录卡"。治疗结束时,村卫生室(社区卫生服务站)医师要督促患者将"肺结核患者治疗记录卡"送至县(区)结防机构保存。

7.督导与访视

县(区)、乡镇(社区卫生服务中心)两级医师定期进行督导,及时解决发现的问题,并做好记录。对实施家庭成员或志愿者督导的患者,村卫生室(社区卫生服务站)医师每两周访视1次患者。

对实施督导化疗的人员发放治疗管理补助费。发放原则:①督导管理患者完成规定的疗程并定期查痰,按规定的标准发放。②因特殊情况(死亡、药物不良反应)可以按照管理时间的比例发放。

8.治疗管理的评价、考核指标

考核评价应包括管理与疗效两方面的指标,以考核涂阳患者的化疗情况为重点。

(1)化疗管理考核指标:①治疗覆盖率指在一定地区、一定期间接受治疗的初治涂阳肺结核病患者数,占初治涂阳登记患者数的百分比。治疗覆盖率(%)=接受治疗的初治涂阳患者数/初治涂阳患者登记数×100%。②完成治疗率指一定地区、一定期间内完成规定疗程的患者数占涂阳患者登记数的百分比。完成治疗率(%)=完成治疗的(涂阳)患者数/涂阳患者登记数×100%③治疗督导率指一定地区、一定期间内接受督导化疗的涂阳患者数,占登记涂阳患者数的百分比。治疗督导率(%)=接受督导化疗的涂阳患者数/涂阳患者登记数×100%。

(2)治疗效果考核指标:涂阳患者转归队列分析指一定地区、一定期间涂阳患者完成规定疗程后,治愈、完成疗程、死亡、失败、丢失、迁出等各类转归患者占登记涂阳患者的百分比。①以治愈率为例,公式:治愈率(%)=治愈涂阳患者数/涂阳患者登记数×100%。注:实际应用时可把涂阳患者分为新发、复发、其他复治等,分别统计分析、评价。②化疗强化期(2个月末)痰菌转阴率指一定地区、一定时期内登记的涂阳患者中,完成强化期治疗时,痰菌阴转患者所占百分比。强化期痰菌转阴率(%)=强化期末痰菌阴性患者数/涂阳患者登记数×100%。③细菌学复发率指对完成疗程治愈的肺结核病患者,在停止治疗后的2年及5年,进行随访观察,考核其细菌学复阳比率。细菌学复发率(%)=其中2或5年内痰菌复阳的患者数/随访观察的患者数×100%。注:细菌学复发率用于评价化疗远期效果。

四、耐药结核病的管理

(一)耐药结核病的流行状况

耐药结核病已经对全球结核病控制工作构成了严峻挑战。目前全球大约20亿人感染结核分枝杆菌,其中近5 000万为耐药结核病患者。中国属于22个结核病高负担国家之一,位居全球结核病负担第2位,拥有全世界16%的结核患者,其中至少有27.8%的患者对1种一线药物耐受。WHO/IUATLD的最新耐药监测估计,在新患者中,10.2%的患者至少对1种抗结核药物耐药,耐多药结核(MDR-TB)耐药率1.1%;在复治患者中,18.4%的患者至少对1种抗结核药物耐药,MDR-TB耐药率7.0%。由此估计全球每年新出现30万~60万MDR-TB患者。WHO估计我国耐多药结核病患者数约占全球的1/4。

我国是全球耐药结核病疫情较高的国家之一。全国结核病耐药性基线调查报告(2007—2008年)显示:涂阳肺结核患者菌株的耐多药率为8.32%,其中初治涂阳肺结核患者菌株的耐多药率为5.71%,复治涂阳肺结核患者菌株的耐多药率为25.64%。据此估算,全国每年将新发耐多药肺结核患者12.1万,其中初治患者为7.4万例,复治患者为4.7万例。耐多药结核病控制已成为我国结核病控制工作中的重要内容之一。

(二)耐药结核病的定义

产生耐药为结核菌的重要生物学特性,从流行病学角度可分为原发性耐药和继发性耐药。按耐药的种类分为单耐药、多耐药和耐多药等。常见的耐药结核病的定义如下。

1.原发性耐药

其指无结核病史,未接受过抗结核治疗的患者首次感染耐药结核菌而发生的耐药结核病。

2.获得性耐药

其指感染敏感株的结核病患者在抗结核治疗中由于接受不适当治疗,治疗时间至少在1个月以上而出现耐药性。

3.单耐药

对 1 种抗结核药物耐药。

4.多耐药

对两种及两种以上的抗结核药物耐药(同时耐异烟肼和利福平除外)。

5.耐多药

其指结核杆菌对两种及两种以上的抗结核药物耐药,同时含耐异烟肼和利福平,即可定为耐多药结核病。

6.广泛耐药

其指在耐多药的基础上,对任何喹诺酮类药物及 3 种二线注射药物(硫酸卷曲霉素、卡那霉素和阿米卡星)中至少 1 种耐药。

(三)耐药结核病的危险评估

耐药结核病诊断的第一步是确认高危人群,并快速进行结核病的实验室诊断。尤其在结核病高流行地区,结核病的诊断通常需要危险性评估。条件允许的情况下,一旦考虑结核病,就应该收集痰液或其他标本进行抗酸杆菌(AFB)涂片、培养和药物敏感试验。如果在数周甚至数月后获得药敏试验结果时再考虑耐药结核病的可能性,可能会导致患者接受不必要、不正确的治疗。因此,快速鉴别结核病患者是否为耐药患者具有重要意义:①采用最恰当的经验方案治疗患者。②降低传播。③减少可能出现的药物不良反应。④提供治愈的最好机会。⑤防止进一步耐药的发生。⑥为接触者提供合理的关怀。

获得药敏结果前,判定耐药结核病高危人群是早期发现工作的第一步,下面 4 种情况可视为耐药结核病的重要预测指征:①既往有结核病治疗史。②结核病治疗中临床和/或胸部 X 线片表现恶化。③在耐药结核病高发地区或国家出生、居住或者经常到耐药结核病高发地区旅行者。④与耐药结核病患者密切接触,例如家庭成员、同事、羁押机构、流浪收容所等。

(四)耐药结核病治疗方案的选择

耐药结核病治疗方案选择理想的情况是,从每个患者分离出结核杆菌进行体外药物敏感试验,并根据药敏结果制订治疗方案。

1.选择药物

选择药物时要考虑:①耐药种类。②既往使用的药物种类。③患者的身体状况。④药物不良反应。⑤药物的可获得性。

2.一线药物的药敏试验结果

一线药物的药敏试验结果需要数周,二线药物的药敏试验结果需要 2 个月甚至更长的时间。因此,在以下几种情况下具有耐药高风险,在药敏结果出来之前就可以考虑耐药结核病的治疗:①结核病治疗失败的患者。②有抗结核治疗史。③与耐药结核病患者密切接触。

获得药敏试验结果后,可酌情修改方案。

3.目前 WHO 推荐的 MDR-TB 治疗策略

(1)标准化治疗:无个体药敏结果或只做一线药敏,根据耐药监测数据,对同一患者群使用统一治疗方案。

(2)经验治疗:无个体药敏结果或只做一线药敏,根据耐药监测数据及患者既往用药史设计个体化治疗方案。

(3)个体化治疗:根据既往用药史和药敏结果(包括二线)设计个体化治疗方案。

（4）先标准化疗治疗,后个体化治疗 开始时同一患者群使用统一方案,有药敏结果后调整为个体方案。

（5）先经验治疗,后个体化治疗 开始时根据患者用药史给予个体方案,待药敏结果回来后进一步调整。

4.注意事项

（1）对于高度可疑的耐药结核病患者,尤其是病情严重或病变广泛患者,采用经验性方案进行治疗。

（2）经验性治疗方案要基于可疑的耐药类型以及既往抗结核治疗史。经验性治疗方案要包括 4 种有效或基本有效药物。

（3）一定不要在治疗失败的方案中仅仅增加 1 种药物。

（4）MDR-TB 治疗用药数量要根据敏感药物种类、可用的一线药物以及病情的严重程度确定。

（5）目前公认,MDR-TB 的疗程为痰菌阴转后至少 18 个月。

（五）耐药结核病的管理

患者管理是结核病控制的重要组成部分。患者管理与患者关怀相一致,主要职责是通过合理应用资源,保证患者生理和心理或社会需求得到满足。管理者确保患者能够坚持并完成治疗直至治愈,同时对患者病情进行定期的、系统的回顾。

1.职能与职责

耐药结核病管理是困难和复杂的,需要医师、专家及其他服务提供者(例如宣传教育人员、DOT 人员、社会工作者、羁押所护士、校医及接触者的调查人员等)之间的高度协调。管理者主要职责:①通过 DOT 确保患者完成治疗。②对患者及其周围人员进行关于耐药结核病传播、治疗等知识的健康教育。③确保对患者进行所需的医疗评估,包括临床及药品毒性监测。④对传染源的接触者进行筛查、追踪到位、评估,必要时进行治疗。⑤定期对治疗结果进行评价,如果与预期不一致,进一步进行评价。⑥促进家庭、医疗服务提供者、实验室、药房、保险公司及公共卫生机构之间信息交流。⑦为确保患者获得更好的结果,在这些所有的系统之间建立联系。⑧确保需要时能够获得专家咨询及转诊。⑨为患者关怀人员提供培训、教育和资源。

2.确保治疗依从性

耐药肺结核患者常因疗程长、疗效差、不良反应发生率高等原因,较一般的结核患者更加容易发生中断治疗的问题。此外社会歧视、患者焦虑以及可能存在的失业等社会经济问题也是导致耐药肺结核患者治疗依从性差的重要原因。因此对于耐药肺结核患者,需要有足够的支持措施来保证良好的依从性。

（1）直接面视下治疗（DOT）:DOT 是耐药结核病患者治疗的重要措施,全球结核病控制领域的专家将其作为一个重要的策略。然而,耐药结核病患者要获得如此的关怀标准,需要的时间及承诺要远大于药物敏感结核病,这是因为:①治疗耐药结核病往往需要应用二线药物或注射剂,部分药物需逐步加量或每天 2~3 次用药时才可以获得更好的耐受性,管理难度加大。②注射剂的应用较一般口服药物管理需要更多的医务人员、更多的时间及专业技术。③使用二线药物的患者治疗时间较长,需要全程监测药物的不良反应。

管理者应与 DOT 人员充分交流,确保管理者能够评估可能发生潜在药物毒性反应的症状及体征。任何药物的不良反应都应快速发现、报告和迅速采取措施。

（2）关注心理/社会需要：评估影响患者依从性的有利和不利因素，确保关注措施到位，如：精神疾病、药物滥用、无家可归者（流浪者）及健康保险等。受到耐药数量、类型以及病变程度影响，耐药结核病治疗管理相关的费用需求差别较大。对于经济较为困难或没有医疗保险的个人或家庭来说，药物、诊断及手术是一个不容忽视的经济负担。由于疾病传染期较长及就业歧视，许多患者会经历一段时间的失业，这也需要管理者对雇主进行干预及教育，从而为找不到工作的患者或其家人找到经济支持或提供其他帮助。成功帮助患者应对这些挑战的关键是通过利用社区资源与患者及其家庭建立信任关系。管理者应在发现第 1 例耐药结核病病例前熟悉环境及可利用的社区资源，以便于为患者更好地提供帮助。

（3）消除文化障碍：在我国，耐药结核病的诊断及治疗障碍主要如下。①结核病歧视。②对较高的诊断、治疗费用的忧虑。③一些患者倾向于寻求传统医疗。④患者更愿意相信综合医院的医师，而该医师可能并不熟悉耐药结核病的诊断和治疗。⑤害怕失业带来的经济压力。⑥由于许多国家和地区仍在很多领域存在不同程度的性别歧视，对于女性而言，往往面临较男性患者更多的困难和挑战。⑦如果耐药结核病导致患者失去朋友或家庭，那么他（她）将对结核病的诊断产生恐惧。

对于有语言或文化障碍的患者，利用当地卫生部门、社区领导、社区组织以及与患者的文化背景一致的卫生人员等资源帮助消除这种障碍，促进交流、沟通及理解。

（4）患者健康教育：所有耐药肺结核患者及其家属都应该接受有关耐药肺结核的宣传教育，包括结核病和耐药肺结核的基本常识、治疗的过程及要求、潜在的不良反应以及坚持治疗的必要性。宣传教育应该开始于治疗初始阶段，并贯穿治疗的整个过程。宣传教育可以由医师、护理人员、社区卫生人员进行。宣传教育材料要通俗易懂，适合大众的文化水平。由经过专门培训的门诊医师或督导人员向患者及家庭成员介绍结核病特别是耐药肺结核的知识，详细说明治疗期间的各项要求，使者及其家属能够主动配合治疗。

宣传教育对象：①耐药肺结核患者。②耐药肺结核患者家属或亲友。③耐药肺结核患者密切接触者。

宣传方式及要求：①首先以口头方式将以上内容向患者进行讲解，语言应简明扼要、通俗易懂，便于患者理解记忆。②嘱患者将宣传教育内容重述一遍，确认患者是否理解、记住。③给患者分发健康教育材料。④每位患者宣传教育时长不少于 10 分钟。

宣传教育内容：①应注重个人卫生，培养良好生活习惯，防止疾病传播。②客观介绍耐药结核病相关知识及其病情转归。③坚持按医师制订的化疗方案规则治疗，服从医护人员的管理，完成规定的疗程是治好结核病的关键；要树立可以治愈的信心，充分与医师配合。④耐药肺结核不同于一般的结核病，疗程可能长达 24 个月甚至更长，每天要在医护人员的直接面视下服药。⑤服药期间如出现不良反应，应及时与督导医师沟通，不要随便自行停药。⑥治疗开始后应定期到所属的结防机构进行复查。

（5）激励及保障机制的应用：通常患者一旦感觉好转，继续治疗的愿望就会降低，这可能会影响到患者治疗计划的执行。激励及保障机制是协助患者继续完成疗程的另一个有效策略。激励机制是对患者的"小奖励"，能够鼓励他们完成疗程及监测。保障机制能够协助患者克服困难，如有条件地区可适当考虑给予报销交通费用。

（6）法律措施：对处在传染期的耐药结核病患者，尽管采取了一些措施但患者依然没有坚持治疗，这时往往需要采取法律措施。管理者应了解关于处理该患者的相关知识，一旦这种情况发生时采取最小的限制措施。当出现长期的、严重的不坚持治疗的本地患者时,可根据有关法律和制度寻求帮助。但相关法律和制度的不完善和伦理学上存在的争议是许多地区和国家面临的共同挑战,增加了耐药结核病患者,特别是 MDR-TB、XDR-TB 管理的难度。

3.临床监测

对耐药结核病的临床监测主要是指:治疗时,管理者必须对出现的药物毒副反应及临床反应进行必要的监测,将出现的异常结果和反应告知治疗医师或专家组。通过严密科学的监测,常可使问题得到及时发现和准确地处理,进而有助于患者、医务工作者、DOT 人员等相关人员保持信心。

(1)耐药结核病的管理评估指标:①痰涂片及培养是否阴转。②症状是否改善。③体重是否稳定地增加。④当体重或肝、肾功能改变时调整药物。

(2)具体的临床监测内容如下。

细菌学:①痰涂片阴转前每 2 周检测 3 次痰涂片。②收集痰标本至少间隔 8 小时,至少收集 1 次晨痰标本。③收集标本时和/或诱导痰时进行监督。④治疗 3 个月后如果痰培养持续阳性重复药敏试验。⑤一旦痰培养阴转,症状改善,每月至少 1 次痰涂片及培养,如果需要可以更频繁。如果患者不能自行收集痰液,应采取诱导痰。⑥治疗结束时检测痰涂片及培养。管理者的一个重要工作是为患者提供痰培养培养来进行细菌学评价,高质量的痰标本至少 5～10 mL,痰标本要送到结核病学实验室进行耐药检测,检测结果应尽快被告知治疗医师以指导临床治疗。

治疗药物监测:通常可通过询问,查看患者服药记录、空药盒等途径间接监测患者服药情况,必要时,特别是出现较严重不良反应时,管理者可采集、送检患者血标本进行血药浓度监测。

症状:①每个月对患者目前症状与诊断时的症状进行对比、评估,监测症状变化及药物不良反应。②治疗完成后至少要定期随访 2 年。③体重是评价临床改善的一个重要指标,治疗期间应每月进行体重检查直至稳定,随访过程中应维持体重的定期检查(每 2～3 个月)。此外,对体重持续大幅度下降的患者或者幼儿经常进行体重监测可以作为临床治疗效果的一个标准,并据此在体重增加时及时调整用药剂量。

4.关怀的持续性

当耐药结核病患者在门诊治疗期间更换医师时,患者管理者的作用显得尤为重要。还有一种情况就是,耐药结核病患者治疗期间在机构(比如医院或监狱)及社区间更换时,管理者为确保其治疗、监测及教育的可持续性,可重点关注以下几点:①与新的医师、DOT 提供者、健康宣传教育人员等建立新的治疗管理组。②对新的关怀人员进行耐药结核病的培训及健康教育。③建立新环境下的可行的信息共享机制。

如果患者迁移出管理者的辖区,可参考流动人口结核病的跨区域管理模式,迁移之前应制订好具体的计划;即使患者出国,也应尽量使新的管理者了解患者的疾病状况及治疗史。在患者迁移期间需要给患者提供足够的药物直到他(她)在新的地方重新开始 DOT;如果患者没有及时到达目的地,管理者应积极与其家庭成员及朋友联系,必要时动员更多社会服务资源共同帮助患者保持持续、规范的抗结核治疗。对在门诊治疗的耐药患者,应该做到下面几点:①由受过专业培训的医师或护士向患者解释 DOT 的绝对必要性,支持、鼓励患者接受 DOT。②解释一些必要的感染控制措施,虽然可能为患者自身带来些许不便,但在保护卫生服务人员及其他患者安全方面具有重要意义。③对与传染源发生无保护暴露的工作人员进行合理的评估并根据评估结果采取进一步预防措施。④对有合并症的患者提供详细的、有针对性的指引,如糖尿病、营养不良及HIV感染等。⑤强调在治疗耐药结核病过程中集体治疗管理的重要性,许多国家和地区的耐药结核病防治经验认为,组织专家定期会诊对于诊断确认、治疗方案修订、不良反应处理等关键环节具有决定性作用。⑥充分动员更广泛的社会卫生资源、如私人医师、综合医院、专科医院等,在其有能力对患者进行必要的临床监测和随访、有能力通过药敏检测及血液学检查开展患者发现和患者随访工作的条件下,应予以支持鼓励其参与耐药结核病的防治和管理,共同为耐药结核病的控制工作发挥合力。

5.感染控制

目前公认,MDR-TB和XDR-TB是结核病控制的最严重挑战之一。为更有效地阻止耐药结核菌株传播,除尽早确诊并给予合理治疗外,还应该根据实际情况建立适当的感染控制措施。最为严格的控制措施通常是将传染性或具有潜在传染性的耐药结核病患者,尤其是耐多药结核病患者安排住在具有负压的病房里,而实际操作中,也有一些国家和地区根据患者自身情况和对治疗的反应、医院和门诊的基础条件、社区服务情况等综合因素进行考虑,采取门诊或家庭隔离治疗管理模式取得良好效果。

当处理可疑或确诊耐药结核病患者时,应严格遵守感染控制标准。然而,也有意见认为一些感染控制措施比如患者在家庭中实施隔离难以完全实现,他们认为没有必要实施或夸大了对耐药结核病患者的歧视。因此,目前包括一些发达国家在内,结核病防治工作者们都在努力寻求公众、患者家庭及接触者的安全、患者的心理健康、治疗效果、隔离患者所需资源与时机等诸多方面的最佳平衡。

(1)终止隔离:对MDR-TB患者何时终止隔离暂时还没有较为明确的指南,研究表明大多结核病传播发生在开始治疗之前或之初,通常认为涂阳比涂阴结核病的传染性大,耐药结核病亦如此,唯其传染性较敏感结核病维持更为长久。对于药物敏感结核病患者而言,经过适当的抗结核治疗,临床症状改善,连续3次痰涂片阴性,那么患者被认为没有传染性。而已有研究证实,涂阴活动性肺结核或涂阴培阳患者依然具有传染性,这一点基本上被大多数指南所忽略,因此目前许多版本的指南中感染控制只能减少传播的危险而不能绝对消除传播。

由于MDR-TB疫情播散造成的后果更为可怕,而且其潜在感染的窗口期预防和治疗目前尚缺乏有效方案,对重返家庭、学校、工作单位或人群密集场所的MDR-TB患者应给予高度重视;如果患者返回场所存在儿童、免疫力低下者以及既往与患者没有接触等人群,则需更加注意。一些专家认为耐多药结核病患者的潜在传染性和痰培养阳性持续的时间大约相等,因此建议患者治疗期间应考虑采取住院隔离措施,MDR-TB患者直到痰培养阴性前不能去人群聚集场所。世界卫生组织近期发布的指南也建议,因痰培养阳性的耐多药结核病患者具有传染性,在痰培养阴性之前应避免乘坐飞机或其他公共交通工具旅行。

(2)终止隔离-家庭管理:不管因何种原因导致结核病患者采取家庭隔离治疗管理模式,在治疗患者的同时,须尽一切努力确保接触者的安全。一些国家和地区的耐药结核病防治工作中,患者采取家庭管理的决定须与当地卫生官员、结核病控制官员及专家协商后才能确定。如果家里有年幼儿童,接触者免疫力低下,或存在持续被传染的风险时,应采取更为有力的预防措施。当卫生人员和其他服务提供者进入具有潜在传染性的耐药结核病患者家庭实施DOT和/或其他的卫生服务(如访谈患者等)时,必须采取与目前的感染控制策略相一致措施以有效预防职业暴露。当准备对传染性的结核病患者进行家庭关怀时,需要掌握更多患者的临床、社会等信息,可通过所在县区及以上的结核病防治机构、患者所在社区有关人员等进行了解。

长期住院进行隔离花费昂贵。一旦患者病情稳定并耐受治疗方案,可以采取其他安全措施。具体的治疗管理模式最终需要管理者、专家组根据耐药结核病病情和治疗状况、患者本人和家属意愿、社区或单位具体情况、区域性结核病防治规划中耐药结核病防治措施等各方信息汇总后集体讨论决定。

(孙长寿)

第二节 旅行者传染病的预防与控制

随着工作、学习的需要和人们生活水平的逐渐提高,外出旅行成为日常生活的重要内容之一。为保证旅行者安全愉快的旅行,现代医学应当为旅游者提供全面的医疗卫生服务。旅行者出发前应备足药品和相关用品,并针对目的地可能有的传染病做好必要的预防接种。医师应当熟悉人们因外出旅行可能罹患的疾病,避免漏诊和误诊。

一、旅行前的准备

(一)总体建议

旅行者在外出前4周应由其医师或医院做体检。为了对旅行中可能接触到的传染病,对已回家的旅行者做出全面的医学观察,旅行者应在出行前充分了解目的地的情况(如当地的流行病、饮食卫生、医疗服务等),并据此做旅行计划,包括个体化的"防病备忘录"等。旅行者应列出已进行过的免疫接种种类、既往病史、目前疾病的用药情况等,并准备相应医药用品。在日程表上应留有足够的时间,做必要的免疫接种、准备预防用药(如抗疟药等)。

旅行者常备的医药用品包括:体温计、绷带、纱布、阿司匹林、制酸剂、抗眩晕药(如苯海拉明)等。一般不应自备广谱抗生素(如氟喹诺酮类药物、复方磺胺甲噁唑等),除非是去缺医少药或交通不方便的地区旅游。抗疟药、抗腹泻药及驱虫剂将在后边讨论。慢性病患者外出旅游时应带足旅行期间疾病所需的药品,如洋地黄类制剂、胰岛素等,因为同一种药品在不同国家、地区的生产商、药名、剂量都可以是不同的。

不同地域、同一地域不同季节的疾病流行情况不同。如登革热常见于热带地区。中美、南美、海地、多米尼加、非洲、印度次大陆、南亚、中东部分地区和大洋洲均有疟疾的传播和流行。发展中国家和地区旅行者腹泻的发生率较高。旅行者应对目的地的传染病和医疗卫生机构的情况有充分的了解。

(二)预防接种

1.常用疫苗

旅行者应根据所去国家的检疫要求和目的地的传染病流行情况提前进行有效的预防接种。因预防接种后需要一段时间,体内才会产生特异性抗体;而有些疾病的预防接种需接种数次且其间需有间隔期才可完成,所以应在旅行前至少4周咨询医师,并完成相应疾病的预防接种。

通常,灭活疫苗可以与其他灭活疫苗或者活疫苗同时接种。大多数活疫苗也可以在身体的不同部位同时接种。因此,对于没有接种禁忌证的人群,可以一次同时在身体的不同部位接种多种疫苗;也可在接种灭活疫苗的不同日,接种另外一种灭活疫苗或活病毒疫苗。另外,联合疫苗的出现也为旅游者提供方便。国外已有多种联合疫苗,如白喉-破伤风疫苗和白喉-百日咳-破伤风(简称白百破)三联疫苗、麻疹-风疹-腮腺炎(简称麻风腮)三联疫苗、甲型肝炎疫苗、乙型肝炎疫苗、甲型肝炎联合伤寒疫苗、灭活脊髓灰质炎病毒和白百破联合疫苗、麻风腮和水痘联合疫苗等。已有的资料提示:联合疫苗和单个疾病疫苗接种的安全性和有效性相似。

目前在我国人群已经推广了计划免疫和其他免疫接种,因此多数时候仅需加强免疫接种即可。

2.几种重要旅行者感染病的预防接种

(1)黄热病:黄热病的病原体是黄热病病毒,由伊蚊叮咬传播。流行于非洲、南美和巴拿马,流行区有扩大趋势。我国要求入境者出具免疫接种的国际证明。将去、来自或途经流行区的旅行者均应接种疫苗。黄热病疫苗为减毒活病毒疫苗,仅需每 10 年加强 1 次。孕妇、免疫功能障碍者、对鸡蛋有严重变态反应者、9 个月以下的婴儿应避免接种。注射疫苗 5~10 天内,可能出现的不良反应包括:轻微头痛、肌痛、低热等。

(2)脊髓灰质炎:西方国家已消灭了脊髓灰质炎。大多数人在儿童期间已经接种了三价混合口服疫苗,因此,旅行前仅需加强 1 次即可,最好在出发前 4 周完成。进入脊髓灰质炎已被消灭的国家,旅游者需提供已完成全程接种的证明。

(3)流行性脑脊髓膜炎:流脑由脑膜炎双球菌引起。细菌有 A、B、C、D、E、X、Y、Z、w135、H、I、K 及 L 等 13 个群,20 多个血清型。以 A、B 和 C 3 群最常见,占 90%以上。亚洲、非洲以 A、C 群为主,B、C 群多见于欧洲、北美洲、拉丁美洲、澳大利亚和新西兰,Y 群在美国、瑞典、以色列有上升趋势,W135 群最近见于沙特阿拉伯。我国一直以 A 群为主,近年 B 群有上升趋势。我国目前仅有 A 群荚膜多糖菌苗。国外已有单价(A 群或 C 群)、双价(A+C)和四价(A+C+Y+w135)疫苗,对成人和 2 岁以上者都是安全的,有效率为 85%~ 100%。多价疫苗的抗体应答是年龄依赖性的,对成人的保护力强。目前尚无针对 B 群的疫苗。进入沙特阿拉伯参加麦加朝觐的旅游者,必须接种脑膜炎球菌疫苗。

对于密切接触者,24 小时内即应予预防性治疗。儿童可用利福平,<1 个月者 5 mg/kg,每 12 小时 1 次,连服 2 天;>1 个月者 10 mg/kg,每 12 小时 1 次,连服 2 天;<15 岁的儿童还可用头孢曲松,125 mg 肌内注射 1 次。成人还可选择环丙沙星 500 mg 或氧氟沙星 400 mg 口服 1 次。另外,国内还选用复方磺胺甲噁唑,成人每天 2 g,儿童每天 30~50 mg/kg,分 2 次口服,连服 3 天。

(4)流行性乙型脑炎:是黄热病病毒属的乙型脑炎病毒引起的传染病,流行于远东和东南亚地区,由受染的库蚊传播。到乡村或养猪场的旅行者发病的危险性明显高于普通旅行者。大多数受染者为隐性感染,但显性感染的病死率高达 20%~30%。去疫区旅行超过 30 天、在流行季节以户外活动为主(露营、徒步旅行等)的旅行者应接种乙脑疫苗;接种后的有效率约为 90%。乙脑疫苗为灭活病毒疫苗。接种后数小时到 2 周可发生不良反应(如局部红肿,偶有发热、变态反应等),故应在旅行开始 2 周前完成接种。

3.特殊人群的预防接种

(1)孕妇:应避免使用减毒活病毒疫苗和减毒活菌苗,如卡介苗、伤寒口服减毒活菌苗、麻风腮疫苗、水痘活疫苗或甲型肝炎减毒活疫苗及麻疹-风疹-腮腺炎、水痘、流感病毒等减毒活疫苗。对黄热病活疫苗、脊髓灰质炎疫苗,在确有暴露史且使用益处大于不良反应时,仍可在孕期使用。孕期可以使用免疫球蛋白、类毒素疫苗和灭活疫苗,不可接种卡介苗。

(2)HIV 感染者:免疫接种可短暂加重 HIV 感染的病情,但随着积极有效的抗 HIV 治疗,这种情况会逐渐消退。免疫功能受损的 HIV 感染者,接受预防接种后的免疫反应能力随 HIV 感染的进展而降低。免疫功能严重障碍、CD4$^+$T 细胞绝对计数小于 0.2×10^9/L 的旅行者,建议在旅行前开始 HARRT 治疗,且应避免使用减毒活病毒疫苗或减毒活菌苗。

二、旅行中的防护

(一)旅行者腹泻(traveler's diarrhea,TD)

腹泻是最常见的旅行者疾病。美国旅行者根据出游地区不同、TD 的发生率为 30%～70%;出游东南亚国家的我国公民罹患 TD 的发生率为 15.3%,明显高于去其他国家旅行者(5.3%)。

TD 是指旅行者在旅行期间或旅行结束返回后 7～10 天内发生,24 小时内出现≥3 次不成形大便且有至少 1 种肠道疾病伴随症状,如发热、恶心、呕吐、腹痛、里急后重或血便等。TD 多为良性自限性(3～4 天)疾病。8%～15% 的患者病程持续超过 1 周,约 20% 的患者须卧床休息 1～2 天,仅 2% 的患者病程持续超过 1 个月。TD 的后遗症包括活动性关节炎、吉兰-巴雷综合征、感染后肠易激惹综合征等。儿童、老人、孕妇和有基础病的旅行者,TD 病程长,危险性大。

1.病原学

多种病原体(病毒、细菌及寄生虫等)均可引起 TD,世界各地的微生物和寄生虫发病率不同,与当地流行的致病菌谱、流行菌株有关。不同季节、不同地区,TD 的病原组成不同。80%～85% 的 TD 由细菌引起,最常见的细菌为肠产毒性大肠埃希菌(enterotoxigenic Escherichin coli,ETEC),尤以非洲和中美洲最多;此外,肠聚集性大肠埃希菌(enteroaggregative Escheriaci coli,EAEC)、志贺菌、空肠弯曲菌(亚洲国家尤多)、沙门菌、产气单胞菌(泰国、拉丁美洲、亚洲多见)、副溶血弧菌(东南亚沿海国家多见)也是常见致病菌。病毒如肠道病毒、轮状病毒、诺瓦克病毒等也可致 TD,后两种病毒是墨西哥 TD 的重要病原。寄生虫如溶组织阿米巴、蓝氏贾第鞭毛虫和隐孢子虫、环孢子虫及小孢子虫等也可致 TD。当 TD 持续超过 10～14 天时,应考虑蓝氏贾第鞭毛虫和隐孢子虫、环孢子虫、小孢子虫感染。后 3 种寄生虫尤其多见于 HIV 感染者。蓝氏贾第鞭毛虫和隐孢子虫是俄罗斯圣彼得堡 TD 的常见病原体。有近 20% 的患者在 1 次病程中可检出 2 种以上的肠道致病菌。有 20%～50% 的患者病原体未明,可能是肠道细菌或毒素或非感染性原因所致。

2.流行病学

旅行者腹泻是食入污染的食物、饮水和各种饮料,通过粪-口途径传播的。10 多岁的儿童和年轻人的发病率高,与进食量大和喜欢冒险的生活方式有关。长年发病,但夏秋季更多见。热带和不发达国家的发病率较高,高危地区为亚洲的多数国家、中东、非洲和南美洲,发病率可达 30%～50%;中危地区包括东欧、南非和部分加勒比海国家,发病率为 8%～20%;低危地区为欧美发达国家和澳大利亚、新西兰、日本等国家,发病率仅为 2%～4%。自低危地区到高危地区旅游,发生 TD 的危险性约为 40%;自低危地区到中危地区,发生 TD 的危险性约为 10%。

3.诊断

除有腹泻的临床表现外,流行病学资料是诊断 TD 的重要依据。旅行者的行程表和饮食、其他旅行者的发病情况也是协助诊断的重要依据。

4.防护

因为 TD 的发生与不洁饮食有关,故旅行时选择危险性小的食物和饮料,如食用熟食前应加热到 60 ℃以上、尽量吃自己洗净的水果和蔬菜等。避免进食室温保存的熟食和未削皮的水果、当地产的奶制品和冷饮、自来水等。注意个人手卫生,餐具、牙具等器物要消毒。

旅游时间超过 3 周的长期旅行者不宜给予药物预防。不主张给健康人常规使用预防性药物。对于有基础疾病如慢性胃肠炎、免疫功能障碍、血液系统疾病、内分泌紊乱等患者、有严重 TD 病史者等,应给予药物预防 TD。预防性治疗应在到达目的地后开始,持续到返回后 2 天。预防 TD 的理想药物应当是安全(可自己服用、不良反应少)、方便(最好是每天 1 次)、无药物的相互作用、无耐药问题、保护率超过 75%。以前因四环素的抗菌谱广,TD 的预防首选多西环素每天 100 mg。现在随着耐药地区的增多已很少使用多西环素。在过去的 10 年中,氟喹诺酮类药物(诺氟沙星、环丙沙星、氧氟沙星、左氧氟沙星、氟罗沙星)因广谱、安全、有效、方便而广泛用于 TD 预防。氟喹诺酮类药物不可用于儿童和孕妇。利福昔明是利福霉素的一种衍生物,在肠道内的药物浓度高、抗菌活性强、不良反应少,保护率超过 90%,亦可用于 TD 预防。

5.处理原则

与急性腹泻的处理原则一样,预防和纠正脱水,补充电解质,合理用药,儿童和重症患者须就医诊治。口服补盐液是防治脱水及补充电解质的最佳选择。饮食须选择淀粉类半流食为宜。如体温>40 ℃、血性大便、症状较重者,应到医院就诊。

(二)疟疾

疟疾是由疟原虫引起,由受染雌性按蚊叮咬传播。中美、南美、海地、多米尼加、非洲、印度次大陆、东南亚、中东部分地区和大洋洲都有疟疾的传播和流行。世界范围内最常见的是恶性疟和间日疟,无免疫力的旅行者因疟疾死亡的几乎都是恶性疟原虫所致。

按蚊主要在夜间和黄昏叮咬人,故除药物预防外,旅行者应采取以下措施:①合理安排活动时间,避免或减少在黄昏至黎明间的户外活动。②减少身体暴露,穿长衣长裤,尽量逗留在有纱窗、蚊帐的地方。③使用驱蚊剂,用含 30%~35% DEET(N,N 二乙基甲基苯甲酰胺)的驱蚊剂涂抹暴露皮肤;室内喷洒除虫菊类灭蚊剂;用氯菊酯喷洒蚊帐、处理衣物。④尽管采用了各种防护措施,在流行区暴露后仍可发病,早者可在暴露后 8~9 天发病,迟者可在返回后数月甚至数年发病,故一旦旅行者突然出现发热等疟疾表现,应当迅速就医。约 50% 感染间日疟者在离开疫区 2 个月后发病,但由于恶性疟的潜伏期最短,感染恶性疟者几乎都在离开疫区 2 个月内发病。

常用于疟疾预防的药物有甲氟喹、氯喹、氯胍、伯氨喹和多西环素。不同国家、地区,疟疾的流行情况不同,预防用药也不同。

在海地、大多数中东地区(叙利亚、约旦、伊拉克)、巴拿马运河西部的中美地区、墨西哥、多米尼加共和国,预防疟疾首选氯喹。这些地区的恶性疟原虫也对氯喹敏感。氯喹可用于孕妇和婴儿。最常见的不良反应是消化道症状、瘙痒、粒细胞减少、光过敏等。对于耐氯喹的恶性疟疾,除在泰国、柬埔寨周边地区和缅甸外,可选用甲氟喹,每周 250 mg。孕妇和儿童使用也安全。最常见的不良反应有恶心、眩晕、头痛等。有精神病、癫痫和心功能不全者应慎用。在泰国、柬埔寨周边地区和缅甸存在耐甲氟喹的恶性疟,因此去这些地区的旅行者应选择多西环素,每天 100 mg,孕妇和小于 8 岁的儿童禁用。甲氟喹和氯喹至少应在到达流行地区前 2 周开始服用,以达到稳定的血药浓度;多西环素应在到达前 1～2 天服用。甲氟喹、氯喹、多西环素均应服用到离开流行区后 4 周。

青蒿素及其衍生物是从黄花蒿叶子中提取的药物,半衰期短于奎宁,可杀灭间日疟、恶性疟原虫,可用于间日疟、恶性疟及耐氯喹恶性疟的治疗和预防。不良反应少见,偶有一过性网织红细胞减少、皮疹。青蒿琥酯或蒿甲醚定期每 7 天口服 100 mg 或双氢青蒿素 80 mg,均具有可靠的预防效果。

美国准许体重超过 10 kg 的儿童在预防疟疾时选用阿托泛醌和氯胍的复方制剂(每片含 250 mg阿托泛醌和 100 mg 氯胍),前者可抑制疟原虫体细胞线粒体内的电转换,后者抑制疟原虫的 DNA 合成;用法为出发前 2 天开始至旅行后 1 周,每天 1 片。严重肾功能障碍者禁用。最常见的不良反应包括腹痛、恶心、头痛等。

如果旅行者在疟疾流行区停留较长时间,可定期用伯氨喹预防间日疟和卵形疟(可在离开流行区后 3 年发病):成人每天 15 mg,14 天为 1 个疗程;儿童每天 0.3 mg/kg,总量不超过每天 15 mg。伯氨喹禁用于孕妇和葡萄糖-6-磷酸脱氢酶(G-6-PD)缺乏者。

疫苗的研究工作正在进行中。

三、返回后的检查

旅行结束返家的旅行者应进行体检,包括血、尿、大便常规,肝功能和胸部 X 线片。应在不同时间检查 3 次大便常规,1 次大便常规阴性不能除外寄生虫感染,不同时间 3 次大便常规均阴性可除外 70％的肠道寄生虫感染。

旅行结束返回者最常发生的疾病是疟疾、登革热、旅行者腹泻、肝炎、阿米巴肝脓肿、立克次体病、钩体病及性传播疾病等。旅行返回者,引起嗜酸性粒细胞增多的常见寄生虫病为蛔虫病、丝虫病、钩虫病及肝吸虫病等。

旅行返回者一旦有不适就医时,医师一定要重视旅行史。

(王 芬)

第三节 传染病预防控制的监督

一、监督依据

(1)《中华人民共和国传染病防治法》。

(2)《突发公共卫生事件应急条例》。

(3)《消毒管理办法》。

(4)《医院感染管理办法》。

(5)《传染性非典型肺炎防治管理办法》。

(6)《医疗机构传染病预检分诊管理办法》。

(7)《医疗机构发热门(急)诊设置指导原则(试行)》。

(8)《全国霍乱监测方案(试行)》。

二、监督检查内容与方法

(一)管理组织与制度

1.管理组织及职责

(1)预检分诊管理组织:二级以上综合医院应当设立感染性疾病科。感染性疾病科是临床业务科室,由发热门诊、肠道门诊、呼吸道门诊和传染病科统一整合设立,负责本医疗机构传染病的分诊工作和感染性疾病治疗,并对本医疗机构的传染病预检、分诊工作进行组织管理;没有设立感染性疾病科的医疗机构应当设立传染病分诊点。

(2)医院感染管理组织:住院床位总数在100张以上的医院应设立医院感染管理委员会和独立的医院感染管理部门;住院床位总数在100张以下的医院应指定分管医院感染管理工作的部门;其他医疗机构应有医院感染管理专(兼)职人员。

2.管理制度

(1)建立传染病预检、分诊制度,感染性疾病科和传染病分诊点标识明确,完善各项规章制度和工作流程。二级以上综合医院要根据《二级以上综合医院感染性疾病科工作制度和工作人员职责》(卫办医发〔2004〕166号)制定有关制度。

(2)建立医院感染管理责任制,制定并落实医院感染管理的规章制度和工作规范。

(3)消毒管理制度。

(4)医疗废物管理制度。

(二)传染病预防控制工作

1.感染性疾病科设置要求

(1)设计和建设要符合有关法律、法规和技术规范要求。

(2)设置相对独立,通风良好。

(3)内部结构布局合理、流程合理,分区清楚,具有消毒隔离条件,配备必要的医疗、防护设备和设施,符合医院感染预防与控制要求。

(4)二级综合医院感染性疾病科门诊应设置独立的挂号收费室、呼吸道(发热)和肠道疾病患者的各自候诊区和诊室、治疗室、隔离观察室、检验室、放射检查室、药房(或药柜)、专用卫生间。

(5)三级综合医院感染性疾病科门诊还应设置处置室和抢救室等。

(6)感染性疾病科病房应建筑规范、医疗设备和设施应符合有关规定。

2.传染病分诊点设置要求

传染病分诊点应标识明确,相对独立,通风良好,流程合理,具有消毒隔离条件和必要的防护用品。

3.发热门诊设置要求

(1)常年开诊,设在医疗机构内独立区域,与普通门诊相隔离,通风良好,有明显标识。

（2）分设候诊区、诊室、治疗室、检验室、放射检查室等，放射检查室可配备移动式 X 线机，有独立卫生间。

（3）室内配备必要的手消毒设备和设施。

4.肠道门诊设置要求

（1）设置相对独立，有明显标识；农村基层医疗单位确因人员与房屋条件不能单独设立时，也应在门诊指定专人负责或专桌诊治。

（2）分设诊疗室、观察室、药房以及专用厕所，指派专（兼）职医、护、检人员，配备专用医疗设备、抢救药品、消毒药械以及采集粪便标本的棉签和放置标本的碱性蛋白胨增菌液。

（3）室内配备必要的手消毒设备和设施。

（4）对就诊腹泻患者专册登记，做到"逢泻必登，逢疑必检"。

5.人员防护要求

（1）感染性疾病科和传染病分诊点应采取标准防护措施，配备防护服、防护口罩、防护眼镜或面罩、手套、鞋套等。

（2）应为就诊的呼吸道发热患者提供口罩。

6.人员培训要求

医疗机构应对医务人员进行岗前培训和在岗定期培训，培训的内容包括传染病防治的法律、法规、规范、标准，传染病流行动态、诊断、治疗、预防、职业暴露的预防和处理等内容。

7.传染病预检、分诊工作要求

医疗机构应实行预检、分诊制度，根据传染病的流行季节、周期和流行趋势做好特定的预检、分诊工作。感染性患者就诊流程应符合《感染性疾病患者就诊流程》和《急性呼吸道发热患者就诊规定》有关要求。

8.传染病疫情控制工作要求

（1）医疗机构应对传染病患者或者疑似传染病患者提供医疗救护、现场救援和接诊治疗，书写病历记录以及其他有关资料，并妥善保管；不得泄露传染病患者或疑似传染病患者个人隐私有关信息资料。

（2）发现法定传染病患者或者疑似传染病患者按照《传染病防治法》的规定采取相应的隔离控制措施。

（3）按照规定对使用的医疗器械进行消毒，对一次使用的医疗器具应在使用后按照规定予以销毁。

（4）不具备相应救治能力的应将患者及其病历记录复印件一并转至具备相应救治能力的医疗机构。

（5）对本单位内被传染病病原体污染的场所、物品以及医疗废物，应按照有关规定实施消毒和无害化处置；传染病患者或者疑似患者的排泄物应按照规定严格消毒，达到规定的排放标准后方可排入污水处理系统；传染病患者或疑似传染病患者产生的医疗废物应使用双层包装物并及时密封。

（6）应接受疾病预防控制机构对传染病预防工作的指导、考核，配合开展流行病学调查。

三、违法行为的处理

具体处理详见表 10-1。

表 10-1　医疗机构传染病控制措施违法案件案由参考表

序号	案由	违法行为	违反条款	处罚条款
1	未按照规定承担本单位的传染病预防、控制工作案	(1)未按照要求建立预检分诊制度等制度 (2)未按照规定建立感染性疾病科或设置不符合要求 (3)未按照要求开展医务人员培训 (4)未按照规定开展重点传染病预防控制工作	《传染病防治法》第二十一条、第五十一条第一款,《医疗机构传染病预检分诊管理办法》《传染性非典型肺炎防治管理办法》	
2	发现传染病疫情时,未按照规定对传染病患者、疑似传染病患者提供医疗救护、现场救援、接诊、转诊或者拒绝接受转诊案	医疗机构未按照规定对传染病患者、疑似传染病患者提供医疗救护、现场救援、接诊、转诊或者拒绝接受转诊	《传染病防治法》第五十二条	
3	未按照规定对本单位内被传染病病原体污染的场所、物品及医疗废物实施消毒或者无害化处置案	(1)医疗机构未对本单位内被传染病病原体污染的场所(物品以及医疗废物)实施消毒或者无害化处置 (2)肠道门诊、发热门诊未按照《消毒管理办法》《医疗机构消毒技术规范》要求进行消毒处置	《传染病防治法》第三十九条第四款,《消毒管理办法》第八条	
4	在医疗救治过程中未按照规定保管医学记录资料案	医疗机构救治传染病例未按照规定保管医学记录资料案(医学记录资料是指医务人员在医疗活动过程中形成的文字、符号、图表、影像、切片等资料的总和,包括门（急）诊病历和住院病历	《传染病防治法》第五十二条第一款	
5	故意泄露传染病患者、病原携带者、疑似传染病患者、密切接触者涉及个人隐私的有关信息、资料案	医疗机构(医务人员)故意泄露传染病患者、病原携带者、疑似传染病患者、密切接触者涉及个人隐私的有关信息、资料	《传染病防治法》第十二条第一款	《传染病防治法》第六十九条、《消毒管理办法》第四十五条

（刘书娜）

第十一章

公 共 卫 生

第一节　医疗服务与公共卫生服务

医疗机构是公共卫生服务体系重要的组成部分,也是公共卫生服务的重要环节。随着社会经济的快速发展和广大人民群众健康需求的日益提高,医疗机构在公共卫生工作中的地位也日渐突出,大量的疾病控制和妇女儿童保健等工作需要医疗机构共同合作完成,医疗机构与专业公共卫生机构、医疗服务与公共卫生服务的关系也日益紧密。

一、公共卫生基本知识

(一)公共卫生基本概念

公共卫生内涵随着社会经济的发展和人类对健康认识的加深而不断发展。目前,学术界通常采用 WHO 的定义:公共卫生是一门通过有组织的社区活动来改善环境、预防疾病、延长生命与促进心理和躯体健康,并能发挥个人更大潜能的科学和艺术。

公共卫生就是组织社会共同努力,改善环境卫生条件,预防控制传染病和其他疾病流行,培养良好卫生习惯和文明生活方式,提供医疗卫生服务,达到预防疾病,促进健康的目的。

(二)公共卫生基本职能

公共卫生的基本职能指的是影响健康的决定因素、预防和控制疾病、预防伤害、保护和促进人群健康、实现健康公平性的一组活动。具体来说,基本职能包括以下服务内容。

(1)疾病预防控制管理。

(2)公共卫生技术服务。

(3)卫生监督执法。

(4)妇女儿童保健。

(5)健康教育与健康促进。

(6)突发性公共卫生事件处理等。

(三)公共卫生基本特点

公共卫生是以促进人群健康为最终目标、以人群为主要研究重点、强调防治结合和广泛的社会参与、以多学科公共卫生团队为支撑,具有以下基本特点。

1.社会性

公共卫生服务是一项典型的社会公益事业,是人民的基本社会福利之一,因此公共卫生服务不能以营利为目的。

2.公共性

公共卫生服务表现为纯公共产品或准公共产品的供给,具有排他性和消费共享性的特点。

3.健康相关性

公共卫生服务的直接目的是保障公民的健康权益,所采取的措施和方法必须遵循医学科学理论和技术。

4.政府主导性

公共卫生服务的提供是政府公共服务职能的一个重要内容,政府必须承担公共卫生服务的供给责任:统一组织、领导和直接干预,提供必要的公共财政支出。

二、医疗服务与公共卫生服务的关系

(一)医疗机构与公共卫生专业机构

医疗机构和专业公共卫生机构均是依据相关法规设立的具有独立法人代表资格的机构,前者主要依据《医疗机构管理条例》而设立,为当地居民提供临床诊疗服务以及部分公共卫生服务,主要包括临床综合医院和肿瘤、口腔、眼科、传染病、妇产、儿童等专科医院。后者主要依据《中华人民共和国传染病防治法》《精神卫生法》《中华人民共和国食品卫生法》《职业卫生法》等设立的专业公共卫生机构,主要包括:疾病预防控制中心、卫生监督中心(所)、妇幼保健中心(院)、职业病防治院(中心)、健康教育和健康促进中心(所)、精神卫生中心(所)等。在同一地区医疗机构和专业公共卫生机构均隶属同级卫生行政部门管理。

医疗机构在医院内部为了统筹协调、指导和监督落实院内公共卫生服务工作,预防与控制医院内感染的发生和流行,并联系相关专业公共卫生机构,依据《医疗机构管理条例》的要求,设立了预防保健科(或公共卫生科)和医院感染控制科。在我国绝大部地区医院都设立预防保健科和医院感染控制科。近年来,我国许多地方卫生行政部门为了进一步明确医疗机构公共卫生职能,规定医院统一设置公共卫生科,便于辖区内公共卫生工作的衔接。无论称谓是预防保健科,还是公共卫生科,其基本职责都是统筹协调院内公共卫生服务工作,指导和监督院内各有关科室开展公共卫生服务工作,联系并接受专业公共卫生机构业务技术指导。

公共卫生专业机构是以开展和完成区域内公共卫生服务业务为主的部门,负责区域内公共卫生规划、计划的制订,公共卫生监测,开展专项调查研究,提出并落实预防与控制措施,分析和评估实施效果。

公共卫生专业机构与医疗机构之间是密不可分的合作伙伴关系,在公共卫生服务中,医疗机构离不开公共卫生机构,公共卫生机构也离不开医疗机构,两者间应实行无缝衔接。

(二)公共卫生服务与医疗服务的关系

医疗服务主要是针对个体,为个体提供诊断、治疗、预防保健方面服务。与医疗服务相比,公共卫生服务是针对群体,以人群为主要重点,强调防治结合和广泛的社会参与,以多学科公共卫生团队为支撑。公共卫生服务是一项典型的社会公益事业,不能以营利为目的,表现为纯公共产品或准公共产品的供给。除了基本医疗服务以外,医疗服务都不能列为公共产品。因此,公共卫生服务的提供是政府公共服务职能的一个重要内容,政府在公共卫生领域的主要职能包括政策法规,制订和实施公共卫生发展规划计划,协调部门的公共卫生职责,执行公共卫生监督执法,组织、领导和协调公共卫生的应急服务。

三、医疗机构在公共卫生工作中的地位和作用

公共卫生工作离不开医疗机构,医疗机构是公共卫生体系不可或缺的重要组成部分,无论是传染病、慢性病、寄生虫病、地方病、职业病、因病死亡,还是突发公共卫生事件、食物中毒的发现都离不开医疗机构,其报告也依赖医疗机构,新生儿预防接种、妇女儿童保健、疾病监测、健康教育与干预,以及实施传染病的预防控制和传染病的救治、慢性病的治疗与控制均在医疗机构内完成。

医疗机构本身是传染病传播的高危场所,也是院内感染发生的高危场所,因而对医院在预防控制传染病的播散和医院内感染的发生提出了更高的要求,医院的规划、设计、布局,空调通风冷暖系统,给排水及污水处理系统,人流和物流系统,传染病门诊、洁净手术室、洗消供应室和 ICU室等设置必须充分考虑满足控制传染病播散和院内感染发生的需要。医疗机构的医务工作者应掌握公共卫生基本知识,有承担公共卫生的责任意识,还应按相应法律、法规的要求切实履行其职责,及时、准确地发现报告传染病、精神病、职业病、糖尿病、高血压等疾病,实施重要传染病的监测、控制工作,做好就诊者的健康教育和干预工作。

(林　毅)

第二节　医疗机构公共卫生基本职能

医疗机构种类繁多,有综合医院,也有专科医院。医疗机构的级别也不尽相同,有三级甲(乙)医院,也有二级甲(乙)等医院,还有一级医院、门诊等。不同类型的医疗机构所承担的公共卫生职能不尽统一,根据国家有关法律法规及我国医疗机构开展公共卫生工作的实际,医疗机构的公共卫生基本职能主要包括以下 10 个方面:突发公共卫生事件的报告及应急处理;食物中毒的发现报告与救治;传染病的发现报告及预防控制;预防接种服务;主要慢性病的发现报告与管理;职业病的发现与报告;精神病的发现与报告;医院死亡病例的报告;妇女儿童保健服务;健康教育与健康促进;放射防护和健康监测;医院感染与医疗安全管理。

一、突发公共卫生事件的发现报告及应急处理

突发公共卫生事件发现。无论是重大传染病,还是食物中毒和职业中毒,当患者感到身体不适时,首先就诊地点为医疗机构,医疗机构医师生根据诊疗规范、诊断标准和专业知识,进行疑似[或]明确诊断。

(一)突发公共卫生事件报告

医疗机构发现突发公共卫生事件或疑似突发公共卫生事件,医院应及时启动突发公共卫生[事件处]置应急程序,逐级汇报。

(二)患者救治或转诊

[医]疗机构在报告的同时要做好患者救治工作,特殊情况需要转诊者,应做好相应转诊工作。

二、食物中毒发现报告与救治

患者食用了被生物性(如细菌、病毒、生物毒素等)、化学性(如亚硝酸钠等)有毒有害物质污染的食品,出现急性或亚急性中毒症状。

(一)食物中毒的发现

患者到医疗机构就诊,医疗机构医师生根据食物史、患者症状,结合相关诊断标准确认食物中毒或疑似食物中毒。

(二)食物中毒的报告

医疗机构发现群体性食物中毒,应及时启动疑似食物中毒事件处置应急程序,逐级汇报,并协助疾病预防控制机构进行事件的调查及确证工作。

(三)食物中毒患者救治

医疗机构在报告的同时做好中毒患者的救治工作。

三、传染病的发现报告及预防控制

传染病的预防控制是医疗机构主要工作内容之一,包括传染病的发现、报告、监测、预防控制、救治及转诊工作。

(一)传染病的发现

医疗机构医师接诊疑似传染病患者,应按《传染病诊断标准》对疑似传染病例进行诊断,必要时请会诊予以明确诊断。

(二)传染病的报告

医疗机构发现疑似或确诊传染病后,要按《中华人民共和国传染病防治法》规定的内容及时限,录入中华人民共和国国家疾病预防控制信息系统进行网络直报。

(三)传染病监测

医疗机构应按公共卫生专业机构要求,开展传染病的监测工作,报送相关监测信息。做好传染病阳性标本留样,传送给疾病预防与控制中心实验室复核。

(四)传染病预防控制

在医疗机构中实施传染病的预防与控制,如预防控制艾滋病乙肝梅毒母婴传播项目,孕产妇进行筛查、随访、治疗,都需在医疗机构内实施。

(五)传染病的救治

传染病治疗和重症传染病的救治都需依赖医疗机构。

(六)慢性传染病患者的转诊

有些传染病发现后需转至专门机构进行随访治疗,如疑似麻风患者(临床诊断为主)、疑似肺结核患者(临床诊断和胸部 X 线片结果为主)医疗机构除报告外,还要转诊至辖区慢性病防治院或传染病医院进行治疗。

四、预防接种服务

预防接种是最有效、最经济的预防控制疾病的措施,预防接种服务主要在社区健康服务中心完成,医疗机构主要承担新生儿疫苗接种,犬伤后狂犬疫苗接种及冷链的管理。

（一）新生儿疫苗接种

孕妇在医院生产后，医院应及时为新生儿免费接种乙肝疫苗、卡介苗，接种时应严格按疫苗接种规范操作。

（二）狂犬疫苗接种

对动物咬伤的就诊者，医疗机构应根据狂犬病暴露预防处置工作规范处理伤口及接种狂犬疫苗，必要时注射狂犬免疫球蛋白。

（三）冷链管理

医疗机构应严格按预防用生物制品保存要求执行存放（在冷藏或冷冻区）、领取、运输等。

五、主要慢性非传染病的发现报告与管理

主要慢性非传染病是指高血压、糖尿病，以及恶性肿瘤、脑卒中和冠心病等，医疗机构承担患者发现、报告、治疗及转诊工作。

（一）患者的发现

医疗机构要积极主动发现高血压、糖尿病患者，落实首诊测血压措施。

（二）病例的报告

医疗机构一旦发现高血压、糖尿病患者，以及恶性肿瘤、脑卒中和冠心病病例，按要求报告给公共卫生专业机构。

（三）患者的治疗

一旦明确诊断，医疗机构应采取合适的措施对患者进行治疗。

（四）患者的转诊

医疗机构待患者病情稳定后转诊至所在的社区健康服务中心，由社区健康服务中心进行随访管理。

六、职业病的发现与报告

医疗机构对有职业接触的疑似职业病的病例，应结合职业接触史和临床表现进行诊断和鉴别诊断，必要时邀请职业病防治机构的专家会诊，一旦发现疑似的职业病，应及时按要求进行报告，必要时转诊至相应的专业机构进行治疗。

七、重症精神病的发现与报告

医疗机构对疑似精神病患者应进行诊断和鉴别诊断，必要时邀请精神病专科医院专家会诊，一旦发现疑似精神病患者，按要求进行报告，必要时转诊至精神病专科医院进行明确诊断和治疗。

八、死亡病例的报告

医疗机构出现死亡病例，应按要求及时、准确填报死亡医学证明，专人定期收集全院死亡医学证明信息，组织病案管理室给予规范编码，录入国家死因登记信息报告系统并网络上传。

九、妇女儿童保健服务

具有相应资质的医疗机构提供孕产妇保健服务和儿童保健服务，并管理出生医学证明和妇

幼保健信息。

（一）孕产妇保健

医疗机构为育龄期妇女开展孕前妇女保健检查和咨询，对孕期妇女提供定期产检服务和相关疾病的筛查，以及适宜的生产技术，指导母乳喂养，发现与报告孕产妇死亡情况。

（二）儿童保健

医疗机构提供新生儿疾病筛查、儿童保健服务，发现与报告新生儿和 5 岁以下儿童死亡情况。

（三）出生医学证明管理

专人管理、核发出生医学证明，并及时上报。

（四）妇幼信息管理

医疗机构负责管理妇幼保健信息系统和母子保健手册，准确录入妇幼保健相关内容，按权限完成相应工作，按期完成妇幼保健报表的统计、核实、报送等工作。

十、健康教育与健康促进

医疗机构根据其特殊性提供健康教育宣传、健康处方、健康指导，并带头做好控烟工作。

（一）健康教育

各医疗机构各专业科室应根据自身专业特点，定期制作健康教育宣传栏，宣传相关知识。

（二）健康处方

各专业科室编写本专业诊治疾病的健康处方，对就诊者进行宣传，普及相关专业知识。

（三）健康指导

医务人员适时对患者或家属进行健康指导，住院部医务人员应对患者进行健康教育指导并在病历记录。

（四）控制吸烟

禁烟标识张贴、劝止吸烟行动、医院内吸烟现况监测，带头控烟。

十一、放射防护与健康监测

医疗机构为了疾病的诊断和治疗配备了许多带有放射性的装置，如 X 线机、CT 等，因而要加强辐射防护，并做好医护人员和就诊者的保护。

（一）放射防护

对带有放射性的装置，其选址、布局及防护设计要合理，设计方案应报批，竣工后要通过专业部门验收，场所要进行防辐射处理。

（二）放射人员防护

放射工作人员要做好个人防护，上班时佩戴个人放射剂量仪，定期进行健康体检。

（三）患者的防护

医疗机构在给患者进行带有放射线装置检查或治疗时，要做好防护，尤其是敏感部位务必采取有效的防护措施。

十二、医院感染与医疗安全管理

医院内感染控制是医疗机构的重要职责，包括医院感染的报告与处理，医院消毒效果监测，医疗废弃物管理,实验室感染控制,以及感染性职业暴露处置等工作内容。

(一)医院感染的报告与处理

医务人员按《医院感染诊断标准(试行)》发现院内感染个案时,应及时报告。如果发生医院感染暴发,要按医院感染暴发处理程序进行调查、报告,必要时请专业机构协助处理,提出感染控制措施并部署实施。

(二)医院消毒效果监测

医院感染管理部门应定期对消毒剂、消毒产品、医务人员的手、空气、物体表面等进行消毒效果监测,并向当地专业公共卫生机构报告,接受公共卫生机构督导检查。

(三)废弃物管理

医院机构应按《医疗废物管理条例》要求做好医院污水处理,定期监测污水处理后的卫生指标,定期检查医疗废物处理是否规范。如果发生医用废物的流失、泄漏、扩散等意外事故应及时报告并做好相应处理。

(四)实验室感染控制

医疗单位实验室,尤其是感染性实验室要严格按照实验室生物安全要求进行规范操作,做好个人防护,菌种保藏、运输等安全防范工作。

(五)感染性职业暴露处理

医务人员要严格执行各项诊疗操作规范,发生感染性职业暴露要及时报告、评估并给予医学处理,根据职业暴露级别定期随访。

(林　毅)

第三节　突发公共卫生事件应急准备

突发公共卫生事件的发生具有突然性、不确定性和复杂性的特点,容易对社会公众造成严重生命健康伤害和财产损失,危害社会稳定和谐。我们国家十分重视突发公共卫生事件应急处置工作,特别是 2003 年非典疫情发生之后,我国先后出台了一系列法律法规和部门规定,全面加强和大力推进对突发公共卫生事件应急处置工作的领导和管理,有效提升了我国整体的突发公共卫生事件应急处置能力水平。医疗机构在突发公共卫生事件的处置工作中承担着伤病员救治、事件发现与报告和配合调查等职责,因此,医疗机构做好处置突发公共卫生事件的各种准备非常重要,本节重点介绍突发公共卫生事件的分级和医疗机构从应急管理机构和应急队伍、应急预案和制度、信息报告管理、应急物资储备与应急培训演练等方面如何做好突发公共卫生事件应急处置准备。

一、目的

了解突发公共卫生事件的基本概念、事件分级方法,明确医疗机构在应对突发公共卫生事件中的职责和任务,明确医疗机构应为处置突发公共卫生事件做好的各种应急准备,从而提高医疗机构处置各类突发公共卫生事件的应急反应能力和医疗卫生应急救援水平,确保各项医疗卫生应急救援工作能够迅速、高效、有序地进行,最大限度地减少人员伤亡和健康危害,保障人民群众身心健康和生命安全,维护社会稳定。

二、内容与方法

(一)突发公共卫生事件基本知识

1.突发公共卫生事件

指突然发生,造成或者可能造成社会公众健康严重危害的重大传染病疫情、群体性不明原因疾病、重大食物和职业中毒,以及其他严重影响公众健康的事件。

2.突发公共卫生事件分类

不同国家对突发公共卫生事件有不同的分类方法,我国将它分为重大传染病疫情、群体性不明原因疾病、重大食物中毒或职业中毒和其他严重影响公众健康的事件四大类。

(1)重大传染病疫情:包括肺鼠疫、肺炭疽和霍乱的发生或暴发,动物间鼠疫、布氏菌病和炭疽等流行。乙类传染病和丙类传染病暴发或多例死亡,分为以下几种情形:常见的传染病暴发(在局部地区短期内突然发生多例同一种传染病);常见的传染病流行(一个地区某种传染病发病率显著超过该病历年的发病率水平);罕见的传染病或已消灭的传染病再度发生;新发传染病的疑似病例或确诊病例出现。

(2)群体性不明原因疾病:指发生 3 人以上的不明原因疾病。

(3)重大食物中毒或职业中毒:是指一次中毒人数超过 30 人,或发生 1 例以上死亡的饮用水或食物中毒;或者短期内发生 3 人以上或出现 1 例以上死亡的职业中毒。

(4)其他严重影响公众健康的事件:医源性感染暴发;药品或免疫接种引起的群体性反应或死亡事件;严重威胁或危害公众健康的水、环境、食品污染;有毒有害化学品生物毒素等引起的集体性急性中毒事件;放射性、有毒有害化学性物质丢失、泄漏等事件;生物、化学、核辐射等恐怖袭击事件;有潜在威胁的传染病动物宿主、媒介生物发生异常;学生中发生自杀或他杀事件,出现 1 例以上的死亡;突发灾害/伤害事件;上级卫生行政部门临时认定的其他重大公共卫生事件。

(二)医疗卫生救援事件的分级

根据突发公共事件导致人员伤亡和健康危害情况将医疗卫生救援事件分为特别重大(Ⅰ级)、重大(Ⅱ级)、较大(Ⅲ级)和一般(Ⅳ级)四级。

1.特别重大事件(Ⅰ级)

(1)事件出现特别重大人员伤亡,且危重人员多,或者核事故和突发放射事件、化学品泄漏事故导致大量人员伤亡,事件发生地省级人民政府或有关部门请求国家在医疗卫生救援工作上给予支持的突发公共事件。

(2)跨省(区、市)的有特别严重人员伤亡的突发公共事件。

(3)国务院及其有关部门确定的其他需要开展医疗卫生救援工作的特别重大突发公共事件。

2.重大事件(Ⅱ级)

(1)一次事件出现重大人员伤亡,其中,死亡和危重病例超过 5 例的突发公共事件。

(2)跨市(地)的有严重人员伤亡的突发公共事件。

(3)省级人民政府及其有关部门确定的其他需要开展医疗卫生救援工作的重大突发公共事件。

3.较大事件(Ⅲ级)

(1)一次事件出现较大人员伤亡,其中,死亡和危重病例超过 3 例的突发公共事件。

(2)市(地)级人民政府及其有关部门确定的其他需要开展医疗卫生救援工作的较大突发公共事件。

4.一般事件(Ⅳ级)

(1)一次事件出现一定数量人员伤亡,其中死亡和危重病例超过1例的突发公共事件。

(2)县级人民政府及其有关部门确定的其他需要开展医疗卫生救援工作的一般突发公共事件。

(三)医疗机构的应急准备职责

医疗机构应遵循"平战结合、常备不懈"的原则做好突发公共卫生事件的应急准备工作,确保突发公共卫生事件医疗卫生应急救援工作的顺利开展。

1.建立健全医疗机构内部应急管理协调机构和应急队伍

医疗机构要根据本机构应对突发公共卫生事件的医疗卫生应急救援工作需要设立内部应急管理协调机构,机构的成员应包括最高管理层、相关职能部门负责人、承担具体应急救援任务的专业部门负责人和医疗专家;机构应以文件形式予以任命并明确职能与职责分工。

医疗机构要根据本机构应对突发公共卫生事件的医疗卫生应急救援工作需要设立医疗卫生救援应急队伍,应急队伍应由本机构承担突发公共卫生事件医疗卫生应急救援工作所需的各相关专业人员组成,应急队伍人员组成应相对稳定并以文件形式予以任命,应急队伍要明确职能与职责分工。

2.建立健全医疗机构卫生应急预案体系和各项工作制度

医疗机构要依据《国家突发公共卫生事件应急预案》《国家突发公共卫生事件医疗卫生救援应急预案》和本省本地区相关预案等制订符合本机构需要的突发公共卫生事件医疗卫生救援应急预案,并根据需要不断完善,实行动态管理。医疗机构要建立并实施内部的突发公共卫生事件的医疗救治制度、监测与报告制度、信息管理制度、应急物资储备制度、应急队伍管理制度和应急培训与演练制度等。

3.建立健全医疗机构突发公共卫生事件信息管理系统

医疗机构要建立应用与本机构承担突发公共卫生事件医疗卫生应急救援工作职责相适应的信息管理系统,信息管理系统主要包括突发公共卫生事件报告与管理、传染病报告与管理、食品安全事件报告与管理、职业中毒事件报告与管理及其他严重影响公众健康事件信息的报告与管理等。当医疗机构接收到超出本机构医疗卫生应急救援职能范围的突发公共卫生事件信息和伤病员时,应及时向卫生行政主管部门报告并按规定向具备资格的医疗机构转诊伤病员。

医疗机构要建立内部以及对外的应急通信联系网络,确保发生突发公共卫生事件后医疗卫生应急救援工作联络通畅。

4.有效落实突发公共卫生事件医疗卫生应急救援经费保障

医疗机构要做好承担突发公共卫生事件医疗卫生应急救援任务所必需的预算并向政府申报专项经费,同时要将各专业机构拨付的专项业务经费实行专项管理;医疗机构对这类经费要做到专款专用,并接受监督审计。

5.不断完善突发公共卫生事件医疗卫生应急救援物资储备

医疗机构按照"分类编配,分级储备,品量齐全,突出功能,实用易带,适宜野外作业"的装备原则,切实做好包括医疗卫生救援药品、快速检测器材和试剂、预防药物、卫生防护用品、医疗器械和设备、通信办公设备、后勤保障装备、健康教育宣传制品等应急物资储备工作。要建立健全应急物资的储备制度及物资储存、调拨和紧急配送系统。平战结合,确保突发事件医疗救援所需应急物资的及时供应。具体的储备要求按照卫健委《卫生应急物资储备目录》、国家发展改革委《国家医药储备应急预案》和本省本地区的相关规定执行。

6.不断完善突发公共卫生事件医疗卫生应急救援交通运输保障

医疗机构要根据应急救援工作需要配备救护车辆、交通工具和通信设备,并指定专门部门与人员负责这些设备设施的维护保养,确保医疗卫生应急救援工作需要。

7.做好突发公共卫生事件医疗卫生应急救援技能培训和应急演练

医疗机构要按照要求组织相关专业人员参加上级主管部门和公共卫生相关专业机构组织的突发公共卫生事件医疗卫生应急救援技能培训和应急演练工作,同时积极组织开展内部的相关技能培训和应急演练工作;医疗机构每年对所有相关专业人员进行至少一次相关技能培训,每年至少组织开展一次相关应急演练。

8.积极开展医疗卫生应急救援体系的评估与改进工作

医疗机构要建立内部的医疗卫生应急救援能力评估体系,每年对本机构的突发公共卫生事件医疗卫生应急救援能力至少进行一次评估,评估要素必须覆盖本机构涉及医疗卫生应急救援的所有部门和环节,要针对评估中发现的问题加以改进,保障医疗卫生应急救援能力不断提高。医疗机构要积极配合上级主管部门和各公共卫生专业机构组织开展的医疗卫生应急救援能力评估工作。

三、考核与评估

(一)考核方法

由当地卫生行政主管部门组织进行考核,考核形式可以查阅医疗机构相关部门的突发公共卫生事件报告登记情况,了解报告资料的及时性和完整性。同时查看医院急诊科/门诊记录,查看医疗机构是否存在对突发公共卫生事件的迟、漏报情况。此外,查看医疗机构突发公共卫生事件处置的相关预案、管理制度、应急物资储备情况、应急救援技能培训和演练等资料。

(二)考核指标

(1)医疗机构内部应急管理协调机构和应急队伍组建文件与运做记录。

(2)突发公共卫生事件医疗卫生救援应急预案、管理制度的资料与运做记录。

(3)医疗机构突发公共卫生事件信息管理系统运作情况(是否齐全、运作是否正常、是否存在迟漏报情况)。

(4)医疗机构突发公共卫生事件医疗卫生应急救援经费使用情况,是否做到专款专用。

(5)医疗机构突发公共卫生事件医疗卫生应急救援物资储备情况,是否符合国家、本省、本地区的要求。

(6)医疗机构突发公共卫生事件医疗卫生应急救援交通运输工具情况,是否配备齐全并处于正常运作状态。

(7)医疗机构突发公共卫生事件医疗卫生应急救援技能培训和应急演练情况,要求100%选派人员参加上级主管部门和各公共卫生专业机构组织的相关技能培训和应急演练;每年对所有相关专业人员至少进行一次相关技能培训,每年至少组织开展一次相关应急演练。

(8)医疗机构每年进行的突发公共卫生事件医疗卫生应急救援能力评估,查阅评估方案和评估记录。

(林 毅)

第四节 传染病突发事件报告与处置

随着科学技术的快速发展和经济全球化程度的不断提高,越来越多种类的传染病成为威胁公众健康的重大公共卫生的问题。一方面,诸如流行性感冒、手足口病、流行性腮腺炎和水痘等传统传染病的暴发疫情常年发生;另一方面,诸如人感染高致病性禽流感、登革热、基孔肯雅热等新发传染病和输入性传染病疫情也经常走进公众的视野,传染病类突发公共卫生事件的威胁切实存在。自 2003 年起,国家陆续颁布了《突发公共卫生事件应急条例》《国家突发公共卫生事件应急预案》等法律法规和技术规范文件,各级医疗机构除了提供医疗救护和现场救援之外,还要及时向疾病预防控制机构报告突发公共卫生事件的相关信息。本节重点介绍了传染病突发公共卫生事件的分级和上报流程,以及如何配合专业机构做好传染病突发公共卫生事件的调查处置工作。

一、目的

了解传染病突发公共卫生事件的定义、分级标准,及时发现和报告传染病突发公共卫生事件及相关信息;明确各级医疗机构在传染病突发公共卫生事件应急处置中的职责;规范各级医疗卫生机构在传染病突发公共卫生事件及相关信息的报告管理和处置流程,协助专业机构做好流行病学调查、样本采集与检测、医学观察和应急预防措施等工作。

二、内容与方法

(一)传染病突发公共卫生事件基本知识

1.传染病突发公共卫生事件

在突发公共卫生事件分类中,重大传染病疫情和新发传染性疾病均属于传染病类突发公共卫生事件,部分群体性不明原因疾病、重大医院感染事件亦有可能属于传染病类突发公共卫生事件范畴。

2.重大传染病疫情

它是指某种传染病在短时间内发生、波及范围广泛,出现大量的患者或死亡病例,其发病率远远超过常年的发病率水平。

3.新发传染性疾病

狭义是指全球首次发现的传染病,广义是指一个国家或地区新发生的、新变异的或新传入的传染病。世界上新发现的传染病中,有半数左右已经在我国出现,新出现的肠道传染病和不明原因疾病对人类健康构成的潜在危险十分严重,处理的难度及复杂程度进一步加大。

(二)传染病突发公共卫生事件分级标准

在《国家突发公共卫生事件应急预案》中规定,根据突发公共卫生事件性质、危害程度、涉及范围,突发公共卫生事件划分为特别重大(Ⅰ级)、重大(Ⅱ级)、较大(Ⅲ级)和一般(Ⅳ级)四级。现将其中传染病类事件标准摘抄如下。

1.特别重大突发公共卫生事件(Ⅰ级)

有下列情形之一的为特别重大突发公共卫生事件(Ⅰ级)。

（1）肺鼠疫、肺炭疽在大、中城市发生并有扩散趋势，或肺鼠疫、肺炭疽疫情波及2个以上的省份，并有进一步扩散趋势。

（2）发生传染性非典型肺炎、人感染高致病性禽流感病例，并有扩散趋势。

（3）涉及多个省份的群体性不明原因疾病，并有扩散趋势。

（4）发生新传染病或我国尚未发现的传染病发生或传入，并有扩散趋势，或发现我国已消灭的传染病重新流行。

（5）发生烈性病菌株、毒株、致病因子等丢失事件。

（6）周边以及与我国通航的国家和地区发生特大传染病疫情，并出现输入性病例，严重危及我国公共卫生安全的事件。

2.重大突发公共卫生事件（Ⅱ级）

有下列情形之一的为重大突发公共卫生事件（Ⅱ级）。

（1）在一个县（市）行政区域内，一个平均潜伏期内（6天）发生5例以上肺鼠疫、肺炭疽病例；或者相关联的疫情波及2个以上的县（市）。

（2）发生传染性非典型肺炎、人感染高致病性禽流感疑似病例。

（3）腺鼠疫发生流行，在一个市（地）行政区域内，一个平均潜伏期内多点连续发病20例以上，或流行范围波及2个以上市（地）。

（4）霍乱在一个市（地）行政区域内流行，1周内发病30例以上，或波及2个以上市（地），有扩散趋势。

（5）乙类、丙类传染病波及2个以上县（市），1周内发病水平超过前5年同期平均发病水平2倍以上。

（6）我国尚未发现的传染病发生或传入，尚未造成扩散。

（7）发生群体性不明原因疾病，扩散到县（市）以外的地区。

（8）发生重大医源性感染事件。

3.较大突发公共卫生事件（Ⅲ级）

有下列情形之一的为较大突发公共卫生事件（Ⅲ级）。

（1）发生肺鼠疫、肺炭疽病例，一个平均潜伏期内病例数未超过5例，流行范围在一个县（市）行政区域以内。

（2）腺鼠疫发生流行，在一个县（市）行政区域内，一个平均潜伏期内连续发病10例以上，或波及2个以上县（市）。

（3）霍乱在一个县（市）行政区域内发生，1周内发病10~29例，或波及2个以上县（市），或市（地）级以上城市的市区首次发生。

（4）一周内在一个县（市）行政区域内，乙、丙类传染病发病水平超过前5年同期平均发病水平1倍以上。

（5）在一个县（市）行政区域内发现群体性不明原因疾病。

（6）预防接种或群体预防性服药出现群体心因性反应或不良反应。

4.一般突发公共卫生事件（Ⅳ级）

有下列情形之一的为一般突发公共卫生事件（Ⅳ级）。

（1）腺鼠疫在一个县（市）行政区域内发生，一个平均潜伏期内病例数未超过10例。

（2）霍乱在一个县（市）行政区域内发生，1周内发病9例以下。

（3）县级以上人民政府卫生行政部门认定的其他一般突发公共卫生事件。

（三）突发公共卫生事件相关信息

1.突发公共卫生事件相关信息

2005 年 12 月,卫健委(原卫生部)制定了《国家突发公共卫生事件相关信息报告管理工作规范(试行)》。突发公共卫生事件相关信息报告范围,包括可能构成或已发生的突发公共卫生事件相关信息,其报告标准不完全等同于《国家突发公共卫生事件应急预案》的判定标准。突发公共卫生事件的确认、分级由卫生行政部门组织实施。

2.突发公共卫生事件相关信息报告标准

现将传染病类突发公共卫生事件相关信息标准摘抄如下。

（1）鼠疫:发现 1 例及以上鼠疫病例。

（2）霍乱:发现 1 例及以上霍乱病例。

（3）传染性非典型肺炎:发现 1 例及以上传染性非典型肺炎病例患者或疑似患者。

（4）人感染高致病性禽流感:发现 1 例及以上人感染高致病性禽流感病例。

（5）炭疽:发生 1 例及以上肺炭疽病例;1 周内,同一学校、幼儿园、自然村寨、社区、建筑工地等集体单位发生 3 例及以上皮肤炭疽或肠炭疽病例;1 例及以上职业性炭疽病例。

（6）甲肝/戊肝:1 周内,同一学校、幼儿园、自然村寨、社区、建筑工地等集体单位发生 5 例及以上甲肝/戊肝病例。

（7）伤寒(副伤寒):1 周内,同一学校、幼儿园、自然村寨、社区、建筑工地等集体单位发生5 例及以上伤寒(副伤寒)病例,或出现 2 例及以上死亡。

（8）细菌性和阿米巴性痢疾:3 天内,同一学校、幼儿园、自然村寨、社区、建筑工地等集体单位发生 10 例及以上细菌性和阿米巴性痢疾病例,或出现 2 例及以上死亡。

（9）麻疹:1 周内,同一学校、幼儿园、自然村寨、社区、建筑工地等集体单位发生 10 例及以上麻疹病例。

（10）风疹:1 周内,同一学校、幼儿园、自然村寨、社区等集体单位发生 10 例及以上风疹病例。

（11）流行性脑脊髓膜炎:3 天内,同一学校、幼儿园、自然村寨、社区、建筑工地等集体单位发生 3 例及以上流脑病例,或有 2 例及以上死亡。

（12）登革热:1 周内,一个县(市、区)发生 5 例及以上登革热病例;首次发现病例。

（13）流行性出血热:1 周内,同一自然村寨、社区、建筑工地、学校等集体单位发生 5 例(高发地区 10 例)及以上流行性出血热病例,或死亡 1 例及以上。

（14）钩端螺旋体病:1 周内,同一自然村寨、建筑工地等集体单位发生 5 例及以上钩端螺旋体病病例,或死亡 1 例及以上。

（15）流行性乙型脑炎:1 周内,同一乡镇、街道等发生 5 例及以上乙脑病例,或死亡 1 例及以上。

（16）疟疾:以行政村为单位,1 个月内,发现 5 例(高发地区 10 例)及以上当地感染的病例;在近 3 年内无当地感染病例报告的乡镇,以行政村为单位,1 个月内发现 5 例及以上当地感染的病例;在恶性疟流行地区,以乡(镇)为单位,1 个月内发现 2 例及以上恶性疟死亡病例;在非恶性疟流行地区,出现输入性恶性疟继发感染病例。

（17）血吸虫病:在未控制地区,以行政村为单位,2 周内发生急性血吸虫病病例 10 例及以上,或在同一感染地点1周内连续发生急性血吸虫病病例5例及以上;在传播控制地区,以行政村为单位,2周内发生急性血吸虫病5例及以上,或在同一感染地点1周内连续发生急性血吸虫病病例3例及以上;在传播阻断地区或非流行区,发现当地感染的患者、病牛或感染性钉螺。

(18)流感:1周内,在同一学校、幼儿园或其他集体单位发生30例及以上流感样病例、5例及以上因流感样症状住院病例,或发生1例及以上流感样病例死亡。

(19)流行性腮腺炎:1周内,同一学校、幼儿园等集体单位中发生10例及以上流行性腮腺炎病例。

(20)感染性腹泻(除霍乱、痢疾、伤寒和副伤寒以外):1周内,同一学校、幼儿园、自然村寨、社区、建筑工地等集体单位中发生20例及以上感染性腹泻病例,或死亡1例及以上。

(21)猩红热:1周内,同一学校、幼儿园等集体单位中,发生10例及以上猩红热病例。

(22)水痘:1周内,同一学校、幼儿园等集体单位中,发生10例及以上水痘病例。

(23)输血性乙肝、丙肝、HIV:医疗机构、采供血机构发生3例及以上输血性乙肝、丙肝病例、疑似病例或HIV感染。

(24)新发或再发传染病:发现本县(区)从未发生过的传染病或发生本县近5年从未报告的或国家宣布已消灭的传染病。

(25)不明原因肺炎:发现不明原因肺炎病例。

(四)医疗机构的职责

传染病突发公共卫生事件的应急处置涉及卫生行政部门、疾病预防控制机构、卫生监管机构、医疗机构和涉事相关部门,医疗机构在传染病突发公共卫生事件的应急处置工作中具有以下四方面职责。

(1)对患者提供积极的医疗救护。开展患者接诊、收治和转运工作。

(2)及时将收治患者(包括疑似患者)及事件的相关信息及时向辖区卫生行政部门或疾病预防控制机构报告。

(3)保存好患者的救治资料,协助疾病预防控制机构做好患者生物标本的采集、检测、现场流行病学调查、医学观察和应急预防等工作。

(4)做好医院内现场控制,消毒隔离、个人防护、医务垃圾和污水处理工作。

(五)传染病突发公共卫生事件的发现与报告

(1)病例的诊断与报告:医疗机构首诊医师生在诊疗过程中发现传染病患者、疑似患者后,依据各病诊断标准进行诊断,填写《中华人民共和国传染病报告卡》。根据突发公共卫生事件相关信息报告标准,如病例诊断为甲类(如鼠疫、霍乱)或按甲类传染病进行管理的病种(如人感染高致病性禽流感、传染性非典型肺炎、肺鼠疫等)时,应组织院内专家会诊和区级以上专家组会诊,并采样送疾病预防控制机构检测。医疗机构的实验室初筛阳性样本或菌毒株需送疾病预防控制机构复核。根据病例临床表现、流行病学史及实验室检测结果,专家组对病例做出明确诊断,如符合突发公共卫生事件相关信息报告标准,则由医院预防保健科医师生向辖区疾病预防控制机构进行电话报告。

(2)当首诊医师生短期(一周)内接诊多例有流行病学联系(如同单位、同家庭或具有其他共同暴露史等)、症状类似的传染病病例时,应对照传染病类突发公共卫生事件相关信息报告标准,如疑为突发公共卫生事件相关信息,获得疫情信息的责任报告单位和责任报告人,应当在2小时内以电话或传真等方式向属地疾病预防控制机构报告。

（3）属地疾病预防控制机构在接到医疗机构报送的《突发公共卫生事件相关信息报告卡》后，应对信息进行审核，确定真实性，2小时内进行网络直报，同时以电话或传真等方式报告同级卫生行政部门。

（4）报告内容：填报人应详细了解事件相关信息，填写《突发公共卫生事件相关信息报告卡》《传染病相关信息表》。

（六）配合专业机构完成事件的应急处置工作

医疗机构在负责涉事病例和事件的诊断和报告、开展临床救治的同时，还应主动配合疾病预防控制机构开展事件的流行病学和卫生学调查、实验室检测样本的采集等工作，落实医院内的各项疾病预防控制措施；并按照可能的病因假设采取针对性的治疗措施，积极抢救危重病例，尽可能减少并发症，降低病死率。

1.隔离治疗患者

根据疾病的分类，按照呼吸道传染病、肠道传染病、虫媒传染病隔离病房要求，对患者进行隔离治疗。重症患者立即就地治疗，症状好转后转送隔离医院。患者在转运中要注意采取有效的防护措施。治疗前注意采集有关生物标本和环境标本（包括血液、痰液、脑脊液、尿液、粪便、呕吐物、鼻咽拭子、水样、外环境涂抹标本等）。出院标准由卫生行政部门组织流行病学、临床医学、实验室技术等多方面的专家共同制定，患者达到出院标准方可出院。

2.协助做好患者的流行病学调查

对于那些症状较轻，预后较好，传染性不强，或病程较长的传染病，如细菌性痢疾、其他感染性腹泻、流感、手足口病、水痘、流行性腮腺炎、病毒性肝炎等，可酌情实施居家治疗。医疗机构或社康中心医师生负责居家患者的随访工作，包括上门探视患者，做相应体格检查或采集样品，或电话询问病情进展等，一旦符合治愈标准应及时通知患者解除居家治疗状态。

3.密切接触者管理

对于某些重大传染病，除对病例采取隔离治疗措施之外，还需查找其处在潜伏期的密切接触者，并对之采取医学观察或检疫、留验等管理措施。社康中心医师生负责协助疾病预防控制机构追踪密切接触者，并落实管辖范围内的密切接触者的医学观察工作，包括上门巡查、填写医学观察记录、每天上报医学观察信息等，直至医学观察期满或解除管理措施为止。

4.健康教育

协助专业机构开展健康教育，提高涉事居民自我保护意识，群策群力、群防群控。

5.医源性感染控制与隔离防范

建立健全医源性感染控制组织与制度，严格落实消毒隔离制度。除此之外，在诊疗服务中关键在于"坚持标准预防，落实隔离防范"，这样才能尽量减少医源性感染的发生。

（1）标准预防措施：①接触患者或接触可能污染病原体的物品后及在护理其他患者前，必须洗手。②被病原体污染的物品应采取合适的废弃方式，在去除病原体污染和重新加工前应装入袋内并贴上标签。

（2）隔离防范类型：除了标准预防措施外，针对不同的传播方式，应采取相应的隔离防范措施包括以下几点。①严格隔离：针对高传染性或高毒力的感染，预防可能通过空气和接触两种方式的传播。除基本要求外，还包括患者应住单间病房，所有进入病房的人要戴口罩、手套，穿工作服。②接触隔离：针对传染性较低或感染后症状较轻的疾病，适用于主要通过密切或直接接触方式传播的疾病。除基本要求外，还包括患者需住单间，但感染同一病原体的患者可同住一室。直接接触患者时需戴口罩,可能被污染时应穿工作服,接触传染性物品时应戴手套。③呼吸道隔离:预防近距离空气传播传染病,患者需住单间,但感染同一病原体的患者可同住一室。除基本要求外,近距离接触患者时需戴口罩,不必穿工作服、戴手套。④结核病隔离(抗酸杆菌阳性隔离,AFB隔离):针对痰涂片阳性或X线胸部X线片显示为活动性肺结核患者。具体措施包括患者应住在有特殊通风的单人房间并关门。除基本要求外,进入病房者必须用呼吸器型面罩。穿工作服可防止衣服污染,不必戴手套。⑤肠道防范:适用于直接或间接接触粪便传播的感染。除基本要求外,具体措施还包括:如果患者卫生习惯差时需住单间,不必戴口罩;如可能发生污染,应穿工作服;接触污染物品时应戴手套。⑥引流物/分泌物防范:适用于预防通过直接或间接接触脓性物或集体感染部位的引流液传播的感染。无需住单间,除基本要求外,如可能污染时穿工作服,接触污染物品时应戴手套。

三、考核与评估

(一)考核方法

由当地卫生行政主管部门组织进行考核,考核形式可以查阅医院相关科室传染病突发公共卫生事件报告登记情况,了解上报资料的及时性和完整性。同时查看医院门诊、住院与实验室相关记录,查看医院传染患者及突发公共卫生事件相关信息是否有漏报。此外,查看医院重大传染病的应急预案、管理制度、应急演练等资料。

(二)考核内容及指标

1.重大传染病应急预案

结合本单位实际情况,制订重大传染病应急预案。

2.传染病突发公共卫生事件报告管理

传染病突发公共卫生事件相关信息报告率=报告事件数/实际应该上报的事件数。

传染病突发公共卫生事件相关信息及时率=报告及时的事件数/实际应该上报的事件数。

3.传染病相关知识知晓率

临床相关科室及防保科医务人员对传染病突发公共卫生事件的报告和管理知识的掌握情况。

(林　毅)

第五节　食物中毒报告与处置

随着国民经济的快速发展,国民生活质量得到不断的提高,人民也要求吃得营养、健康和安全。但近年来发生的食品安全事故却屡见不鲜,为了建立健全应对食品安全事故运行机制,国家于2011年出台了国家食品安全事故应急预案。《食品安全法》也明确指出:事故发生单位和接收患者进行治疗的单位应当及时向事故发生地县级卫生行政部门报告和处置。可见各医疗机构在食品安全事故的处置过程中不但承担着患者的救治工作,还要对发现食源性疾病和食品安全事故(食物中毒)线索,及时报告当地卫生行政部门和疾病预防控制机构。本节重点介绍了食品安全事故的分级、上报流程、患者的处置,以及如何配合疾病预防控制机构做好食品安全事故的调查与处置等工作。

一、目的

了解食品安全事故的主要特征、事故分级,及时发现和报告食品安全事故病例;明确各级医疗机构在应对食品安全事故中的职责和任务;规范各级医疗卫生机构在食品安全事故的信息报告管理及处置流程,更好地协助疾控机构及其他相关部门开展食品安全事故调查和生物标本的采集,协助疾控机构做好食品安全事故的调查取证工作;此外,明确各级医疗机构为应对食品安全事故要加强制度建设、救治队伍的建设、物资的储备等工作。

二、内容与方法

(一)食品安全事故基本知识

1.食品安全事故

指食物中毒、食源性疾病、食品污染等源于食品,对人体健康有危害或者可能有危害的事故。

2.食物中毒

指食用了被有毒有害物质污染的食品或者食用了含有毒有害物质的食品后出现的急性、亚急性疾病。

3.食源性疾病

指食品中致病因素进入人体引起的感染性、中毒性等疾病,广义的食源性疾病概念包括食物中毒,狭义的食源性疾病概念则指食物中毒以外的其他食源性疾病。

4.食品污染

指食品在种植养殖、生产、加工、贮存、运输、销售至消费整个过程中,因任何生物性、化学性、物理性的有害因素污染而产生潜在健康危害的状况。

(二)食品安全事故分级

《国家食品安全事故应急预案》规定食品安全事故根据事故的性质、危害的程度及涉及的范围分四级,即特别重大食品安全事故、重大食品安全事故、较大食品安全事故和一般食品安全事故,事故等级的评估核定,由卫生行政部门会同有关部门依照有关规定进行。同时规定食品安全事故中毒人数达到 30 人及以上时或造成严重影响时,应按照《突发公共卫生事件应急条例》的规定进行处置。深圳市结合食品安全事故调查处理工作实际,一般将食品安全事故分为五级,具体分级如下。

1.特别重大食品安全事故(Ⅰ级)

涉及外省或境外和本市,并有以下情形之一的食品安全事故。

(1)受污染食品流入 2 个及以上省份或国(境)外(含港澳台地区),造成特别严重健康损害后果的;经评估认为事故危害特别严重的。

(2)经国务院认定的其他Ⅰ级食品安全事故。

2.重大食品安全事故(Ⅱ级)

省内发生且涉及本市,并有以下情形之一的食品安全事故。

(1)受污染食品流入 2 个及以上地市,造成或经评估认为可能对社会公众健康产生严重损害的食物中毒或食源性疾病的。

(2)属于国内首次发现的新污染物引起的食源性疾病,造成严重健康损害后果,并有扩散趋势的。

(3)1起食物中毒事件中毒人数≥100人并出现死亡病例的;或出现≥10人死亡病例的。

(4)经省级以上人民政府认定的其他Ⅱ级食品安全事故。

3.较大食品安全事故Ⅲ级

本市发生,并有以下情形之一的食品安全事故。

(1)受污染食品流入2个行政区以上,已造成严重健康损害后果的。

(2)1起食物中毒事件中毒人数≥100人且未出现死亡病例的;或出现≤9人死亡病例的。

(3)市政府认定的其他Ⅲ级食品安全事故。

4.一般食品安全事故(Ⅳ级)

本市某区发生并仅限于该区,并有以下情形之一的食品安全事故。

(1)食品污染已造成严重健康损害后果的。

(2)1起食物中毒事件中毒人数30～99人,且未出现死亡病例的。

(3)区政府认定的其他Ⅳ级食品安全事故。

以上四级必须按照突发公共卫生事件的要求进行处置。

5.其他食品安全事故(Ⅴ级)

本市某区发生并仅限于该区,并有以下情形之一的食品安全事故。

(1)1起食物中毒事件中毒人数≤29人,且未出现死亡病例的。

(2)发生在学校或托幼机构,或发生在全国性或区域性重大活动期间,1起食物中毒事件中毒人数≤4人,且未出现死亡病例的。

(三)医疗机构单位的职责

食物中毒应急处置涉及卫生行政部门、食品安全监管机构、疾病预防控制机构、医疗机构和其他有关部门,医疗机构在食物中毒的应急处置过程中具有以下4个方面职责。

(1)对食物中毒突发事件的患者提供积极的医疗救护。

(2)收治疑似食物中毒患者后应及时向辖区卫生行政部门报告。

(3)做好食物中毒人才和技术的储备,同时要做好食物中毒特效药品的储备。

(4)保存好患者的血清、呕吐物、排泄物等临床标品,协助疾控机构做好患者生物标本的采集和食物中毒的现场调查。

(四)医疗救援应急处置程序

一旦发生疑似食品安全事故,应立即启动医院食品安全事故应急机制,医院相关部门应立即做好应急处理工作。

(1)积极组织抢救治疗患者,尽可能按照就近、相对集中的原则进行处理。如患者发生呕吐,切忌止吐,以便及早排出胃肠道尚未被吸收的毒物。

(2)立即向食品安全监管部门、卫生行政部门报告中毒情况、中毒发生时间、中毒人数、中毒的主要症状等;如果怀疑与投毒有关,应立即向当地公安机关报告。

(3)食品安全事故发生后应保持稳定,食品安全事故性质、等级应由卫生行政部门、食品安全监管机构确认,要严格控制信息发布渠道,规范信息发布,注意工作方式,避免产生不必要的恐慌,维护医院正常工作秩序。

(4)严格保护现场:保管好供应给中毒者的食品,维持好原有的生产状况。对引起中毒的可疑食品、原料及残留食品应立即封存,放入冷藏箱交给疾控机构调查人员。禁止继续食用或擅自销毁。

(5)在卫生部门的专业人员到达后,配合收集可疑食品和中毒者的呕吐物、排泄物、洗胃液等,协助疾控机构开展现场流行病学调查。待现场调查结束后,按照卫生专业人员要求进行现场消毒清洁处理。

(五)食品安全事故报告

《食物中毒事故处置管理办法》第五条规定,接收食物中毒或疑似食物中毒患者进行治疗的单位,应当立即向所在地卫生行政部门报告发生食物中毒的单位、地址、时间及中毒人数等;同时第七条规定,对Ⅰ~Ⅳ级食品安全事故,实施紧急报告制度。

1.上报部门

《食品安全法》第七十一条明确规定:县级以上卫生行政部门为食品安全事故的接报单位。深圳市由于从2010年食品安全监管职能交由市场监督管理局,为规范深圳市食品安全事故的调查处理,落实责任,强化协同,深圳市制定了《深圳市食品安全事故调查处理工作规范》,该规范明确要求医疗机构接诊疑似食品安全事故患者,应立即报告所在地卫生行政部门和市场监督管理部门。

2.上报时限

医疗机构发现疑似食品安全事件,应当在2小时内向所在地县(区)级人民政府卫生行政主管部门报告(深圳还需向市场监督管理部门报告)。

3.报告方式

包括口头报告、电话或传真报告、网络报告、书面报告。

4.报告原则

初次报告要快,阶段报告要新,总结报告要全。

5.报告内容

医疗机构接诊疑似食品安全事件的患者,除应立即报告当地卫生行政部门,还要做好上报信息的登记,一般首次报告内容如下。

(1)事件基本信息:包括事件名称、患者基本情况、事件发生地点及场所、共同就餐情况、发病时间。患者的基本情况包括姓名、联系地址、联系电话等;共同就餐情况包括可疑进食时间、中毒人数、医院接诊疑似病例人数,危重人数及死亡人数等。

(2)临床表现及体征:有无恶心、呕吐、腹痛、腹泻、发热、大便性状、呼吸困难、发绀及其他症状体征等。

(3)上报相关部门情况:包括上报单位相关信息和接报单位相关信息。其中上报单位信息包括上报时间、上报电话号码,上报人姓名、上报人通信方式;接报单位信息包括接报单位名称、对方接报人姓名、接报人通信方式等。

(4)患者治疗情况:包括与疑似食物中毒相关的诊疗措施,即是否开展大便常规、血常规、细菌培养及某些特殊检验。此外,还包括做好患者呕吐物、排泄物、洗胃液和血液的采集和留置情况。

(5)记录人签名及记录时间:此外,根据事件处置情况还有阶段报告和总结报告。阶段报告内容如下:报告事件的发展与变化、处置进程、事件的诊断和原因或可能因素。在阶段性报告中既要报告新发生的情况,同时对初次报告的情况进行补充和修正。总结报告内容有食物中毒事件结束后,对事件的发生和处理情况进行总结,分析其原因和影响因素,并提出今后对类似事件的防范和处置建议。

(六)标本采集和保存

1.大便样品采集

大便样品对诊断细菌性食物中毒尤为重要,尤其是在无法采集到剩余食品时,主要靠大便样品明确诊断。一般要注意以下几点:①必须用采集管采集腹泻患者的大便或者肛拭子,若患者自行留便可能影响致病菌的检出;②无论中毒患者是否已经服药,均应进行大便采集;③应采集严重腹泻中毒患者的大便。

2.呕吐物(胃内容物)采集

出现呕吐患者时,应尽量采集患者呕吐物,呕吐物已被处理掉时,涂抹被呕吐物污染的物品。对患者进行洗胃治疗时,应收集洗胃液。

3.血液采集

怀疑感染型细菌性食物中毒时,采集中毒患者急性期(3 天内)和恢复期(2 周左右)静脉血5 mL,至少采集 5 名患者,同时采集正常人静脉血作为对照,观察抗体效价的变化,以便明确致病菌;当疑似化学性食物中毒时,根据情况也应考虑采集血液样品。

4.尿液采集

当怀疑化学性食物中毒时,应采集 5 名以上患者的尿液。

三、考核与评估

(一)考核方法

由当地卫生行政主管部门组织进行考核,考核形式可以查阅医院相关科室食物中毒报告登记情况,了解上报资料的及时性和完整性。同时查看医院急诊科/门诊记录,查看医院食品安全事故是否有漏报。此外,查看医院食品安全事故的相关预案、管理制度、应急演练等资料。

(二)考核内容及指标

1.食品安全事故处置预案

结合本单位实际情况,制订相应食品安全事故应急预案。

2.食品安全事故报告管理

(1)食品安全事故报告率=报告事件数/实际应该上报的事件数。

(2)食品安全事故报告及时率=报告及时的食品安全事故起数/实际应该上报的事件数。

(3)食品安全事故报告完整率=填报合格的食品安全事故上报登记数/实际应该上报的事件数。

3.食品安全事故的处置

(1)对患者呕吐物、洗胃液和腹泻物等临床样品进行留置,且样品留置规范;同时协助疾控机构采样和调查。

(2)按食品安全事故调查处置程序等相关规定开展大便常规、血常规、细菌培养及某些特殊的生化检验如胆碱酯酶和高铁血红蛋白检测等。

4.食品安全事故相关知识知晓率

临床相关科室、防保科及医务科工作人员对食品安全事故的报告和管理基本知识的掌握情况。

（林　毅）

第六节 职业中毒报告与处置

随着生产的发展和科学技术的进步,人们接触化学物质的机会和品种日益增加。目前世界市场上可见的化学品多达 200 万种,其中有 6 万～7 万种常见于工农业生产和日常生活中。我国现有的 7.4 亿劳动力人口中,30％经常接触有毒有害化学品。因此,在化学品生产、运输和使用过程中发生,突发职业性化学中毒事件潜在威胁逐渐增大,危害日显突出。

医疗卫生机构在应对突发职业中毒事故中承担着重要职责。因此,医疗卫生机构应建立救援队伍,配备急救设备和常规特效解毒药品,定期开展急性职业中毒应急救援的培训和演练,提高应急救治能力。

一、目的

了解职业中毒基本知识,减轻突发职业中毒事故产生的危害,及时抢救患者,减少人员伤亡,对已经发生或可能进一步产生严重后果的职业中毒事故及时报告,有效处置,最大限度地保护劳动者的生命安全。

二、内容与方法

(一)基本知识

1.突发职业中毒事故

指在生产或劳动过程中,从事职业活动的劳动者一次或短时间大量接触外源性化学物质,造成人体或脏器损伤,甚至危及生命而引起的群发性职业中毒事件。

2.急性职业中毒定义

急性职中毒是指在生产过程中,劳动者短时间接触大量外源性化学物,引起机体功能性或器质性损伤,出现临床症状,甚至危及生命的中毒事件。

3.引发急性职业中毒的常见毒物

(1)刺激性气体:是指对眼睛和呼吸道黏膜有刺激性的一类气体的统称,常见的刺激性气体有氯气、光气、氯化氢、氨气、氮氧化物、有机氟化物等。人体接触刺激性气体后可引起流泪、咽痛、咳嗽、气急、烦躁不安等,长时间接触较高浓度或接触极高浓度时,可引起电击样死亡。

(2)窒息性气体:是指能引起机体缺氧的气体,可分为单纯窒息性气体和化学窒息性气体。单纯窒息性气体是指本身不具毒性,但当其含量较高时,能排挤空气中的氧气,使空气中氧浓度降低,导致机体缺氧,如二氧化碳、甲烷、氮气等;化学性窒息性气体是指进入人体后,使血液的运氧能力或组织利用氧的能力发生障碍,造成组织缺氧的有害气体,如一氧化碳、硫化氢、氰化物等。

(3)重金属:重金属中毒是指相对原子质量大于 65 的重金属元素或其化合物进入机体后,使蛋白质结构发生改变,影响蛋白质功能,引起的中毒。主要包括铅及其化学物、汞及其化合物、砷及其化合物、锰及其化合物、磷及其化合物等。

(4)高分子化合物:高分子化合物本身在正常条件比较稳定,对人体基本无毒,但在加工或使用过程中可释出某些游离单体或添加剂,对人体造成一定危害。如氯乙烯、丙烯腈、氯丁二烯、二异氰酸甲苯酯、环氧氯丙烷、己内酰胺、苯乙烯、丙烯酰胺、乙氰及二甲基甲酰胺等均可引起中毒。

(5)有机溶剂:有机溶剂是在生活和生产中广泛应用的一大类有机化合物,分子量不大,常温下呈液态,该类化学物大多对人体产生神经毒性、血液毒性、肝肾毒性、皮肤黏膜毒性等。常用有机溶剂包括苯及苯系物、正己烷、三氯乙烯、1,2-二氯乙烷、四氯化碳、乙醇等。

(二)工作原则

1.安全第一原则

在处置突发职业中毒事件时,应急救援人员必须坚持"安全第一"的原则,既要保证被救援人员的安全,也要保护自身的生命安全。

2.迅速快捷原则

突发职业中毒事件具有突然、不可预测、变化快等特点,处置不当可能迅速变化,因此在处理过程中应把握时间,应及时和尽可能掌握发生中毒事故的原因、化学物种类、性质、影响范围等情况,以便采取有效的对应措施,做到早了解情况、早做出处置决定、早实施控制措施、早取得防控效果,防止事态蔓延。

3.科学处置原则

在应对突发职业中毒事件时,应针对不同类型的化学品类型,采取有效救援措施,做到忙而不乱,多而有序,急而不躁,稳而不急。

4.协调一致原则

参加处置急性职业中毒的应急救援人员和队伍应做到分工明确、各司其责、相互配合、高效有序地开展救援工作,迅速控制危害源,及时抢救中毒人员。

(三)突发急性职业中毒事故分级

1.分级

(1)一般事故:发生急性职业病1~9人的,未出现死亡病例。

(2)重大事故:发生急性职业病10~49人或者死亡1~4人,或者发生职业性炭疽1~4人的。

(3)特大事故:发生急性职业病50人及以上或者死亡5人及以上,或者发生职业性炭疽5人及以上的。

2.分级响应

(1)一般事故应急响应:由县、区卫生行政部门立即启动应急预案,组织专业人员进行调查、评估;根据急性职业中毒发生的范围、人数等因素,采取有效防控措施,并按照规定及时向本级政府和上级卫生行政部门报告。

(2)重大事故应急响应:由市卫生行政部门立即组织专家调查确认,并进行综合评估,必要时建议市政府启动突发公共卫生事件应急预案;县、区卫生行政部门在当地政府的领导下,按照上级卫生行政部门的要求,结合实际情况开展防控工作。

(3)特大事故应急响应:在省、市政府职业中毒防控临时指挥部的统一领导和指挥下,建立市卫生局职业中毒控制专业组,按照省政府及省级卫生行政部门的有关要求,科学有序地开展应急处理工作。

医疗卫生机构接诊医师生临床诊断怀疑为急性职业病或疑似职业病的,应当立即向患者工作单位及所在地的区疾病预防控制中心电话报告,会商疾病预防控制中心或职业病防治院专家进行会诊。

特大事故和重大事故的报告时限为接到报告后 2 小时。一般事故的报告时限为接到报告后 6 小时。诊断为疑似急性职业病的，应在 6 小时内，由首诊的医疗卫生机构进行网络直报，同时向患者单位所在地区卫生监督所填报疑似职业病报卡。

(四)事故报告形式与内容

1.报告形式

(1)电话报告:出现死亡病例或同时出现 5 例以上中毒患者的急性职业中毒事故应立即以电话或传真形式报告同级卫生行政部门,同时电话报告所在地卫生监督机构。

(2)初次书面报告:急性职业中毒事故核实无误后,2 小时内从卫健委(原卫生部)网络进行网络直报;个案职业中毒或疑似急性职业病应在 6 小时内,由首诊医疗卫生机构进行网络直报,同时填写《职业病报卡》报患者单位所在地卫生监督机构。

(3)进程报告:急性职业中毒重大事故和特大事故应从初次书面报告起,每 24 小时将事故的发展和调查处理工作进程进行一次报告,填写《突发公共卫生事件进程报告记录单》,进行网络直报。

(4)结案报告:在对事故调查处理结束(结案)后 24 小时内,应对本起事故的发生、发展、处置、后果等进行全面汇总和评估,以书面形式向同级卫生行政部门和上级卫生监督部门进行最终报告,填写《突发公共卫生事件结案报告记录单》,进行网络直报。

2.报告内容

(1)事件简要情况(接报时间、发生单位及地址、事件发生经过)。

(2)中毒患者情况(发病时间、接触人数、中毒人数及死亡人数、中毒主要表现及严重程度、患者就诊地点及救治情况)。

(3)可疑毒物情况(毒物名称、种类、数量、存在方式)。

(4)样品采集情况(包括患者的血液和尿液、空气、水源等样品)。

(5)已采取的控制措施(隔离、防护、人员疏散、中毒人员救治等)。

(6)中毒事故结论(包括中毒事件发生单位、中毒人数、毒物种类、名称等)。

(五)突发职业中毒事故处置

1.现场调查

在组织应急医疗救援队伍开展医疗处置同时,应积极配合职业卫生技术人员进行现场医疗救治和现场事故调查,收集相关资料。

2.样品采集

根据事故分析的需要,采集患者生物样品。采集患者生物样品时应根据中毒特征选择生物样品的种类,样品量应满足检测方法的要求。

3.现场快速检测

为及时了解发生急性职业中毒的原因,迅速做出急性职业中毒诊断,应尽可能进行现场快速检验。不能进行现场测定的项目,采样后,应及时送检验中心进行化验分析。

4.现场个体防护

所有中毒现场处置人员应配备适当的个体防护装备。当有害物质达到短时间接触容许浓度(PC-STEL)或最高容许浓度(MAC)以上时,应使用过滤式呼吸防护器;如有害物质环境浓度达到立即威胁生命和健康的浓度(IDLH)或环境浓度无法明确,或者同时存在缺氧(氧浓度<18％)时,应使用供气式呼吸防护器;同时根据毒物理化性质选择相应的个体防护装备(防护服、防护手套、防护眼镜、防护靴、防护帽等)。

5.医疗救援

本着"先救命后治伤,先救重后救轻"的原则,有效组织,分类救治,快速转运,确保生命。

(六)现场医疗救援遵循的原则

1.迅速脱离现场

迅速将患者移离中毒现场至上风向的空气新鲜场所,安静休息,注意保暖,等待医学救援。必要时,密切观察24～72小时。在发生多人急性中毒时,医务人员根据患者病情迅速将病员检伤分类,做出相应的标志,并根据患者病情分类处理。

2.防止毒物继续吸收

脱去被毒物污染的衣物,用清水及时反复清洗皮肤、眼睛、毛发15分钟以上,对于可能经皮肤吸收中毒或引起化学性烧伤的毒物可考虑选择适当中和剂处理。

3.对症支持治疗

保持呼吸道通畅,密切观察患者意识状态、生命体征变化,保护各脏器功能,维持电解质、酸碱平衡,对症支持治疗。

4.应用特效解毒剂

针对不同化学中毒,尽可能早期、足量给予相应特效解毒剂。

三、考核与评价

(一)考核评价方法

突发职业中毒事故报告与处置应纳入医疗机构年度考核内容,通过日常工作与模拟演练的结合,可采用"听、看、查、考、问"方式进行,分项打分,综合评估。

(二)考核评价内容

(1)处置突发职业中毒事故医学救援的应急预案及演练情况。

(2)急救设施的装备与药品贮备情况。

(3)事故报告和处置情况。

(林　毅)

第七节　医院放射事故应急处置

放射诊疗设备是疾病诊疗过程中经常使用的检查手段。放射诊疗设备使用的特殊性,决定了各医院应有效地防控放射性事故发生,强化放射性事故应急处理责任,最大限度地控制事故危害的措施。

一、目的

为应对医院发生放射事故时能迅速采取有效应急措施,确保有序地开展事故救援工作,最大限度地保护工作人员、公众及环境的安全,减少或消除事故造成的影响,维护正常的医疗工作秩序。

二、内容与方法

(一)基本知识

1.放射事故

指射线装置或其他辐射源失去控制,或因操作失误所致异常照射事件。医院放射事故通常分为以下4种。

(1)放射源或放射性同位素在治疗室内丢失。

(2)废放射源在运输过程中丢失。

(3)放射性同位素外壳损坏或洒漏导致工作场所放射性同位素污染。

(4)因机械故障卡源,导致放射源辐照完毕后没能回位,导致工作人员或公众受到意外照射。

2.放射事故应急预案

针对可能发生的放射事故,事先在组织、人员、设备、设施、行动步骤等方面制订应急处置方案,预先做出的科学而有效的计划和安排,以控制事故的发展。

3.应急演练

为检验应急预案的有效性、应急准备的完善性、应急响应能力的适应性和应急人员的协同性而进行的一种模拟应急响应的实践活动,根据所涉及的内容和范围不同,可以分为单项演练、综合演练。

(二)放射事故应急预案制订

为规范和强化应对突发放射事故的应急处置能力,最大限度地保障放射工作人员与公众的安全,维护正常放射诊疗秩序,各级医院应根据自身放射诊疗设备状况,制订相应的放射事故应急预案,定期开展应急演练,不断完善预案。做到对放射事故早发现、速报告、快处理,形成快速反应机制。

(三)放射事故报告与处置

1.放射事故分类

按人体受照剂量和部位可分为一般事故、严重事故和重大事故。

2.放射事故报告

(1)发生或者发现放射事故的单位和个人,必须尽快向卫生行政部门、公安机关报告,最迟不得超过两小时,《放射事故报告卡》由事故单位在二十四小时内报出。造成环境放射性污染的,还应当同时报告当地环境保护部门。

(2)卫生行政部门、公安机关在接到严重事故或者重大事故报告后,应当在二十四小时内逐级上报至卫健委、公安部。

(3)发生人体受超剂量照射事故时,事故单位应当迅速安排受照人员接受医学检查或者在指定的医疗机构救治,同时对危险源采取应急安全处理措施。

(4)发生工作场所放射性同位素污染事故时,事故单位立即撤离有关工作人员,封锁现场;切断一切可能扩大污染范围的环节,迅速开展检测,严防对食物、畜禽及水源的污染。

对可能受放射性核素污染或者放射损伤的人员,立即采取暂时隔离和应急救援措施,在采取有效个人安全防护措施的情况下组织人员彻底清除污染,并根据需要实施其他医学救治及处理措施。

（5）发生放射源丢失、被盗事故时，事故单位应当保护好现场，并配合公安机关、卫生行政部门进行调查、侦破。

（6）卫生行政部门接到事故报告后，应当立即组织有关人员携带检测仪器到事故现场，核实事故情况，估算受照剂量，判定事故类型级别，提出控制措施及救治方案，迅速调查；公安机关接到事故报告后，应当立即派人负责事故现场的勘查、搜集证据、现场保护和立案调查，并采取有效措施控制事故的扩大。

3.放射事故处置

（1）放射性事故应急救援应遵循的原则：及时报告、科学施救、迅速控制、个人防护原则。

（2）应急预案启动条件：①放射源泄漏污染；②放射源丢失；③人员受超剂量照射。

（3）放射事故应急处置要点：①事故发生后，应迅速通知放射工作场所工作人员及公众撤离，并按事故报告程序逐级上报。②立即启动应急预案，控制现场，划定控制区，禁止人员进入，使事故造成的损失降低到最低限度。③开展受照人员的救治和医学观察。④通知专业检测人员现场检测，估算受照人员的受照剂量，评估事故危害，进行现场洗消。⑤如为丢源事故，应立即报告公安、环保等部门，配合追查放射源。⑥组织事故调查，查找事故原因，落实责任追究，制订整改措施和预防措施，防止事故的再发生。

三、考核与评价

（一）考核评价方法

放射事故应急处理内容应纳入医疗机构年度考核内容，通过自查与考核相结合、日常工作与模拟演练相结合、硬件投入与软件建设相结合，可采用"听、看、查、考、问"方式进行，分项打分，综合评估。

（二）考核评价内容

放射事故应急处理主要考核内容包括以下几点。

（1）放射事故应急救援预案编制、宣传、培训。

（2）放射事故应急、演练。

（3）放射事故报告。

（林　毅）

365

参 考 文 献

[1] 赵雁林,陆伟,沙巍.结核潜伏感染人群预防性治疗手册[M].北京:人民卫生出版社,2022.

[2] 朱莉·雷兹尼克.肌肉骨骼感染[M].沈阳:辽宁科学技术出版社,2021.

[3] 宁琴.乙型肝炎重症化基础与临床[M].武汉:华中科学技术大学出版社,2022.

[4] 温杨.儿科常见感染性疾病循证释疑[M].成都:四川大学出版社,2021.

[5] 裴旭东.感染性疾病治疗与感染管理[M].哈尔滨:黑龙江科学技术出版社,2021.

[6] 阿尔珀·塞内尔,哈坎·埃德姆.肺外结核[M].上海:世界图书出版上海有限公司,2021.

[7] 陈耀凯,吕圣秀.艾滋病机会性感染实例图谱[M].重庆:重庆大学出版社,2022.

[8] 王勇,张晓光,马清艳.呼吸内科基础与临床[M].北京:科学技术文献出版社,2021.

[9] 张愚,马列清.感染性泌尿系统疾病病例精解[M].北京:科学技术文献出版社,2022.

[10] 李太生.感染性疾病学[M].北京:中国协和医科大学出版社.2020.

[11] 金荣华.首都医科大学附属北京佑安医院传染病及感染性疾病病例精解[M].北京:科学技术文献出版社,2022.

[12] 王清.精编医院感染防控与管理[M].上海:上海交通大学出版社.2019.

[13] 赖远波.感染性疾病防治要点[M].北京:科学技术文献出版社.2020.

[14] 祝美琴.感染性疾病的诊断与综合治疗[M].北京:科学技术文献出版社.2019.

[15] 杨青敏.慢病患者的感染性疾病防护[M].上海:上海交通大学出版社,2022.

[16] 王建明,倪春辉.公共卫生实践技能[M].北京:人民卫生出版社,2021.

[17] 蔡昉,王灵桂.健全国家公共卫生应急管理体系研究[M].北京:中国社会科学出版社,2021.

[18] 陆爽,李静,何永秀.感染性疾病治疗与医院感染防控[M].北京/西安:世界图书出版公司,2022.

[19] 戴世学.炎症性肠病与肠道微生态[M].北京:科学出版社,2022.

[20] 刘文恩.感染性疾病与临床微生物检验案例解析[M].北京:人民卫生出版社,2022.

[21] 欧阳振波,尹倩.女性生殖道感染性疾病诊疗指南[M].北京/西安:世界图书出版公司,2022.

[22] 李兰娟,唐红,程彦斌.病原与感染性疾病[M].北京:人民卫生出版社,2022.

[23] 李延玲.感染性疾病临床治疗学[M].哈尔滨:黑龙江科学技术出版社.2019.

[24] 王贵强.感染科诊疗常规[M].北京:中国医药科技出版社.2020.

[25] 狄佳.感染性疾病的预防[M].苏州:苏州大学出版社,2023.

[26] 韩玉芝.现代临床感染性疾病[M].北京:科学技术文献出版社.2020.

[27] 刘仁志.临床感染疾病控制与预防[M].南昌:江西科学技术出版社.2020.

[28] 李荣华.重点疾病防治与医院感染防控[M].天津:天津科学技术出版社.2020

[29] 史贵秀.临床感染病学与医院感染管理[M].天津:天津科学技术出版社.2020.

[30] 李向明.临床感染疾病治疗实践[M].北京:科学技术文献出版社.2019.

[31] 宋芝芳.实用医院感染管理工作指南[M].长春:吉林科学技术出版社.2019.

[32] 吕蕾.公共卫生与疾病预防控制[M].广州:世界图书出版广东有限公司,2021.

[33] 胡晓江,徐金水,姜仑.国家基本公共卫生服务健康管理与实践手册[M].南京:东南大学出版社,2020.

[34] 席元第.公共卫生与健康[M].北京:中国劳动社会保障出版社,2020.

[35] 彭小娟,梁进.医疗机构在公共卫生管理中存在的共性问题及对策分析[J].医院管理论坛,2021,38(08):10-12.

[36] 仲立玲,吴洁,夏茂红,等.建立医院感染风险评估机制预防控制院内感染[J].临床医药文献电子杂志,2020,7(92):190.

[37] 刘广雪.感染科患者医院感染危险因素分析[J].大医师,2020,5(8):118-119.

[38] 冯杰.反复尿路感染的原因与防治[J].医学食疗与健康,2020,18(2):209.

[39] 叶继辉,朱建华.浅谈医疗机构内急性流行性倾向的呼吸道感染性疾病的感控措施[J].现代实用医学,2020,32(2):144-146.

[40] 李爱军.乙型肝炎 HBV 血清中丙型肝炎血清标志物研究[J].医药前沿,2020,10(28):112-113.